CB030252

ACUPUNTURA NA DOR NEUROPÁTICA

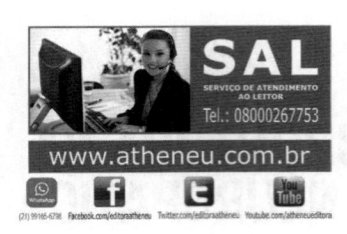

ACUPUNTURA NA DOR NEUROPÁTICA

Editores

Adriana Sabbatini da Silva Alves
Adriano Höhl
André Wan Wen Tsai
Eline Rozária Ferreira Barbosa
Luciano Ricardo Curuci de Souza
Lucilene Hiroko Maeda
Mariana Camargo Palladini

Atheneu

Rio de Janeiro • São Paulo
2023

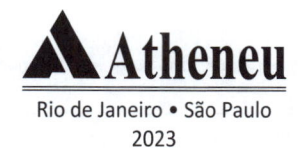

EDITORA ATHENEU

São Paulo	—	*Rua Maria Paula, 123 – 18° andar* *Tel.: (11) 2858-8750* *E-mail: atheneu@atheneu.com.br*
Rio de Janeiro	—	*Rua Bambina, 74* *Tel.: (21) 3094-1295* *E-mail: atheneu@atheneu.com.br*

CAPA: Equipe Atheneu
PRODUÇÃO EDITORIAL: MWS Design

CIP-BRASIL. CATALOGAÇÃO NA PUBLICAÇÃO
SINDICATO NACIONAL DOS EDITORES DE LIVROS, RJ

A171

Acupuntura na dor neuropática / editores Adriana Sabbatini da Silva Alves [et al.]. - 1. ed. - Rio de Janeiro : Atheneu, 2023.
: il. ; 24 cm.

Inclui bibliografia e índice
ISBN 978-65-5586-582-0

1. Medicina chinesa. 2. Acupuntura. 3. Pontos de acupuntura. I. Alves, Adriana Sabbatini da Silva.

22-79978 CDD: 615.892
CDU: 615.814.1

Gabriela Faray Ferreira Lopes - Bibliotecária - CRB-7/6643

14/09/2022 19/09/2022

Alves, A.S.S.; Höhl, A.; Tsai, A.W.W.; Barbosa, E.R.F.; Souza, L.R.C.; Maeda, L.H.; Palladini, M.C.
Acupuntura na Dor Neuropática

Editores

Adriana Sabbatini da Silva Alves

Formada em Medicina pela Universidade Federal de Goiás – UFG. Ortopedista e Traumatologista. Membro Titular da Sociedade Brasileira de Ortopedia e Traumatologia – SBOT. Médica Acupunturista pelo Colégio Médico Brasileiro de Acupuntura – CMBA –Título de Especialista em Acupuntura em 2008. Curso de Atuação em Dor pela Associação de Pós-Graduação em Medicina – APM, sob a Coordenação do Dr. Wu Tu Hsing (Professor do Instituto de Ortopedia e Traumatologia do Hospital das Clínicas da Faculdade de Medicina da Universidade de São Paulo – IOT-HCFMUSP). Membro do Corpo Clínico do Instituto Ortopédico de Goiânia – IOG. Vice-Presidente do Colégio Médico de Acupuntura de Goiás – CMA-GO (2020-2023). Vice-Presidente do CMBA (2021-2023).

Adriano Höhl

Médico pela Faculdade de Medicina da Universidade Federal de Goiás – UFG. Especialista em Ginecologia e Obstetrícia pela Federação Brasileira de Ginecologia e Obstetrícia – FEBRASGO. Especialista em Nutrologia pela Associação Brasileira de Nutrologia – ABRAN. Especialista em Acupuntura pelo Colégio Médico Brasileiro de Acupuntura – CMBA. Especialização em Atuação em Dor para Médicos pelo Instituto de Ortopedia e Traumatologia do Hospital das Clínicas da Faculdade de Medicina da Universidade de São Paulo – IOT-HCFMUSP. Diretor do CMBA (2021-2023). Diretor da Clínica ACUSPORT. Membro do Corpo Clínico do Hospital Clínica do Esporte.

André Wan Wen Tsai

Médico Ortopedista e Acupunturista pela Faculdade de Medicina da Universidade de São Paulo – FMUSP. Doutor em Ciências da Saúde pela FMUSP. Presidente do Colégio Médico de Acupuntura de São Paulo – CMAeSP (2015-2020). Presidente da Comissão de Dor da Sociedade Brasileira de Ortopedia e Traumatologia – SBOT (2015-2018). Diretor Secretário do Comitê de Dor da SBOT (2018-2020). Supervisor do Programa de Residência Médica em Acupuntura do Hospital das Clínicas – HCFMUSP (desde 2020). Pós-Graduação em Medicina Tradicional Chinesa pela Chang Gung Memorial Hospital, República da China-Taiwan (2006-2007). Pós-Graduação em Pesquisa Clínica pela Harvard (2008). Vice-Presidente do Comitê de Dor da SBOT (2019-2021). Presidente do Colégio Médico Brasileiro de Acupuntura – CMBA (2021-2023).

Eline Rozária Ferreira Barbosa

Formada em Medicina pela Escola Superior de Ciências da Saúde – ESCS (2007). Residência em Neurologia pelo Hospital Geral de Goiânia – HGG. Membro Titular da Academia Brasileira de Neurologia – ABN. Médica Acupunturista pelo Colégio Médico Brasileiro de Acupuntura – CMBA com Título de Especialista em Acupuntura (2019). *Fellowship* em Medicina do Sono pelo Instituto do Coração do Hospital das Clínicas da Faculdade de Medicina da Universidade de São Paulo – InCor-HCFMUSP. Título de Medicina do Sono pela Associação Médica Brasileira – AMB. Membro Certificado da Associação Brasileira de Medicina do Sono – ABMS. Preceptora dos Programas de Pós-Graduação em Acupuntura Médica do Colégio Médico de Acupuntura de Goiás – CMA-GO e do CMBA.

Luciano Ricardo Curuci de Souza

Médico pela Faculdade de Ciências Médicas de Santos – FCMS. Título de Especialista em Acupuntura. Título de Especialista em Ginecologia e Obstetrícia. Título de Especialista em Área de Atuação em Dor. Presidente do Colégio Médico de Acupuntura de São Paulo – CMAeSP. Diretor Tesoureiro do Colégio Médico Brasileiro de Acupuntura – CMBA. Membro da Câmara Técnica de Acupuntura do Conselho Regional de Medicina do Estado de São Paulo – CREMESP. Membro da Sociedade Brasileira do Estudo da Dor – SBED. Preceptor de Ginecologia e Obstetrícia da Uninove.

Lucilene Hiroko Maeda

Médica Fisiatra. Médica Acupunturista pela Faculdade de Medicina de Petrópolis – FMP. Residência Médica em Medicina Física e Reabilitação/Fisiatria pelo Centro de Estudos de Regeneração Tecidual – CERT. Pós-Graduação em Acupuntura pelo Colégio Médico de Acupuntura de Goiás – CMA-GO. Título de Especialista em Fisiatria pela Associação Médica Brasileira – AMB. Título de Especialista em Acupuntura Médica pela AMB. Ex-Preceptora da Residência Médica de Fisiatria do Centro Estadual de Reabilitação e Readaptação – CRER. Membro da Diretoria da Associação Goiana de Medicina Física e Reabilitação. Membro Titular da Associação Brasileira de Medicina Física e Reabilitação – ABMFR. Membro Titular do Colégio Médico Brasileiro de Acupuntura – CMBA. Ex-Membro da American Association of Neuromuscular e Electrodiagnostic Medicine – AANEM. Ex-Membro da International Neurotoxin Association – INA. Curso de Neurofisiologia Clínica – Área de Atuação em Eletroneuromiografia na Eletrofisiologia Clínica. Curso de Neuromodulação Não-invasiva pelo Instituto da Psiquiatria do Hospital das Clínicas da Faculdade de Medicina da Universidade de São Paulo – IPq-HCFMUSP. Núcleo de Assistência e Pesquisa em Neuromodulação – NAPeN. Grupo de Estudos de Acupuntura Neurofuncional – GEANF. Curso de Ultrassonografia Teórico-Prático Musculoesquelética e Intervenção Ecoguiada – Dr. Monres José (2019). Curso de Técnicas Neuromodulatórias em Acupuntura – Dr. Fernando Mendes Sant´Anna (2019/2020). Curso de Auriculoterapia Francesa Básica e Avançada – Dr. Fernando Sant´Anna (2020).

Mariana Camargo Palladini

Médica Anestesiologista e Especialista em Dor pela Sociedade Brasileira de Anestesiologia/ Associação Médica Brasileira – SBA/AMB. Fundadora Responsável pelo Centro Paulista de Dor. Diretoria do Comitê de Dor Neuropática (2017-2021). Coordenadora do Comitê de Canabinoides (2022-2024). Membro do Neuropathic Pain SIG – NeuPSIG da International Association for the Study of Pain – IASP. Docente da Pós-Graduação de Medicina Intervencionista do Hospital Israelita Albert Einstein – HIAE. Editora-Chefe do *Tratado de Dor Neuropática*.

Colaboradores

Ali Mohamed Kassn Awada

Médico Urologista. Título de Especialista pela Sociedade Brasileira de Urologia – SBU. Membro da SBU.

Ana Lúcia Munaro Tacca Höhl

Graduação em Nutrição pela Pontifícia Universidade Católica de Goiás – PUC-GO. Graduação em Farmácia e Bioquímica pela Universidade Federal de Mato Grosso – UFMT. Especialização em Terapia Nutricional e Nutrição Clínica pela Faculdade Anhembi Morumbi/Grupo de Apoio de Nutrição Enteral e Parenteral GANEP. Especialização em Fitoterapia pelo GANEP. Mestre em Ciências Ambientais e Saúde pela PUC-GO.

Andrea Ruschel Träsel

Médica pela Universidade Federal do Rio Grande do Sul – UFRGS. Residência em Acupuntura pelo Hospital Universitário Polydoro Ernani de São Thiago – Universidade Federal de Santa Catarina – HU-UFSC. Residência em Dor em Acupuntura pelo HU-UFSC.

Anita Perpétua Carvalho Rocha de Castro

Médica Anestesiologista e Especialista em Dor pela Sociedade Brasileira de Anestesiologia/ Associação Médica Brasileira – SBA/AMB. Mestre e Doutora pela Universidade Estadual Paulista "Professor Júlio de Mesquita Filho" – Unesp/Botucatu. Supervisora da Residência de Dor da Santa Casa da Bahia. Coordenadora do Itaigara Memorial Clínica da Dor.

Antônio Carlos Martins Cirilo

Médico Graduado pela Faculdade de Medicina da Universidade Federal de Juiz de Fora – UFJF. Residência Médica em Medicina Física e Reabilitação na Rede SARAH – Brasília/DF. Especialista em Acupuntura pela Sociedade Médica Brasileira de Acupuntura – SMBA. Diretor de Defesa Profissional do Colégio Médico Brasileiro de Acupuntura – CMBA (2021-2023).

Ari Ojeda Ocampo Moré

Médico Especialista em Acupuntura e em Clínica Médica. Mestre em Neurociências e Doutor em Saúde Coletiva. Professor do Departamento de Clínica Médica da Universidade Federal de Santa Catarina – UFSC. Supervisor do Programa de Residência Médica em Acupuntura do HU-UFSC. Membro do Grupo de Pesquisa Translacional em Acupuntura do Conselho Nacional de Desenvolvimento Científico e Tecnológico – CNPq. Membro Diretor da Society for Acupuncture Research – SAR.

Armando Oscar de Freitas

Formado pela Faculdade de Medicina de Campos – FMC-RJ. Residência Médica em Ortopedia e Traumatologia pelo Hospital Umberto I – São Paulo/SP. Título de Especialista em Ortopedia e Traumatologia (1988). Especialização em Acupuntura pela Sociedade Médica Brasileira de Acupuntura – SMBA. Título de Especialista em Acupuntura (2000). Diretor Segundo Secretário do Colégio Médico Brasileiro de Acupuntura – CMBA (2021/2023).

Beatriz Jalbut Jacob Milani

Título de Especialista em Anestesiologia. Título de Especialista – Área de atuação em Dor pela Sociedade Brasileira de Anestesiologia/Associação Médica Brasileira – SBA/AMB. Especialização em Cuidados ao Paciente com Dor pelo Instituto de Ensino e Pesquisa do Hospital Sírio-Libanês – IEP/HSL. Membro da Sociedade Brasileira para Estudo da Dor – SBED. Membro da International Association for Canabinoid Medicines – IACM. Especialização em Endoconabinologia, Professora Raquel Peyraube, Uruguai. Coordenadora do TRI Centro Médico – Medicina CBD & Bem Estar – Campinas/SP.

Breno Jardim Grossi

Área de Atuação em Dor pela Sociedade Brasileira de Anestesiologia/Associação Médica Brasileira – SBA/AMB. Medicina da Dor e Intervencionista da Dor do Hospital Israelita Albert Einstein – HIAE. Coordenador do Comitê Dor Neuropática da Sociedade Brasileira para o Estudo da Dor – SBED. Coordenador do Serviço de Dor do Hospital Universitário Santa Terezinha – HUST. Coordenador do Serviço de Dor do Serviço de Anestesiologia e Dor – Sedar. Professor da Faculdade de Medicina da Universidade do Oeste de Santa Catarina – Unoesc.

Bruno José de Pinho Miranda

Médico Radiologista e Intervencionista da Dor.

Carlos Dalmaso Neto

Médico Especialista em Dor pelo Hospital Israelita Albert Einstein – HIAE. Especialista em Termologia e Termografia Médica pela Faculdade de Medicina da Universidade de São Paulo – FMUSP. Mestre em Engenharia pela Universidade Federal do Paraná – UFPR. Membro Titular da Associação Brasileira de Termologia – ABRATERM.

Carlos Marcelo de Barros

Médico Anestesiologista com Área de Atuação em Dor e Cuidados Paliativos. Título de Área de Atuação em Dor pela Associação Médica Brasileira – AMB. Título de Atuação em Cuidados Paliativos pela AMB. Diretor Científico da Sociedade Brasileira para Estudos da Dor – SBED (2022-2023). Diretor Científico do Sinpain. *Fellow of* Interventional Pain Practice no World Institute of Pain – FIPP-WIP. Editor-Chefe do livro *Tratado de Dor Oncológica* – SOBRAMID – Editora Atheneu. Professor Anestesiologia, Dor e Cuidados Paliativos na Faculdade de Medicina da Universidade Federal de Alfenas – FAMED/Unifal-MG. Doutorando em Ciências Farmacêuticas pela Unifal-MG.

Cláudia Vasco de Paula Misorelli

Médica Acupunturista com Área de Atuação em Dor. Coordenadora Regional do Colégio Médico de Acupuntura de São Paulo – CMAeSP. Coordenadora Técnica de Acupuntura Médica em Santana de Parnaíba/SP. Presidente da Comissão de Dor da Associação Médica Brasileira – AMB.

Daniela Terumi Yoshida Tsai

Médica Pediatra do Hospital das Clínicas da Faculdade de Medicina da Universidade de São Paulo – HCFMUSP. Médica Acupunturista do Grupo de Dor do Instituto da Criança do HCFMUSP. Pós-Graduação de Medicina Tradicional Chinesa pelo Chang Gung Memorial Hospital, República da China-Taiwan.

Dinamara Kran Rocha

Médica Acupunturiatra do Serviço de Acupunturiatria e Fisiatria do Hospital de Base do Distrito Federal – HB. Preceptora do Programa de Residência Médica em Acupunturiatria do HB. Pesquisadora do Aculab – Epistemological and Clinical Studies in Acupuncturiatry Laboratory.

Durval Dionísio Souza Mota

Professor Adjunto do Departamento de Saúde em Sociedade do Instituto de Saúde Coletiva da Universidade Federal Fluminense – MSS-ISC-UFF. Doutor em Antropologia. Diretor de Ensino do Colégio Médico Brasileiro de Acupuntura – CMBA. Médico Acupunturista.

Eduardo Guilherme D'Alessandro

Primeiro Secretário do Colégio Médico de Acupuntura de São Paulo – CMAeSP. Médico pela Faculdade de Medicina da Universidade de São Paulo – FMUSP. Especialista em Clínica Médica. Especialista em Acupuntura. Área de Atuação em Dor. Assistente do Ambulatório de Acupuntura do Instituto do Câncer do Estado de São Paulo – ICESP.

Felipe Chiodini Machado

Diretor do Instituto de Ensino Zero Dor. Médico Anestesiologista com Área de Atuação em Dor. Doutorado com Linha de Pesquisa em Dor Aguda pela Universidade de São Paulo – USP. Membro da Equipe de Controle de Dor do Hospital das Clínicas da Faculdade de Medicina da Universidade de São Paulo – HCFMUSP. Coordenador do Grupo de Dor do Hospital Beneficência Portuguesa de São Paulo – BP. Coordenador do Grupo de Dor do Hospital São Luiz – Unidade Jabaquara. Coordenador da Pós-Graduação de Medicina Intervencionista da Dor do Hospital Israelita Albert Einstein – HIAE.

Fernando Cláudio Genschow

Médico Acupunturiatra e Chefe do Serviço de Acupunturiatria e Fisiatria do Hospital de Base do Distrito Federal – HB. Supervisor do Programa de Residência Médica em Acupunturiatria do HB. Pesquisador do Aculab – Epistemological and Clinical Studies in Acupuncturiatry Laboratory.

Fernando Mendes Sant'Anna

Professor Adjunto de Cardiologia da Universidade Federal do Rio de Janeiro – UFRJ, Campus Macaé. Especialista em Acupuntura pela Universidade Federal Fluminense – UFF e pelo Colégio Médico Brasileiro de Acupuntura – CMBA. Presidente Adjunto do I.CA.MA.R – Collège d'Auriculothérapie, Microsystèmes d'Acupuncture et Réflexologie. Membro *Expert* da AMATA – Auriculomedicine and Auriculotherapy Academy.

Frederico Barra de Moraes

Professor Adjunto de Ortopedia e Traumatologia do Departamento de Ortopedia e Traumatologia da Faculdade de Medicina da Universidade Federal de Goiás – DOT-FM/UFG. Professor Adjunto de Farmacologia Clínica da Faculdade de Medicina do Centro Universitário Alfredo Nasser – Unifan. Professor Adjunto da Academia de Cursos Médicos da Associação de Pós-Graduação em Medicina – APM. Presidente do Comitê de Dor da Sociedade Brasileira de Ortopedia e Traumatogia – SBOT/Associação Brasileira da Dor Ortopédica – ABDOR (2022). Vice-Presidente da Associação Brasileira Ortopédica de Osteometabolismo – ABOOM (2022). Presidente da SBOT-GO (2018). Chefe DOT–FM/UFG (2014).

Frederico Rodrigues da Cunha Ferro

Médico Anestesiologista com Área de Atuação em Dor do Hospital Israelita Albert Einstein – HIAE, Unidade Goiânia-GO. Médico Acupunturista, Membro do Colégio Brasileiro de Acupuntura – CMBA.

Gustavo de Moura Peixoto

Fellowship em Dor Crônica Intervencionista pela Faculdade de Medicina de Ribeirão Preto da Universidade de São Paulo – FMRP-USP. Pós-Graduação em Medicina Intervencionista da Dor pelo Hospital Israelita Albert Einstein – HIAE. Título de Especialista em Dor pela Sociedade Brasileira de Anestesiologia/Associação Médica Brasileira – SBA/AMB. Membro Titular da Sociedade Brasileira para o Estudo da Dor – SBED.

Helio Widson Alves Pinheiro

Especialista em Acupuntura pelo Colégio Médico Brasileiro de Acupuntura/Associação Médica Brasileira – CMBA/AMB. Área de Atuação em Dor pelo CMBA/AMB. Médico pela Universidade Federal de Pernambuco – UFPE.

Hong Jin Pai

Doutorado em Ciências pela Universidade de São Paulo – USP. Professor Colaborador do Centro de Acupuntura do Instituto de Ortopedia e Traumatologia do Hospital das Clínicas da Faculdade de Medicina da Universidade de São Paulo – IOT-HCFMUSP. Pós-Graduação em Acupuntura na Faculdade de Medicina Chinesa-Acupuntura de Beijing. Médico Fundador e Coordenador do Centro de Estudo Integrado de Medicina Chinesa – CEIMEC.

Jamile Barakat Awada

Médica-Residente de Urologia do Hospital Santa Virgínia. Membro da Sociedade Brasileira de Urologia – SBU. Cirurgiã-Geral pela Irmandade da Santa Casa de Misericórdia de São Paulo – ISCMSP.

Janete Shatkoski Bandeira

Especialista em Acupuntura com Área de Atuação em Dor (RQE 35633). Mestre em Medicina: Ciências Médicas pela Universidade Federal do Rio Grande do Sul – UFRGS. Médica do Ambulatório de Dor e Acupuntura da Secretaria de Saúde de Porto Alegre/RS.

Jedson dos Santos Nascimento

Título Superior em Anestesiologia pela Sociedade Brasileira de Anestesiologia – TSA/SBA. Mestre e Doutor pela Universidade Estadual Paulista "Professor Júlio de Mesquita Filho" – Unesp/Botucatu.

Responsável pelo Centro de Ensino e Treinamento da Faculdade Santa Casa de Misericórdia da Bahia. Conselheiro do Conselho Regional de Medicina do Estado de São Paulo – Cremesp. Presidente da Comissão Estadual da Residência Médica do Estado da Bahia. Diretor Secretário Geral da Cooperativa dos Médicos Anestesiologistas da Bahia – Coopanest-BA.

João Eduardo Marten Teixeira

Médico Especialista em Acupuntura e em Medicina Física e Reabilitação Clínica Médica Unidade de Especialidades Clínicas – UEC/DGC/GAS/EBSERH/HU-UFSC.

João Paulo Bittar

Médico Especialista em Acupuntura pelo Colégio Médico Brasileiro de Acupuntura/Associação Médica Brasileira – CMBA/AMB.

João Raphael Cabral Mateus

Ortopedistas e Residentes em Dor na Santa Casa de Alfenas.

José Carlos Albuquerque

Especialização em Acupuntura pela Sociedade Médica Brasileira de Acupuntura – SMBA. Curso Avançado de Acupuntura em Beijing. Especialização em Homeopatia pelo Instituto Hahnemanniano do Brasil. Diretor Científico do Colégio Médico de Acupuntura do Ceará – CMA-CE. Diretor Cultural do Colégio Médico Brasileiro de Acupuntura – CMBA.

José Oswaldo de Oliveira Júnior

Médico da Faculdade de Medicina da Universidade de São Paulo – FMUSP. Neurocirurgião do Hospital das Clínicas Faculdade de Medicina da Universidade de São Paulo – HCFMUSP. Certificado de Atuação em Dor pela Associação Médica Brasileira – AMB. Título de Especialista pela Sociedade Brasileira de Neurocirurgia – SBN/AMB. Doutor pela FMUSP. Presidente do Departamento de Neurocirurgia Funcional da SBN. Presidente da Sociedade Brasileira para o Estudo da Dor – SBED. Presidente da Sociedade Brasileira de Estereotaxia e Neurocirurgia Funcional – SBENF.

Juliana Alencar da Silva Rezende

Médica Acupunturiatra do Serviço de Acupunturiatria e Fisiatria do Hospital de Base do Distrito Federal – HB. Preceptora do Programa de Residência Médica em Acupunturiatria do HB. Pesquisadora do Aculab – Epistemological and Clinical Studies in Acupuncturiatry Laboratory.

Leandro Ryuchi Iuamoto

Médico Fisiatra pelo Hospital das Clínicas da Faculdade de Medicina da Universidade de São Paulo – HCFMUSP. Médico Colaborador do Centro de Acupuntura do Instituto de Ortopedia e Traumatologia – IOT–HCFMUSP. Professor Auxiliar da Disciplina de Topografia Estrutural Humana do Departamento de Cirurgia da Faculdade de Medicina da Universidade de São Paulo – FMUSP.

Leandro Valiengo

Médico pela Faculdade de Medicina da Universidade de São Paulo – FMUSP. Residência em Psiquiatria pelo Hospital das Clínicas Faculdade de Medicina da Universidade de São Paulo – HCFMUSP.

Especialista pela Associação Brasileira de Psiquiatria – ABP. Médico Assistente do Instituto de Ortopedia e Traumatologia do Hospital das Clínicas da Faculdade de Medicina da Universidade de São Paulo – IOT-HCFMUSP. Doutor em Ciências Médicas pela FMUSP. Pós-Doutorado em Ciências Médicas pela USP. Professor da Pós-Graduação do Programa de Fisiopatológico Experimental da FMUSP. Coordenador do Ambulatório de Psicogeriatria do Laboratório de Neurociências do Instituto de Psiquiatria – LIM-27-IPq-FMUSP. Coordenador do Centro de Cetamina do IPq-FMUSP. Coordenador do Serviço de Neuromodulação do IPq-FMUSP.

Lia Rachel Chaves do Amaral Pelloso

Área de Atuação em Dor pela Sociedade Brasileira de Anestesiologia/Associação Médica Brasileira – SBA/AMB. Doutorado em Ciências Universidade de São Paulo – USP. *Fellow* of Interventional Pain Practice no World Institute of Pain – FIPP-WIP. Editora do *Tratado de Dor Neuropática* da Sociedade Brasileira para o Estudo da Dor – SBED.

Liaw Wen Chao

Médico Cirurgião pela Faculdade de Medicina da Universidade de São Paulo – FMUSP. Residência em Cirurgia Geral e Cirurgia do Trauma no Hospital das Clínicas da Faculdade de Medicina da Universidade de São Paulo – HCFMUSP. Especialização em Acupuntura, Eletroacupuntura e Fisiologia do Exercício. Especialização em Neuromodulação Não Invasiva. Docente da Liga de Acupuntura e do Centro de Acupuntura do Instituto de Ortopedia e Traumatologia do Hospital das Clínicas da Faculdade de Medicina da Universidade de São Paulo – IOT-HCFMUSP. Diretor da Clínica Inner Fit de Medicina Complementar e Alternativa. Coordenador do Curso de Especialização em Eletroterapia da Prática Médica do IOT/HCFMUSP.

Lin Tchia Yeng

Médica Fisiatra. Mestre e Doutora pela Faculdade de Medicina da Universidade de São Paulo – FMUSP. Coordenadora do Grupo de Dor do Instituto de Ortopedia e Traumatologia do Hospital das Clínicas da Faculdade de Medicina da Universidade de São Paulo – IOT-HCFMUSP. Coordenadora do Curso Interdisciplinar de Dor da Universidade de São Paulo – USP.

Lourdes Teixeira Henriques

Presidente da Regional Santos do Colégio Médico de Acupuntura do Estado de São Paulo – CMAeSP. Especialista em Acupuntura pela Universidade Federal de São Paulo/Associação Médica Brasileira – Unifesp/AMB. Residência Médica em Medicina Interna e Nefrologia. Graduação pela Faculdade de Ciências Médicas de Santos – FCMS. Diretora de Relações Institucionais do CMAeSP (2021-2024).

Lucas dos Santos Campos

Ortopedistas e Residentes em Dor na Santa Casa de Alfenas.

Lucília de Brito Tavares

Médica Acupunturiatra. Especialização em Acupuntura e Medicina Tradicional Chinesa pela Faculdade de Medicina da Universidade de São Paulo – FMUSP. Especialização: Atuação em Dor para Médicos pelo Instituto de Ortopedia e Traumatologia do Hospital das Clínicas da Faculdade de Medicina da Universidade de São Paulo – IOT-HCFMUSP. Título de Especialista em Acupuntura e Atuação em Dor para Médicos pela Associação Médica Brasileira – AMB. Diretora do Departamento de Acupuntura da Associação Paulista de Medicina – APM-Regional Santos. Professora Adjunta da Liga de Acupunturiatria no Curso de Medicina da Universidade Metropolitana de Santos – Unimes.

Luísa Teixeira Höhl

Acadêmica de Medicina da Universidade de Rio Verde – UniRV – Campus Aparecida de Goiânia/GO.

Luiz Carlos Souza Sampaio

Graduado pela Faculdade de Medicina da Universidade de São Paulo – FMUSP. Médico Assistente do Serviço de Acupuntura do Hospital Servidor Público Municipal de São Paulo – HSPMSP. Professor de Acupuntura da Associação Médica Brasileira de Acupuntura – AMBA. Diretor do Colégio Médico Brasileiro de Acupuntura – CMBA. Delegado da Associação Médica Brasileira – AMB.

Luiz Eduardo Faria Coura

Médico Formado pela Universidade Federal de Santa Catarina – UFSC. Especialista em Clínica Médica. Especialista em Terapia Intensiva. Especialista em Acupuntura. Membro do Grupo de Estudos de Acupuntura Neurofuncional – GEANF-Rhino.

Manoel Jacobsen Teixeira

Médico Neurocirurgião. Doutor em Neurologia pelo Departamento de Neurologia da Faculdade de Medicina da Universidade de São Paulo – FMUSP. Professor Titular de Neurocirurgia do Departamento de Neurologia da FMUSP. Diretor da Divisão de Neurocirurgia Funcional do Instituto da Psiquiatria do Hospital das Clínicas da Faculdade de Medicina da Universidade de São Paulo – IPq-HCFMUSP. Responsável pelo Centro de Dor. Coordenador Especialização em Termologia Clínica e Termografia do Hospital das Clínicas da Faculdade de Medicina da Universidade de São Paulo – HCFMUSP.

Mara Valéria Pereira Mendes

Especialista em Ginecologia e Obstetrícia. Especialista em Acupuntura. Especialista em Dor. Curso de Extensão em Medicina Chinesa pela Zhejiang Chinese Medical University – ZCMU – Hanghzou China. Diretora do Colégio Médico Brasileiro de Acupuntura – CMBA.

Márcia Marques Leite

Médica pela Faculdade de Medicina de Ribeirão Preto da Universidade de São Paulo – FMRP-USP. Mestre em Pediatria pela Faculdade de Medicina da Universidade de São Paulo – FMUSP. Pediatra e Emergencista Pediátrica pela Sociedade Brasileira de Pediatria – SBP. Médica Assistente do Centro Integrado de Emergência Referenciada Pediátrica e do Instituto da Criança e do Adolescente do Hospital das Clínicas da Faculdade de Medicina da Universidade de São Paulo – ICr-HCFMUSP. Acupunturiatra pelo Colégio Médico Brasileiro de Acupuntura/Associação Médica Brasileira – CMBA/AMB. Voluntária no Ambulatório de Acupuntura do ICr-HCFMUSP.

Márcio Curi Rondinelli

Médico Acupunturista com Área de Atuação em Dor. Coordenador da Clínica de Alívio da Dor do Rio de Janeiro. Membro da Comissão de Dor da Associação Médica Brasileira – AMB.

Marcos Leal Brioschi

Médico Especialista em Medicina Legal e Cirurgia. Pós-Doutorado em Neurologia pelo Hospital das Clínicas da Faculdade de Medicina da Universidade de São Paulo – HCFMUSP. Doutor em

Engenharia pela Universidade Federal do Paraná – UFPR. Coordenador da Especialização em Termologia e Termografia Médica da FMUSP. Membro Honorário da American Academy of Thermology. Membro Aspirante do Colégio Brasileiro de Radiologia e Diagnóstico por Imagem – CBR. Serviço de Diagnóstico por Infravermelho do Hospital 9 de Julho/SP e Hospital Sírio-Libanês. Presidente da Associação Brasileira de Termologia – ABRATERM. Presidente do Capítulo de Termografia da Sociedade Brasileira para o Estudo da Dor – SBED.

Marcus Vinicius de Morais

Médico pela Faculdade de Medicina da Universidade Estadual de Londrina – FMUEL. Neurocirurgião do Hospital Militar de Área de São Paulo – HMASP. Título de Especialista pela Sociedade Brasileira de Anestesiologia/Associação Médica Brasileira – SBA/AMB.

Marcus Vinicius Magno Gonçalves

Professor Adjunto de Neurologia da Universidade da Região de Joinville – UNIVILLE.

Marcus Yu Bin Pai

Médico Fisiatra pelo Hospital das Clínicas da Faculdade de Medicina da Universidade de São Paulo – HCFMUSP. Médico Acupunturista pelo Centro de Estudo Integrado em Medicina Chinesa – CEIMEC. Doutorado em Ciências pela Universidade de São Paulo – USP. Professor e Colaborador do Grupo de Dor do HCFMUSP. Ex-Diretor de Marketing do Colégio Médico de Acupuntura de São Paulo – CMAeSP. Diretor de Comunicação do Colégio Médico Brasileiro de Acupuntura – CMBA. Membro da Câmara Técnica de Acupuntura do Conselho Regional de Medicina do Estado de São Paulo – CREMESP. Presidente do Comitê de Acupuntura da Sociedade Brasileira para Estudo da Dor – SBED.

Maria Luisa Gaiga

Graduação em Medicina pela Universidade Federal de Uberlândia – UFU. Residência em Reumatologia no Hospital Nossa Senhora da Penha e Estágio no Instituto de Assistência Médica ao Servidor Público Estadual – IAMSP (1985). Curso de Acupuntura pela Sociedade Médica Brasileira de Acupuntura – SMBA com Titulação em 2001. Início atendimento no SUS em 1992 pela Secretaria do Estado de Goiás no Hospital de Medicina Alternativa – CREMIC. Coordenadora do Curso de Acupuntura da SMBA e CMBA Goiás (2000-2008). Coordenadora do Curso de Acupuntura do CMA-GO (2017- 2021).

Maria Teresa Rolim Jalbut Jacob

Anestesiologista com Área de Atuação em Dor pela Sociedade Brasileira de Anestesiologia/ Associação Médica Brasileira – SBA/AMB. Médica Acupunturista. Pós-Graduada em Endocanabinologia e *Cannabis* Medicinal pela Universidade de Rosário, Argentina. Membro da International Association for Canabinoid Medicines – IACM. Membro da Sociedade Brasileira para Estudo da Dor – SBED. Responsável pelo TRI Centro Médico – Medicina CBD & Bem Estar – Campinas/SP.

Paulo Roberto Wille

Professor Adjunto de Radiologia da Universidade da Região de Joinville – UNIVILLE.

Pedro Paulo Prudente

Graduação em Medicina pela Universidade Federal de Goiás – UFG. Residência Médica em Medicina do Exercício e Esporte pela Universidade Federal de São Paulo/Escola Paulista de Medicina – Unifesp-EPM. Título de Especialista em Acupuntura pelo Colégio Médico Brasileiro de Acupuntura – CMBA. Atuação em Dor pela Associação Paulista de Medicina – APM. Pós-Graduação em Fisiologia do Exercício pela Unifesp-EPM. Pós-Graduação em Nutrologia pela Associação Brasileira de Nutrologia – ABRAN e Irmandade Santa Casa de Misericórdia de São Paulo – ISCMSP. *Fellow* em Medicina e Fisiologia do Exercício no Departamento de Saúde e Ciências do Exercício na University of Oklahoma, Norman, OK, EUA.

Renato Luiz Bevilacqua de Castro

Médico Ortopedista com Título de Especialista em Ortopedia e Traumatologia pela Sociedade Brasileira de Ortopedia e Traumatologia – TEOT-SBOT. Presidente da Sociedade Brasileira de Regeneração Tecidual – SBRET. Presidente do Centro de Estudos em Regeneração Tecidual – CERT. Membro da Comissão de Ortopedia Regenerativa e Terapia Celular da Sociedade Brasileira de Ortopedia e Traumatologia – SBOT. Especialista em Cirurgia do Joelho da SBOT. Especialista em Cirurgia do Ombro e Cotovelo da SBOT. *Member* ISAKOS – International Society of Arthroscopy, Knee Surgery and Orthopaedic Sports Medicine. Diretor Científico do Comitê de Dor e Regeneração Tecidual da Sociedade Brasileira para o Estudo da Dor – SBED. Fundador e Primeiro Coordenador Comitê de Dor e Regeneração Tecidual da SBED. Editor do *Tratado de Medicina Regenerativa SBRET*.

Ricardo Kobayashi

Médico Ortopedista e Acupunturista com Área de Atuação em Dor. Doutor em Ciências pela Faculdade de Medicina da Universidade de São Paulo – FMUSP. Professor Colaborador do Centro de Dor do Hospital das Clínicas da Faculdade de Medicina da Universidade de São Paulo – HCFMUSP. Ex-Presidente Fundador do Comitê de Dor da Sociedade Brasileira de Ortopedia e Traumatologia – SBOT.

Ricardo Morad Bassetto

Título de Especialista em Clínica Médica pela Sociedade Brasileira de Clínica Médica/Associação Médica Brasileira – SBCM/AMB. Título de Especialista em Acupuntura pelo Colégio Médico Brasileiro de Acupuntura – CMBA/AMB. Área de Atuação em Dor pelo CMBA/AMB. Mestre em Ciências da Saúde pelo Laboratório de Biologia do Estresse da Universidade Federal de São Paulo – BEST-Unifesp. Professor do Centro Integrado da Medicina Chinesa – CEIMEC. Diretor Científico do Colégio Médico de Acupuntura do Estado de São Paulo – CMAeSP (2021-2024). Integrante das Comissões Científica e de Ensino do CMBA.

Rodrigo de Paula Alvarez Suarez

Especialista em Acupuntura com Área de Atuação em Dor. Especialização em Medicina Esportiva pela Universidade Veiga de Almeida. Docente da Academia de Pós-Graduação Médica.

Rubens Zanella

MD Especialista em Acupuntura e Homeopatia. Experiência de 40 anos em Clínica e de 35 anos em Eletroacupuntura. Ministra Cursos e Palestras de Eletroacupuntura no Brasil e Exterior (Argentina, Uruguai, Equador e México), com Ênfase em Dor e Distúrbios Funcionais.

Solomar Martins Marques

Médico Pediatra e Acupunturiatra. Doutor em Ciências da Saúde pela Universidade Federal de Goiás – UFG. Mestre em Epidemiologia pelo Instituto de Patologia Tropical e Saúde Pública da Universidade Federal de Goiás – IPTSO-UFG. Professor e Chefe do Departamento de Pediatria e Puericultura da UFG. Diretor de Ensino do Colégio Médico Brasileiro de Acupuntura de Goiás – CMBA-GO (2020-2023).

Suely Mitiko Gomi Kuwae

Título de Especialista em Fisiatria. Título de Especialista em Acupuntura. Título de Especialista em Neurofisiologia Clínica. Membro Titular da Associação Brasileira de Medicina Física e Reabilitação – ABMFR. Membro Titular do Colégio Médico Brasileiro de Acupuntura – CMBA. Membro Fundador da Sociedade Brasileira de Regeneração Tecidual – SBRET. Membro da International Neurotoxin Association – INA. Membro da International Society of Physical and Reabilitation Medicine – ISPRM. Formação em Toxina Botulínica pela Divisão de Medicina de Reabilitação do Hospital das Clínicas da Faculdade de Medicina da Universidade de São Paulo – DMR-HCFMUSP. Ultrassonografia Intervencionista Musculoesquelética pelo Centro de Estudos de Regeneração Tecidual – CERT. Presidente do Comitê de Fisiatria da SBRET.

Sylvia Regina Rodrigues Wedemann

Graduação, Residência em Anestesiologia e Residência em Dor pelo Hospital das Clínicas da Faculdade de Medicina da Universidade de São Paulo – HCFMUSP. Membra da Equipe do Centro de Tratamento de Dor do Instituto do Câncer do Estado de São Paulo – ICESP.

Telma Regina Mariotto Zakka

Médica Ginecologista. Acupunturista, com Área de Atuação em Dor. Doutora em Ciências pelo Departamento de Neurologia da Universidade de São Paulo – USP. Colaboradora do Centro Interdisciplinar de Dor da Clínica Neurológica do Hospital das Clínicas da Faculdade de Medicina da Universidade de São Paulo – HCFMUSP. Presidente do Comitê de Dor da Associação de Pós-Graduação em Medicina – APM. Membro da International Association for the Study of Pain – IASP e da Sociedade Brasileira para o Estudo da Dor – SBED.

Wu Tu Hsing

Diretor do Centro de Acupuntura do Instituto de Ortopedia e Traumatologia do Hospital das Clínicas da Faculdade de Medicina da Universidade de São Paulo – IOT-HCFMUSP. Docente da Disciplina de Telemedicina do Departamento de Patologia da Faculdade de Medicina da Universidade de São Paulo – FMUSP. Discípulo do Mestre Dr. Tom Sintan Wen.

Yves Rouxeville

Médico Especialista em Medicina do Esporte e Generalista. Cinquenta anos de Prática de Auriculoterapia. Editor-Chefe da Revista *online I.CA.MAR.* Presidente e Fundador da L'Association Acupuncture Auriculaire Sans Frontières. Autor de mais de 10 livros sobre Auriculoterapia.

Agradecimento

Agradecemos aos nossos
familiares pelo apoio e paciência
durante todo esse tempo.

Aos autores dos capítulos que,
mesmo com suas inúmeras
responsabilidades, fizeram um
trabalho individual grandioso,
tornando o nosso livro relevante
para o estudo do assunto.

E a você, colega leitor, por
prestigiar o nosso trabalho ao
adquirir o seu exemplar.

Os Editores

Prefácio 1

Quando da edição de um compêndio como este, *Acupuntura na Dor Neuropática*, uma reflexão se faz imperiosa. Este livro se faz necessário? Por quais razões? Afinal, temos hoje muito mais acessibilidade aos artigos científicos que outrora, em tempos não muito distantes. Sem os recursos tecnológicos atuais, não nos era possível obtê-los. Entretanto, mister se faz reconhecer que os conteúdos da literatura médica oferecida nos periódicos científicos, em que pese a sua maior disponibilidade, são, muitas vezes, multidisciplinares, mesclando, em um mesmo artigo, aspectos diversos da doença em foco, com suas variantes clínicas, componentes genéticos e eficácia *versus* riscos da intervenção terapêutica, sem, no mais das vezes, ter como preocupação os aspectos educativos básicos de quem os acessa com propósitos de formação, quer no período de graduação, de especialização ou mesmo de pós-graduação. Ainda que essa abordagem possa enriquecer um artigo científico com grande contribuição para a comunidade acadêmica, muitas vezes, as informações neles contidas podem ser complexas e pouco assertivas para quem as busca, conforme mencionado, com propósitos de aprendizado, aprimoramento médico profissional e para delas fazer uso na sua atividade cotidiana.

Essas razões consubstanciam a importância da edição de livros-texto, eletrônicos ou impressos. Publicações como esta constituem-se em alternativa eficaz e prática para que o médico, especialista ou não, se atualize sem que tenha de se perder em um emaranhado de artigos científicos pesquisados em periódicos, muitas vezes de compreensão difícil, sem objetividade e com conceitos eventualmente contraditórios. Obras-primas como esta vão, em muito, facilitar a vida dos colegas que se interessam por essa milenar e importante área de conhecimento médico que é a acupuntura.

A dor neuropática, por sua vez e por si só, justifica plenamente a edição de um livro que dela se ocupe com exclusividade, visto a sua presença cada vez mais frequente em nossa prática clínica diária, em diversas especialidades médicas, senão em quase todas. Ocorrem em diversas localizações e se originam de causas múltiplas, envolvendo as que decorrem de traumas, de compressões nervosas, de origem oncológica, de causas neurológicas, reumatológicas, metabólicas, apenas para citar as mais frequentes. As possibilidades terapêuticas, igualmente, são diversas, cada uma delas com suas peculiaridades, eficácia e risco.

A acupuntura, há milênios praticada na China, tem, por sua vez, ganhado importância e se faz, nos tempos atuais, presente como especialidade médica em países do Ocidente, aqui incluído o nosso país. Tem mostrado eficácia comprovada em inúmeros estudos, particularmente, no tratamento de doenças crônicas, podendo ocupar lugar central no processo terapêutico, ou, de outro modo, contribuir para aumentar a eficácia de tratamentos farmacológicos rotineiramente empregados no tratamento clássico das doenças e dos sintomas que delas decorrem.

O emprego da acupuntura no tratamento da dor neuropática, ao que tudo faz crer, parece encontrar uma de suas mais relevantes indicações. Não só pela sua estabelecida eficácia no tratamento da dor crônica, como, ademais, também pela melhora dos sintomas correlatos à dor, a exemplo da insônia e dos transtornos do humor, com nítida repercussão na melhora da qualidade de vida dos que dela se valem.

Portanto, o presente compêndio vem em bom tempo. Com entusiasmo e abnegação, associados à competência dos autores dos diferentes capítulos, chegamos à excelência da presente publicação. Cuidada com extremo zelo, possui um conteúdo abrangente com base nos conhecimentos atualmente vigentes, contemplando, inicialmente, os aspectos conceituais, passando, em sequência, por capítulos que abordam especificamente as questões inerentes à epidemiologia, fisiopatologia, aspectos do diagnóstico clínico e subsidiário e mecanismos de ação da acupuntura. De outra parte, trata em capítulos próprios e de maneira individualizada as diferentes dores neuropáticas, não deixando de considerar, ao lado dos efeitos da acupuntura, outras intervenções farmacológicas e não farmacológicas que, quando pertinentes, são, igualmente, indicadas para o tratamento da dor neuropática.

Quero prestar homenagens aqui ao valoroso conselho editorial, composto pelos colegas médicos, doutores Adriana Sabbatini, Adriano Höhl, André Tsai, Eline Barbosa, Lucilene Hiroko, Luciano Curuci e Mariana Camargo Palladini. Estendo esse meu tributo aos demais coautores, que com seu conhecimento e experiência contribuíram para a edição atual desta obra.

Por uma questão de reconhecimento, quero destacar a brilhante atuação do atual presidente do CMBA, Doutor André Tsai, que nesse período de sua gestão muito tem lutado para valorizar a acupuntura em nosso país e, por conseguinte, não mediu esforços para entregar a cada um de nós médicos essa valiosa edição de **Acupuntura na Dor Neuropática**. Sou testemunha de sua atuação e aproveito para aqui manifestar o meu reconhecimento pelo seu comprometimento e altruístico trabalho.

Com base na qualidade e relevância desta publicação, quero, como presidente da Associação Médica Brasileira (AMB), registrar minha enorme admiração a todos que se envolveram na edição de tão importante obra para o acervo da literatura médica nacional e em prol de uma medicina de qualidade para a população brasileira.

Meu enorme respeito!

César Eduardo Fernandes

Professor Titular de Ginecologia da Faculdade de Medicina do ABC – FMABC (Santo André/SP) desde 2011. Presidiu a Federação Brasileira das Associações de Ginecologia e Obstetrícia – FEBRASGO, durante o mandato 2016-2019 e atualmente é Diretor Científico (mandato 2020-2023). Atual Presidente da Associação Médica Brasileira – AMB. Presidiu a Associação de Obstetrícia e Ginecologia do Estado de São Paulo – SOGESP, por dois mandatos (2010/2011 e 2012/2013). Presidiu a Associação Brasileira de Climatério –SOBRAC, por dois mandatos (1997-2000 e 2000-2003) e atualmente é Presidente do Conselho Científico. Graduado em Medicina pela Faculdade de Ciências Médicas da Santa Casa de São Paulo – FCMSCSP (1975). Residência Médica em Ginecologia e Obstetrícia na Santa Casa de São Paulo – SCSP, concluída em 1979. Mestrado em Medicina (Tocoginecologia) pela FCMSCSP (1994) e Doutorado em Medicina (Tocoginecologia) pela mesma instituição (1996). Livre-Docente pela Universidade Federal da Bahia – UFBA.

Prefácio 2

A acupuntura é uma especialidade médica, reconhecida pelo Conselho Federal de Medicina (CFM) desde 1995. Com quase três décadas de regulamentação, torna-se cada vez mais evidente a necessidade de formação específica e criteriosa para seu exercício, oferecendo a milhões de brasileiros, acesso a tratamentos que proporcionam saúde e bem-estar.

É notório que a prática da acupuntura é complexa, sendo, portanto, atividade da medicina, conforme atestam inúmeras decisões judiciais, em diferentes instâncias, confirmando entendimento previsto na Lei do Ato Médico, a qual estabelece as prerrogativas da profissão na realização de procedimentos invasivos.

As decisões que proíbem a realização da acupuntura por outras categorias profissionais são assertivas ao destacar que o fulcro da questão repousa na garantia de segurança aos pacientes, que devem ser protegidos de atos praticados por pessoas sem o devido preparo e capacitação, sob o risco de expor a população a graves consequências.

Assim, a justiça brasileira tem sido campo de intensos embates sobre o tema, porém, ao analisar o histórico acumulado, percebe-se que, de maneira responsável e consciente, tem adotado o caminho da ciência e da qualificação dos serviços ao emitir suas decisões.

Nesse processo, o CFM tem atuado ativamente, em parceria com o Colégio Médico Brasileiro de Acupuntura (CMBA), buscando sensibilizar os magistrados sobre esse contexto. Esse trabalho, que se insere no espaço dedicado à defesa profissional da medicina, continuará a ser realizado pelo compromisso dessas instituições com a ética e o conhecimento.

Se, por um lado, percebe-se o esforço de proteger a população das tentativas de invasão de competências promovidas por indivíduos sem adequada habilitação, por outro, queremos aqui também lembrar que os médicos que se dedicam a essa especialidade têm buscado se preparar cada vez para oferecer respostas às demandas de seus pacientes.

Um dos exemplos é este volume, *Acupuntura na Dor Neuropática*, que traz informações atualizadas sobre a abordagem clínica, o diagnóstico e o tratamento dentro da especialidade de Dor e capítulos com abordagem da Acupuntura/Medicina Tradicional Chinesa (MTC).

Além dos médicos, os grandes beneficiados por esta publicação serão os pacientes diagnosticados com dor neuropática, um quadro presente em até 10%, da população geral com idade acima de 30 anos, em especial, os que são portadores de doenças crônicas, como o câncer, o diabetes e a fibromialgia.

Brilhantemente organizado pelo Conselho Editorial composto por Adriana Sabbatini, Adriano Hohl, André Tsai, Eline Barbosa, Lucilene Hiroko, Luciano Curuci e Mariana Camargo Palladini, sem sombra de dúvidas, este livro já assume posição de referência nessa seara ao abordar questões relacionadas ao tratamento multimodal da dor neuropática.

O CFM congratula editores e autores e recomenda a leitura deste volume que situa a acupuntura como uma importante ferramenta para trazer conforto e alívio àqueles que enfrentam situações de desconforto, comprometendo a sua qualidade de vida. É por meio de iniciativas como esta que a medicina consolida a sua missão e se habilita a preservar a confiança e a credibilidade depositada pela população em seus profissionais, como os médicos acupunturistas.

José Hiran da Silva Gallo

Possui Graduação em Medicina pela Universidade do Estado do Pará – UEPA (1979). Pós-Graduação *lato sensu* MBA em Gestão Empresarial de Cooperativas pela Fundação Getulio Vargas – FGV. Doutorado em Bioética e Ética Médica pela Faculdade de Medicina da Universidade do Porto – FMUP (2012). Pós-Doctor em Bioética pela FMUP (2018). Atualmente é Presidente do Conselho Federal de Medicina – CFM. Coordenador do Programa Doutoral em Bioética no âmbito do CFM (convênio firmado entre a FMUP/CFM). Coordenador da Câmara Técnica de Bioética do CFM. Membro da Câmara Técnica de Reprodução Assistida do CFM, da Comissão de Integração e Médicos de Fronteira, da Comissão de Direito Médico, da Comissão de Humanidades Médicas, Comissão para Análise da Viabilidade de Eleições dos Conselhos de Medicina via Internet, da Câmara Técnica de Medicina Paliativa, da Câmara Técnica de Ginecologia e Obstetrícia. Membro Efetivo da Sociedade Brasileira de Mastologia – SBM. Membro Efetivo da Federação Brasileira das Associações de Ginecologia e Obstetrícia – FEBRASGO. Membro da Academia de Medicina de Rondônia. Ocupa a 8ª cadeira da Academia Brasileira das Associações de Ginecologia e Obstetrícia – ABGO. Editor Científico da *Revista Bioética* do CFM. Docente Voluntário da FMUP. Recebeu as comendas "Grandes Professores", pelo Conselho Regional de Medicina do Estado de Rondônia – CREMERO, "Ordem da Estrela do Acre", pelo Governador do Rio Branco/RO, e a comenda "Ordem do Mérito Médico", na classe grande oficial, pelo Presidente da República.

Apresentação

A dor neuropática é diagnóstico cada vez mais frequente em nossos consultórios. Com o avanço do conhecimento clínico e a melhora das técnicas diagnósticas, pode ser encontrada em até 10% da população geral, acima dos 30 anos de idade. Sua prevalência aumenta em populações específicas de patologias crônicas, chegando próximo aos 40% de incidência, no caso dos pacientes portadores de doença oncológica.

As inúmeras possibilidades de localização e distribuição associam-se a causas variadas, desde a compressão nervosa por traumas, cicatrizes cirúrgicas ou formações tumorais, passando pelas doenças metabólicas, neurológicas, reumatológicas e infecciosas.

O desenvolvimento da analgesia farmacológica multimodal e as novas técnicas de medicina intervencionista têm dado passos largos na busca do melhor e mais eficaz tratamento para esse tipo de dor crônica.

A Acupuntura, praticada na China há mais de 3 mil anos, foi disseminada e desenvolvida como especialidade médica nos países do Ocidente, principalmente no último século. Essa especialidade tem sua real eficácia comprovada pelos inúmeros estudos de seus mecanismos fisiológicos e biológicos, tornando-se um grande aliado no tratamento das dores crônicas, incluindo as neuropáticas. Isso possibilita a diminuição das doses de analgésicos, com seus efeitos adversos, o que é um fator muito importante, pensando-se em tratamento multidisciplinar. Além disso, a Acupuntura tem sua eficácia comprovada, não somente no tratamento da dor crônica, mas também, em sintomas correlatos à dor, como insônia, ansiedade e depressão, entre outros, o que melhora a qualidade de vida dos pacientes.

Nesta obra, procuramos associar conhecimentos tanto da medicina hipocrática quanto da chinesa, que possuem racionalidades distintas, mas complementares, unindo autoridades na área de dor e da Acupuntura. Desejamos com isso proporcionar aos colegas dessas e de outras especialidades o despertar para novas possibilidades de tratamento multimodal da dor neuropática, tendo a Acupuntura como uma grande aliada.

Esperamos que possam aplicar os conhecimentos aqui depositados, possibilitando a melhora de seus pacientes.

Os Editores

Sumário

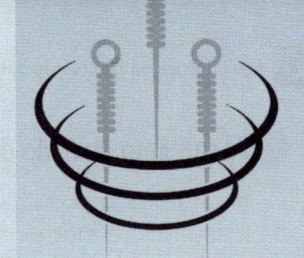

Acupuntura em Dor Neuropática

1

André Wan Wen Tsai
Luiz Carlos Souza Sampaio
Marcus Yu Bin Pai

Introdução

A acupuntura é a especialidade médica que utiliza a estimulação de pontos anatômicos localizados no corpo para restabelecer a saúde ou prevenir certas doenças. Acredita-se que a prática tenha sido sistematizada como tratamento médico há mais de 3.500 anos na China, associada à fitoterapia e moxabustão.[1,2]

Desde então, a acupuntura vem sendo praticada em toda a China, bem como em outros países como o Japão e a Coreia, e cada vez mais, conquistando adeptos no mundo ocidental.[1,2]

Com a modernização da cultura chinesa e sua aproximação com a medicina e ciência ocidental houve um aumento considerável de trabalhos científicos, com metodologia atual tanto na China como na América e Europa, como exemplo disso, citamos o ano de 1997, quando o National Institute of Health (NIH) dos Estados Unidos divulgou um consenso sobre a acupuntura, publicado um ano após (NIH Consensus).[3] Esse documento afirma que a acupuntura é eficaz no tratamento de náuseas e vômitos em pacientes que recebem quimioterapia ou estão no pós-operatório. Também recomenda seu uso para a analgesia pós-procedimentos odontológicos em adultos.

Atualmente, os estudos indicam que a acupuntura apresenta benefícios como adjuvante do tratamento de outras condições clínicas como acidente vascular encefálico, cefaleia, dismenorreia, epicondilite lateral, fibromialgia, dor miofascial, osteoartrite, síndrome do túnel do carpo e lombalgia as quais possuem um componente de dor neuropática associado.[4,5]

O tratamento da dor neuropática ainda constitui um desafio, devido à baixa eficácia dos medicamentos comumente utilizados e de seus efeitos adversos. Progressos no entendimento fisiopatológico vêm propiciando o desenvolvimento de novos procedimentos diagnósticos, que permitem uma individualização das intervenções terapêuticas, com ênfase na necessidade de abordagem multidisciplinar no gerenciamento da dor neuropática[6], na qual a acupuntura tem sido objeto de estudo de inúmeros trabalhos.

Mecanismo de ação da acupuntura

Na atualidade, trabalhamos com dois modelos que buscam explicar o mecanismo de ação da acupuntura: o modelo que toma por base os fundamentos da Medicina Tradicional Chinesa (MTC) e o modelo assentado nos recentes conhecimentos da neurociência.

Embora, na prática, os resultados possam ser convergentes o diagnóstico e o princípio de tratamento em cada modelo é diferente. No modelo da neurociência, a acupuntura é entendida como tendo uma ação neuromodulatória na percepção da dor. O princípio de tratamento é elaborado segundo o diagnóstico nosológico, e o tratamento baseia-se no conhecimento anatômico das estruturas musculoesqueléticas e sua inervação.

No modelo da MTC, o diagnóstico tem como base o trajeto dos Jing Luo – termo traduzidos para o francês, por Soulie de Morant, como meridianos e adotado em várias línguas ocidentais – e o princípio de tratamento tem como objetivo, por meio de diversas técnicas, restabelecer a circulação interrompida em seu trajeto.[7]

Modelo da neurociência

Tomando-se por base o conhecimento atual sobre neurociência e, em especial os mecanismos da dor, quando o ponto de acupuntura é puncionado, seja por estímulo físico (mecânico ou térmico), elétrico e farmacológico, estimula-se a terminação nervosa a ele relacionada e, como consequência, as vias aferentes nervosas, principalmente as fibras do tipo Aδ, que conduzem o estímulo nervoso provocado até o corno posterior da medula espinhal.

Na medula espinhal ocorrem dois fenômenos: primeiro, o estímulo pela picada ativa os interneurônios inibitórios e com a liberação de metencefalina esses bloqueiam as informações de dor trazidas pelas fibras do tipo "C"; de modo simultâneo, as informações ascendem pelo funículo anterolateral da medula espinhal (trato espinotalâmico) até o córtex cerebral, onde a sensação de estimulação do nervo pela agulha de acupuntura (conhecida na MTC como "De Qi") é interpretada como sensação de peso, choque ou parestesia pelo sistema nervoso central (SNC). No SNC, há a liberação de opioides endógenos (beta-endorfina, dinorfina) e neurotransmissores (serotonina, norepinefrina), tanto em nível central como nas vias eferentes, produzindo o efeito analgésico desejado.[8-10]

Por muitas décadas, acreditou-se que a acupuntura, em si, fosse um estímulo nocivo que produzisse dor, o que, por sua vez, ativasse o controle inibitório nocivo difuso (DNIC) por meio das fibras aferentes tipo Aδ e C. Esses mecanismos são possivelmente regulados pelos neurônios excitatórios-inibitórios do núcleo da rafe e afetados pelas vias descendentes da dor.

A associação da estimulação manual das agulhas ou a utilização de outros recursos, como moxabustão, ventosa e estímulos elétricos (eletroacupuntura com frequência variada) pode aumentar a eficácia terapêutica.[11]

Destaca-se a eletroacupuntura que, pela aplicação aplicação de correntes elétricas de diferentes tensões e frequências nas agulhas de acupuntura, permite a vantagem de maior estímulo local, durante períodos de tempo programados, resultando em uma maior liberação de endorfinas, encefalinas e outros neurotransmissores analgésicos. A intensidade do estímulo é regulada de acordo com a natureza da doença e a tolerância dos pacientes. O estímulo elétrico costuma ser mais bem tolerado pelos pacientes que os estímulos manuais das agulhas, podendo variar na prática com estímulos de baixa frequência (2-15 Hz) e alta frequência (> 100 Hz), com diferentes mecanismos de ação e analgesia.[8-11] A corrente elétrica pode ser do tipo contínua, alternada e mais recentemente randômica.[12]

Pela relevância desse assunto, destinamos um capítulo para aprofundar esse tema de maneira mais ampla e direcionada na neuromodulação.

Modelo da MTC

A dor é descrita pelos livros antigos como a obstrução da passagem de dois constituintes fundamentais do organismo humano conhecidos como Qi e Xue (sangue) por meio dos vasos chamados de Jing Luo (meridianos).[13] A dor pode ser causada por agentes patogênicos externos (frio, calor e umidade excessivos) ou por alterações na produção de Qi e Xue ou no metabolismo da água, com consequente acúmulo de umidade interna.

Na dor neuropática, observamos correlações entre a teoria do Yin e Yang e a fisiopatologia do sistema nervoso simpático e parassimpático, como na caracterização da dor em queimação, ardência ou latejante e aquelas síndromes dolorosas que pioram com a exposição ao frio.

A utilização do paradigma da MTC tem a vantagem de poder oferecer ao paciente um direcionamento terapêutico não restrito ao sintoma dor. A melhora do padrão de sono, a diminuição do nível de ansiedade e melhora do humor, por exemplo, muito prevalentes, especialmente na dor neuropática crônica, são também objetivados nesse modelo.

A situação crônica da doença é melhor compreendida pela teoria dos "órgãos" internos (Zang Fu) da MTC e visa melhorar a qualidade de vida do doente abordando outros aspectos da vida do paciente como adequação de sua dieta, prescrição de atividade física e de práticas meditativas.

Pela sua complexidade, destinamos um capítulo explorando melhor a racionalidade da MTC no tratamento das diversas manifestações da dor.

Evidências

Diversos questionamentos acerca dos mecanismos inerentes à analgesia por acupuntura surgiram nas últimas décadas, especialmente os envolvidos na dor crônica.

As evidências, antes consideradas insuficientes em relação à eficiência da acupuntura, passaram a ser validadas com estudos randomizados e placebo controlados. Na pesquisa básica, estão florescentes estudos que avaliam o efeito da acupuntura por meio de ressonância magnética funcional e estudos em modelos animais.[14]

Os novos conhecimentos neurofisiológicos, correlações médicas com a anatomia e patologia são fatores que vem propiciando o aperfeiçoamento da prática dessa terapia e, certamente, contribuindo para seu melhor entendimento, por meio do modelo da neurociência.

Até o presente momento, não são conhecidos estudos comparativos entre os modelos de acupuntura. Os estudos são mais dirigidos à comparação de utilização de pontos individuais, com os chamados pontos falsos, acupuntura Sham, ou comparados com os tratamentos farmacológicos convencionais.

Nos últimos anos, os estudos têm fornecido cada vez mais algumas evidências para o uso da acupuntura no tratamento da dor. Em 2012, uma metanálise com 17.922 pacientes (englobando 29 ensaios clínicos randomizados) foi conduzida por Andrew *et al.* Esse estudo concluiu que a acupuntura foi superior ao tratamento acupuntura Sham e aos controles de cuidados usuais em todas as quatro patologias de dor crônica ($p < 0{,}001$, para todas as comparações). No entanto, o tamanho de efeito foi variado, de pequeno a médio.[15]

Pesquisa no site pubmed.gov com os termos "acupuntura" e "dor neuropática" retornou mais de 900 resultados. Quando filtramos por metanálise, 25 resultados: um estudo sobre dor neuropática em adultos, oito estudos sobre dor pós-herpética, um estudo sobre sintomas relacionados com síndrome do túnel do carpo, um estudo sobre neuralgia occipital, três estudos sobre trigeminalgia, quatro estudos de dor ciática, um estudo pós-trauma em medula espinhal, um estudo por neuropatia por HIV, um estudo por neuropatia diabética e um estudo sobre agulhas de fogo em doenças neurológicas.

A análise das conclusões demonstrou que na maioria dos estudos existe um benefício no alívio da dor neuropática, mas as evidências de sua eficiência perante a acupuntura Sham e tratamentos farmacológicos ainda não são suficientes.

A pesquisa no site do PubMed evidenciou, também, que não existe ainda uma sistemática mais rigorosa nos estudos, como quais critérios usados para indicação de pontos, utilização ou não de manipulação das agulhas, utilização de estimulação elétrica e determinação dos fármacos comparados.

A pesquisa clínica da eficiência como tratamento isolado ou adjuvante no alívio da dor neuropática apresenta os mesmos problemas da pesquisa clínica em outras condições álgidas ou mesmo em outras doenças.

Quanto às pesquisas básicas sobre a ação da acupuntura, a resposta central da acupuntura com técnicas de neuroimagem vem crescendo. Técnicas de neuroimagem funcional, como ressonância magnética funcional (fMRI), tomografia por emissão de pósitrons (PET), tomografia computadorizada por emissão de fóton único (SPECT), eletroencefalografia e magnetoencefalografia fornecem um meio de monitorar os efeitos da acupuntura na conectividade funcional do cérebro humano. Estudos de fMRI com acupuntura em dor neuropática (síndrome do túnel do carpo)[18,19] encontraram neuroplasticidade relacionada à acupuntura verdadeira no córtex somatossensorial. Essa neuroplasticidade está especificamente relacionada ao aumento da funcionalidade neural na periferia (função do nervo mediano), bem como à melhora dos sintomas. Além disso, estudos propuseram que os efeitos da acupuntura provavelmente englobam extensas redes neurais que comprometem as áreas afetiva, cognitiva e somatossensorial.

Esses novos estudos avaliam o estado de repouso do cérebro e a neuromodulação da acupuntura e da eletroacupuntura para estímulos dolorosos, além da desativação da rede de modo padrão, que foi mais relacionada às regiões afetiva, de dor e ligadas à memória. O envolvimento de vários mecanismos neurais diferentes se baseia na premissa de que os efeitos da acupuntura variam de acordo com a profundidade da estimulação (dermátomo, miótomo, esclerótomo, neurótomo), intensidade da estimulação (fraca, média, forte, elétrica) e região anatômica sendo estimula pela agulha (ponto motor, ponto-gatilho, ponto doloroso, ponto pele, ponto reflexo).

A maioria dos estudos com acupuntura tem mostrado que ela pode ser uma opção terapêutica segura e promissora para o tratamento na polineuropatia periférica diabética e na induzida por quimioterápicos.[20-22]

Efeitos adversos da acupuntura

Nas mãos de um médico capacitado, a acupuntura é uma disciplina bastante segura e indulgente. É difícil introduzir problemas novos e duradouros com o procedimento de acupuntura.[13]

Os possíveis riscos e complicações de um tratamento de acupuntura são as consequências indesejadas da perfuração do corpo com um objeto pontiagudo: reações vasomotoras desencadeadas por medo que podem se manifestar como sudorese, tontura ou mesmo desmaio, perfuração de órgão, infecção, retenção de uma agulha. Esses riscos podem ser minimizados com a utilização de agulhas descartáveis, aquisição de habilidades clínicas cirúrgicas confiáveis, conhecimento da anatomia de superfície e interna e exercício de um julgamento clínico responsável. O pneumotórax é relatado com pouca frequência e constitui a complicação visceral grave mais descrita pela aplicação das agulhas de acupuntura.[24]

Conclusão

A introdução do tratamento com acupuntura como mais um recurso do nosso arsenal terapêutico abre uma perspectiva de melhora da qualidade de vida para nossos pacientes, especialmente os portadores de dores neuropáticas crônicas. Essa técnica oferece um leque de benefícios como analgesia, relaxamento muscular, efeito anti-inflamatório, ansiolítico e antidepressivo.[8-12]

Diante do desafio de oferecer aos nossos doentes tratamentos combinados (não farmacológicas e farmacológicas)[25,26] com o intuito de aumentar o sucesso do resultado e diminuir os eventos adversos, a acupuntura vem sendo objeto de estudos e novas evidências serão publicadas.

Referências bibliográficas

1. Zhuang Y, Xing JJ, Li J, Zeng BY, Liang FR. History of acupuncture research. Int Rev Neurobiol. 2013; 111:1-23. doi: 10.1016/B978-0-12-411545-3.00001-8. PMID: 24215915.
2. Beal MW. Acupuncture and oriental body work: traditional and biomedical concepts in holistic care: history and basic concepts. Holist Nurs Pract, 14 (2000), pp. 69-78.
3. National Institutes of Health. NIH consensus conference. Acupuncture. JAMA. 1998;280(17):1518-24.
4. Vickers AJ, Vertosick EA, Lewith G, MacPherson H, Foster NE, Sherman KJ, Irnich D, Witt CM, Linde K; Acupuncture Trialists' Collaboration. Acupuncture for Chronic Pain: Update of an Individual Patient Data Meta-Analysis. J Pain. 2018 May;19(5):455-474. doi: 10.1016/j.jpain.2017.11.005. Epub 2017 Dec 2. PMID: 29198932; PMCID: PMC5927830.
5. Ju ZY, Wang K, Cui HS, Yao Y, Liu SM, Zhou J, Chen TY, Xia J. Acupuncture for neuropathic pain in adults. Cochrane Database Syst Rev. 2017 Dec 2;12(12):CD012057. doi: 10.1002/14651858.CD012057.pub2. PMID: 29197180; PMCID: PMC6486266.
6. Finnerup NB, Otto M, McQuay HJ, Jensen TS, Sindrup SH. Algorithm for neuropathic pain treatment: an evidence-based proposal. Pain 2005;118(3):289-305.
7. De Morant GS - Verdadeira Acupuntura Chinesa, doutrina, diagnóstico e terapia, ebook Kindle, StreetLib 23/03/2022.
8. Han JS. Acupuncture and endorphins. Neuroscience letters. 2004 May 6;361(1-3):258-61.
9. Zhao ZQ. Neural mechanism underlying acupuncture analgesia. Progress in neurobiology. 2008 Aug 1;85(4):355-75.
10. Napadow V, Ahn A, Longhurst J, Lao L, Stener-Victorin E, Harris R, Langevin HM. The status and future of acupuncture mechanism research. The Journal of Alternative and Complementary Medicine. 2008 Sep 1;14(7):861-9.
11. Zhang R, Lao L, Ren K, Berman BM. Mechanisms of acupuncture–electroacupuncture on persistent pain. The Journal of the American Society of Anesthesiologists. 2014 Feb 1;120(2):482-503.
12. Chao L, Gonçalves AS, Campos ACP, Assis DV, Jerônimo R, Kuroki MA, Sant'Anna FM, Meas Y, Rouxeville Y, Hsing W, Pagano RL. Comparative effect of dense-and-disperse versus non-repetitive and non-sequential frequencies in electro acupuncture-induced analgesia in a rodent model of peripheral neuropathic pain. Acupunct Med. 2022 Apr;40(2):169-177. doi: 10.1177/09645284211055751. Epub 2021 Nov 10. PMID: 34758667.

13. Wen, Tom Sintan. Acupuntura clássica chinesa. Editora Cultrix, 1985.
14. Napadow V, Lee J, Kim J, Cina S, Maeda Y, Barbieri R, Harris RE, Kettner N, Park K. Brain correlates of phasic autonomic response to acupuncture stimulation: An event-related fMRI study. Human Brain Mapping. 2013 Oct;34(10):2592-606.
15. Vickers AJ, Cronin AM, Maschino AC, Lewith G, MacPherson H, Foster NE, Sherman KJ, Witt CM, Linde K; Acupuncture Trialists' Collaboration. Acupuncture for chronic pain: individual patient data meta-analysis. Arch Intern Med. 2012 Oct 22;172(19):1444-53. doi: 10.1001/archinternmed.2012.3654. PMID: 22965186; PMCID: PMC3658605.
16. Linde K, Allais G, Brinkhaus B, Fei Y, Mehring M, Vertosick EA, Vickers A, White AR. Acupuncture for the prevention of episodic migraine. Cochrane Database Syst Rev. 2016 Jun 28;2016(6):CD001218. doi: 10.1002/14651858.CD001218.pub3. PMID: 27351677; PMCID: PMC4977344.
17. Ju Z, Cui H, Guo X, Yang H, He J, Wang K. Molecular mechanisms underlying the effects of acupuncture on neuropathic pain. Neural Regeneration Research. 2013 Sep 5;8(25):2350.
18. Maeda Y, Kettner N, Lee J, Kim J, Cina S, Malatesta C, Gerber J, McManus C, Im J, Libby A, Mezzacappa P. Acupuncture-evoked response in somatosensory and prefrontal cortices predicts immediate pain reduction in carpal tunnel syndrome. Evidence-Based Complementary and Alternative Medicine. 2013 Oct;2013.
19. Maeda Y, Kim H, Kettner N, Kim J, Cina S, Malatesta C, Gerber J, McManus C, Ong-Sutherland R, Mezzacappa P, Libby A. Rewiring the primary somatosensory cortex in carpal tunnel syndrome with acupuncture. Brain. 2017 Apr 1;140(4):914-27.
20. Abu Aisha BB, Costanzi JB, Boulton AJ. Acupuncture for the treatment of chronic painful peripheral diabetic neuropathy: a long-term study. Diabetes research and clinical practice. 1998 Feb 1;39(2):115-21.
21. Donald GK, Tobin I, Stringer J. Evaluation of acupuncture in the management of chemotherapy--induced peripheral neuropathy. Acupuncture in Medicine. 2011 Sep;29(3):230-3.
22. Schröder S, Liepert J, Remppis A, Greten JH. Acupuncture treatment improves nerve conduction in peripheral neuropathy. European journal of neurology. 2007 Mar;14(3):276-81.
23. Russell S, Examination of Peripheral Nerve Injuries, an Anatomical Approach, 2nd edition, Thieme, NY, Stuttgart, Delhi, Rio de Janeiro, 2015.
24. Weagle K, Henneberry RJ, Atkinson P. Pneumothorax Following Acupuncture. Cureus. 2021 Mar 31;13(3):e14207. doi: 10.7759/cureus.14207. PMID: 33948398; PMCID: PMC8086747.
25. Ballantyne JC, Fishman SM, Rathmel JP Editors. Bonica's Management of Pain 5ª Edition, Wolters Kluwer, Philadelphia, 2019.
26. Xie Z, Xie F. Contemporary Introduction to Chinese Medicine, In Comparison Whit Western Medicine, Foreign Languages Press, Beijing China, 2010.

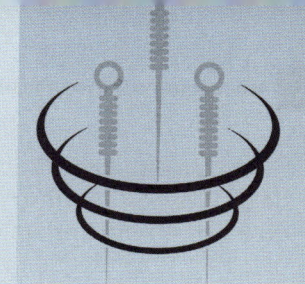

Dor Neuropática - Definição, Classificação e Epidemiologia

2

Mariana Camargo Palladini

Definição

Para definirmos a dor neuropática precisamos conhecer a definição de dor: "dor é uma experiência sensorial e emocional desagradável associada a ou semelhante àquela associada a dano real ou potencial ao tecido".[1]

Entendendo essa definição, o termo desagradável implica em sensações diferentes que nem sempre o paciente de dor neuropática considera como dor, muitos dizem ser um aperto, formigamento, coceira, entre outras características, mas negam ser uma **dor** propriamente dita. Porém, devemos levar em consideração que essas características são sensações desagradáveis inerentes ao quadro de dor neuropática, portanto, denominadas **dor**.

A IASP (Associação Internacional para o Estudo da Dor) define a dor neuropática (DN) como: "dor em decorrência de lesão ou de doença que afeta o sistema somatossensorial (somatossensitivo)". Somatossensorial refere-se a informações sobre o próprio corpo, incluindo órgãos viscerais, e não informações sobre o ambiente (visão, olfato e audição), receptores responsáveis por esse sistema: termorreceptor, mecanorreceptores, quimiorreceptores e nociceptores.[2]

A lesão ou doença no sistema somatossensorial pode resultar em dor neuropática, que não tem função protetora, diferentemente da dor nociceptiva que visa proteger o ser humano de estímulos álgicos deletérios a sua integridade física.

Para entendê-la é fundamental se aprofundar no estudo do sistema nervoso sensorial, compreender como funciona e quais mudanças ocorrem na dor neuropática. Nos últimos anos, tecnologias como optogenética e sequenciamento de RNA foram desenvolvidas, e juntamente com o uso mais tradicional de modelos de dor neuropática animal e *insights* de variações genéticas em humanos, permitiram avanços significativos na compreensão mecanicista da dor neuropática.[3]

O impacto na qualidade de vida dos pacientes com dor neuropática é tão expressivo que torna necessário seu estudo, compreensão, diagnóstico e tratamento adequado. Pacientes com dor neuropática experimentam dor mais intensa do que pacientes com dor não neuropática (6,4 *vs.* 4,6 na escala de dor de 0-10).[4]

Em um estudo de O'Connor, de 2009, 82% dos pacientes apresentam impacto na qualidade de vida, 65% tem restrição nas atividades diárias devido a dor, 60% apresentam distúrbios do sono, 41% manifestam dor por mais de cinco anos, 34% tem depressão, 27% ficam debilitados e 25% apresentam ansiedade devido a dor.[5]

Pacientes oncológicos, p. ex., podem experimentar dor neuropática de difícil controle piorando ainda mais sua qualidade de vida. A dor neuropática do câncer é causada por danos nos nervos atribuíveis ao câncer em si e/ou tratamentos incluindo quimioterapia, radioterapia e cirurgia. Geralmente, não respondem aos opioides, e as drogas adjuvantes (como antidepressivos, anticonvulsivantes, antiarrítmicos) melhoram a qualidade de vida. As características clínicas desses pacientes e seu manejo implicam em fatores que dificultam o controle da dor.[6]

Os testes diagnósticos podem ser inconclusivos ou mesmo inconsistentes, mas a história clínica detalhada é necessária para reduzir erros em relação aos achados do exame físico do paciente. Na definição, o termo "doença" se refere à compreensão da plasticidade neural, envolvendo os complexos mecanismos relacionados à sensibilização central e periférica.

A dor neuropática, diferentemente da dor nociceptiva, pode ocorrer na ausência do estímulo nocivo, já que pode ser uma resposta desproporcional ao estímulo agressor. Isso explica a dor neuropática, mesmo quando não encontramos alterações teciduais.[7]

A descrição da dor do paciente, tipo de dor, sua característica, o exame físico detalhado e os fatores psicossociais e psicológicos evidenciam um diagnóstico preciso e auxiliam na escolha de terapias mais específicas.

Isso enfatiza que as manifestações clínicas e a fisiopatologia da doença sofrem uma variabilidade individual, dificultando seu diagnóstico. Os sinais e sintomas são muito individualizados, e algumas pesquisas já chegam a considerar um fenótipo clínico para a dor neuropática individualizando assim o tratamento.[8,9]

A localização anatômica da lesão ou doença que está gerando o problema é utilizada para caracterizar a DN, mas, esse não é tão importante quanto os demais itens utilizados para seu diagnóstico. Quando acometido o neuroeixo, p. ex., a DN pode ocorrer no nível da lesão (nos dermátomos correspondentes a até três dermátomos abaixo) ou abaixo do nível da lesão, e para dificultar ainda mais, podem ocorrer dores referidas que confundem seu diagnóstico. Por isso, torna-se fundamental o teste de sensibilidade, realizado pelo médico, evidenciando o "mapa das alterações somatossensitivas" (hipersensibilidade ao frio, ao toque, à picada de agulha, alterações de vibração com o uso do diapasão).[10]

Pela dificuldade em se expressar caracterizando sua dor, Dworkin RH publicou um artigo em 2006, que utilizamos até hoje, para diferenciar os sintomas de dor neuropática *versus* dor não neuropática. Para facilitar o entendimento, os autores dividiram esses sintomas em positivos e negativos, onde os positivos são sintomas "amplificados" no curso da dor neuropática, e os sintomas negativos são os considerados "diminuídos" nesses pacientes.

Conceitos importantes da dor neuropática

- Sintomas positivos:
  - **Alodinia:** dor em decorrência de um estímulo que normalmente não provocaria dor.
  - **Hiperalgesia:** dor aumentada devido a um estímulo que normalmente provocaria dor de menor intensidade.
  - **Hiperpatia:** reação anormal, com amplificação da dor, a um estímulo repetitivo.
- Sintomas negativos:
  - **Hipoalgesia:** dor diminuída em resposta a um estímulo normalmente doloroso.

- **Parestesia:** uma sensação anormal, espontânea ou evocada.
- **Analgesia:** ausência de dor em resposta a estímulos habitualmente dolorosos.

Sinais negativos são mais presentes que os positivos, mas a maioria dos pacientes apresenta uma mistura de sinais na mesma área de dor neuropática.[11-13]

Dentre os descritores mais comumente expressados pelos pacientes estão: choque elétrico, queimação, frio, alfinetada, formigamento e coceira. A queimação foi referida em 70,5% de pacientes com dor neuropática, alodinia mecânica em 68,5%, dor após pressão local em 67,5% e dor evocada por estímulo ao frio em 42,5% dos pacientes, de acordo com o estudo que validou o inventário Neuropathic Pain Symptoms Inventory (NPSI).[12]

Dependendo da causa da síndrome dolorosa neuropática, alguns sinais e sintomas são mais expressivos que outros. Na Tabela 2.1, encontra-se o esquema realizado pela EFNS (Federação Europeia de Sociedades Neurológicas) para auxiliar no diagnóstico da dor neuropática.

TABELA 2.1. Esquema para auxiliar no diagnóstico da dor neuropática

Fibras	Sensação	Teste clínico
Aβ	Toque	Algodão
	Vibração (128 Hz)	Diapasão
Aδ	Agulhada (*pinprick*)	Palito de madeira
	Frio	Teste de temperatura
C	Calor	Teste de temperatura
	Queimação	Teste de temperatura
Para realizar o exame físico: (A) História clínica capaz com a distribuição da dor estão de acordo com os critérios de DN e doença ou lesão no sistema nervoso responsável pela dor. (B) O exame físico com sinais sensitivos positivos (hiperalgesia ou alodinia) ou negativos (hipoestesia ou hiporreflexia). (C) Exames complementares confirmando doença neurológica ou lesão sensitiva com distribuições compatíveis.		
Dor neuropática quando (A) + (B) + (C). Dor neuropática provável quando (A) + (B) ou (C). DN possível (A).		

Fonte: Adaptada de Treede RD.[14]

Classificação

A dor neuropática pode ser classificada de várias maneiras. Podemos diferenciá-las pela sua localização, distribuição, etiologia, oncológica ou não é fisiopatologia. A maneira mais comumente utilizada pelos especialistas em dor é de acordo com sua etiologia, porém, como nem sempre a etiologia do causador da dor neuropática é conhecida, as outras classificações também são utilizadas.

A 11ª revisão da Classificação Internacional de Doenças e Problemas Relacionados à Saúde (CID), da Organização Mundial da Saúde (OMS), oferece uma oportunidade única para melhorar a representação de distúrbios dolorosos como um todo, e a dor neuropática se beneficiou dessa nova classificação, por compreender dores que antes não tinham classificação. Para isso, a IASP (Associação Internacional para o Estudo da Dor) convocou uma força-tarefa interdisciplinar de especialistas em dor renomados mundialmente. Houve a reclassificação de lesões do sistema nervoso ou doenças associadas a dor persistente ou recorrente por ≥ 3 meses (denominadas dores crônicas). A nova classificação consta das condições mais comuns de dor neuropática periférica: neuralgia do trigêmeo, lesão de nervo periférico, polineuropatia dolorosa, neuralgia pós-herpética e radiculopatia dolorosa. As condições de dor neuropática central incluem dor causada por lesão medular ou cerebral, dor pós-derrame e dor associada à esclerose múltipla. As doenças não mencionadas explicitamente na classificação são automaticamente incluídas nas categorias da CID-11. Na CID-10, essas não estavam incluídas, impossibilitando sua adequada classificação.

Definições e modelos de conteúdo foram estabelecidos em colaboração com o Comitê de Classificação do Grupo de Interesse Especial de Dor Neuropática da IASP (NeuPSIG). Até 10% da população geral experimenta dor neuropática. Essa nova classificação se torna necessária, já que a grande maioria desses pacientes não recebe alívio satisfatório com os tratamentos comuns de dor, sendo uma necessidade de saúde pública e os desafios terapêuticos relacionados à dor neuropática crônica.[15]

A seguir, os diversos modos de classificação das dores neuropáticas seguido de alguns exemplos para facilitar seu entendimento:

- **Localização:** central (medula espinhal, tronco cerebral, tálamo) ou periférica (nervo, plexo, gânglio da raiz dorsal, raiz) – área circunscrita de dor máxima associada a: sinais sensitivos positivos ou negativos, sintomas espontâneos característicos de dor neuropática, contexto de dor definida ou provável, solicitar ao paciente que delimite a região dolorosa e ela deve ter o tamanho semelhante ao de uma folha A4.
- **Distribuição:** localizada (área de máxima dor bem delimitada e consistente) ou difusa.
- **Etiologia:** neuralgia pós-herpética, dor neuropática pós-cirúrgica, dor neuropática por diabetes *mellitus*, por alcoolismo, por HIV, pós-COVID-19, esclerose múltipla, pós-AVC, por compressão neural, dentre tantas outras.
- **Dor neuropática não oncológica ou oncológica** (pelo tumor ou pelo tratamento do câncer) plexopatia, radiculopatia e neuropatias periféricas (p. ex., dor neuropática periférica em botas e luvas após tratamento quimioterápico com paclitaxel, bortezomide, vincristina etc.).
- **Fisiopatologia:** trauma, isquemia ou hemorragia, inflamação, neurotoxicidade, neurodegeneração, paraneoplásico, metabólico, déficit vitamínico, câncer.
- **Mecanismos:** descargas ectópicas, perda da inibição, sensibilização periférica, sensibilização central.

Epidemiologia

A prevalência da dor neuropática oncológica é relatada como sendo tão alta quanto 40%. Nessa estatística, estão incluídas, as dores neuropáticas, por invasão direta do nervo ou compressão do nervo pelo câncer, toxicidade neural, quimioterapia e radioterapia.

Alguns tipos de dor neuropática oncológica podem ocorrer por compressão medular acompanhada de alterações motoras e sensoriais, e infiltração tumoral da medula confirmada por imagem. No entanto, algumas delas se misturam com dor nociceptiva somática ou visceral relacionada ao câncer. Por muitas serem dores mistas (neuropáticas e nociceptivas) sua prevalência se torna difícil de mensurar.[16]

As taxas de prevalência de dor neuropática pura, dor mista e dor nociceptiva pura são de aproximadamente 19%, 20% e 59%, respectivamente. Sessenta e quatro por cento da dor neuropática oncológica foi causada por câncer em si, e 20%, por tratamentos como quimioterapia, radioterapia e cirurgia de câncer.

Sua alta prevalência, e, em se tratando de uma patologia com diagnóstico cruel, no conceito de dor total, torna seu estudo muito necessário.[17]

As informações disponíveis nos artigos científicos ainda são insuficientes para sabermos, exatamente, qual a epidemiologia da dor neuropática. Ainda carecemos de novos estudos, principalmente, no território brasileiro. A escassez de dados de prevalência e de incidência decorre, também, da grande heterogeneidade dos métodos de avaliação utilizados nos estudos sobre a dor neuropática.

A prevalência mundial está entre 1% e 10% nos estudos existentes, mas, alguns estudos admitem que o componente neuropático possa estar presente em 35% de todas as síndromes dolorosas. Os mais acometidos são as mulheres, idosos, pessoas com baixo nível de escolaridade, e de menor nível socioeconômico.[18-20]

Pesquisa realizada em São Luís analisou a prevalência de dor neuropática na população geral (não oncológica), apresentando uma média de 10%. O estudo analisou 1.597 pacientes com dor crônica, utilizando o DN4, em avaliação presencial.[21]

Outro estudo multicêntrico realizado em três estados brasileiros (São Paulo, Ceará e Bahia), de 2019, mostrou prevalência de 14,5% de dor neuropática na população com dor crônica não oncológica.[22]

A maioria dos estudos nacionais refere-se às neuropatias pós-herpética e pós-hansênica.[23-25]

TABELA 2.2. Condições de risco de dor neuropática

Condição	Epidemiologia
Dor neuropática periférica	
Radiculopatia (lombossacral, torácica, cervical)	37% pacientes com dor lombar
Polineuropatia (diabética, alcoólica, pós-quimioterapia, SIDA)	16% pacientes com diabetes *mellitus* 26% pacientes com diabetes *mellitus* 2
Neuralgia pós-herpética	8% pacientes pós-herpes zoster
Neuralgia pós-cirúrgica (dor pós-mastectomia)	30%-40% pós-cirurgia por câncer de mama
Trauma do nervo periférico	5% após lesão do nervo trigêmeo
Neuropatia compressiva	Desconhecida
Neuralgia do trigêmeo	Incidência 27/100.000 pacientes ano
Dor neuropática central	
Acidente vascular cerebral	8% pacientes com AVC
Esclerose múltipla	28% pacientes com esclerose múltipla
Lesão da medula espinhal	67% pacientes com lesão da medula espinhal
Dor de membro fantasma	Incidência 1/100.000 pessoas-ano

Fonte: Adaptada de Correa-Illanes.[26]

Estudo de farmacoeconomia e impacto da dor neuropática na economia dos Estados Unidos mostrou que a DN gera custo aproximado de 2,3 bilhões de dólares por ano. Esse fato ocorre pela baixa capacidade laboral desses pacientes associada a um aumento de gastos com custos de medicamentos e procedimentos, impactando nos cofres públicos. Na Alemanha estima-se o gasto de 14.446 euros por ano, por pessoa.

Conclusão

A dor neuropática ainda precisa de estudos epidemiológicos bem desenhados para afirmarmos sua prevalência adequada, e mais que isso, precisa ter sua fisiopatologia bem estudada pela equipe de saúde que assiste o paciente, para dessa maneira ser medicada adequadamente, visando à diminuição dos custos que esse paciente gera para o sistema público de saúde. As políticas públicas poderiam se beneficiar desses dados, criando capacitação de médicos, aumento dos serviços oferecidos mais precocemente para devolver esse indivíduo o mais rápido possível para o ambiente de trabalho, diminuindo o impacto da dor neuropática no sistema financeiro do país e educando pacientes e seus familiares a como enfrentar esse problema tão debilitante.[27]

Referências bibliográficas

1. Raja SN et al. The revised International Association for the Study of Pain definition of pain: concepts, challenges, and compromises [published online ahead of print, 2020 May 23]. Pain. 2020.
2. IASP. Terminology background. 2012. Acessado em março de 2022 https://www.iasp-pain.org/Education/Content.aspx?ItemNumber=2051 &navItemNumber=576.
3. Ewan St. John Smith, Advances in understanding nociception and neuropathic pain J Neurol. 2018; 265(2): 231–238. Published online 2017 Oct 14. doi: 10.1007/s00415-017-8641-6.
4. Gustorff, B. et al. Acta Anaesthesiol. Scand. 2008; 52(1):132-136.
5. O'Connor,Pharmacoeconomics. 2009; 27(2):95-112.
6. So Young Yoon1 and Jeeyoung Oh2 Neuropathic cancer pain: prevalence, pathophysiology, and management Korean J Intern Med. 2018 Nov; 33(6): 1058–1069. Published online 2018 Jun 25. doi: 10.3904/kjim.2018.162
7. Raja SN, Carr DB, Cohen M et al. e revised International
8. Association for the Study of Pain de nition of pain: concepts, challenges, and compromises. Pain. 2020. doi: 10.1097/j. pain.0000000000001939. Widerström-Noga E. Neuropathic pain and spinal cord injury: phenotypes and pharmacological management. Drugs. 2017;77(9):967-984.
9. Finnerup NB, Norrbrink C, Trok K et al. Phenotypes and predictors of pain following traumatic spinal cord injury: a prospective study. J. Pain. 2014;15(1):40-8.
10. Vogel C, Rukwied R, Stockinger L et al. Functional characterization of at-level hypersensitivity in patients with spinal cord injury. J. Pain. 2017;18(1):66-78.
11. Dworkin RH et al. Symptom profiles differ in patients with neuropathic versus non-neuropathic pain [published correction appears in J Pain. 2007 Jun;8(6):531]. J Pain. 2007;8(2):118-126.
12. Kraychete DC, Reis PS Almeida BO,Taxonomia da Dor Neuropática –Termos e Definições in: Palladini MC et all. Tratado de Dor Neuropática 2021, Seção 01, cap 1, pag 3-9.
13. Bouhassira D, Attal N, Fermanian J et al. Development and validation of the neuropathic pain symptom inventory. Pain. 2004;108(3):248-571.
14. Treede RD, Jensen TS, Campbell JN et al. Neuropathic pain: redefinition and a grading system for clinical and research purposes. Neurology. 2008;29,70(18):1630-5.
15. Scholz J., Finnerup N., Attal N. et al, The IASP classification of chronic pain for ICD-11: chronic neuropathic pain Pain 2019 Jan;160(1):53-59. doi: 10.1097/j.pain.0000000000001365.
16. So Young Yoon1 and Jeeyoung Oh2 Neuropathic cancer pain: prevalence, pathophysiology, and management Korean J Intern Med. 2018 Nov; 33(6): 1058–1069. Published online 2018 Jun 25. doi: 10.3904/kjim.2018.162.
17. Bennett MI, Rayment C, Hjermstad M, Aass N, Caraceni A, Kaasa S. Prevalence and etiology of neuropathic pain in cancer patients: a systematic review. Pain. 2012;153:359-365.
18. Posso IP, Palmeira CCA, Vieira EBM. Epidemiologia da dor neuropática.Rev. Dor. 2016;17(1):11-14.
19. Yoon SY, Oh J. Neuropathic cancer pain: prevalence, pathophysiology, and management. Korean J. Intern. Med. 2018;33(6):1058-1069.
20. Colloca L, Ludman T, Bouhassira D, Baron R, Dickenson AH, Yarnitsky D et al. Neuropathic pain. Nat. Rev. Dis. Primers. 2017;3:1-45.

21. Vieira EBM, Garcia JBS, Silva AA, Araújo RLTM, Jansen RC.Prevalence, characteristics, and factors associated with chronic pain with and without neuropathic characteristics in São Luís, Brazil. J. Pain Symptom Manage. 2012;44(2):239-51.
22. Udall M, Kudel I, Cappelleri JC, Sadosky A, King-Concialdi K, Parsons B et al. Epidemiology of physician-diagnosed neuropathic pain in Brazil. J. Pain Res. 2019;7(12):243-53.
23. Antoniolli L, Rodrigues C, Borges R, Goldani LZ. Epidemiology and clinical characteristics of herpes zoster in a tertiary care hospital in Brazil. Braz. J. Infect. Dis. 2019;23(2):143-45.
24. Toniolo Neto J, Psaradellis E, Karellis A, Rampakakis E, Rockett TY, Sampalis JS et al. Measuring herpes zoster disease burden in São Paulo, Brazil: a clinico-epidemiological single-center study. Clinics. 2018;19(73):e243.
25. Santos VS, et al. Pain and quality of life in leprosy patients in an endemic area of northeast Brazil: a cross-sectional study. Infect. Dis. Poverty. 2016;7(5):18-21.
26. Corrêa-Illanes, G. Neuropathic Pain, Classification And Management For General Practitioners Rev. Med. Clin. Condes 2014; 25(2):189-199.
27. Garcia JBS, Moraes EB, Araújo RLTM Epidemiologia da Dor Neuropática in: Palladini MC et al. Tratado de Dor Neuropática 2021, Seção 01,cap 2, pág 11-15.

3

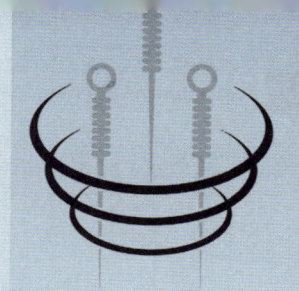

Etiologia da Dor Neuropática

José Oswaldo de Oliveira Júnior
Marcus Vinicius de Morais

Introdução

A taxonomia do fenômeno doloroso sempre foi desafiadora, uma vez que estamos ainda longe de sua completa compreensão. Há quase três décadas, a tentativa de classificar as dores segundo os respectivos mecanismos fisiopatológicos cunhou o termo "dor neuropática" (DN). Desde então, a IASP (Associação Internacional para o Estudo da Dor) em diversas ocasiões tem revisado os conceitos, com a finalidade de tornar esse tipo de dor uma entidade com características mais precisas e bem definidas,[1] já que não retrata a expressão de uma única doença, mas, sim, uma síndrome causada por distintas lesões e morbidades, com múltiplos mecanismos de ação e se manifestando clinicamente com sinais e sintomas variados.[2] Atualmente, a DN é entendida como aquela resultante direta de uma lesão ou doença do sistema nervoso sensitivo somático,[2,3] portanto, nunca é primária.

A DN pode ser considerada como fruto de uma regeneração imperfeita,[4] resultado de doenças endócrino-metabólicas, neurodegenerativas, vasculares, autoimunes, hereditárias, secundária a tumores, traumas, infecções e/ou exposições a toxinas.[5,6] Recentemente, a COVID-19 também tem sido identificada como fator de risco para o desenvolvimento da DN.[7]

Acomete cerca de 8% da população geral, 20% a 25% dos indivíduos com dor crônica,[8,9] um quarto dos doentes com diabetes e até 35% das pessoas que convivem com o HIV.[10]

Dada sua importância clínica, recebeu codificação própria na 11ª revisão da Classificação Internacional de Doenças (CID-11), da Organização Mundial da Saúde (OMS), sob o termo Dor Neuropática Crônica, para melhor direcionamento e classificação dos doentes.[5,11]

Especialmente, a partir dos anos 2000, o grande interesse sobre a DN motivou maior investigação quanto a sua fisiopatologia, que reflete mecanismos de sensibilização tanto no sistema nervoso periférico (SNP), quanto no central (SNC).[12] No início da década de 2010, já se compreendiam cinco classes de alterações secundárias a más adaptações no SNP, SNC e sistema nervoso autônomo (SNA): (1) sensibilização de nociceptores, (2) excitabilidade ectópica anormal em neurônios doentes, (3) facilitação pró-nociceptiva no corno dorsal da medula espinal (CDME), (4) desinibição da nocicepção nos sistemas inibitórios espinais e (5) reorganização funcional no SNC.[13] A característica da dor neuropática ser secundária é que a distingue das dores disfuncionais (ou nociplásticas, nocipáticas).

Etiologia da dor neuropática

As diversas causas da DN podem ser divididas em dois grandes grupos: (1) dor neuropática periférica e (2) dor neuropática central, sendo importante pontuar que esses não são grupos excludentes. Determinadas doenças podem acometer o SNC e SNP simultaneamente, assim como determinados doentes podem possuir múltiplas causas para sua DN. Entretanto, habitualmente, a etiologia da DN é melhor estudada a partir dos grupos de doenças que podem agredir o sistema nervoso, em contraste com a classificação que se baseia em seu local de principal acometimento.

Doenças endócrino-metabólicas

Uma das causas mais relevantes de DN que acomete, principalmente, o SNP é a neuropatia diabética (ND). Com o progredir do tempo, cerca de 50% dos indivíduos com diabetes *mellitus* (DM) desenvolverão ND, que é caracterizada por perda da função sensitiva, habitualmente, iniciada de forma simétrica nas extremidades dos membros inferiores, manifestando-se especialmente por dor e redução da sensibilidade nas extremidades dos membros ao teste do monofilamento. Apesar da ND periférica dolorosa ser amplamente conhecida entre os profissionais de saúde, a ND não se restringe a essa condição, que pode se manifestar como mononeuropatias, radiculopatias e polirradiculopatias, além das neuropatias autonômicas, como a neuropatia autonômica cardíaca diabética, gastroparesia diabética, cistopatia diabética, disfunção erétil.[14] A ND é a principal causa global de neuropatia e sua fisiopatologia é consequência da hiperglicemia e microangiopatia relacionada.[15] Idade avançada e altos níveis de hemoglobina glicada se correlacionam positivamente com níveis avançados de morbidade secundária a ND.[16]

A hiperlipidemia, especialmente a hipertrigliceridemia, também está associada a neuropatia somática e autonômica. Trabalhos com perda de peso dos participantes após cirurgia bariátrica demonstram associação entre a melhora da neuropatia de fibras finas e melhora do perfil lipídico.[17] O hipotireoidismo, mesmo originado por diferentes causas, também se associa a miopatia e neuropatia sensitivo-motora. Em geral, há bom controle dos sintomas com a reposição hormonal.[18] Essa condição também está associada a aumento do índice de massa corporal e maior incidência de dor neuropática por compressão do nervo mediano na síndrome do túnel do carpo (STC).[19] Além disso, doentes com DM e hipotireoidismo (clínico ou subclínico) concomitantes estão sujeitos a piores níveis de ND.[20]

Neuropatias compressivas

Caracterizam-se por mononeuropatias dolorosas, sendo as mais comuns a neuropatia do nervo mediano por compressão no punho (STC), do nervo ulnar por compressão no cotovelo (síndrome do túnel cubital), do nervo radial por compressão no sulco espiral do úmero (síndrome do sulco espiral) e do nervo fibular por compressão da cabeça do osso fibular (síndrome peroneal).[21] Um único nervo periférico pode sofrer pinçamento ao passar por um canal ou trajeto estreito, formado por tecidos rígidos ou não (ossos, tendões e membranas).[22] As neuralgias cranianas com apresentação clínica típica são frequentemente associadas a compressões descritas como conflitos neurovasculares. A possibilidade etiológica do tipo compressivo é alicerçada nos achados de exames de imagem (ressonância magnética), nos achados intraoperatórios, e, sobretudo nos resultados analgésicos neurocirúrgicos obtidos com a descompressão. A falta de consenso na assunção dos conflitos, como causas das neuralgias, coloca um contingente expressivo de doentes em um limbo classificatório, juntamente com os portadores de neuralgia típica reconhecidamente primária, que engrossam as fileiras das chamadas dores nocipáticas, nociplásticas ou ainda disfuncionais.[23]

Dor neuropática secundária ao trauma

A depender da intensidade do trauma, é esperado que até 80% dos acometidos por lesão medular (LM) apresentem DN associada ou não a déficit sensitivo relevante. Modelos animais demonstram aumento da atividade espontânea de nociceptores presentes no gânglio da raiz dorsal (GRD) após LM, provavelmente devido a supra regulagem dos canais de sódio Nav1.8 e aumento da atividade dos receptores de potencial transitório do tipo vaniloide 1 (TRPV1), mesmo em níveis distantes da LM. Ainda, o neurônio sensitivo primário apresenta aumento da expressão dos receptores de potencial transitório com domínio de anquirina 1 (TRPA1). No corno dorsal da medula espinhal, são identificadas disfunções na liberação, recaptação e expressão de receptores de glutamato, redução do estímulo inibitório GABAérgico, alteração da via inibitória descendente – em especial, a serotoninérgica –, aumento da expressão das subunidades a2d-1 dos canais de cálcio, aumento da expressão dos canais de sódio Nav1.3 e aumento da microgliose e astrogliose secundárias a neuroinflamação.[24] Além disso, mielopatia progressiva pode ocorrer meses ou anos após a LM, devido siringomielia (cavitação longitudinal preenchida por líquido que acomete diversos segmentos medulares).[25] A mielopatia não traumática e não compressiva também apresenta comemorativos neuropáticos, estando a DN presente em pelo menos um terço dos doentes.[26] Também estão envolvidos mecanismos supraespinhais – no tálamo, hipocampo e córtex cerebral.[24]

Mais da metade dos indivíduos com lesão traumática do plexo braquial irá apresentar DN. A avulsão de raízes nervosas pode levar a DN semelhante a experienciada pelas pessoas com lesão na medula espinhal devido à proximidade da avulsão com a medula espinhal, o que explica a habitual ausência de melhora da DN após a reconstrução do nervo nos casos em que a lesão é pré-ganglionar.[27] Nessa lesão, os nervos motor e sensitivo são interrompidos da medula espinhal, porém os corpos celulares dos neurônios sensitivos estão preservados no GRD. Essa condição mantém a integridade periférica do nervo, o que permite a realização de estudos eletrofisiológicos. A morte neuronal resultante do trauma e do processo inflamatório associado levam a liberação de citocinas e quimiocinas, ativação de células gliais e apoptose neuronal. Além desses mecanismos, são encontradas atividades neuronais espontâneas e bizarras nas fibras danificadas. São descritas, ainda, alterações na modulação da dor no corno dorsal da medula espinhal e mecanismos de sensibilização central em estruturas supraespinhais.[28] De maneira geral, a intensidade da dor está relacionada à quantidade de raízes lesadas[28] e à intensidade do dano direto ao nervo afetado – estudos com potencial de ação de nervo sensitivo demonstram que quanto mais intenso é o dano do nervo, mais provável é o desenvolvimento da DN.[29] A DN também é frequente nas lesões dos nervos periféricos de membros superiores[30] e inferiores[31].

Neuropatias secundárias a doenças infecciosas

O vírus varicela-zóster, responsável pela catapora em crianças, possui comportamento neurotrópico, podendo permanecer latente no gânglio da raiz dorsal após um primeiro contato com o hospedeiro. Na idade adulta, esses vírus podem ser despertados, causando a herpes-zóster aguda, popularmente conhecida como cobreiro. Em alguns indivíduos, esse evento pode desencadear dor neuropática persistente, mesmo após a resolução das erupções cutâneas, caracterizando a neuralgia pós-herpética.[32]

Dependendo da coorte, entre 25% e 90% das pessoas convivendo com o vírus da imunodeficiência humana-1 (HIV) são acometidas por dor crônica, sendo a DN uma de suas causas. Lesões diretas das proteínas do HIV aos nervos periféricos,[33] associadas a mecanismos de sensibilização periférica e central estão entre alguns dos mecanismos responsáveis pela DN nesses indivíduos.[34]

Recentemente, com a pandemia do COVID-19, diversas manifestações neurológicas têm sido associadas, de maneira precoce ou tardia, ao acometimento respiratório causado pelo coronavírus.[35] A neuropatia periférica é uma das mais relatadas e seus mecanismos atualmente propostos são a polineuropatia do paciente crítico, mediações imunes e toxicidade medicamentosa.[36]

Neuropatias genéticas/hereditárias

As neuropatias genéticas constituem um grupo heterogêneo de doenças que podem ser classificadas em dois grupos: (1) um em que a neuropatia é o único ou o principal comemorativo e (2) outro em que é parte de uma síndrome neurológica mais generalizada ou mesmo uma síndrome de acometimento multissistêmico. Ambos os grupos são raros, porém o primeiro é o mais prevalente.[37] As formas hereditárias da neuropatia periféricas incluem, entre outros, a doença de Charcot-Marie-Tooth (CMT), também conhecida como neuropatia hereditária sensitivo-autonômica e as neuropatias motoras hereditárias. Também são uma das causas da neuropatia de fibras finas. De maneira conjunta, mais de 100 mutações genéticas já foram identificadas.[38]

A CMT é a neuropatia genética mais comum no mundo, possui diversos subtipos, porém, tipicamente se apresenta como uma polineuropatia sensitivo-motora de lenta progressão, habitualmente associada a pé cavo e, menos frequentemente, a de escoliose, displasia de quadril, síndrome das pernas inquietas, tremor e hipoacusia.[39] Apesar da farta literatura disponível, poucos artigos avaliam a dor nesses indivíduos e alguns trabalhos se questionam se a dor é predominantemente neuropática ou biomecânica.[40]

Neuropatia nas doenças neurológicas

A síndrome de Guillain-Barré, principal causa mundial de paralisia flácida aguda, ocorre, de maneira geral, após um evento infeccioso. Diversos agentes já foram relatados, porém os mais notáveis são o *Campylobacter jejuni*, Zika vírus, e, recentemente, com o COVID-19, o coronavírus 2.[41] É comumente associada a quadro dolorosos crônicos, incluindo a DN.[42]

A esclerose múltipla (EM) é uma doença desmielinizante e inflamatória crônica do SNC. Dentre as alterações motoras e sensitivas, as queixas dolorosas são muito prevalentes e incapacitantes em muitos casos. Os doentes podem apresentar neuralgia do trigêmeo (em especial, quando a dor é bilateral, a probabilidade do diagnóstico de EM aumento muito), fenômeno de Lhermitte (também conhecido como fenômeno da cadeira de barbeiro, em que o indivíduo experimenta uma sensação transitória de choque elétrico que se estende caudalmente pela coluna vertebral e extremidade após a flexão do pescoço, habitualmente uma sequela de condições neurológicas[43]) e DN[44]. É esperado que 75% dos doentes com EM apresentem algum desconforto doloroso. Entre as síndromes dolorosas na EM, a dor neuropática central está entre as mais comuns, possuindo prevalência próxima a 50%.[45]

Alguns dos mecanismos conhecidos são a dor primária causada diretamente pela desmielinização, neuroinflamação e lesão axonal e a dor secundária a uma consequência indireta de lesão no SNC.[46]

Poucos estudos priorizam a avaliação da dor no doente com esclerose lateral amiotrófica (ELA). Devido à variabilidade nas metodologias utilizadas e pequeno número de participantes nos trabalhos, a incidência de dor descrita na ELA varia de 15% a 85%. Frequentemente, com o progredir da doença, esses doentes sofrem com dores nociceptivas devido à fraqueza muscular, imobilidade e espasticidade, que levam a dores musculoesqueléticas, como a contratura e rigidez articular. Entretanto, uma pequena população de pessoas convivendo com ELA apresenta dores com características neuropáticas. Apesar da ELA ser definida como uma doença do sistema nervoso motor, envolvimento das colunas dorsais da medula espinhal foi descrito em alguns casos familiares. Ainda, modelos animais demonstram degeneração walleriana na raiz dorsal dos nervos espinhais.[47]

Dor neuropática em condições reumatológicas

As doenças autoimunes sistêmicas estão associadas a diversas condições neurológicas envolvendo tanto o SNC, quanto o SNP. O lúpus eritematoso sistêmico (LES) apresenta mais comumente manifestações relacionadas ao SNC, enquanto a neuropatia periférica é menos comum.[48] Em um estudo de 25 anos, com mais de dois mil participantes,[49] a prevalência da neuropatia periférica foi de 5,9%. A neuropatia de fibras finas (NFF) acometeu 17% desses indivíduos, sendo mais frequente que as mononeuropatias múltiplas, plexopatias e neuropatias desmielinizantes. Habitualmente, a NFF apresenta comportamento de neuropatia dependente do comprimento da fibra, com dor em queimação na porção distal do membro. Entretanto, essa apresentação estava presente na minoria dos acometidos por NFF comprovada por biópsia de pele. Quase o dobro de indivíduos (9 *vs.* 5) apresentou DN em uma distribuição proximal no membro.[49] O mecanismo fisiopatológico ainda não é totalmente compreendido, porém está associado direta e indiretamente a mediação imune. A vasa nervorum e artérias epineurais podem ser acometidos na vasculite sistêmica, causando degeneração nervosa. Ainda, acredita-se haver uma ativação não específica de células B que leva ao envolvimento de anticorpos que afetam apenas fibras finas.[50] A mononeuropatia múltipla na EM é altamente associada a vasculite, porém trombose e inflamação linfocitária também são frequentemente encontradas. A neuropatia periférica da EM está relacionada à idade avançada, altos níveis séricos de imunoglobulinas, antifosfolípides e anticorpos anti-SSA.[51]

A artrite reumatoide (AR) é uma doença inflamatória sistêmica que afeta predominantemente as articulações, causando sinovite, formação de pannus (tecido granulomatoso resultante do processo inflamatório inadequado e que pode invadir e destruir os tecidos ósseos e cartilaginosos) e, se não tratada, pode levar a destruição articular. Apesar da presença da dor nociceptiva secundária ao processo inflamatório articular, esses doentes podem ser acometidos por DN, seja pela associação com neuropatias compressivas, como a síndrome do túnel do carpo, pela presença de morbidades associadas, como o diabetes *mellitus*, por vasculite – e resultando em mononeurite múltipla –, ou ainda, pelo próprio tratamento da doença, como os sais de ouro ou a leflunomida.[52] Mecanismos de sensibilização central também estão envolvidos.[53]

A neuropatia periférica está presente em cerca de 10% dos doentes com síndrome de Sjögren (SS).[48] Dentre as diversas condições neurológicas associadas à SS, NFF e ganglionopatia sensitiva atáxica são relativamente comuns e habitualmente apresentam anticorpos anti-SSA e anti-SSB negativos.[54]

Na osteoartrite (OA) de joelho, a incidência de dor neuropática pode variar entre 5,4% e 44% dos doentes, a depender do desenho do estudo. Nas fases iniciais, a sinovite aumenta a produção de fluidos na articulação e estimula as terminações nervosas da sinóvia. Em fases mais avançadas, a redução do líquido sinovial e a destruição da junção osteocondral podem lesar as terminações nervosas e estimular suas atividades ectópicas.[55]

Poucos estudos avaliaram a DN na espondilite anquilosante (EA), porém, há diversos relatos da sua dor ser mista – ou seja, possuir componentes nociceptivos e neuropáticos simultaneamente. A inflamação local da coluna vertebral atinge os ramos dorsais dos nervos espinhais, que inervam as articulações zigoapofisárias e o periósteo da porção posterior da coluna vertebral, causando uma "radiculopatia inflamatória" ao ativar mediadores inflamatórios locais, mesmo na ausência de uma compressão mecânica identificável.[55]

Dor neuropática em oncologia

A dor oncológica habitualmente é de etiologia mista e pode ser dividida em: (1) associada ao câncer em atividade, (2) associada à progressão do câncer e (3) associada ao tratamento do câncer. Com relação ao componente neuropático, algumas das síndromes de DN associada ao câncer mais comuns são as plexopatias (plexopatia cervical, plexopatia braquial maligna, plexopatia lombossacra maligna, plexopatia sacral e plexopatia coccígea), mononeuropatias periféricas dolorosas, neuropatias sensitivas paraneoplásicas, metástases leptomeníngeas, neuralgias cranianas dolorosas (neuralgia do glossofaríngeo, neuralgia do trigêmeo), radiculopatia dolorosa maligna.[56]

A neuropatia periférica resultante de invasão direta do SNP pelo câncer é mais rara do que outras causas, como a neuropatia associada a síndromes paraneoplásicas e ao tratamento do câncer (discutidas nos parágrafos seguintes). Raízes nervosas e plexos são estruturas mais vulneráveis, apesar desse fato ser mais dependente da condição oncológica primária do que da estrutura do sistema nervoso *per se*.[57]

As síndromes paraneoplásicas também podem desencadear sintomas neurológicos, incluindo DN. Os critérios para definir uma síndrome paraneoplásica como neurológica incluem (1) presença de síndrome paraneoplásica neurológica clássica, (2) positividade para anticorpos onconeurais, (3) presença de doença maligna e (4) resposta à imunoterapia.[58] O câncer de pulmão de pequenas células responde por 70% a 80% das neuronopatias sensitivas secundárias ao câncer, condição em que se identifica a positividade dos anticorpos anti-Hu (anticorpos antinuclear neuronais). As neuronopatias sensitivas são definidas pela lesão ao corpo celular do neurônio sensitivo no gânglio da raiz dorsal e são umas das síndromes paraneoplásicas neurológicas clássicas.[57]

Ainda, a neuropatia pode ser secundária a iatrogenia. A neuropatia secundária a medicamentos será descrita em tópico próprio mais adiante, porém as demais modalidades de tratamento do câncer também podem cursar com neuropatia e DN. A cirurgia oncológica, em especial as cirurgias em região cervical, mastectomias e toracotomias, apresenta um risco significativo para o desenvolvimento de DN.[57] A neuropatia também pode ser induzida por radioterapia, como nos casos de plexopatia braquial secundária a radioterapia, que pode surgir meses a anos após o término do tratamento radioterápico.[59]

Nutrição e neuropatia

Carências nutricionais também são causa de neuropatia. A maioria se apresenta como axonopatias sensitivas dependentes do comprimento, com exceção da cobalamina (vitamina B_{12}), que habitualmente se apresenta como uma neuropatia sensitiva não dependente do comprimento. As deficiências de cobalamina e cobre podem se apresentar, ainda, com mielopatia simultaneamente ao quadro periférico. Desnutrição, má absorção, perda aumentada (como na diálise), condições autoimunes e drogas que competem com a absorção dos nutrientes são causas possíveis para a neuropatias nutricionais.[60]

A vitamina B_{12}, em especial, é utilizada como cofator para a enzima metilmalonil-CoA mutase. Na carência da cobalamina, a enzima não consegue realizar a conversão do ácido metilmalônico (AMM), levando ao acúmulo desse. Altas concentrações de AMM e homocisteína estão relacionadas a dano à mielina, resultando em neuropatia e DN.[61] As neuropatias por hipovitaminose estão habitualmente associadas à neuropatia alcoólica, em que o álcool também agride de modo direto o SNP.[62]

Neuropatia secundária à toxicidade medicamentosa

Os tratamentos medicamentosos existentes não são isentos de efeitos adversos e muitos desses efeitos podem se manifestar na forma de neuropatias dolorosas. Muitos quimioterápicos são conhecidos pelos seus efeitos neurotóxicos, com algumas estatísticas apontando prevalência de neuropatia periférica em até 68% dos indivíduos recebendo quimioterapia. Inicialmente associados aos alcaloides da vinca (como a vincristina), hoje, já são reconhecidos como neurotóxicos diversos agentes, como os derivados da platina (cisplatina, oxaliplatina), os taxanos (paclitaxel), entre outros.[57] A toxicidade pode ocorrer por acúmulo do fármaco no gânglio da raiz dorsal, por estresse oxidativo, mecanismos de apoptose, alteração da homeostase do cálcio, degeneração axonal, remodelamento de membrana celular, neuro inflamação e processos imunes.[63] Tende a ser dose-dependente, cumulativa e em distribuição de botas e luvas.[56]

Até 40% dos indivíduos em uso de terapia antirretroviral para o tratamento da AIDS apresentam neuropatia sensitiva acompanhada de DN.[64] A toxicidade mitocondrial é uma marca dos Inibidores da transcriptase reversa análogos de nucleotídeos, que pode se manifestar como neuropatia periférica.[65]

As estatinas também são associadas ao desenvolvimento de neuropatia periférica e DN. Alterações no transporte mitocondrial de elétrons, redução dos níveis de vitamina E e inibição da síntese da ubiquinona (coenzima Q10) são prováveis mecanismos das estatinas que podem levar à DN.[66]

Em oposição às carências nutricionais, altos níveis de vitamina B_6 (toxicidade por piridoxina) foram associados neuropatia sensitiva não dependente de comprimento.[60]

Por fim, diversas outras classes de medicamentos também estão associadas à neuropatia periférica secundária a fármacos, como medicamentos antimicrobianos, cardiovasculares, psicotrópicos e antiepilépticos. Doentes com outros fatores de riscos para DN, como a DM2, devem ser criteriosamente avaliados quanto ao uso desses fármacos.[67]

Conclusão

A presença de uma etiologia na atual concepção da dor neuropática é agora condição necessária para seu reconhecimento. Múltiplas são suas possíveis causas e devem ser cogitadas para que se promova redução de risco de ocorrência e aumento das chances de sucesso terapêutico quando já instalada.

Referências bibliográficas

1. Kosek E, Cohen M, Baron R, Gebhart GF, Mico JA, Rice ASC, et al. Do we need a third mechanistic descriptor for chronic pain states? Pain. 2016;157(7):1382-6.

2. Jensen TS, Baron R, Haanpää M, Kalso E, Loeser JD, Rice ASC, et al. A new definition of neuropathic pain. Pain. 2011;152(10):2204-5.
3. DeSantana JM, Perissinotti DMN, Oliveira Jr JO, Correia LMFC, Oliveira CM, Fonseca RB. Definição revisada de dor pela Associação Internacional para o Estudo da Dor: conceitos, desafios e compromissos. Jornal Dor. 2020;74:11-8.
4. Oliveira Jr J. Aspectos referentes à fisiopatologia comparada entre dor neuropática e espasticidade. Rev Dor. 2000;2(1):30.
5. Scholz J, Finnerup NB, Attal N, Aziz Q, Baron R, Bennett MI, et al. The IASP classification of chronic pain for ICD-11: Chronic neuropathic pain. Pain. 2019;160(1):53-9.
6. Colloca L, Ludman T, Bouhassira D, Baron R, Dickenson AH, Yarnitsky D, et al. Neuropathic pain. Nature Reviews Disease Primers. 2017;3:17002.
7. Attal N, Martinez V, Bouhassira D. Potential for increased prevalence of neuropathic pain after the COVID-19 pandemic. Pain Reports. 2021;6(1):e884.
8. Torrance N, Smith BH, Bennett MI, Lee AJ. The Epidemiology of Chronic Pain of Predominantly Neuropathic Origin. Results From a General Population Survey. Journal of Pain. 2006;7(4):281-9.
9. Bouhassira D, Lantéri-Minet M, Attal N, Laurent B, Touboul C. Prevalence of chronic pain with neuropathic characteristics in the general population. Pain. 2008;136(3):380-7.
10. Murnion BP. Neuropathic pain: Current definition and review of drug treatment. Australian Prescriber. 2018;41(3):60-3.
11. Treede RD, Rief W, Barke A, Aziz Q, Bennett MI, Benoliel R, et al. Chronic pain as a symptom or a disease: The IASP Classification of Chronic Pain for the International Classification of Diseases (ICD-11). Pain. 2019;160(1):19-27.
12. Campbell JN, Meyer RA. Mechanisms of neuropathic pain. Neuron. 2006;52(1):77-92.
13. Nickel FT, Seifert F, Lanz S, Maihöfner C. Mechanisms of neuropathic pain. European Neuropsychopharmacology. 2012;22(2):81-91.
14. Feldman EL, Callaghan BC, Pop-Busui R, Zochodne DW, Wright DE, Bennett DL, et al. Diabetic neuropathy. Nat Rev Dis Primers. 20203;5(1).
15. Iqbal Z, Azmi S, Yadav R, Ferdousi M, Kumar M, Cuthbertson DJ, et al. Diabetic Peripheral Neuropathy: Epidemiology, Diagnosis, and Pharmacotherapy. Clinical Therapeutics [Internet]. 2018;40(6):828-49. Available from: http://dx.doi.org/10.1016/j.clinthera.2018.04.001
16. Hunaifi I, Agustriadi IGNO, Asmara IGY, Budyono C. The Correlation Between HbA1c and Neuropathy Disability Score in Type 2 Diabetes. Acta Med Indones. 2021;53(2):164-8.
17. Iqbal Z, Bashir B, Ferdousi M, Kalteniece A, Alam U, Malik RA, et al. Lipids and peripheral neuropathy. Curr Opin Lipidol. 2021;32(4):249-57.
18. Brzozowska MM, Banthia S, Thompson S, Narasimhan M, Lee J. Severe Hypothyroidism Complicated by Myopathy and Neuropathy with Atypical Demyelinating Features. Case Reports in Endocrinology. 2021;5525156.
19. Karne SS, Bhalerao NS. Carpal tunnel syndrome in hypothyroidism. Journal of Clinical and Diagnostic Research. 2016;10(2):OC36-8.
20. Allam MA, Nassar YA, Shabana HS, Mostafa S, Khalil F, Zidan H, et al. Prevalence and clinical significance of subclinical hypothyroidism in diabetic peripheral neuropathy. International Journal of General Medicine. 2021;14:7755-61.
21. Hobson-Webb LD, Juel VC. Common Entrapment Neuropathies. CONTINUUM Lifelong Learning in Neurology. 2017;23(2):487-511.
22. Malek E, Salameh JS. Common Entrapment Neuropathies. Seminars in Neurology. 2019;39(5):549-59.
23. Oliveira Jr J, Heluani A, Grossmann E. Neuralgias cranianas e causas centrais de dor facial. In: Grossmann E, editor. Algias craniofaciais, diagnóstico e tratamento. Editora dos Editores; 2019. p. 649-84.
24. Kramer JLK, Minhas NK, Jutzeler CR, Erskine ELKS, Liu LJW, Ramer MS. Neuropathic pain following traumatic spinal cord injury: Models, measurement, and mechanisms. Journal of Neuroscience Research. 2017;95(6):1295-306.

25. Ahuja CS, Wilson JR, Nori S, Kotter MRN, Druschel C, Curt A, et al. Traumatic spinal cord injury. Nature Reviews Disease Primers. 2017;3:17018.
26. Eom YI, Kim M, Joo IS. The characteristics of chronic pain after non-traumatic, non-compressive myelopathy: Focus on neuropathic pain. Journal of Spinal Cord Medicine. 2017;40(3):268-74.
27. Noland SS, Bishop AT, Spinner RJ, Shin AY. Adult Traumatic Brachial Plexus Injuries. Journal of the American Academy of Orthopaedic Surgeons. 2019;27(19):705-16.
28. Teixeira MJ, da Paz MG da S, Bina MT, Santos SN, Raicher I, Galhardoni R, et al. Neuropathic pain after brachial plexus avulsion - central and peripheral mechanisms. BMC Neurology. 2015;15(1):73.
29. Ciaramitaro P, Padua L, Devigili G, Rota E, Tamburin S, Eleopra R, et al. Prevalence of neuropathic pain in patients with traumatic brachial plexus injury: A multicenter prospective hospital-based study. Pain Medicine (United States). 2017;18(12):2428-32.
30. Miclescu A, Straatmann A, Gkatziani P, Butler S, Karlsten R, Gordh T. Chronic neuropathic pain after traumatic peripheral nerve injuries in the upper extremity: Prevalence, demographic and surgical determinants, impact on health and on pain medication. Scandinavian Journal of Pain. 2019;20(1):95-108.
31. Ciaramitaro P, Mondelli M, Logullo F, Grimaldi S, Battiston B, Sard A, et al. Traumatic peripheral nerve injuries: Epidemiological findings, neuropathic pain and quality of life in 158 patients. Journal of the Peripheral Nervous System. 2010;15(2):120-7.
32. Hadley GR, Gayle JA, Ripoll J, Jones MR, Argoff CE, Kaye RJ, et al. Post-herpetic Neuralgia: a Review. Current Pain and Headache Reports. 2016;20(17).
33. Addis DR, DeBerry JJ, Aggarwal S. Chronic Pain in HIV. Molecular Pain. 2020;16:1744806920927276.
34. Lu HJ, Fu YY, Wei QQ, Zhang ZJ. Neuroinflammation in HIV Related Neuropathic Pain. Frontiers in Pharmacology. 2021;12:653852.
35. Ellul MA, Benjamin L, Singh B, Lant S, Michael BD, Easton A, et al. Neurological associations of COVID-19. The Lancet Neurology. 2020;19(9):767-83.
36. Finsterer J, Scorza FA, Scorza CA, Fiorini C. Peripheral neuropathy in COVID-19 is due to immune--mechanisms, pre-existing risk factors, anti-viral drugs, or bedding in the Intensive Care Unit. Arquivos de Neuro-Psiquiatria. 2021;79(10):924-8.
37. Pisciotta C, Shy ME. Neuropathy. Handbook of Clinical Neurology. 2018;148:653-65.
38. Eggermann, Kurth, Gess, Häusler, Hahn, Weis. Hereditary neuropathies: Clinical presentation and genetic panel diagnosis. Deutsches Ärzteblatt International. 2018;115(6):91-7.
39. Morena J, Gupta A, Hoyle JC. Charcot-marie-tooth: From molecules to therapy. International Journal of Molecular Sciences. 2019;20(14):1-15.
40. Azevedo H, Pupe C, Pereira R, Nascimento OJM. Pain in charcot-marie-tooth disease: An update. Arquivos de Neuro-Psiquiatria. 2018;76(4):273-6.
41. Shahri Zaila N, Lehmann HC, Kuwabara S. Guillain-Barré syndrome. The Lancet. 2021;397(10280):1214-28.
42. Swami T, Khanna M, Gupta A, Prakash N. Neuropathic pain in guillain-barre syndrome: Association with rehabilitation outcomes and quality of life. Ann Indian Acad Neurol. 2021;24(5):708-14.
43. Teoli D, Ghasemzadeh S. Lhermitte Sign. StatPearls. 2019;1-2.
44. Duffy SS, Lees JG, Perera CJ, Moalem-Taylor G. Managing Neuropathic Pain in Multiple Sclerosis: Pharmacological Interventions. Medicinal Chemistry. 2018;14(2):106-19.
45. Solaro C, Trabucco E, Messmer Uccelli M. Pain and multiple sclerosis: Pathophysiology and treatment topical collection on demyelinating disorders. Current Neurology and Neuroscience Reports. 2013;13(1):320.
46. Murphy KL, Bethea JR, Fischer R. Neuropathic Pain in Multiple Sclerosis-Current Therapeutic Intervention and Future Treatment Perspectives. In: Zagon I, MacLaughlin P, editors. Multiple Sclerosis: Perspectives in Treatment and Pathogenesis. Brisbane; 2017. p. 53-69.
47. Chiò A, Mora G, Lauria G. Pain in amyotrophic lateral sclerosis. The Lancet Neurology. 2017;16(2):144-57.
48. Pavlakis PP. Rheumatologic Disorders and the Nervous System. CONTINUUM Lifelong Learning in Neurology. 2020;26(3):591-610.

49. Oomatia A, Fang H, Petri M, Birnbaum J. Peripheral neuropathies in systemic lupus erythematosus: Clinical features, disease associations, and immunologic characteristics evaluated over a twenty--five-year study period. Arthritis and Rheumatology. 2014;66(4):1000-9.
50. Tekatas A, Tekatas DD, Solmaz V, Karaca T, Pamuk ON. Small fiber neuropathy and related factors in patients with systemic lupus erythematosus; the results of cutaneous silent period and skin biopsy. Advances in Rheumatology. 2020;60(1):32503623.
51. Rivière E, Cohen Aubart F, Maisonobe T, Maurier F, Richez C, Gombert B, et al. Clinicopathological features of multiple mononeuropathy associated with systemic lupus erythematosus: a multicenter study. Journal of Neurology. 2017;264(6):1218-26.
52. Biddle K, Sofat N. Understanding the Mechanisms of Pain in Rheumatoid Arthritis. In: Mohammed RHA, editor. Rheumatoid Arthritis. Rijeka: Intech Open; 2020.
53. Cao Y, Fan D, Yin Y. Pain Mechanism in Rheumatoid Arthritis: From Cytokines to Central Sensitization. Mediators of Inflammation. 2020;2020:2076328.
54. McCoy SS, Baer AN. Neurological Complications of Sjögren's Syndrome: Diagnosis and Management. Current Treatment Options in Rheumatology. 2017;3(4):275-88.
55. Garip Y, Eser F, Kılıçarslan A, Bodur H. Prevalence of neuropathic pain in rheumatic disorders: Association with disease activity, functional status and quality of life. Archives of Rheumatology. 2015;30(3):231-7.
56. Fallon MT. Neuropathic pain in cancer. British Journal of Anaesthesia. 2013;111(1):105-11.
57. Sarezky J, Sachs G, Elinzano H, Stavros K. Cancer and Peripheral Nerve Disease. Clinics in Geriatric Medicine. 2021;37:289-300.
58. Graus F, Delattre JY, Antoine JC, Dalmau J, Giometto B, Grisold W, et al. Recommended diagnostic criteria for paraneoplastic neurological syndromes. Journal of Neurology, Neurosurgery and Psychiatry. 2004;75(8):1135-40.
59. Portenoy RK, Ahmed E. Cancer Pain Syndromes. Hematology/Oncology Clinics of North America. 2018;32(3):371-86.
60. Gwathmey KG, Grogan J. Nutritional neuropathies. Muscle and Nerve. 2020;62:13-29.
61. Ankar A, Kumar A. Vitamin B12 deficiency. StatPearls [Internet]. Treasure Island (FL): StatPearls Publishing; 2022.
62. Chopra K, Tiwari V. Alcoholic neuropathy: Possible mechanisms and future treatment possibilities. British Journal of Clinical Pharmacology. 2012;73(3):348-62.
63. Starobova H, Vetter I. Pathophysiology of chemotherapy-induced peripheral neuropathy. Frontiers in Molecular Neuroscience. 2017;10:12-3.
64. Winias S, Radithia D, Savitri Ernawati D. Neuropathy complication of antiretroviral therapy in HIV/AIDS patients. Oral Diseases. 2020;26(S1):149-52.
65. Margolis AM, Heverling H, Pham PA, Stolbach A. A Review of the Toxicity of HIV Medications. Journal of Medical Toxicology. 2014;10:26-39.
66. Pergolizzi J v., Magnusson P, LeQuang JA, Razmi R, Zampogna G, Taylor R. Statins and Neuropathic Pain: A Narrative Review. Pain and Therapy. 2020;9:97-111.
67. Jones MR, Urits I, Wolf J, Corrigan D, Colburn L, Peterson E, et al. Drug-Induced Peripheral Neuropathy: A Narrative Review. Current Clinical Pharmacology. 2020;15:38-48.

4

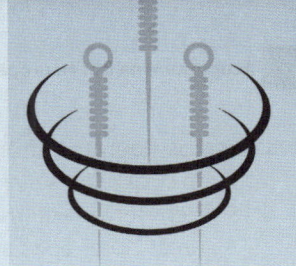

Sensibilização e Dor Neuropática

Lin Tchia Yeng
Manoel Jacobsen Teixeira

Introdução

Após a lesão das estruturas sensitivas do sistema nervoso periférico (SNP) ou central (SNC), o tecido nervoso e seus elementos de sustentação, proteção e modulação passam a reagir de modo inapropriado e distorcer o processamento das informações aferentes, gerar sensações dolorosas espontâneas e ou desencadeadas por estimulação não nociceptiva (alodinia) e ou exageradas e prolongadas após a aplicação dos estímulos nociceptivos (hiperalgesia), geralmente, em áreas expandidas para além do local onde localiza-se a lesão (hiperalgesia secundária).[1] Sensibilização inclui a redução dos limiares das reações limiares e supralimiares subliminares da atividade neuronal, aumento dos campos receptivos das unidades nociceptivas inferidos clinicamente como hiperalgesia e alodinia ou como dor generalizada[2] e anormalidades funcionais, estruturais, celulares, subcelulares e imunológicas, mesmo quando a lesão neuropática periférica ou central é localizada. Nos doentes acometidos de dor neuropática periférica ou central, manifestam-se vários sintomas comuns à nocicepção e às anormalidades da conectividade e da neuroquímica da neuromatriz e dos circuitos nociceptivos antinociceptivos e não nociceptivos do SNC.[1]

Dor neuropática periférica

Anormalidades metabólicas, hipóxia, citocinas, toxinas, fármacos, traumatismos, angustiamento, e vários outros mediadores inflamatórios podem gerar hiperexcitabilidade neuronal degeneração e brotamento axonal, alteração na expressão e composição das fibras nervosas, atividade ectópica e condução anormal dos potenciais de ação.[3] Sob a ação de agentes químicos e mecânicos excitotóxicos, o corpo dos neurônios, as células satélites dos gânglios sensitivos e as estruturas do sistema nervoso neurovegetativo simpático passam a contribuir para a geração e manutenção da dor por mecanismos bioquímicos, a depender do número, distribuição e padrões de brotamento de fibras nervosas, expressão dos canais iônicos, alteração na composição de suas membranas, na atividade de suas organelas e na síntese de neurotransmissores, canais iônicos, receptores e substâncias inflamatórias.[1] Disso resultam sinalizações e amplificação mal estruturada dos potenciais sensitivos nos neurônios do SNP em termos de transdução e de transmissão de informações para o CDME.[4]

Algumas horas após a indução da lesão ou constrição das raízes e nervos periféricos, nos modelos experimentais, ocorre aumento da atividade ectópica, com frequências e padrões de disparo variados nos axônios das fibras A e nos gânglios das raízes sensitivas e, após vários dias ou semanas, nos axônios das fibras C.[5] As fibras nervosas aferentes danificadas passam a gerar potenciais de ação ectópicos espontaneamente[6] e as células satélites dos gânglios das raízes dorsais e os corpos celulares dos neurônios sensitivos lesados e, menos intensamente, dos não lesados sofrem intensas alterações transcricionais, que resultam em modificações das propriedades das membranas neuroniais, incluindo-se as dos canais iônicos e dos receptores e da natureza e da quantidade de transmissores e de fatores neurotróficos que induzem brotamento nervoso.[5] Ocorre, adicionalmente, aumento da densidade das correntes e modificação da atividade dos canais de Na+ dependentes de voltagem (NaV) NaV1.3 e NaV1.6, nos axônios das fibras A e NaV1.7 dos canais e NaV1.8 nos axônios das fibras C[7] relacionados à rápida ativação neuronal e à hiperexcitabilidade das fibras nervosas periféricas. Os canais de potencial do receptor transitório (TRP) TRPA1 e TRPV4 ativados por estímulos mecânicos e drogas quimioterápicas, os canais TRPA1 e TRPM8 ativados por temperaturas frias e o canal TRPV1 ativado pelo calor, mediadores relacionados às lesões celulares e ao pH ácido e às funções detectam as transdução dos estímulos físicos e químicos e ativação do potencial gerador dos receptores ativam os canais NaV e desencadeiam os potenciais de ação.[8]

No local da lesão e nos gânglios das raízes sensitivas ocorrem acúmulo de células imunes (neutrófilos, macrófagos e mastócitos) e liberação contínua de mediadores inflamatórios e pró-inflamatórios que geram regulação ascendente, aumentam a atividade do canal TRPV1 e contribuem para amplificar a magnitude, a duração da hiperexcitabilidade, as descargas sustentadas nas fibras nervosas periféricas e o agravamento das lesões neuroniais.[9] A regulação descendente da expressão proteica dos canais de repolarização dos canais K+ dependentes de voltagem K+ (Kv) Kv1.1, Kv1.2, K1.4, Kv2.1, Kv2.2, Kv4.3, Kv7.2, Kv7.3, Kv9.1, canais de K+ K2P e canais de K+ ativados pelo canal de Ca++ ativado pela voltagem KCa e Kir/KATP atuantes na repolarização da membrana neuronal e na supressão das descargas neuroniais reduz as correntes de K+, agrava a hiperexcitabilidade dos nervos sensitivos[10] e gera atividade ectópica e potenciais de ação excessivos nos neuromas[11] e nos neurônios de doentes com eritromelalgia primária relacionada à mutação no canal Nav1.7.[12] De acordo com a predisposição genética e epigenética e outras condições hereditárias de dor neuropática podem agravar-se ou atenuar-se.[13]

Os potenciais de ação gerados nas fibras C desencadeiam e mantêm atividade neuronal dependente da sensibilização central no corno dorsal da medula espinal (CDME).[14] Havendo lesão nervosa parcial, as terminações sensitivas rapidamente tornam-se silenciosas, mas, após a aplicação de estímulos elétricos ou estímulos suaves, geram disparos breves e atividade prolongada,[15] passam a apresentar ritmicidade intrínseca e se tornam fonte de potenciais ectópicos. A mesma fenomenologia, ocorre ao longo dos aferentes nociceptivos e das fibras aferentes Aβ. Nos locais onde ocorrem ramificações ou desmielinização dos troncos nervosos, a duração da propagação dos potenciais de ação prolonga-se; quando a duração do período refratário absoluto alonga-se, ocorre reexcitação da membrana neuronal e reverberação e geração de potenciais extraordinários.[16] O peptídeo vasoativo intestinal (PVI), eleva-se nos gânglios das raízes sensitivas correspondentes às regiões da medula espinhal em que outros neuropeptídeos são depletados quando ocorre neuropatia periférica.[17] Os potenciais de ação gerados e veiculados pelas fibras C e Aδ são a razão da liberação de glutamato e de neurocininas que sensibilizam os neurônios do CDME.[1]

Para a ocorrência de dor em doentes com neuropatia periférica, existe a participação de mecanismos centrais, além dos periféricos, uma vez que, a dor neuropática frequentemente manifesta-se em regiões alocadas além do território de distribuição das estruturas nervosas lesadas.[18] Dessa forma, a sensação dolorosa ocorre onde não há anormalidades demonstráveis, prolonga-se após o término da estimulação tecidual, intensifica-se durante a estimulação repetitiva, pode ser induzida por estímulos de baixa intensidade, mesmo quando não evocam dor (alodinia), geralmente não desaparece após o bloqueio anestésico dos troncos nervosos periféricos e pode ser gerada pela ativação e estimulação repetitiva das fibras periféricas Aβ de baixo limiar (hiperpatia).[19] A dor neuropática é induzida com latência curta por estímulos nociceptivos aferentes intensos, repetidos ou sustentados e dura dezenas de minutos a várias horas, mesmo na ausência dos potenciais oriundos dos nociceptores.[20] De acordo com a IASP (Associação Internacional para o Estudo da Dor), sensibilização central é definida como "aumento da responsividade dos neurônios nociceptivos (SNC) aos estímulos aferentes normais ou sublimiares".[21] É um mecanismo adaptativo e manifestação da intensa plasticidade do sistema nervoso somatossensitivo como reação à ativação, inflamação e ou lesão neuronal. A sensibilização central decorre do recrutamento dos estímulos aferentes subliminares, do estado de facilitação, aumento da eficácia sináptica, potencialização e amplificação dos sinais e da redução da atividade inibitória endógena da neuromatriz encefálica que contribuem para o aumento da reatividade dos neurônios nociceptivos de segunda ordem presentes nas lâminas I e V do CDME,[22] *pars caudalis* do núcleo do trato espinhal do nervo trigêmeo, tálamo, amígdala, cíngulo anterior, núcleo parabraquial, substância cinzenta periaquedutal mesencefálica (SCPAM), colículo superior, córtex pré-frontal etc.[6] Esse fenômeno que induz hipersensibilidade à dor e às reações eliciadas por estímulos aferentes, mesmo quando evocam sensações inócuas, incluindo-se a alodinia mecânica dinâmica e a hiperexcitabilidade do reflexo nociceptivo de flexão.[23] Além disso, coopta novas conexões das vias nociceptivas no SNC, incluindo-se as que, habitualmente, não processam estímulos nociceptivos, como as de baixo limiar e que geram muitas alterações temporais, espaciais e do limiar das sensibilidades regionais e remotas.

A hiper-reatividade dos neurônios de segunda ordem envolve alterações da permeabilidade da membrana celular ao Ca^{++}, hiperexpressão de receptores e canais iônicas, alterações na configuração das sinapses, hiperativação e liberação pela micróglia de substâncias algiogênicas,[24] desequilíbrio entre os mecanismos facilitatórios e inibitórios rostrocaudais supraespinhais e segmentares[25] e a plasticidade cortical, subcortical e espinhal desadaptativa.[26] Como resulta da modificação das propriedades dos neurônios do SNC, a dor não mais depende da presença, intensidade ou duração dos estímulos nociceptivos periféricos, mantém-se quando o evento causal desaparece mesmo quando não há lesão periférica identificável[23] e passa a ser processada adicionalmente por unidades e vias neuroniais normalmente não relacionadas aos estímulos nociceptivos, como as fibras mecanoceptivas mielinizadas Aβ de baixo limiar.[1]

A desorganização do padrão dos potenciais de ação e o aumento dos potenciais ectópicos no CDME relacionados à hipersensibilidade segmentar por desnervação e à instalação da atividade neuronal ectópica em várias regiões do SNC contribuem para a sensibilização central.[1] Após a lesão das raízes sensitivas ou dos nervos periféricos, os neurônios desaferentados do CDME passam a apresentar atividade espontânea.[27] O recrutamento dos potenciais de ação, subliminares ou não, espontâneos ou evocados oriundos dos neuromas das fibras aferentes A-delta e C, reduz os limiares e sensibiliza os neurônios do CDME.

O limiar e a reatividade às fibras A e C pelos neurônios do CDME à estimulação elétrica da extremidade proximal do nervo seccionado não se altera imediatamente após a axionotomia.[28] Logo após a transecção nervosa periférica ocorre déficit dos potenciais aferentes no CDME.[29] Dois a dez dias após, a lesão nervosa ocorre hiperatividade neuronal espontânea ou evocada de elevada frequência associadamente a surtos intermitentes de atividade aberrante nos neurônios internunciais ou naqueles que originam os tratos de projeção rostral.[30] A atividade neuronal no CDME em decorrência da estimulação nociceptiva ou da estimulação mecânica soma-se à da pós-descarga prolongada do que resultam somação temporal e comportamento de retirada da pata prolongado de animais com neuropatia periférica.[31] Os neurônios do SNC predominantemente ativados pelos estímulos nociceptivos passam a reagir a estímulos de baixa intensidade de modo progressivamente mais intenso, horas ou dias após a lesão nervosa. A potencialização prolongada envolve fibras nervosas, interneurônios, neurônios de projeção, micróglia e astróglia e amplifica a ativação neuronal gerada pela dor.[25] Os potenciais ectópicos repetitivos de elevada frequência oriundos dos aferentes primários induzem alterações pós-sinápticas prolongadas (potenciação prolongada) que, por sua vez, exercem papel significativo na instalação da hiperalgesia e da dor crônica neuropática crônica, mecanismos que envolvem a ativação dos receptores N-metil-D-aspartato (NMDAr). A fosforilação e as alterações da permeabilidade dos receptores ionotrópicos e metabotrópicos de glutamato no CDME incrementam a frequência dos potenciais excitatórios pós-sinápticos (EPSPs) de animais que sofrem neuropatia periférica dolorosa experimental,[29] em decorrência das alterações na homeostase do glutamato da expressão dos transportadores vesiculares de glutamato (Vglut2, Vglut3) na superfície e profundidade do CDME.[32]

Neurotransmissores liberados pelos aferentes A e C, mas, não necessariamente, pelos aferentes Aβ, são necessários para desencadear o processo de sensibilização em condições normais. A indução e a manutenção da sensibilização central depende da ação do aspartato e do glutamato nos receptores inotrópicos NMDAr,[33] de ácido α-amino-3-hidroxi-5-metil-4-isoxazolepropiônico (AMPAr) e metabotrópicos de glutamato (mGlur) e da modificação das propriedades dos canais iônicos.[23] O peptídeo geneticamente relacionado à calcitonina (CGRP), a bradicinina, o fator trófico derivado do cérebro (BDNF), o óxido nítrico (NO), as neurocininas A e B, a dinorfina A, a adrenomedulina, a glicoproteína GP, a trombina, a fibronectina, a proteína secretora de Bv8, o fator de necrose tumoral (TNF-α), as interleucinas 1β (IL-1β) e IL-6, interferon-gama (IFN-γ), a fractalcina (CX3CL1), a proteína quimioatrativa de monócitos-1 (CCL2), as prostaglandinas (PGs) E_1, E_2, D_2, $F_{2\alpha}$, o fator de ativação plaquetário, os lipopolissacarídeos etc., atuando isolada ou conjuntamente ativam várias vias de sinalização intracelular que geram a hiperexcitabilidade neuronal desencadeantes da sensibilização central.[22] Galanina, substância P (sP), nociceptina/orfanina (FQ) e fator de crescimento nervoso (FCN) exercem efeitos pró e antinociceptivos em diferentes modelos animais de hiperalgesia e de alodínia.[5]

A ativação e a hiperexpressão dos canais de Ca^{++} dependentes de voltagem aumenta o influxo de Ca^{++} do meio extra para o intracelular dos neurônios do CDME e a liberação das reservas microssomais intracelulares de Ca^{++}, mecanismos essenciais para desencadear a sensibilização central dependente da atividade dos aferentes nociceptivos.[14] Os íons Ca^{++} ativam a proteína-cinase-C (PKC) e A (PKA), a p38 MAPK, a Src, e a CaMKII e outras vias intracelulares como as das cinases reguladas pelos sinais extracelulares (ERK) e a proteína-cinase ativada pelo mitógeno (MAPK), que por sua vez, aumentam as correntes dos receptores AMPAr e NMDAr e reduzem as correntes de K^+. A PKA e as cinases da família Src, independentemente da ERK, modulam os receptores ionotrópicos, interagem com os canais iônicos e contribuem para a manutenção da sensibilização central. A geração das correntes internas aumenta rapidamente a eficácia sináptica. A fosforilação dos receptores AMPAr e NMDAr durante a sensibilização central aumenta a atividade e a densidade dos receptores, causa hiperexcitabilidade pós-sináptica nos neurônios do CDME e ativa os mecanismos da memória da dor.[35] A substância P (sP) coliberada com o glutamato pelos aferentes nociceptivos liga-se ao receptor de neurocinina-1 (NK1) acoplado à proteína G expressada nos neurônios espinotalâmicos, espinoparabraquiais e espinomesencefálicos,[36] causa despolarização prolongada da membrana neuronal e contribui para a somação temporal dos potenciais sinápticos vinculados pelas fibras C e para a sinalização intracelular.[37] Ocorre aumento da concentração do CGRP nas fibras aferentes oriundas das áreas onde ocorre dor, neurotransmissor que atua nos receptores pós-sinápticos de CGRP1, ativa a PKA e a PKC, aumenta a liberação do BDNF[10] e potencializa os efeitos da sP. O BDNF liga-se ao receptor trkB, aumenta as reações evocadas pela atividade das fibras C mediada pelo NMDAr e ativa várias vias de sinalização dos neurônios do trato espinotalâmico, incluindo a ERK e a PKC.[38]

A bradicinina atua no receptor B2 acoplado à proteína G, aumenta a força sináptica e ativa a PKC, a PKA e o ERK.[39] O ERK é ativado pela liberação de serotonina (5-HT) pelo trato serotoninérgico rostrocaudal no receptor ionotrópico 5-HT3 e possivelmente no receptor 5-HT7 acoplado à proteína G.[40] A sensibilização central pode decorrer da potenciação homossináptica (estimulação de aferentes nociceptivos) restrita às sinapses ativadas e da potenciação heterossináptica, em que a aferência dos estímulos nociceptivos amplifica as reações a outros estímulos nociceptivos e não nociceptivos das fibras não estimuladas.[23] Adicionalmente, ocorre a conversão de neurônios nociceptivos específicos em neurônios amplamente dinâmicos que além de reagirem aos estímulos nociceptivos, passam também a aumentar progressivamente as reações eliciadas pelos estímulos inócuos repetidos (*wind-up* temporal) e sofrer expansão espacial das aferências. Além da sensibilização segmentar, ocorre sensibilização neuronal no tálamo, na substância cinzenta perimesencefálica e córtices somatossensitivo, insular e do cíngulo, em decorrência aumento da concentração de neurotransmissores excitatórios (glutamato), da conectividade aberrante da rede neuronal entre as áreas pró-nociceptivas e da redução dos neurotransmissores inibitórios (GABA), da atividade dopaminérgica e da disponibilidade do receptor opioide μ.[22] As alterações da matriz da dor e o grau a hiperconectividade relacionam-se à gravidade da dor, enquanto a ativação da ínsula e da amígdala, regiões envolvidas nos aspectos afetivos e motivacionais do processamento nociceptivo, correlacionam-se aos sintomas depressivos.[22]

Neuroplasticidade, definida como alterações das propriedades e funções dos neurônios ou redes neuroniais que se prolongam além do período da estimulação causadora dessas anormalidades,[33] decorre parcialmente do aumento da eficácia sináptica no CDME e caracteriza-se como aumento da atividade neuronal induzida pela neuropatia, incluindo as alterações estruturais, fenotípicas e químicas, a liberação de neurotransmissores,[29] o brotamento de novos axônios ou de dendritos além das fronteiras somatotópicas e o aumento da eficácia das sinapses fracas ou silenciosas preexistentes.[28] São efetores da neuroplasticidade, as modificações do limiar e da regulação ascendente e da cinética dos receptores NMDAr e AMPAr na membrana neuronal, as alterações dos canais iônicos que aumentam o influxo e o efluxo de eletrólitos nos neurônios e nas células gliais e o comprometimento da atividade supressora do GABA e da glicina no CDME.[33] O acometimento das fibras mielinizadas ou não e a extensão da lesão nervosa alteram as propriedades dos neurônios do CDME que incluem, expansão dos campos receptivos, recrutamento neuronal em decorrência da ativação de sinapses inativas, redução do limiar de ativação pelos estímulos periféricos, reatividade aumentada aos estímulos supralimiares, aumento progressivo das reações eliciadas pelos estímulos inócuos repetidos que se prolongam além do período da estimulação[10] e alterações comportamentais evocadas pela estimulação aplicada no local da lesão nervosa.[42] A ativação dos receptores NMDAr reduz o limiar, aumenta das descargas neuroniais que ocorrem e após estimulação e expande os campos receptivos dos neurônios do CDME.[1] As fibras grossas passam a expressar e a liberar transmissores que habitualmente não sintetizam, como a sP e o BDNF, assim como enzimas que sintetizam a tetraidrobiopterina, cofator essencial para a atividade da óxido nítrico sintase (NOS), ou seja, de moléculas que sensibilizam o SNC.[43]

Após a constrição nervosa periférica crônica, ocorre aumento do conteúdo de glutamato, aspartato e Ca^{++} nos neurônios do CDME, fenômenos relacionados às alterações nos transportadores espinhais de glutamato que ativam os receptores NMDAr e induzem correntes transitórias de Ca^{++} na substância gelatinosa.[44] Após a axoniotomia, os estímulos excitatórios ativam os receptores AMPAr e mGlur e aumentam a concentração do PVI e do peptídeo ativador da adenilato-ciclase hipofisária nos neurônios nociceptivos do CDME.[45] Logo após a axoniotomia ou constrição nervosa, ocorre redução da sP e do CGRP no CDME e surgem ou apresentam atividade aumentada, o neuropeptídeo Y (NPY) e a galanina. O FCN modifica a transmissão sináptica entre os aferentes primários e os neurônios de segunda ordem das lâminas I e II do CDME e modifica a liberação de BDNF[46] pelos aferentes primários e gera hiperalgesia térmica mediada pela sensibilização dos receptores NMDAr na região medial e lateral da substância gelatinosa e no corno anterior da substância cinzenta da medula espinhal.

O BDNF é essencial para o desenvolvimento do *wind-up* e da sensibilização central, mecanismos que contribuem para a instalação da facilitação neuronal manifestada após a lesão e a sensibilização neuroniais. É transportado anterogradamente para os neurônios do CDME e liberado pré-sinapticamente quando a estimulação é intensa e liga-se ao receptor TrkB dos neurônios de segunda ordem onde ativa cinases de proteínas intracelulares e induz a fosforilação do receptor ionotrópico AMPAr para a regulação ascendente dos receptores de sP e de CGRP nos neurônios do CDME. Os aminoácidos excitatórios e os neuropeptídeos, fosforilam os receptores NMDAr e AMPAr[51] e aumentam a expressão dos canais de Na^{+} dependentes de voltagem assim como a subunidade $\alpha 2\delta$-1 do canal de Ca^{++} dependente de voltagem.[47] A ativação no CDME das proteínas-cinases, PKA, PKC, p38 MAPK, Src, ERK e CaMKII em modelos animais de lesão nervosa periférica[48] gera hiperexcitabilidade neuronal que, por sua vez, reduz o limiar de ativação dos neurônios nociceptivos de segunda ordem frente aos estímulos das fibras aferentes mecanossensitivas Aδ e Aß de modo que estímulos mecânicos, habitualmente inofensivos, passam a ser interpretados como dolorosos. Devido à expansão dos campos receptivos, alguns dias ou semanas decorridos da lesão nervosa neurônios do CDME passam a responder à estimulação cutânea aplicada nas regiões vizinhas às desaferentadas.[20]

A degeneração dos axônios e das suas projeções no SNC e a hiperatividade neuronal periférica alteram a anatomia microscópica e subcelular dos neurônios do CDME e das projeções centrais dos aferentes primários.[49] Em animais saudáveis, a estimulação das fibras C, mas não das fibras Aβ intactas, desencadeia a expressão de c-Fos nos neurônios pós-sinápticos das lâminas superficiais e profundas do CDME. O aumento da concentração intracelular dos íons Ca^{++} induz a expressão da c-Fos e relaciona-se à transcrição dos genes que codificam a síntese das encefalinas e das dinorfinas.[1] Quando há lesão nervosa, a ectopia das fibras Aβ induz a expressão de c-Fos e contribui para a sensibilização central em doentes dor neuropática.[50] Após a axoniotomia, os aferentes Aβ passam a expressar e a liberar sP, CGRP e BDNF no CDME, neuropeptídeos presentes nos nociceptores presentes nas fibras C[51] que passam a atuar nos neurônios, nas células gliais e na abertura da barreira hêmato-neural.[52] Após a lesão nervosa periférica, os neurônios das lâminas I e II do CDME passam a ser seletivamente ativados pela estimulação das fibras Aβ.[53]

O déficit dos potenciais pré-sinápticos, a baixa atividade do FCN e as modificações do ambiente molecular induzem brotamento das fibras mielinizadas Aβ a partir das lâminas III-IV nas lâminas I-II do CDME onde passam a fazer sinapse com neurônios nociceptivos específicos[54] que recebem aferências das fibras C e Aδ, fenômeno que justifica a alodinia mecânica observada em doentes com dor neuropática. Entretanto, o brotamento neuronal no CDME no ser humano parece ter pequeno significado. A produção de mediadores inflamatórios pelos neurônios lesados e a liberação de neurotransmissores como o ATP e o NO pelos neurônios e de citocinas, quimiocinas e espécies reativas de oxigênio pelas células T, microgliócitos e astrócitos ativados sensibiliza os neurônios do CDME contribuem para a instalação da dor após a lesão nervosa.[55] A liberação e a produção de NOS pelas terminações pré-sinápticas espinhais facilitam a transmissão sináptica dos aferentes primários no CDME e contribuem para a sensibilização neuronal espinhal e para a hiperalgesia ao aumentar a liberação de aminoácidos excitatórios e de sP pelas terminações pré-sinápticas.[56] A lesão dos nervos periféricos ativa as células gliais e induz infiltração de células imunocompetentes periféricas no CDME, notadamente macrófagos e células T.[55] As células T produzem citocinas específicas, como o IFN-γ,[53] que reduzem as correntes GABAérgicas ao ativar os receptores de IFN-γ e ativar e recrutar a microglial.[57] A sP, os aminoácidos excitatórios, o NO, as PGs, a fractalcina, o ATP e os fatores tróficos liberados pelas fibras A-δ e C desinibem os neurônios nociceptivos do CDME.[57] As citocinas veiculadas retrogradamente pelo fluxo axonal e pela circulação sistêmica para os gânglios das raízes sensitivas e neurônios e elementos celulares perivasculares do CDME concorrem para a neuroplasticidade sináptica e para a hiperexcitabilidade neuronal que resultam em dor prolongada.[58] Ocorre aumento da concentração de citocinas pró-nociceptivas, incluindo-se o TNF-α, a IL-6, a IL-8 e a IL-1β e redução das concentrações da IL-10, molécula inibidora da dor no líquido cefalorraquidiano (LCR) de doentes com dor neuropática.[1] Durante a degeneração nervosa ocorre redução do número de receptores nas terminações centrais dos aferentes primários, achado que contribui para a hiperatividade neuronal segmentar dos doentes com neuropatia periférica.[28] A lesão nervosa acentua a atividade, a hipertrofia e a proliferação, microglial e astroglial no CDME, a regulação ascendente de marcadores gliais (CD11), da proteína ácida fibrilar glial (GFAP) e dos receptores purinérgicos P2X4 e a ativação da p38 (MAPK) e da c-Jun N-terminal cinase (JNK) que, conjuntamente, aumentam a produção de citocinas e de quimiocinas (TNF-α, IL-1β, CCL2) e de fatores tróficos (BDNF), geram hiperexcitabilidade dos neurônios nociceptivos do CDME.

A micróglia ativada libera BDNF e NO que, por sua vez, causam desinibição segmentar e morte neuronal como consequência da produção de ROS, molécula pró-apoptótica, e de citocinas, como o TNF e redução da captura de glutamato.[59] O interferon-gama transforma a micróglia espinhal quiescente no fenótipo que expressa o receptor P2X4R que, por sua vez, atua no desenvolvimento da dor e na manutenção da alodinia induzida pela lesão nervosa periférica.[1] O ATP liberado pelos neurônios lesados induz proliferação da micróglia e na presença do Ca^{++} extracelular, abre o canal não seletivo permeável a cátions do P2X4R; o influxo de Ca^{++} estimula o P2X4R microglial e a síntese e a liberação do BDNF.[60] A MAPKs p38 acentua a sinalização intracelular do P2X4R BDNF da micróglia.[60] Contudo, a atividade microglial reduz-se nas fases ulteriores da dor neuropática experimental, fenômeno que sugere que sua participação é mais importante no início da instalação da hipersensibilidade e na promoção da transição para a dor crônica.[22] Os astrócitos são ativados mais lentamente e de modo mais prolongado e mais significado pela lesão nervosa periférica do que a micróglia.[61] Astrócitos residentes e células T CD4+ infiltram-se no CDME e secretam IL-17. A resultante expressão de IL-1β e IL-6 conjuntamente com o TNF-α é importante para a manutenção da dor neuropática.[22] Citocinas pró-inflamatórias, como o interferon-gama, ativam a microglia do CDME e geram hiper-responsividade dos neurônios amplamente dinâmicos e ativam as aferências nociceptivas convergentes.[22] A alodinia associa-se ao aumento da concentração da IL-6 sintetizada pelos astrócitos e microgliócitos nas regiões medial e lateral da substância gelatinosa e no corno anterior da substância cinzenta da medula espinhal como reação à IL-1 e ao TNF.[22] A IL-6 ativa astrócitos e participa do mecanismo da hiperatividade nociceptiva e da hipoatividade das unidades neuroniais segmentares e dos sistemas rostrocaudais monoaminérgicos inibitórios.[22]

Contribuem para a hiperatividade neuronal, a hipoatividade das unidades inibitórias segmentares e das fibras rostrocaudais contendo monoaminas[22] que gera desinibição neuronal, reforça a atividade sináptica e aumenta a excitabilidade da membrana neuronal.[62] A lesão neuropática atenua o tono inibitório dos circuitos nociceptivos na medula espinhal, incluindo a desestruturação do mecanismo inibitório do íon Cl^- mediado pelas correntes GABAérgicas.[63] O BDNF liberado pela micróglia ativada atua na microglia, fosforila o GluN2B, inibe pré-sinapticamente os receptores GABA-A, reduz a inibição pré-sináptica, aumenta a atividade espontânea dos neurônios da lâmina I do CDME que originam os tratos de projeção rostral assim como a responsividade aos estímulos nociceptivos aferentes e a retransmissão dos estímulos aferentes mecânicos inócuos.[22] Ocorre redução dos gradientes dos ânions Cl^- mantidos pela ação antagônica entre o cotransportador de K^+ e o exportador 2 Cl^- (KCC2) do que resulta efluxo extracelular dos íons Cl^- e K^+ pelos canais do exportador 1 de Na^+-K^+-Cl^- (NKCC1) que induzem influxo de Na^+, K^+ e Cl^-, mecanismo que altera a eficácia da inibição proporcionada pelo GABA em um subconjunto de neurônios das lâminas superficiais do CDME e gera gradiente de concentração de Cl^- em estado estacionário; a abertura dos canais de Cl^- proporcionada pelos receptores GABA-A resulta no influxo dos íons Cl^- e em hiperpolarização dos neurônios do CDME. A lesão nervosa periférica reduz os receptores opioides μ e δ nas terminações centrais dos aferentes primários e dos interneurônios do CDME. A concentração do receptor opioide μ reduz-se principalmente nas terminações dos aferentes primários no CDME ipsilateral e no tálamo contralateral em modelos animais de dor neuropática periférica ou mielopática experimental,[64] enquanto a do receptor canabinoide (CB1), de colecistocinina, de sP e de CGRP aumenta.[1]

A antinocicepção opioide inclui a ativação dos receptores NMDAr[65] e a atividade colecistocinina (CCK) e da dinorfina;[66] ocorre acoplamento entre a atividade dos receptores opioides δ e a liberação de neuropeptídeos pró-nociceptivos nessa eventualidade.[1] A regulação descendente dos canais exportadores de K^+ e de Cl^-, a redução das correntes inibitórias dos interneurônios excitatórios da lâmina II, a redução pré-sináptica da expressão de GIRK nos canais de K^+ e a inibição pós-sináptica induzida pelos aferentes. As correntes inibitórias glicinérgicas ipsilaterais no CDME modificam o gradiente aniônico transmembrana que resultam em excitação, ao contrário da inibição, dos neurônios nociceptivos e de segunda ordem do CDME. Em decorrência da excitotoxicidade induzida pelo glutamato no NMDAr, a lesão nervosa induz apoptose dos interneurônios GABAérgicos e opiodérgicos, fenômeno que resulta em desinibição dos neurônios nociceptivos do CDME.[67] Adicionalmente, a axoniotomia reduz a magnitude do potencial da raiz dorsal.[1] A atividade modulatória facilitatória rostrocaudal também contribui para aumentar a hiperexcitabilidade neuronal. Ocorre ativação do receptor ionotrópico de serotonina 5-HT3 presente no CDME; quando ativado pelos tratos facilitatórios serotonérgicos oriundos do bulbo rostral ventromedial o receptor 5-HT3 e ocorre liberação conjunta de citocinas pró-inflamatórias e ativação glial agrava-se a sensibilização central.[56] A desinibição das vias nociceptivas em decorrência da hipoatividade do mecanismo modulatório inibitório monoaminérgico rostrocaudal e o aumento da atividade tratos excitatórios rostrocaudais alocados no bulbo rostral ventromedial muito contribuem para exacerbar a dor neuropática via desinibição neuronal e aumenta a percepção dos estímulos nociceptivos.[1]

Após a lesão nervosa periférica, os neurônios da lâmina I inativos na ausência de estímulos nociceptivos passam a apresentar intensa atividade neuronal e a responder à estimulação táctil de baixo limiar devido à conectividade aberrante polissináptica instalada no CDME,[104] à redução da inibição e ao desenvolvimento de atividade excitatória pelos interneurônios com limiar de excitabilidade reduzida ou transformados em interneurônios excitatórios.[63] Há evidências de que a alodinia decorra do comprometimento da atividade do GABA e da glicina facilitando a transferência dos potenciais veiculados pelas fibras Aβ para os neurônios superficiais do CDME.[68] A desinibição dos neurônios do CDME relacionados às fibras polimodais C ativadas pelo calor, picada ou frio participa da instalação da alodinia ao frio em doentes com dor neuropática periférica ou central.[1] A alodinia puntata e a hiperalgesia presentes no território de inervação manifestam-se em áreas mais amplas do que a alodinia mecânica dinâmica e dependem da ativação das fibras Aδ e menos intensamente das fibras C, ao contrário do observado quando ocorre alodinia mecânica dinâmica.[69] Há evidências de que a disfunção dos canais de K^+, de Ca^{++} e de Na^+ como o Nav1.7, o TRPA1, TRPV1, relacionem-se à alodinia ao frio e à hiperalgesia.[1]

A dor agrava-se em decorrência das anormalidades psicológicas relacionadas à ansiedade, pensamentos catastrofizantes ou estressantes.[70] Além da hipersensibilidade aos estímulos dolorosos, muitos doentes, apresentam estado generalizado de amplificação sensitiva no SNC, ou seja, hipersensibilidade aos estímulos não dolorosos, incluindo-se os auditivos e visuais.[5] Ocorrem anormalidades encefálicas nos doentes com dor neuropática periférica e central traduzidas como modificações anatômicas e funcionais nas vias rostrocaudais e caudorrostrais presentes na medula espinhal e nos neurônios do tronco encefálico e do tálamo, redução do fluxo sanguíneo talâmico e ativação do giro do cíngulo direito.[70] De acordo com estudos de imagem funcional, a ínsula, que atua na integração multissensitiva torna-se hiperativa nos doentes com sensibilização central.[71] A estimulação do complexo ventrobasal do tálamo, mesencéfalo, radiação talâmica e córtex sensitivo evoca sensações dolorosas e de queimor nos territórios desaferentados do doente com dor neuropática mas não nos sem dor.[72] A redução da atividade dos neurônios supressores de dor presentes no bulbo rostral ventromedial mediada pela atividade do córtex somatossensitivo, a facilitação rostrocaudal da dor relacionada à ativação das células gliais e o aumento da concentração de glutamato no lócus *coeruleus* resultam em desinibição neuronal na medula espinhal e no tronco encefálico quando há lesão nervosa comprometem o mecanismo da analgesia endógena.[70] Nesses casos, ocorrem ativação microglial talâmica e amigdaliana, aumento do número de vesículas transportadoras de glutamato Vglut2 no tálamo, SCPAM e amígdala; expressão da proteína marcadora de astrócitos (GFAP) no córtex do cíngulo anterior, regulação ascendente do canal de Cav3.2 dependente de voltagem no cíngulo anterior e comprometimento dos potenciais de longo prazo no hipocampo e no córtex somatossensitivo primário em decorrência da atividade do TNF-α e da ativação micróglia.[1]

Instala-se atividade oscilatória anormal no núcleo do trato espinhal do nervo trigêmeo, núcleos reticulares talâmicos e no córtex somatossensitivo primário relacionado à propagação da atividade neuronal anormal pelos astrócitos sugestiva de "disritmia" talamocortical autossustentável e hiperexcitabilidade dos neurônios amplamente dinâmicos e nociceptivos específicos dos núcleos ventral posterior e reticulares do tálamo.[73]

Dor decorrente da lesão das raízes nervosas

A compressão crônica das raízes nervosas aumenta a expressão de c-Fos na medula espinhal, ou seja, dos pró-oncogenes envolvidos nas reações prolongadas dos neurônios espinhais frente aos estímulos nociceptivos. A lesão das raízes sensitivas espinhais e trigeminais resulta em degeneração das suas projeções axonais no SNC e em hipersensibilidade neuronal regional. Alguns meses, após a lesão, ocorre aumento da dimensão dos corpos neuroniais no CDME e do número de receptores e das dimensões das sinapses das fibras nervosas remanescentes, desorganização sináptica, caracterizada como expansão da distribuição espacial das terminações dos aferentes intactos nos locais desaferentados e do campo receptivo dos neurônios do CDME, fenômeno atribuído ao brotamento e à melhor eficácia das conexões sinápticas entre os aferentes oriundos das regiões vizinhas às desaferentadas.[70] Adicionalmente, ocorrem redução, seguida de elevação do PIV, redução da concentração da sP seguida de retorno aos valores pregressos em cerca de quatro semanas e redução da concentração dos receptores opioides no CDME.[74] Esses achados sugerem que a atividade excitatória da sP e a redução da atividade inibitória das encefalinas e atividade da somatostatina resultem em hiperatividade por desnervação nas lâminas I, II e V de onde emergem as fibras que originam os tratos de projeção suprassegmentares.[70] As alterações da concentração dos neurotransmissores do CDME são parcialmente revertidas após a aplicação do FCN na extremidade proximal da estrutura nervosa seccionada.[1] A normalização da concentração de alguns neurotransmissores é atribuída à reorganização dos sistemas neuroniais intrínsecos do CDME.[70]

Dor no amputado

O amputado pode sofrer dor no coto de amputação em decorrência dos mesmos mecanismos fisiopatológicos observados em doentes com dor neuropática periférica e dor no órgão fantasma. Após amputação, ocorre aumento persistente da excitabilidade neuronal segmentar aberrante no CDME, recrutamento de unidades neuronais adjacentes e instalação de numerosos focos de anormalidades neuronais no SNC.[70] A modificação da atividade neuronal nas estruturas corticais e subcorticais justifica as qualidades perceptivas complexas, a modificação da percepção da dor no membro fantasma pelo estado de atenção, distração, estresse etc. e a plasticidade funcional do córtex somatossensitivo primário que, por sua vez, influenciam as anormalidades segmentares e a modificações do estado emocional dos doentes. Ocorre redução do volume da substância cinzenta talâmica.[75] A amputação não apenas priva regiões do encéfalo de suas aferências como também rompe o padrão de atividade neuronal que, em grande parte, é determinado em etapas precoces do desenvolvimento embrionário e é responsável pela percepção sensitiva e do esquema corporal.[76] Neurônios talâmicos que, normalmente, não reagem à estimulação passam a responder com mapas somatotópicos ampliados nos amputados.[77] A ausência dos estímulos sensitivos oriundos do órgão amputado reduz a inibição tônica rostrocaudal e possibilita a atividade nociceptiva autoalimentadora relacionado à percepção da dor no órgão fantasma.[70] O esquema corporal é condicionado geneticamente e desenvolve-se no córtex cerebral como resultado de estímulos periféricos de diferentes modalidades; como não se altera com a amputação, instala-se o fenômeno fantasma. A dor no órgão fantasma caracteriza-se como incorporação da sensação dolorosa na imagem do fantasma.[76]

Dor decorrente da avulsão das raízes nervosas

A avulsão radicular resulta em lesão do trato de Lissuer e do CDME e em modificação da fisiologia e da anatomia celular e subcelular dos neurônios espinhais que recebem projeções dos aferentes primários e originam os tratos espinorreticulares e espinotalâmicos, assim como de neurônios do tronco encefálico e que sofrem sensibilização e ampliação dos campos receptivos.[70] A dor em queimor ou em choque lancinante decorre de anormalidades localizadas nas lâminas I e II do CDME.[77] Foram evidenciadas modificações anatômicas, eletrofisiológicas e neuroquímicas nas estruturas que compõem o CDME e nas unidades rostrocaudais e segmentares supressoras de dor de animais que sofreram avulsão plexular.[70] A disfunção neuronal observada no CDME decorre da reorganização e da ampliação dos campos receptivos das unidades neuronais espinhais; do desbalanço entre as influências facilitatórias e inibitórias do trato de Lissauer; do comprometimento dos mecanismos inibitórios segmentares e suprassegmentais; e da hiperatividade dos neurônios da lâmina V, fenômenos que, conjuntamente, induzem o desenvolvimento e a ampliação da atividade ectópica no CDME.[70] Imediatamente após a avulsão, ocorre redução da expressão dos canais de Na^+ nos corpos celulares e da concentração da metionina-encefalina nas terminações nervosas presentes nas lâminas I e II do CDME, da somatostatina na lâmina II e da sP nas lâminas I, II e V; 16 semanas após a lesão, ocorre discreta elevação da concentração de somatostatina na lâmina II e da sP nas lâminas I e V;[74] e desaparecimento quase completo da sP na lâmina V e redução da ß-encefalina e da sP nas terminações nervosas presentes nas lâminas I e II e da somatostatina na lâmina II, fenômeno que se acentua na semana subsequente à lesão.[77] Adicionalmente, ocorrem alterações funcionais nas estruturas supraespinhais.[70]

Dor mielopática

Mecanismos neuropáticos centrais e periféricos relacionam-se à gênese da dor neuropática em decorrência da lesão de medula espinhal.[78] Há sensibilização neuronal, modificação da morfologia das sinapses, perda das conexões sinápticas normais, aumento do número de receptores e canais iônicos na membrana neuronal, aumento das dimensões dos botões remanescentes, aumento do volume dos neurônios do CDME, desorganização da aferência dos potenciais de ação ao CDME, aumento do número de potenciais ectópicos, comprometimento anatômico e funcional das vias sensitivas curtas e longas da medula espinhal. Também ocorre degeneração das projeções centrais dos aferentes primários e dos neurônios que originam os tratos sensitivos caudorrostrais, associadamente às modificações da modulação, processamento e transferência das informações da medula espinhal em decorrência da lesão dos tratos rostrocaudais supressores de dor e a interrupção do trato de

Lissauer com a consequente desaferentação dos circuitos inibitórios segmentares presentes no CDME contribuem para a ocorrência da mielopática.[77] A alteração da atividade dos canais sensitivos, o comprometimento funcional dos interneurônios supressores da dor e do tono inibitório espinhal e a modificação das propriedades das membranas neuroniais resultam em despolarização prolongada e em atividade ectópica generalizada no SNC.[78] Participam do mecanismo da dor mielopática as anormalidades neuroquímicas, inflamatórias e anatômicas. Dessa forma, há o aumento da atividade excitatória glutamatérgica nos receptores NMDAr e não NMDAr, a redução da concentração de catecolaminas e o aumento da concentração da sP no CDME, o déficit da inibição nociceptiva endógena proporcionado pelos neurônios inibitórios GABAérgicos e encefalinérgicos e a redução da concentração dos neurotransmissores opioides endógenos, glicina e monoaminas. Esses fenômenos caracterizam a ampliação dos campos receptivos e hiperatividade dos neurônios do CDME.[79]

Mecanismos excitatórios ativam cascatas de sinalização intracelulares que contribuem para a sensibilização neuronal, geração de potenciais ectópicos nos locais próximos aos da lesão espinhal e reorganização sináptica do CDME, incluindo a remodelação estrutural das terminações centrais dos aferentes primários e ativação microglial.[78] A lesão dos tratos supressores rostrocaudais resulta em expansão do campo receptivo dos neurônios da lâmina V do CDME e em redução da proporção dos neurônios que reagem aos estímulos não nociceptivos.[77] Nessas condições, a estimulação do núcleo magno da rafe excita os neurônios do CDME desaferentados. No CDME traumatizado formam-se microneuromas e cicatrizes, liberam-se moléculas excitatórias, instalam-se correntes efáticas e desencadeia-se hiperatividade celular.[78] A lesão do quadrante anterolateral da medula espinhal seria a causa das disestesias e a dor neuropática segmentar justaposta ao nível da lesão relaciona-se à hiperatividade neuronal do CDME e à desaferentação causado pela lesão do trato de Lissauer.[79] A dor neuropática paroxística resulta da propagação dos potenciais ectópicos para os tratos espinotalâmico e espinorreticular. Quando o cordão posterior é preservado e há comprometimento do trato espinotalâmico pode ocorrer dor neuropática distal ao nível da lesão.[77]

As anormalidades supraespinhais também contribuem para o desenvolvimento da dor mielopática.[77] Ocorrem ativação microglial, aumento da expressão dos canais de Na^+ e da atividade do NMDAr, aumento da concentração de N-acetil-aspartato de mio-inositol, sugerindo perda ou disfunção neuronal, hiperatividade neuronal associadamente à alodinia mecânica e aumento das reações neuroniais espontâneas incluindo surtos e espículas espontâneas e evocadas no tálamo.[80] Adicionalmente, ocorre reorganização do córtex somatossensitivo correlacionada com a intensidade da dor.[77]

Dor decorrente de lesões encefálicas

Fenômenos de desinibição e de hipo e hipersensibilidade da rede sináptica desorganizam e distorcem a "neuromatriz" quando ocorre lesão do encéfalo nos doentes com dor decorrente de lesão encefálica.[76] A alteração dos mecanismos excitatórios e inibitórios (ao gerar anormalidades quantitativas e qualitativas nos receptores neuroniais) e a instalação de focos irritativos no local lesado (especialmente quando localizado no núcleo talâmico sensitivo específico) resultam em desorganização da percepção, da integração e da velocidade da condução das informações nociceptivas e dos padrões de atividade nos neurônios do SNC adjacentes às zonas de lesão. Isso justifica o fato de a microestimulação elétrica do núcleo ventral posterior do tálamo evocar dor em doentes com dor central encefálica mas não nos sem dor.[81] A hiperatividade dos neurônios talâmicos ocorre pela hiperexpressão de receptores NMDAr do glutamato, o comprometimento dos neurônios corticais inibidores que se projetam no núcleo ventral lateral do tálamo, o déficit da atuação de filtragem talâmica das aferências sensitivas e de modulação inibitória da nocicepção (a interrupção das vias neoespinotalâmico e espinomesencefálico gera sobrecarga da atividade hipotalâmica). Também há disfunção do sistema inibitório rostrocaudal, a desinibição da atividade neuronal dos núcleos centromediano e intralaminar do tálamo e a desorganização e sobrecarga dos mecanismos de integração funcional das unidades neuronais sensitivas. Todos esses mecanismos contribuem para a ocorrência da dor central encefálica.[82]

A desaferentação em decorrência da lesão das unidades neoespinotalâmicas resulta na liberação das unidades espino-retículo-talâmicas não discriminativas relacionadas às reações de alerta, neurovegetativas, neuroendócrinas e psicocomportamentais da experiência dolorosa. A hiperatividade glutamatérgica e dos receptores NMDAr relaciona-se ao mecanismo de sensibilização dos neurônios talâmicos nos doentes com dor central.[83] O desequilíbrio entre a atividade glutamatérgica e gabaérgica nos núcleos ventral posteriores, zona de convergência das aferências somatossensitivas, e GABAérgicas intratalâmicas e corticotalâmica é essencial para a ocorrência da dor central. Os núcleos reticulares talâmicos exercem inibição gabaérgica nos neurônios de projeção; a desaferentação dos neurônios dos núcleos reticulares induz hiperpolarização dos neurônios de projeção que, então, passam a gerar potenciais espontâneos que são transmitidos para córtex parietal. Neurônios corticais projetam-se nos núcleos reticulares talâmicos e configuram parte do circuito córtico-tálamo-cortical.[81] Também atuam na patogênese da dor central encefálica a desinibição termossensitiva e as vias do sistema espinotalâmico medial e dos circuitos límbicos nos centros moduladores da dor alocados no tronco encefálico, como o núcleo parabraquial, a SCPAM, o tálamo medial e o córtex do cíngulo anterior.[84]

Conclusões

As profundas mudanças que ocorrem após a lesão do sistema nervoso contribuem para a sensibilização nervosa periférica e central. A instalação da atividade neuronal espontânea, a amplificação dos sinais neuroniais nociceptivos periféricos e centrais, o desequilíbrio entre a concentração e a atividade de neurotransmissores excitatórios e inibitórios, a neuroplasticidade neuronal, as alterações fenotípicas evidenciadas nos neurônios do SNC e as anormalidades dos circuitos antinociceptivos constituem o cerne da sensibilização em doentes com dor neuropática.

Referências bibliográficas

1. Teixeira MJ. Sensibilização central. In: Tratado de Dor Neuropática. Palladini MC, de Castro APCR, Pelloso LRCA et al. Seção 1. Conceitos Básicos em Dor Neuropática; 2021.
2. Hansson P. Translational aspects of central sensitization induced by primary afferent activity: what it is and what it is not. Pain. 2014;155:1932-4.
3. Bridges D, Thompson SW, Rice AS. Mechanisms of neuropathic pain. Br J Anaesth. 2001;87:12-26.
4. Sandkuhler J. Models and mechanisms of hyperalgesia and allodynia. Physiol Rev. 2009;89(2):707-58.
5. Latremoliere A, Woolf CJ. Central sensitization: a generator of pain hypersensitivity by central neural plasticity. J Pain. 2009;10: 895-926.
6. Djouhri L, Koutsikou S, Fang X et al. Spontaneous pain, both neuropathic and inflammatory, is related to frequency of spontaneous firing in intact C-fiber nociceptors. J Neurosci. 2006;26:1281-1292.

7. Liu M, Wood JN. The roles of sodium channels in nociception: implications for mechanisms of neuropathic pain. Pain Med. 2011;12(Suppl 3):S93-9.
8. Mickle AD, Shepherd AJ, Mohapatra DP. Sensory TRP channels: the key transducers of nociception and pain. ProgMol Biol Transl Sci. 2015;131:73-118.
9. Tsantoulas C, McMahon SB. Opening paths to novel analgesics: the role of potassium channels in chronic pain. Trends Neurosci. 2014;37:146-58.
10. Meacham K, Shepherd A, Mohapatra DP, Haroutounian S. Neuropathic Pain: Central vs. Peripheral Mechanisms. Curr Pain Headache Rep. 2017;21:28.
11. Nystrom B, Hagbarth KE. Microelectrode recordings from transected nerves in amputees with phantom limb pain. Neurosci Lett. 1981;27:211-6.
12. Dib-Hajj SD, et al. Gain-of-function mutation in Nav1.7 in familial erythromelalgia induces bursting of sensory neurons. Brain. 2005;128(Pt 8):1847-54.
13. Cummins TR, Sheets PL,Waxman SG. The roles of sodium channels in nociception: Implications for mechanisms of pain. Pain. 2007;131(3):243-57.
14. Koltzenburg M, Wahren LK, Torebjork HE. Dynamic changes of mechanical hyperalgesia in neuropathic pain states and healthy subjects depend on the ongoing activity of unmyelinated nociceptive afferents. Pflugers Arch. 1992;420:R452.
15. Gottrup H, Nielsen J, Arendt-Nielsen L, Jensen TS. The relationship between sensory thresholds and mechanical hyperalgesia in nerve injury. Pain. 1998;75:321-29.
16. Amir R, Michaelis M, Devor M. Membrane potential oscillations in dorsal root ganglion neurons: role in normal electro genesis and neuropathic pain. J Neurosci. 1999;19:8589-96.
17. Hokfelt T, Zhang X, Xu ZQ, et al. Cellular and synaptic mechanisms in transition of pain from acute to chronic. In: Jensen C, Turner Ž TS, Wiesenfeld-Hallin JA. Proceedings of the 8th World Congress on Pain, Progress in PainResearch and Management, vol. 8, Seattle: IASP Press; 1997. p.133-153.
18. Basbaum AL. Effects of central lesions on disorders produced by multiple dorsal rhizotomy in rats. Exp Neurol. 1974;42:490-501.
19. Woolf CJ, Thompson SW, King AE. Prolonged primary afferent induced alterations in dorsal horn neurones, an intracellular analysis in vivo and in vitro. J Physiol (Paris). 1988;83:255-66.
20. Woolf CJ. What to call the amplification of nociceptive signals in the central nervous system that contribute to widespread pain? Pain. 2014;155:1911-2.
21. Merskey H, Bogduk N. Updated from "Part III: Pain Terms, A Current List with Definitions and Notes on Usage". Classification of Chronic Pain, 2nd Edition, IASP Task Force on Taxonomy. Merskey H, Bogduk N, editors. Seattle: IASP Press; 1994.
22. Cook AJ, Woolf CJ, Wall PD. Prolonged C-fibre mediated facilitation of the flexion reflex in the rat is not due to changes in afferent terminal or motoneurone excitability. Neurosci Lett 1986;70:91-96.
23. Woolf CJ. Central sensitization: implications for the diagnosis and treatment of pain. Pain. 2011; 152 (3 Suppl): S2-15.
24. Ji RR, Suter MR. p38 MAPK, microglial signaling, and neuropathic pain. Mol Pain. 2007;3:33.
25. Gebhart GF. Descending modulation of pain. Neurosci Biobehav Rev. 2004;27:729-37.
26. Flor H. Central mechanisms of phantom pain: treatment implications. Eur J Pain. 2007;11:27.
27. Campbell JN, Meyer RA. Mechanisms of neuropathic pain. Neuron. 2006;52:77-92.
28. Devor M, Wall PD. Plasticity in the spinal cord sensory map following peripheral nerve injury in rats. J Neurosci. 1981; 1: 679-84.
29. Devor M. Ectopic discharge in A-beta afferents as a source of neuropathic pain. Exp Brain Res. 2009;196:115-128.
30. Loeser JD, Ward AA. Some effects of deafferentation on neurons of the cat spinal cord. Arch Neurol. 1967;17:629-36.
31. Yakhnitsa V, Linderoth B, Meyerson BA. Spinal cord stimulation attenuates dorsal horn neuronal hyperexcitability in a rat model of mononeuropathy. Pain. 1999; 223-33.

32. de Novellis V, Siniscalco D, Galderisi U et al. Blockade of glutamate mGlu5 receptors in a rat model of neuropathic pain prevents early over-expression of pro-apoptotic genes and morphological changes in dorsal horn lamina II. Neuropharmacology. 2004;46:468-479.
33. Woolf CJ, Salter MW. Neuronal plasticity: Increasing the gain in pain. Science 2000;288:1765-1769.
34. Larsson M, Broman J. Translocation of GluR1-containing AMPA receptors to a spinal nociceptive synapse during acute noxious stimulation. J Neurosci 2008;28:7084-7090.
35. Brenner GJ, Ji RR, Shaffer S, Woolf CJ. Peripheral noxious stimulation induces phosphorylation of the NMDA receptor NR1 subunit at the PKC-dependent site, serine-896, in spinal cord dorsal horn neurons. Eur J Neurosci 2004;20:375-384.
36. Afrah AW, Fiska A, Gjerstad J, Gustafsson H, Tjolsen A, Olgart L, Stiller CO, Hole K, Brodin E. Spinal substance P release in vivo during the induction of long-term potentiation in dorsal horn neurons. Pain. 2002;96:49-55.
37. Dougherty PM, Willis WD. Enhancement of spinothalamic neuron responses to chemical and mechanical stimuli following combined micro-iontophoretic application of N-methyl-D-aspartic acid and substance P. Pain. 1991;47:85-93.
38. Kawasaki Y, Kohno T, Zhuang ZY, Brenner GJ, Wang H, Van Der Meer C, Befort K, Woolf CJ, Ji RR. Ionotropic and metabotropic receptors, protein kinase A, protein kinase C, and Src contribute to C-fiber-induced ERK activation and cAMP response element-binding protein phosphorylation. J Neurosci. 2004; 24:8310 - 8321.
39. Kohno T, Wang H, Amaya F, Brenner GJ, Cheng JK, Ji RR, Woolf CJ. Bradykinin enhances AMPA and NMDA receptor activity in spinal cord dorsal horn neurons by activating multiple kinases to produce pain hypersensitivity. J Neurosci. 2008;28:4533-4540.
40. Kayser V, Elfassi IE, Aubel B et al. Mechanical, thermal and formalin-induced nociception is differentially altered in 5-HT1A-/-, 5-HT1B-/-, 5-HT2A-/-, 5-HT3A-/- and 5-HTT-/-knock-out male mice. Pain. 2007;130:235-248.
41. Woolf CJ. Central sensitization: Uncovering the relation between pain and plasticity. Anesthesiology. 2007;106:864-867.
42. Laird JM, Bennett GJ. An electrophysiological study of dorsal horn neurons in the spinal cord of rats with and experimental peripheral neuropathy. J Neurophysiol. 1993;69:2072-85.
43. Costigan M, Befort K, Karchewski L et al. Replicate high-density rat genome oligonucleotide microarrays reveal hundreds of regulated genes in the dorsal root ganglion after peripheral nerve injury. BMC Neurosci 2002;3:16.
44. Isaev D, G Gerber, S K Park, et al. Facilitation of NMDA-induced currents and Ca2+ transients in the rat substantia gelatinosa neurons after ligation of L5-L6 spinal nerves. Neuroreport. 2000;11:4055-61.
45. Dickinson T, Fleetwood-Walker, SM. Neuropeptides and nociception: recent advances and therapeutic implications' Trends Pharmacol Sci (TIPS).1998; 19: 9. 346-8.
46. Bennett DL, French J, Priestley JV, Mc Mahon SB. NGF but not NT-3 or BDNF prevents the A fiber sprouting into lamina II of the spinal cord that occurs following axotomy. Mol Cell Neurosci. 1996;8:211-20.
47. Ultenius C, Linderoth B, Meyerson BA, Wallin J. Spinal NMDA receptor phosphorylation correlates with the presence of neuropathic signs following peripheral nerve injury in the rat. Neurosci Lett. 2006; 399: 85-90.
48. Meacham K, Shepherd A, P Mohapatra DP, Haroutounian S. Neuropathic Pain: Central vs. Peripheral Mechanisms Curr Pain Headache Rep. 2017;21:28.
49. Devor M, Ward AA. Some effects of deafferentation on neurons of the cat spinal cord. J Comp Neurol. 1981;199:227.
50. Devor M, Seltzer Z. Pathophysiology of Damaged Nerves in Relation to Chronic Pain. Edinburg: Churchill Livingstone; 1999.

51. Noguchi K, Kawai Y, Fukuoka T, Senba E, Miki K. Substance P induced by peripheral nerve injury in primary afferent sensory neurons and its effect on dorsal column nucleus neurons. J Neurosci. 1995;15:7633-7643.
52. Pitcher GM, Henry JL Nociceptive response to innocuous mechanical stimulation is mediated via myelinated afferents and NK1 receptor activation in a rat model of neuropathic pain. Exp Neurol. 2004; 186:173-197.
53. Shortland P, Kinman E, Molander C. Sprouting of A-fibre primary afferents into lamina II in two rat models of neuropathic pain. Eur J Pain 1997;1:215-227.
54. Bao L, Wang HF, Cai HJ et al. Peripheral axotomy induces only very limited sprouting of coarse myelinated afferents into inner lamina II of rat spinal cord. Eur J Neurosci. 2002; 16:175-85.
55. Cao L, DeLeo JA. CNS-infiltrating CD4+ T lymphocytes contribute to murine spinal nerve transection-induced neuropathic pain. Eur J Immunol. 2008;38:448-458.
56. Kohno T, Wang H, Amaya F et al. Bradykinin enhances AMPA and NMDA receptor activity in spinal cord dorsal horn neurons by activating multiple kinases to produce pain hypersensitivity. J Neurosci. 2008;28:4533-4540.
57. Wieseler FJ, Maier SF, Watkins LR. Central proinflammatory cytokines and pain enhancement. Neurosignals. 2005;14:166-174.
58. Streit WJ. Microglial-neuronal interactions. J Chem Neuroanat. 1993;6:261-6.
59. Coull JA, Beggs S, Boudreau D, Boivin D, Tsuda M, Inoue K, Gravel C, Salter MW, De Koninck Y.BDNF from microglia causes the shift in neuronal anion gradient underlying neuropathic pain. Nature. 2005;438:1017-1021.
60. Trang T, Beggs S, Wan X, Salter MW. P2X4-receptor-mediated synthesis and release of brain--derived neurotrophic factor in microglia is dependent on calcium and p38-mitogen-activated protein kinase activation. J Neurosci. 2009; 29:3518-3528.
61. Gao YJ, Zhang L, Samad OA et al. JNKinduced MCP-1 production in spinal cord astrocytes contributes to central sensitization and neuropathic pain. J Neurosci 2009;29:4096-4108.
62. Sivilotti L, Woolf CJ. The contribution of GABAA and glycine receptors to central sensitization: Disinhibition and touch-evoked allodynia in the spinal cord. J Neurophysiol 1994;72:169-179.
63. Coull JA, Boudreau D, Bachand K, et al. Transsynaptic shift in anion gradient in spinal lamina I neurons as a mechanism of neuropathic pain. Nature 2003;424:938-942.
64. Pol O, Murtra P, Caracuel L, Valverde O, Puig MM, Maldonado R. Expression of opioid receptors and c-fos in CB1 knockout mice exposed to neuropathic pain. Neuropharmacology. 2006;50:123-132.
65. Mao J, Price DD, Hayes RL, et al. Intrathecal treatment with dextrorphan or ketamine potently reduces pain-related behaviors in a rat model of peripheral mononeuropathy. Brain Res, 1993;605:164-168.
66. Gardell LR, Vanderah TW, Gardell SE, et al. Enhanced evoked excitatory transmitter release in experimental neuropathy requires descending facilitation. J Neurosci 2003;23:8370-8379.
67. Moore KA, Kohno T, Karchewski LA et al. Partial peripheral nerve injury promotes a selective loss of GABAergic inhibition in the superficial dorsal horn of the spinal cord. J Neurosci. 2002; 22: 6724-31.
68. Miraucourt LS, Moisset X, Dallel R, Voisin DL. Glycine inhibitory dysfunction induces a selectively dynamic, morphine-resistant, and neurokinin 1 receptor- independent mechanical allodynia. J Neurosci. 2009; 29(8):2519-2527.
69. LaMotte RH, Shain CN, Simone DA, Tsai EF. Neurogenic hyperalgesia: psychophysical studies of underlying mechanisms. J Neurophysiol. 1991; 66: 190-211.
70. Teixeira MJ. Caracterização e tratamento da dor em doentes com avulsões plexulares. Tese (Livre--Docência). São Paulo: Faculdade de Medicina, Universidade de São Paulo; 2005.
71. Wager TD, Lauren Y. Atlas, Martin A. Lindquist, Mathieu Roy, Choong-Wan Woo, Ethan Kross. An fMRI-based Neurologic Signature of Physical Pain. N Engl J Med. 2013; 368(15): 1388-1397.
72. Tasker RR, Organ LW, Hawrylyshyn P. Deafferentation and causalgia. In: Bonica JJ, editor. Pain, New York: Raven Press; 1980. p. 305-329.

73. Zambreanu L, et al. A role for the brain stein central sensitisation in humans. Evidence from functional magnetic resonance imaging.Pain. 2005;114:397-407.
74. Blumenkopf B. Neurochemistry of the dorsal horn. Appl Neurophysiol. 1988;51:89-103.
75. Huse E, Larbig W, Flor H, Birbaumer N. The effect of opioids on phantom limb pain and cortical reorganization. Pain. 2001;90: 47-55.
76. Melzack R. Phantom limbs and the concept of a neuromatrix. Trends Neurosci 1990;13:88-92.
77. Teixeira MJ. A lesão do trato de Lissauer e do corno posterior da substância cinzenta da medula espinhal e a estimulação elétrica do sistema nervoso central para o tratamento da dor por desaferentação (tese doutor). São Paulo: Faculdade de Medicina, Universidade de São Paulo; 1990.
78. Teixeira MJ, Teixeira WGJ, Yeng LT. Dor mielopática. In: Teixeira MJ, Figueiró JB, Yeng LT, Andrade DCA, organizadores. Dor para o Clínico. Cap 23. São Paulo: Atheneu; 2019. p. 366-370.
79. Eide PK. Pathophysiological mechanisms of central neurophatic pain after spinal cord injury. Spinal Cord. 36:601-12, 1998.
80. Gerke MB, Duggan AW, Xu L et al. Thalamic neuronal activity in rats with mechanical allodynia following contusive spinal cord injury. *Neuroscience* 2003;117:715-722.
81. Lenz FA, Dougherty PM. Pain processing in the human thalamus. In: Steriade M, Jones EG, McCormick DA, editors: *Thalamus, vol. II, Experimental and clinical aspects*, Amsterdam: Elsevier; 1997. p. 617-652.
82. Tasker R. Pain resulting from nervous system pathology (central pain). In: Bonica JJ, editor. The management of Pain. Philadelphia: Lea & Febiger; 1990. p.264-80.
83. Salt TE. The possible involvement of excitatory amino acids and NMDA receptors in thalamic pain mechanisms and central pain syndromes. Am Pain Soc J. 1992;1:52-4.
84. de Oliveira RAA, de Andrade DC, Machado AGG, Teixeira MJ. Central poststroke pain: somatosensory abnormalities and the presence of associated myofascial pain syndrome.BMC Neurol. 2012;12:89.

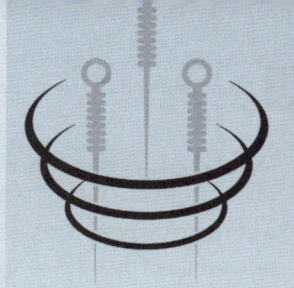

Diagnóstico da Dor Neuropática

5

Carlos Marcelo de Barros
Lucas dos Santos Campos
João Raphael Cabral Mateus

Introdução

Em 1994, a IASP (Associação Internacional para o Estudo da Dor) definiu a dor neuropática como "dor iniciada ou causada por uma lesão primária ou disfunção no sistema nervoso". Em 2008, uma força-tarefa iniciada pelo Grupo de Interesse Especial da IASP em Dor Neuropática (NeuPSIG) observou a necessidade de distinguir a dor neuropática da dor nociceptiva, que surge indiretamente de distúrbios neurológicos e condições de dor, com alterações neuroplásticas secundárias ocorrendo no sistema nociceptivo, e propôs uma nova definição que omitiu o termo "disfunção": "dor que surge como consequência direta de uma lesão ou doença que afeta o sistema somatossensorial". A omissão do termo "disfunção" exclui condições que envolvam alterações mal definidas no sistema nervoso e condições sem lesão conhecida do sistema nervoso somatossensorial de serem classificadas como dor neuropática. A restrição ao sistema nervoso somatossensorial é importante, porque condições como dor musculoesquelética (p. ex., devido à espasticidade) decorrentes indiretamente de distúrbios do sistema motor não devem ser confundidas com dor neuropática.

Questionários de rastreio

Existem dois tipos de questionários de rastreio, que se tornaram populares ao longo dos anos: Leeds Assessment of Neuropathic Symptoms and Signs (LANSS) e o Questionário para Diagnóstico de Dor Neuropática (DN-4). Usados em diversos países com excelentes sensibilidade e especificidade, os descritores de dor neuropática ficaram mais conhecidos no meio médico, melhorando a acurácia no diagnóstico, pesquisa e tratamento dos doentes.

A dor é essencialmente um fenômeno subjetivo e de difícil mensuração, com sintomas específicos do paciente, podendo ser caracterizada por diversos domínios como a intensidade, a qualidade, os descritores típicos, a localização e a duração. Portanto, faz sentido usar o valor dos descritores verbais e a qualidade da dor como base para distinguir a dor neuropática de outros tipos de dores crônicas. Nos últimos anos, muitas pesquisas foram realizadas no intuito de desenvolver ferramentas de triagem para esse fim. Essas ferramentas são baseadas na descrição verbal da dor com ou sem testes neurológicos aplicados durante a entrevista à beira do leito. No Brasil, os testes validados para o português e mais utilizados na prática clínica são o questionário DN4 e a escala LANSS.

A escala LANNS foi uma das primeiras ferramentas a ser desenvolvida com a finalidade de diagnosticar a dor neuropática. Ela foi originalmente desenvolvida por Bennett e sua equipe, em 2001, e posteriormente, testada e validada em diferentes cenários com sensibilidade e especificidade variando de 82% a 92% e 80% a 94%, respectivamente, em relação ao diagnóstico clínico da dor neuropática. A escala de LANNS consiste em um total de sete itens, incluindo um questionário de cinco itens sobre sintomas de dor e dois itens envolvendo testes sensoriais para presença de alodinia e diminuição da sensibilidade dolorosa, sendo facilmente aplicada em ambientes clínicos. Cada resposta positiva no questionário recebe uma pontuação, assim como cada alteração do teste sensorial, se o escore final for maior ou igual a 12 significa que mecanismos neuropáticos provavelmente estão contribuindo para a dor do paciente.

O questionário DN4, desenvolvido pelo French Neuropathic Pain Group, foi derivado de uma lista de sinais e sintomas associados à dor neuropática e inclui uma série de quatro grupos de perguntas que consistem em sete descritores e três sinais relacionados a um exame sensorial. Ele apresentou 83% de sensibilidade e 90% de especificidade para o diagnóstico clínico de dor neuropática no estudo original. No Brasil, o questionário foi traduzido para o português e validado por Santos *et al.*, em 2010. O DN4 é fácil de pontuar e uma pontuação de quatro ou mais, em um total de dez pontos, sugere dor neuropática. Os sete descritores, também, podem ser usados como questionário de autorrelatos com eficácia diagnóstica semelhante.

Por favor, nas quatro perguntas a seguir, complete o questionário marcando uma resposta para cada número:

Entrevista do paciente

Questão 1: A sua dor tem uma ou mais das seguintes características?

	Sim	Não
1 – Queimação		
2 – Sensação de frio dolorosa		
3 – Choque elétrico		

Questão 2: Há presença de um ou mais dos seguintes sintomas na mesma área da sua dor?

	Sim	Não
4 – Formigamento		
5 – Alfinetada e agulhada		
6 – Adormecimento		
7 – Coceira		

Exame do paciente

Questão 3: A dor está localizada em uma área onde o exame físico pode revelar uma ou mais das seguintes características?

	Sim	Não
8 – Hipoestesia ao toque		
9 – Hipoestesia à picada de agulha		

Questão 4: Na área dolorosa, a dor pode ser causada ou aumentada por:

	Sim	Não
10 – Escovação		

Escore

0 – Para cada item negativo; 1 – Para cada item positivo

Dor neuropática: Escore total a partir de 4/10.

( ) Dor nociceptiva ( ) Dor neuropática

FIGURA 5.1. Questionário para diagnóstico de dor neuropática – DN4 (Fonte: Adaptada de Bouhassira D *et al.*, 2004).

Sistema de classificação

O sistema de classificação destina-se a determinar o nível quanto à probabilidade de presença de dor neuropática.

Possível dor neuropática

A avaliação do paciente, de acordo com os sistemas de classificação, deve ser realizada se a história do paciente sugerir que a dor pode estar relacionada a uma lesão ou doença neurológica e não a outras causas, como inflamação ou dano tecidual não neural. Nessa fase, a presença de sintomas sensoriais não dolorosos e quaisquer fatores agravantes e atenuantes podem ser levados em consideração. Descrições de dor em queimação ou calor, choques elétricos ou tiros, picadas ou agulhadas, dor evocada por toque leve ou frio e sensações não dolorosas como dormência e formigamento são sugestivas, mas não patognomônicas para dor neuropática.

Os dois critérios a seguir precisam ser preenchidos para alcançar o primeiro nível de certeza – dor neuropática "possível".

Uma história de lesão ou doença neurológica relevante

Deve haver suspeita clínica de uma lesão ou doença relevante do sistema nervoso somatossensorial (p. ex., um episódio de herpes-zóster agudo ou uma lesão traumática do nervo). A relação temporal entre a lesão ou doença e a dor pode variar, mas uma relação temporal próxima ajuda a fortalecer a suspeita clínica. O início da dor geralmente é imediato ou dentro de algumas semanas após a lesão ou doença, mas pode ser retardado por até vários meses após a lesão.

Distribuição da dor neuroanatomicamente plausível

A distribuição da dor deve ser anatomicamente consistente com a localização suspeita da lesão ou doença no sistema nervoso somatossensorial periférico ou central (conforme a história clínica do paciente). Isso pode ser difícil de decifrar em um único paciente, pois a distribuição da dor pode ocupar uma área menor ou estender-se um pouco para fora do território de inervação de uma região periférica.

Quando ambos os requisitos 1 e 2 da história de dor são atendidos, a queixa de dor pode ser denominada possível dor neuropática.

TABELA 5.1. Condições de dor neuropática e distribuição neuroanatomicamente plausível de sintomas de dor e sinais sensoriais

Síndrome dolorosa	Localização topográfica neuroanatômica	Ilustração da distribuição típica
Neuralgia do trigêmeo	Território do nervo	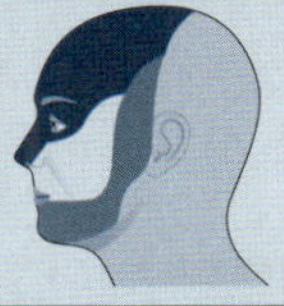
Neuralgia pós-herpética	Geralmente unilateral Respeita os dermátomos Pode acometer mais de um dermátomo	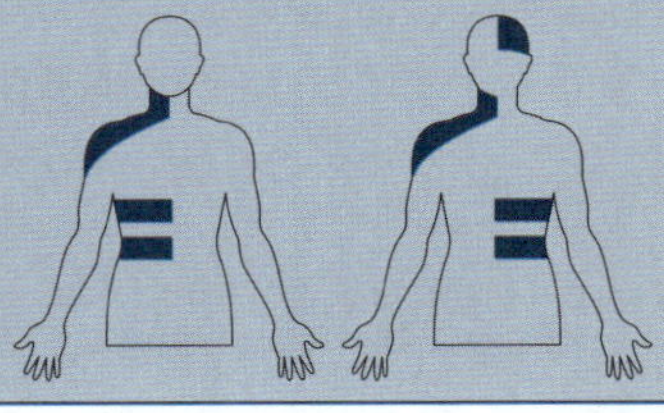

Continua...

TABELA 5.1. Condições de dor neuropática e distribuição neuroanatomicamente plausível de sintomas de dor e sinais sensoriais – continuação

Síndrome dolorosa	Localização topográfica neuroanatômica	Ilustração da distribuição típica
Lesão de nervo periférico	Território inervado pelo nervo lesionado Tipicamente distal a trauma, cirurgia ou compressão	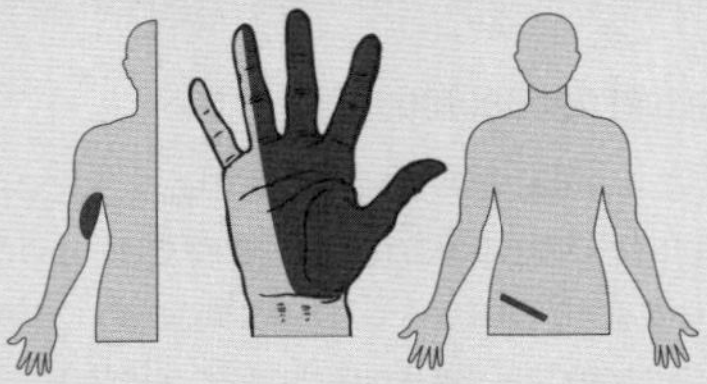
Dor pós-amputação	Dor no coto residual do membro amputado. Pode ocorrer associada ao fenômeno de membro fantasma	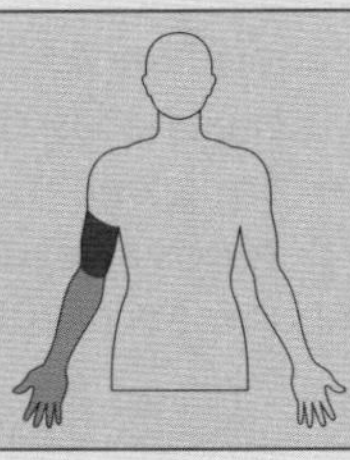
Polineuropatia dolorosa	Acometimento distal, geralmente distribuído em luvas e botas	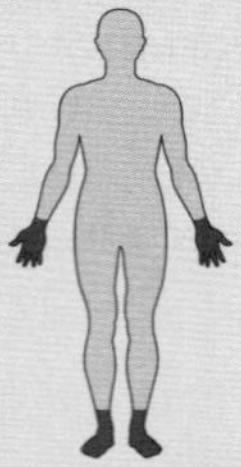
Radiculopatia dolorosa	Distribuição consistente com território inervado por uma raiz nervosa	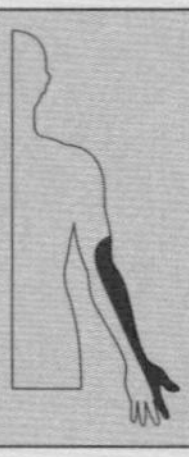
Dor neuropática associada à lesão medular	Dor no nível da lesão e/ou abaixo do nível medular lesionado	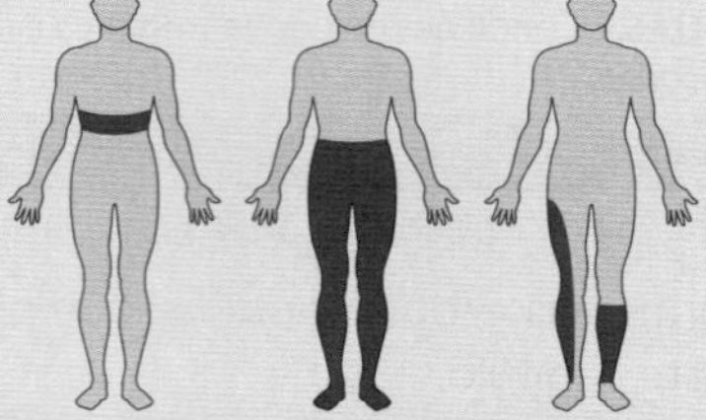
Dor central pós-acidente vascular cerebral	Contralateral ao AVE. Em casos de lesão de tronco, pode ocorrer dor ipsilateral na face	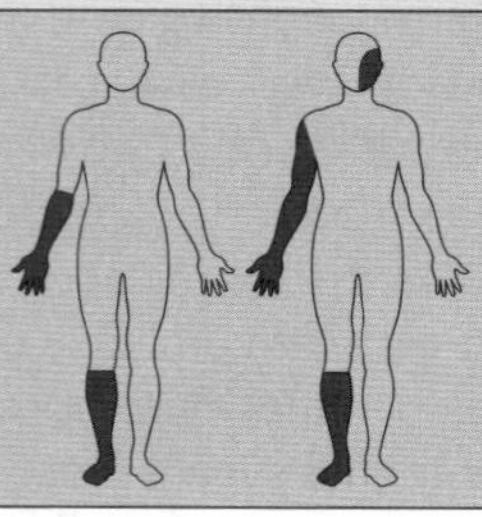

Fonte: Adaptada de Palladini MC *et al*. Tratado de Dor Neuropática set 2021 ed. Atheneu Seção 2 cap 4, pág 27-31.

Provável dor neuropática

Uma ou várias modalidades sensoriais concordantes com a lesão ou doença do sistema nervoso somatossensorial.

O próximo nível de certeza requer evidências de apoio obtidas por um exame clínico. O exame deve confirmar, de modo ideal, a presença de sinais sensoriais negativos, ou seja, perda parcial ou completa de sensibilidade.

TABELA 5.2. Exame sensorial à beira do leito

Modalidade	Avaliação à beira do leito
Tocar	Cotonete ou bola, pincel de pintor
Vibração	Diapasão
Picada	*Pin*, palito, palito de coquetel
Frio	Metal frio, tubo com água fria, gaze com álcool desnaturado*
Caloroso	Metal quente, tubo com água morna

Fonte: Autoria do autor. *Álcool desnaturado (etanol 95% e metanol 5%) é o equivalente ao álcool isopropílico, que nos EUA contém isopropanol.

Dor neuropática definida

O nível final de certeza requer que um teste diagnóstico objetivo confirme a lesão ou doença do sistema nervoso somatossensorial. Isso pode nem sempre ser possível no ambiente não especializado. Exemplos desses testes diagnósticos incluem tomografia computadorizada, ressonância magnética ou outras técnicas de imagem para confirmar a presença de acidente vascular cerebral, esclerose múltipla, lesão da medula espinhal ou lesão nervosa; biópsia de pele mostrando redução da densidade de fibras nervosas intraepidérmicas, testes neurofisiológicos como velocidade de condução nervosa, potencial evocado por calor e laser, testes de excitabilidade nervosa, microneurografia com evidência de atividade nociceptora aberrante; e testes genéticos confirmando um distúrbio de dor neuropática hereditária, como eritromelalgia hereditária. Em casos de amputação ou verificação clara pelo cirurgião de uma lesão nervosa intraoperatória, não são necessários outros testes diagnósticos para chegar à classificação de dor neuropática "definitiva", pois evidências anatômicas ou cirúrgicas diretas de alterações neurais contam como teste confirmatório.

Exame físico e testes clínicos

A avaliação da dor neuropática deve incluir anamnese com história detalhada e direcionada para os descritores clássicos (queimação, formigamento, frio doloroso, choque, prurido, dormência e/ou alfinetada), que pode ser realizada com questionários citados previamente neste capítulo.

O exame neurológico é a parte fundamental da avaliação do paciente com suspeita de dor neuropática. A avaliação das modalidades sensoriais é o elemento mais importante desse exame para esse grupo de pacientes.

Devido à subjetividade do exame de sensibilidade, é necessário uma comunicação clara e objetiva entre examinador e paciente. É recomendado, por exemplo, sempre apresentar o estímulo-teste em um local onde a sensibilidade está presumidamente preservada para que ele tenha parâmetro de normalidade. A avaliação da sensibilidade não avalia a presença de dor, mas apenas sugere presença de lesão na via somatossensorial que pode ou não provocar dor neuropática.

Achados anormais no exame físico neurológico sensitivo, em um paciente com dor sugerem o diagnóstico de dor neuropática. Outro aspecto importante é a avaliação do tônus muscular e dos reflexos miotáticos profundos e superficiais, que vão auxiliar no diagnóstico topográfico da dor (dor neuropática periférica *vs.* central). Com o intuito de dar sentido aos sinais e sintomas neuropáticos, é útil dividir as manifestações da dor neuropática em fenômenos negativos, positivos e autonômicos.

Fenômenos negativos resultam na perda do tato leve, da vibração e da sensação termoalgésica. Essas sensações são mediadas por fibras grossas mielinizadas Aβ (tato leve e vibração), pouco mielinizadas Aδ (frio e dor) e amielínicas do tipo C (calor e dor). Para avaliar a função de cada tipo de fibras, provas de beira de leito e testes psicofísicos são utilizados.

Os fenômenos positivos da dor neuropática podem apresentar-se de maneira espontânea ou evocada, em várias combinações. A seguir descreveremos os possíveis sinais positivos mais frequentemente encontrados nos pacientes com dor neuropática.

Alodinia: é uma manifestação comum, definida como dor devida a um estímulo incapaz de provocar dor em situações normais. Três tipos de alodinia são descritos, baseados no estímulo gerador: alodinia mecânica (ou tátil), térmica (calor e frio) e por movimento.

Hiperalgesia: sensação dolorosa de intensidade anormal após um estímulo nocivo e representa uma resposta exagerada a uma determinada modalidade de estímulo (p. ex. hiperalgesia térmica). Alodinia e hiperalgesia frequentemente coexistem e na prática pode ser de difícil diferenciação. Ambos sinais positivos são considerados como cardinais para dor neuropática, mas podem também estar presentes nas dores nociceptivas.

Hiperpatia: é caracterizada por reação dolorosa aumentada a estímulos repetitivos subliminares ou pós-sensações dolorosas prolongadas.

Hiperatividade autonômica: fluxo sanguíneo, temperatura cutânea e sudorese podem estar todos aumentados ou diminuídos, variando conforme o paciente. Alterações tróficas são sinais tardios de disfunção autonômica.

TABELA 5.3. Terminologia das alterações do exame de sensibilidade

Sintomas negativos	
Analgesia/hipoalgesia	Ausência/diminuição da sensibilidade dolorosa
Termoanestesia/termo-hipostesia	Ausência/diminuição da sensibilidade térmica
Topoagnosia	Dificuldade de localização de estímulo sensitivo
Isotermoagnosia	Incapacidade de reconhecer a posição dos segmentos do corpo no espaço
Apalestesia/hipopalestesia	Ausência/diminuição da sensibilidade vibratória
Estereognosia	Incapacidade de reconhecer um objeto por tato
Sintomas positivos	
Alodinia	Percepção de estímulo habitualmente não doloroso como doloroso
Hiperalgesia	Aumento da percepção/resposta de estímulo habitualmente doloroso
Disestesia	Perversão da percepção/resposta de estímulo sensitivo, com conotação desagradável
Parestesia	Sensação anormal espontânea. Pode adquirir diferentes aspectos como formigamento, queimação, cócegas, aperto, dormência, entre outros
Hiperpatia	Dor muito intensa evocada com estímulos dolorosos subliminares repetidos

Fonte: Adaptada de Palladini MC *et al.* Tratado de Dor Neuropática. set 2021 ed Atheneu Seção 2 cap. 6, pág. 41-46.

Referências bibliográficas

1. Bouhassira D, Lanteri-Minet M, Attal N, Laurent B, Touboul C. Prevalence of chronic pain with neuropathic characteristics in the general population. Pain. 2008;136:380-387.
2. Bouhassira D, Chassany O, Gaillat J, Hanslik T, Launay O, Mann C, Christian Rabaud C, Olivier Rogeaux O, Strady C. Herpes zoster and its complications—the patient perspective. An observational prospective study in patients aged over 50 years in France, submitted for publication.
3. Bouhassira D, Attal N., 2004. Novel strategies for neuropathic pain. In: Villanueva L, Dickenson A, Ollat H, editors., Progress in pain research and management, volume 31. IASP Press, Seattle, WA, pp. 299-309.
4. Bouhassira D, Attal N. All in one: is it possible to assess all dimensions of any pain with a simple questionnaire? Pain. 2009;144:7-8.
5. BennettM.TheLANSSPainScale:theLees assessment of neuropathic symptoms and signs. Pain. 2001;92:147-57.
6. Bennett DL, Woods CG. Painful and painless channelopathies. Lancet Neurol 2014;13:587-99.
7. Bennett MI, Smith BH, Torrance N, Potter J: The S-LANSS Score for Identifying Pain of Predominantly Neuropathic Origin: Validation for Use in Clinical and Postal Research. J Pain. 2005:6:149-158.
8. Bouhassira D, Attal N, Alchaar H, Boureau F, Brochet B, Bruxelle J, Cunin G, Fermanian J, Ginies P, GrunOverdyking A, Jafari-Schluep H, Lanteri-Minet M, Laurent B, Mick G, Serrie A, Valade D, Vicaut E: Comparison of pain syndromes associated with nervous or somatic lesions and development of a new neuropathic pain diagnostic questionnaire (DN4). Pain. 2015;114:29-36.
9. Bennett MI, Attal N, Backonja MM, Baron R, Bouhassira D, et al. (2007) Using screening tools to identify neuropathic pain. Pain 127: 199–203. [10] A review that brings together the main authors of all the modern screening tools for neuropathic pain and provides a pros-and-cons analysis.
10. Schestatsky P, Felix-Torres V, Chaves ML, Câmara-Ehlers B, Mucenic T, Caumo W, et al. Brazilian Portuguese validation of the Leeds Assessment of Neuropathic Symptoms and Signs for patients with chronic pain. Pain Med. 2011;12(10):1544-50.
11. Santos JG, Brito JO, de Andrade DC, Kaziyama VM, Ferreira KA, Souza I, et al. Translation to Portuguese and validation of the Douleur Neuropathique en 4 questionnaire. J Pain. 2011;11(5):484-90.

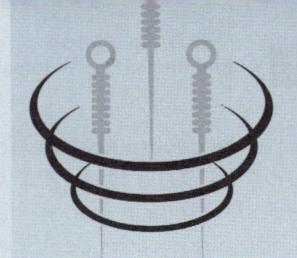

Exames de Imagem na Investigação da Dor Neuropática

6

Bruno José de Pinho Miranda
Marcus Vinicius Magno Gonçalves
Paulo Roberto Wille

Introdução

Na investigação diagnóstica das neuropatias periféricas, a avaliação das alterações morfológicas pode ser realizada por meio de várias ferramentas pelos métodos de imagem.

É de fundamental importância, o conhecimento sobre as várias ferramentas possíveis na investigação da dor neuropática, qual o melhor método de imagem solicitar e quais os achados que podem impactar no diagnóstico, prognóstico e na decisão terapêutica.

No presente capítulo serão abordados a função de cada método de imagem na investigação da dor neuropática, com ênfase em qual método priorizar, vantagens e limitações dos exames nesse diagnóstico sindrômico.[1,2]

Métodos de imagem

Radiografia

O primeiro método de imagem utilizado na medicina foi a radiografia. A partir dos estudos do físico alemão Wilhelm Conrad Roentgen, no final do século 19, vários diagnósticos eram revelados sem a necessidade de uma incisão. Na época, uma revolução na área médica, rendendo a Roentgen o prêmio Nobel de Física, em 1901.[1]

Além de possuir um custo baixo e alta disponibilidade, a radiografia oferece boa visualização de estruturas ósseas, articulações, material cirúrgico, corpos estranhos, do parênquima pulmonar e contorno mediastinal. As principais limitações desse método são a dificuldade em avaliar estruturas de partes moles, a sobreposição de estruturas e pouca diferenciação entre os tecidos.[3] Como ferramenta diagnóstica na dor neuropática esse método pode ser utilizado principalmente para avaliação de lesões traumáticas relacionadas a fraturas ou corpos estranhos, compressões ou seções secundárias a material de síntese cirúrgica, deformidades ósseas congênitas e doenças neoplásicas.

Dor neuropática relacionada ao trauma é uma frequente causa de perda de dias de trabalho e qualidade de vida. Segundo estudo realizado por Kato *et al.*, os nervos mais afetados por lesões traumáticas foram o radial (35%), fibular comum (17), ulnar (15%), mediano (11%), ciático (5%) e tibial (2%). A radiografia pode demonstrar desvios ou fragmentos ósseos que podem indicar o local da lesão nervosa ou mesmo ser utilizada para afastar essas lesões, como nos casos de lesões por estiramento ou compressões.[4] Sendo assim a radiografia é frequentemente o primeiro exame nos casos de dor neuropática pós-traumática.

Nas dores neuropáticas persistentes em pacientes submetidos a osteossíntese prévia, a radiografia pode demonstrar a migração do material ou sua fixação incorreta com segmento do material projetando-se no trajeto do nervo afetado.[2]

A radiografia também apresenta um papel importante na avaliação de alterações congênitas que cursam com dor neuropática. No caso de costelas cervicais, a síndrome do desfiladeiro torácico pode estar presente, com sintomas de compressão do plexo braquial. Alterações de segmentação vertebral, como vértebra em bloco ou hemivértebras, podem estar relacionadas a dores neuropáticas e também podem ser avaliadas no estudo radiográfico.[1-3]

Uma condição comum de dor com características neuropáticas é a síndrome do túnel do carpo (STC). O estudo radiográfico, apesar de pouco utilizado, pode revelar a presença de anormalidades congênitas, fraturas ou osteonecrose, por exemplo,[5-7] que podem determinar redução do espaço no interior do túnel carpiano e levar aos sintomas característicos da STC. Existe uma incidência específica para avaliação dos limites ósseo do túnel do carpo que se chama incidência ínfero-superior para túnel do carpo ou método de Gaynor-Hart.[5]

As lesões tumorais também podem se apresentar com dor neuropática. Os osteocondromas podem comprimir nervos periféricos, resultando em dor neuropática. O mais frequente é o osteocondroma da cabeça da fíbula, o qual frequentemente comprime o nervo fibular.[8] Lesões expansivas em outras localizações como no colo femoral, escápula e coluna vertebral também podem cursar com neuropatia compressiva. Sarcomas de partes moles podem encarcerar nervos periféricos e podem ser diagnosticados primariamente no estudo radiográfico.[3]

Ultrassonografia

Um método que vem ganhando cada vez mais relevância na avaliação dos pacientes com dor neuropática é a ultrassonografia.[9] Esse método possibilita a avaliação anatômica dos nervos periféricos com baixo custo e com possibilidade de estudo dinâmico associado. A visualização dos planos miofasciais, estruturas vasculares e deformidades ósseas adjacentes ao trajeto dos nervos pode oferecer informações importantes no diagnóstico diferencial.[10] Não há restrição para utilização em pacientes grávidas ou com uso de dispositivos médicos, como marca-passo ou neuroestimuladores. As desvantagens desse método é ser operador dependente e exigir uma curva de aprendizado progressiva. Com o ultrassom podemos avaliar pacientes com suspeitas de lesões pós-traumáticas, compressões extrínsecas, processos inflamatórios, tumores e encarceramentos.[11]

O aspecto ultrassonográfico das estruturas nervosas pode ser representado em dois planos axial e longitudinal. No plano axial, o nervo é observado como aspecto em "favo de mel", onde pequenas imagens hipoecoicas são circundadas por halos hiperecoicos representados pelos fascículos, matriz colágena e epineuro. No plano longitudinal, essas estruturas se apresentam com aspecto fibrilar. É fundamental um conhecimento profundo da anatomia dos nervos periféricos para localizar essas estruturas entre os músculos e tendões.[9,10]

A escolha do transdutor deve ser realizada de acordo com a profundidade da estrutura alvo. Nervos em planos profundos podem ser avaliados com o transdutor convexo de baixa frequência, já os nervos mais periféricos podem ser melhor visualizados com transdutores de alta frequência, que oferecem melhor resolução. Uma ferramenta importante no equipamento é o doppler. Essa função nos permite localizar estruturas vasculares com maior facilidade, o que ajuda na hora de identificar o nervo, tendo em vista que, na maioria das vezes, os vasos e nervos caminham juntos. O uso do doppler pode ainda auxiliar no diagnóstico de tumores, processos inflamatórios e infecciosos incluindo a neuropatia hansênica.[11,12] Os achados ecográficos durante a investigação das neuropatias são inúmeros, incluindo a presença de aumento da espessura dos nervos e irregularidades dos fascículos, ainda mais se associado à avaliação neurofisiológica (eletroneuromiografia).[12-14] A ultrassonografia também pode ter um papel diagnóstico e de controle evolutivo em outras neuropatias, como no diabetes *mellitus*.[15,16] deficiência nutricional, hanseníase, doenças autoimunes e hipotireoidismo, por exemplo.[14]

As neuropatias focais podem ser de mais fácil detecção. As mais comuns nessa avaliação são a síndrome do túnel do carpo e do túnel cubital.[17] A ultrassonografia nos permite detectar cistos gangliônicos, tenossinovite, variações anatômicas e tumores no trajeto dos nervos, que podem ser a causa da neuropatia. Em muitos casos, a única alteração é a do próprio nervo, que apresenta aumento de calibre e leve hipoecogenicidade.[12] No trauma podemos utilizar o ultrassom para detectar corpo estranho, transecções, estiramentos ou compressões extrínsecas. O mais comum é o estiramento do nervo, o qual apresenta-se espessado e hiperecoico, caracterizando lesão axonal difusa. Nas transecções devemos tentar medir a distância entre os cotos proximal e distal e avaliar se há interposição de outras estruturas. Nos casos crônicos pode haver a formação de neuromas, que é visto como espessamento nodular no coto neural.[12,18]

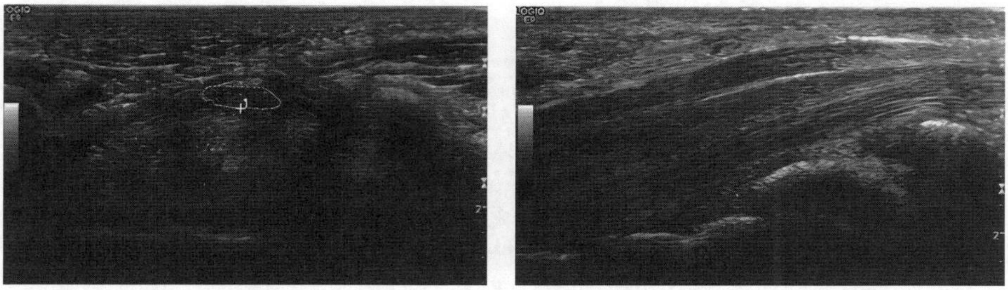

FIGURA 6.1. Estudo ultrassonográfico do punho com imagem axial e longitudinal demonstrando espessamento do nervo mediano em paciente com quadro compatível com síndrome do túnel do carpo (Fonte: Autoria própria).

Tomografia computadorizada

Um método de imagem que pode ser utilizado durante a investigação da dor neuropática é a tomografia computadorizada (TC), que muitas vezes não fornece informações estruturais dos nervos, mas, sim, de estruturas adjacentes, compressões e suas consequências. A tomografia computadorizada, assim como a radiografia, utiliza-se de radiação ionizante para formação das imagens. Atualmente os equipamentos já fornecem imagens volumétricas, ou seja, com possibilidade de reconstruções tridimensionais sem distorção e com baixa dose de radiação. Outra vantagem é o curto tempo de exame, o que pode ser bastante útil em pacientes pediátricos, politraumatizados ou portadores de doenças neurológicas.[1-3]

As imagens obtidas diferenciam os diversos tecidos por suas densidades. Isso faz com que haja pouca diferenciação entre as estruturas de partes moles, como músculos, ligamentos, tendões e nervos, por exemplo. É necessário conhecimento profundo da anatomia e uma suspeita clínica precisa para orientar o exame e procurar os achados que podem ser sutis. O aspecto tomográfico dos nervos normais apresenta-se com densidade de partes moles, com trajeto linear e reduzindo de calibre do centro para a periferia. Os nervos alterados podem apresentar leves espessamentos, indefinições em seus trajetos e densificação da gordura perineural, representando edema.[3] Os neuromas e demais tumorações podem ser observados como áreas nodulares no trajeto ou extremidades do feixe neural.[19]

Na investigação de lesões pós-traumáticas, a TC mostra-se um método bastante útil. Identifica facilmente a presença de corpos estranhos e fragmentos ósseos que possam estar relacionados a lesão nervosa.[3] Fraturas da coluna vertebral também podem ser avaliadas com detalhes às vezes não observados na ressonância magnética, como pequeno comprometimento do arco posterior, por exemplo.

É um método muito utilizado na avaliação para planejamento cirúrgico e de radioterapia. Com relação às doenças oncológicas, esse método pode ser imprescindível na avaliação dos tumores pulmonares, que podem levar a dor neuropática por compressão do plexo braquial ou dos nervos intercostais.[1-3] Nas lesões neoplásicas secundárias que afetam a coluna, pode ser observado o comprometimento dos forames neurais ou mesmo do canal medular.[19]

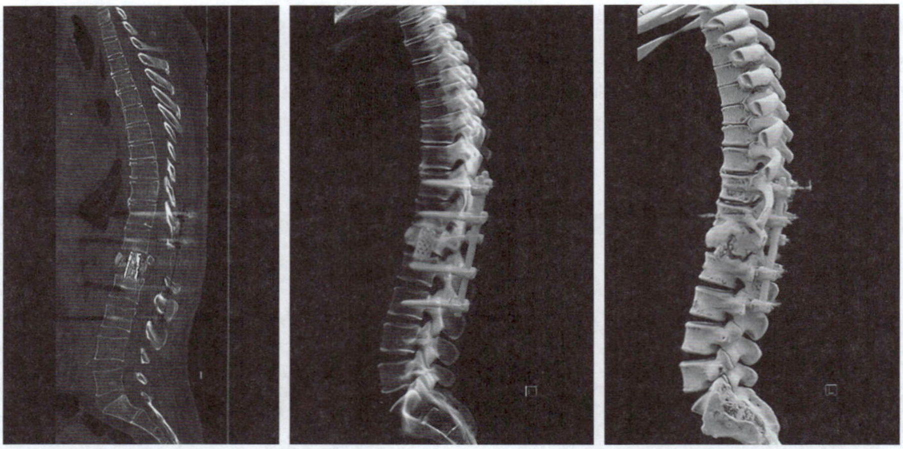

FIGURA 6.2. Tomografia computadorizada da coluna torácica e lombar em paciente com dor persistente, com características predominantemente neuropáticas, após cirurgia para fixação de fratura do corpo vertebral de L1. Nota-se que a margem posterossuperior da fratura comprime o saco dural (Fonte: Autoria própria).

Ressonância magnética

Desenvolvida no final da década de 1970, a ressonância magnética (RM) é um método de imagem que possibilita a formação da imagem por meio de energia eletromagnética, sem a utilização de radiação ionizante. Apesar de algumas limitações como o custo elevado, alto tempo de exame e restrição a alguns dispositivos, como marca-passo cardíaco, ainda é um dos métodos de escolha na avaliação da dor neuropática. Isso é consequente a sua excelente diferenciação tecidual, o que nos possibilita individualização anatômica dos componentes do sistema nervoso central e periférico.[3]

No encéfalo conseguimos a diferenciação entre substância branca e cinzenta, delimitação dos núcleos da base e componentes do tronco encefálico, assim como o estudo detalhado dos nervos cranianos e estruturas adjacentes. Doenças que podem cursar com dor neuropática de origem central podem ser facilmente identificadas e acompanhadas com ressonância magnética. Alguns exemplos são as doenças desmielinizantes,[20] como a esclerose múltipla, doenças inflamatórias, como infecções virais e vasculites, insultos vasculares isquêmicos ou hemorrágicos e lesões neoplásicas.[19]

A medula espinhal pode ser avaliada com detalhes, também com individualização da substância branca e cinzenta, canal central da medula,[20] vascularização, saco dural, espaço epidural e emergência das raízes nervosas. A identificação de lesões neoplásicas e malformações vasculares pode necessitar de um estudo com a utilização do meio de contraste. Processos compressivos, como nas extrusões discais e fraturas vertebrais são identificados facilmente nas sequências rotineiras. Nesses casos poderemos identificar inclusive leves alterações medulares, caracterizadas por edema, o que pode indicar a necessidade de tratamento cirúrgico. A estenose do canal medular e dos forames neurais são causas comuns de dor neuropática e podem ocorrer mais frequentemente por abaulamentos discais, espessamento do ligamento amarelo e artrose interapofisária.[21]

Para estudo anatômico dos plexos cervical e lombar, a RM também se mostra ser o método de escolha. Há necessidade de estudo com sequências específicas, sendo necessária a solicitação correta pelo médico assistente. Podem ser identificadas lesões por compressão, processos inflamatórios e lesões pós-traumáticas, com avulsão de raízes, o que não é infrequente em acidentes automobilísticos.[21-23]

Uma das condições que a RM é mais utilizada nas avaliações do sistema nervoso periférico é nas síndromes compressivas.[22] As compressões dos nervos periféricos podem estar relacionadas a causas mecânicas e dinâmicas.[23] Nos membros superiores, as neuropatias compressivas mais comuns são a síndrome do túnel do carpo e do túnel cubital. As compressões mecânicas são secundárias a túneis osteofibrosos ou formações expansivas e as compressões dinâmicas podem estar relacionadas a determinados movimentos. A síndrome do desfiladeiro torácico, em que há compressão neurovascular na passagem deste pela transição cervicotorácica, também pode ser avaliada na RM. Durante a realização desse exame, precisam ser feitas sequências com o paciente com o braço aduzido e estendido ao longo do corpo e sequências com abdução e rotação externa (braço acima da cabeça). Deveremos fazer a avaliação se há compressão nessas duas fases entre escalenos, clavículas ou origem do peitoral maior.[24]

Uma frequente condição que pode levar à dor neuropática dos membros superiores é a compressão do nervo supraescapular. A presença de cistos secundários a lesões do labrum articular podem causar compressão sobre o nervo supraescapular na fossa espinoglenoidal e cursar com dor e alterações atróficas. Outra condição que pode levar a dor, fraqueza e atrofia muscular é a síndrome de Parsonage-Turner, uma plexite imunomediada que cursa com fraqueza da cintura escapular, podendo ser observada na RM sinais de denervação e vários músculos na cintura escapular, notadamente no território do nervo torácico longo.[22]

Com relação aos membros inferiores, a neuropatia do fibular comum é a mononeuropatia predominante e pode estar relacionada a trauma direto, cistos sinoviais, cirurgias, osteocondromas e imobilização prolongada. Assim como o nervo fibular, o nervo sural também pode ser comprometido por trauma direto, estiramento ou lesões expansivas.[25]

Por fim, vimos que os métodos de imagem podem auxiliar no diagnóstico, planejamento terapêutico e acompanhamento dos pacientes com dores neuropáticas. É necessário que o médico esteja familiarizado com esses para definir quais e quando devem ser utilizados. A associação da propedêutica e dos exames eletrofisiológicos são fundamentais para nortear os exames de imagem. Os equipamentos mais modernos e as novas descobertas no campo da imagenologia prometem revolucionar a avaliação anatômica e funcional do sistema nervoso periférico, nos auxiliando cada vez mais no diagnóstico, prognóstico e plano terapêutico nos casos complexos.

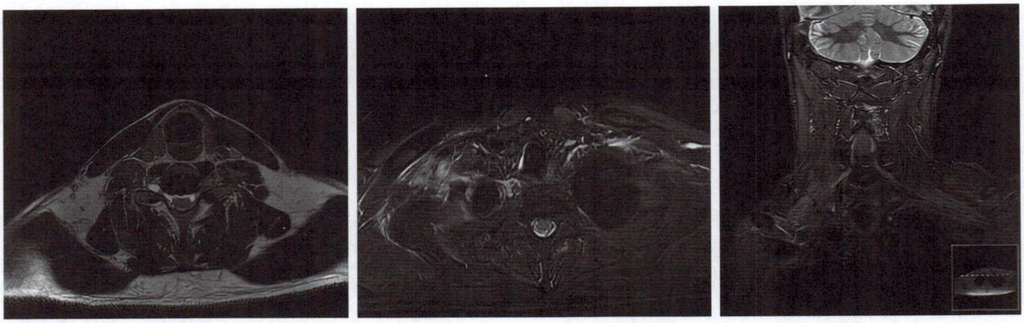

FIGURA 6.3. Ressonância magnética do plexo braquial em paciente com sintomas neuropáticos após acidente automobilístico, demonstrando a presença de hipersinal no trajeto do plexo braquial direito, com foco de descontinuidade em algumas raízes, sugerindo avulsão. A) axial T2, B) axial T2 STIR e C) coronal T2 STIR (Fonte: Autoria própria).

Referências bibliográficas

1. Cruccu G, Truini A. Tools for assessing neuropathic pain. PLoS Med. 2009;6(4):e1000045.
2. Yang CW, Fuh JL. Screening tools for neuropathic pain. J Chin Med Assoc. 2018;81(1):1-3.
3. Verdu B, Decosterd I. [Neuropathic pain: tips and tools for specific and comprehensive pain management]. Rev Med Suisse. 2008;4(162):1480-2, 4-6, 8-90.
4. Kato N, Birch R. Peripheral nerve palsies associated with closed fractures and dislocations. Injury. 2006;37(6):507-12.
5. Ibrahim I, Khan WS, Goddard N, Smitham P. Carpal tunnel syndrome: a review of the recent literature. Open Orthop J. 2012;669-76.
6. Durant C, Barbarot S. Clinical Image: digital necrosis due to severe carpal tunnel syndrome. Arthritis Rheum. 2011;63(4):1105.
7. Genova A, Dix O, Saefan A, Thakur M, Hassan A. Carpal Tunnel Syndrome: A Review of Literature. Cureus. 2020;12(3):e7333.
8. Cardelia JM, Dormans JP, Drummond DS, Davidson RS, Duhaime C, Sutton L. Proximal fibular osteochondroma with associated peroneal nerve palsy: a review of six cases. J Pediatr Orthop. 1995;15(5):574-7.
9. Wilhelm T. [Use of ultrasonography in the context of interventional pain therapy]. Schmerz. 2019;33(1):73.
10. Decard BF, Pham M, Grimm A. Ultrasound and MRI of nerves for monitoring disease activity and treatment effects in chronic dysimmune neuropathies - Current concepts and future directions. Clin Neurophysiol. 2018;129(1):155-67.
11. Stecco A, Meneghini A, Stern R, Stecco C, Imamura M. Ultrasonography in myofascial neck pain: randomized clinical trial for diagnosis and follow-up. Surg Radiol Anat. 2014;36(3):243-53.
12. Brown JM, Yablon CM, Morag Y, Brandon CJ, Jacobson JA. US of the Peripheral Nerves of the Upper Extremity: A Landmark Approach. Radiographics. 2016;36(2):452-63.
13. Merola A, Rosso M, Romagnolo A, Peci E, Cocito D. Peripheral Nerve Ultrasonography in Chronic Inflammatory Demyelinating Polyradiculoneuropathy and Multifocal Motor Neuropathy: Correlations with Clinical and Neurophysiological Data. Neurol Res Int. 2016;2016:9478593.
14. Nodera H, Izumi Y, Takamatsu N, Kaji R. Cervical root sonography to differentiate multifocal motor neuropathy from ALS. J Med Invest. 2016;63(1-2):104-7.

15. Riazi S, Bril V, Perkins BA, Abbas S, Chan VW, Ngo M, et al. Can ultrasound of the tibial nerve detect diabetic peripheral neuropathy? A cross-sectional study. Diabetes Care. 2012;35(12):2575-9.
16. Breiner A, Qrimli M, Ebadi H, Alabdali M, Lovblom LE, Abraham A, et al. Peripheral nerve high--resolution ultrasound in diabetes. Muscle Nerve. 2017;55(2):171-8.
17. Kele H, Verheggen R, Bittermann HJ, Reimers CD. The potential value of ultrasonography in the evaluation of carpal tunnel syndrome. Neurology. 2003;61(3):389-91.
18. Marty P, Basset B, Marquis C, Merouani M, Rontes O, Delbos A. Fortuitous Diagnosis of Preexisting Neuropathy During Ultrasound-Guided Regional Anesthesia Performance: A Case Report. A A Case Rep. 2017;8(12):320-1.
19. Bouhassira D, Attal N. Diagnosis and assessment of neuropathic pain: the saga of clinical tools. Pain. 2011;152(3 Suppl):S74-83.
20. Filippi M, Rocca MA, Barkhof F, Bruck W, Chen JT, Comi G, et al. Association between pathological and MRI findings in multiple sclerosis. Lancet Neurol. 2012;11(4):349-60.
21. Bowen BC, Pattany PM, Saraf-Lavi E, Maravilla KR. The brachial plexus: normal anatomy, pathology, and MR imaging. Neuroimaging Clin N Am. 2004 Feb;14(1):59-85, vii-viii.
22. Bowen BC, Seidenwurm DJ; Expert Panel on Neurologic Imaging. Plexopathy. AJNR Am J Neuroradiol. 2008 Feb;29(2):400-2. PMID: 18272570.
23. Elsayes KM, Shariff A, Staveteig PT, Mukundan G, Khosla A, Rubin DA. Value of magnetic resonance imaging for muscle denervation syndromes of the shoulder girdle. J Comput Assist Tomogr. 2005 May-Jun;29(3):326-9.
24. Kim S, Choi JY, Huh YM, Song HT, Lee SA, Kim SM, Suh JS. Role of magnetic resonance imaging in entrapment and compressive neuropathy--what, where, and how to see the peripheral nerves on the musculoskeletal magnetic resonance image: part 2. Upper extremity. Eur Radiol. 2007 Feb;17(2):509-22.
25. Donovan A, Rosenberg ZS, Cavalcanti CF. MR imaging of entrapment neuropathies of the lower extremity. Part 2. The knee, leg, ankle, and foot. Radiographics. 2010 Jul-Aug;30(4):1001-19.

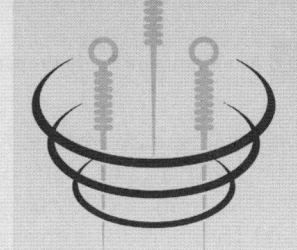

Eletroneuromiografia no Diagnóstico das Dores Neuropáticas

7

Lucilene Hiroko Maeda
Suely Mitiko Gomi Kuwae

Introdução

A dor neuropática é definida como dor induzida por lesão ou doença envolvendo o sistema somatossensorial. Disfunções em regiões anatômicas responsáveis pelo processamento da dor podem envolver componentes do sistema nervoso periférico e central. Uma anamnese cuidadosa e avaliação clínica com atenção especial à propedêutica neurológica são fundamentais para o diagnóstico sindrômico, anatômico e etiológico da dor neuropática. No entanto, o diagnóstico nem sempre é simples e muitas vezes depende de exames complementares.

A intenção deste capítulo não é ensinar a fazer um exame de eletroneuromiografia e sim quais as indicações do exame, quais as estruturas são avaliadas, quais os achados esperados, quais as suas limitações.

A eletroneuromiografia é indicada principalmente para o diagnóstico topográfico, etiológico e prognóstico de doenças do sistema nervoso periférico e para o diagnóstico diferencial entre doenças neurogênicas, miopáticas e da junção neuromuscular. Ele fornece informações em tempo real sobre o que está acontecendo no nervo e no músculo, sendo de fundamental importância para o diagnóstico diferencial de doenças neuromusculares. É um exame complementar examinador dependente, que pode fornecer informações bastante específicas de doenças do sistema nervoso periférico (SNP) que podem cursar com dores neuropáticas agudas ou crônicas.

Os estudos eletrodiagnósticos (EDX) incluem estudos de condução nervosa (ECN), estimulação nervosa repetitiva, respostas tardias, reflexos de piscamento e eletromiografia por agulha (EMG), além de uma variedade de outros exames especializados. Realizados e interpretados corretamente, os estudos produzem informações valiosas sobre patologias do sistema neuromuscular, além de sugerir outros exames laboratoriais e diagnósticos, incluindo US (ultrassonografia) neuromuscular, para serem usados de maneira eficiente.

O estudo mais recente de Lindstrom e colegas analisou dados de 1.414 pacientes consecutivos e encontrou que os EDX mudaram ou confirmaram o diagnóstico em 52% e 47% dos casos, respectivamente. Além disso, impressiona o achado de que os estudos resultaram em uma mudança no manejo em 63% dos pacientes.

Na prática, os estudos servem como uma extensão do exame clínico e devem sempre ser considerados como tal. Assim, um exame neurológico de avaliação da dor crônica, deve sempre ser realizado antes dos estudos EDX para identificar anormalidades e estabelecer um diagnóstico diferencial.

Com numerosos nervos e literalmente centenas de músculos disponíveis, não é desejável para o paciente, nem prático para o eletromiografista, estudá-los todos. Em cada caso, o estudo deve ser individualizado, com base no exame neurológico e diagnóstico diferencial, e modificado em tempo real, conforme o estudo progride e mais informações são obtidas.

As informações obtidas pelo exame de eletroneuromiografia (ENMG) são importantes na avaliação e abordagem do paciente com dor neuropática de origem periférica, com comprometimento das vias nervosas periféricas (mielínicas e amielínicas).

Localização da doença é o objetivo principal do estudo eletrodiagnóstico (EDX)

O principal objetivo de todo estudo EDX é localizar a doença. A primeira ordem de localização é se a patologia é neuropática, miopática, uma patologia da transmissão da junção neuromuscular ou uma patologia do SNC. Os estudos EDX podem diferenciar essas condições, fornecendo informações importantes para orientar a avaliação e tratamento subsequentes que diferem marcadamente nessas doenças.

Os estudos EDX são particularmente úteis em dores neuropáticas. Associando-se à história e ao exame físico, podem localizar as patologias na topografia de neurônios, raízes, plexo ou nervo periférico. No caso de nervos periféricos, a localização geralmente é possível para um único nervo (mononeuropatia), vários nervos individuais (mononeuropatia múltipla) ou todos os nervos (polineuropatia). No caso de um único nervo, o segmento exato do nervo responsável pelo problema pode ser localizado em alguns casos.

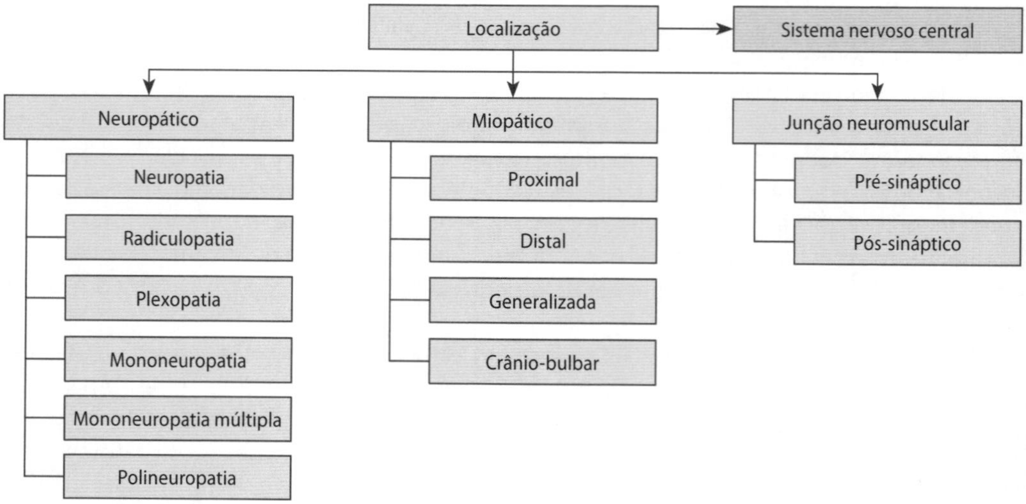

FIGURA 7.1. Organograma para raciocínio da localização de uma lesão no estudo eletroneurofisiológico (Fonte: Adaptada de Electromyography and Neuromuscular Disorders Fourth Edition David C. Preston, MD Barbara E. Shapiro, MD, PhD Chapter 1 • Approach to Nerve Conduction Studies, Electromyography, and Neuromuscular Ultrasound).

Nas dores e patologias neuropáticas, os estudos EDX geralmente fornecem outras informações importantes, incluindo os tipos de fibra envolvidos, a fisiopatologia subjacente e o tempo/duração da patologia, o que auxilia ainda mais no diagnóstico diferencial.

Os estudos EDX são mais sensíveis que o exame clínico na determinação de quais tipos de fibras estão envolvidas: motora, sensorial ou uma combinação de ambos. Embora a maioria das neuropatias desmielinizantes tenha algumas perdas axonais e muitas neuropatias de perda axonal têm alguma desmielinização secundária, os estudos EDX geralmente podem diferenciar entre uma lesão desmielinizante primária e uma neuropatia primária axonal.

Avaliando o grau de perda axonal *versus* a desmielinização, pode-se correlacionar às implicações para a gravidade e prognóstico. Um nervo que sofreu uma lesão desmielinizante muitas vezes pode remielinizar em um tempo muito curto, geralmente semanas. No entanto, se houve perda axonal substancial, seja primária ou secundária, o prognóstico é muito mais reservado. A taxa de crescimento axonal é limitada pela taxa de transporte axonal lento, aproximadamente 1 mm por dia.

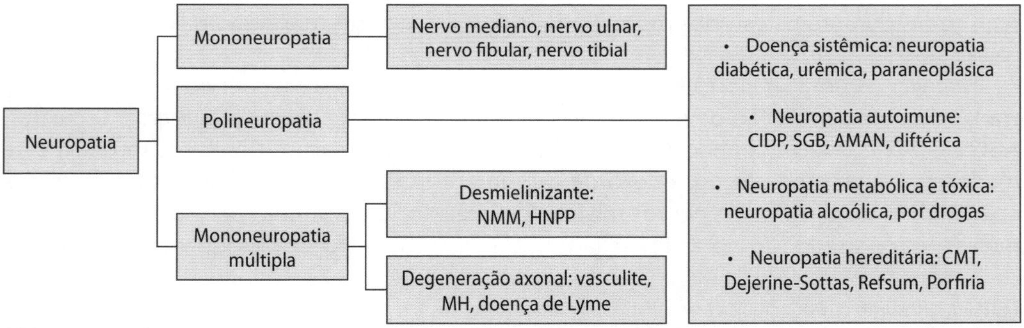

FIGURA 7.2. Organograma para raciocínio do estudo eletrofisioneurofisiológico dentre os tipos de neuropatias. NMM: neuropatia motora multifocal; HNPP: neuropatia hereditária com susceptibilidade a paralisia por pressão; MH: hanseníase; CIDP: polineuropatia inflamatória desmielinizante crônica; SGB: Síndrome de Guillain-Barré; AMAN: neuropatia axonal motora aguda; CMT: Charcot-Marie-Tooth. (Fonte: Adaptada de Eletrodiagnóstico em Doenças de músculos e nervos – Jun Kimura – Cap. 24).

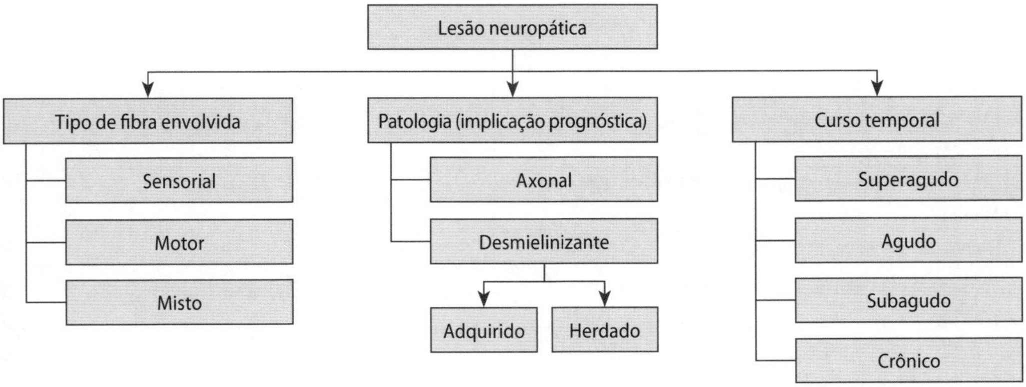

FIGURA 7.3. Organograma do estudo eletroneurofisiológico para os tipos de fibras acometidas, prognóstico e tempo de lesão (Fonte: Adaptada de Electromyography and Neuromuscular Disorders Fourth Edition David C. Preston, MD Barbara E. Shapiro, MD, PhD Chapter 1 • Approach to Nerve Conduction Studies, Electromyography, and Neuromuscular Ultrasound).

Classificação

Os nervos periféricos podem ser classificados em relação aos seguintes atributos: mielinizados ou não mielinizados, somático ou autônomo, motor ou sensorial e diâmetro.

Existem vários pontos importantes: a primeira é a relação direta entre o diâmetro da fibra e da velocidade de condução: quanto maior o diâmetro, maior a velocidade de condução. As fibras de maior diâmetro têm mais mielina e menor resistência elétrica, ambas resultando em maiores velocidades de condução. As fibras pequenas mielinizadas (Aδ, B) e as fibras não mielinizadas (C) carregam informações autonômicas (aferente e eferente), e dor somática e sensação de temperatura. Essas fibras não são registradas com as técnicas padrão de condução nervosa. Assim, as neuropatias que acometem preferencialmente fibras pequenas podem não revelar qualquer anormalidade nos estudos de condução nervosa, como as fibras amielinizadas da dor.

Em segundo lugar, os estudos de condução sensorial de rotina normalmente registram nervos que inervam a pele. As fibras cutâneas maiores (mais rápidas) são as fibras Aβ do cabelo e folículos da pele. Observe que o tamanho e as velocidades de condução dessas fibras são semelhantes às fibras do músculo eferente das células do corno anterior, que são registradas durante os estudos motores de rotina. Essas fibras mielinizadas têm velocidades na faixa de 35-75 m/s.

Terceiro, as fibras maiores e mais rápidas na periferia do sistema nervoso não são registradas durante a avaliação de rotina motora ou sensorial. Esses são os aferentes musculares, as fibras Aα (também conhecidas como fibras Ia), que se originam dos fusos musculares e medeiam o arco aferente do reflexo de estiramento muscular. Essas fibras são registradas apenas durante estudos de nervos mistos nos quais todo o sistema misto do nervo é estimulado e registrado. Como as fibras Ia têm o maior diâmetro e consequentemente maior

TABELA 7.1. Resumo das principais características de fibras nervosas

Tipo de fibra	Nome	Subtipo	Diâmetro (mm)	Velocidade de condução (m/s)	Classificação alternativa
Somático aferente/eferente mielinizado					
Aferente cutâneo	A	β	6-12	35-75	alfa
		δ	1-5	5-30	
Aferente muscular	A	α	12-21	80-120	I Ia, Ib
		β	6-12	35-75	II
		δ	1-5	5-30	III
Eferente muscular celular do corno anterior	A		6-12	35-75	
Eferente autonômico mielinizado					
Eferente pré-ganglionar	B		3	3-15	
Somático amielinizado/aferente autonômico/eferente					
Aferente pós-ganglionar	C		0,2-1,5	1-2	IV
Eferente pós-ganglionar	c		0,2-1,5	1-2	
Receptor sensorial	**Tipo de fibra**				
Folículo piloso	Aβ				
Folículo de pele	Aβ				
Fuso muscular	Aα				
Receptor articular	Aβ				
Dor, temperatura	Aδ, C				

Fonte: Adaptada de Electromyography and Neuromuscular Disorders Fourth Edition David C. Preston, MD Barbara E. Shapiro, MD, PhD Chapter 2 • Anatomy and Neurophysiology for Electrodiagnostic Studies.

quantidade de mielina, muitas vezes são afetadas precocemente por lesões desmielinizantes, como as encontradas nas neuropatias compressivas.

Ultrassonografia neuromuscular

Ao longo dos últimos anos, a US neuromuscular tem sido usada, junto com os estudos EDX, na avaliação de pacientes com várias condições neuromusculares. A US neuromuscular tornou-se um instrumento validado, confiável e uma importante ferramenta na avaliação de muitas doenças neuromusculares e na avaliação das dores neuropáticas. É essencial enfatizar que a US das doenças neuromusculares é complementar aos estudos EDX; ou seja, não substitui os estudos EDX. Os estudos de imagem mostram uma imagem de nervos, raízes nervosas e músculos, mas não fornecem informações sobre o funcionamento. O US neuromuscular serve como uma extensão do exame clínico e mais frequentemente dos estudos EDX e deve ser usado como tal. Seu principal uso é adicionar informações anatômicas e patológicas que complementam o estudo EDX.

Iniciando o exame de ENMG

Avaliação do paciente

- Fazer um breve histórico e um exame físico direcionado:
  - Quais são os sintomas do paciente?
  - Há quanto tempo estão acontecendo?
  - Existe algum histórico médico anterior importante (p. ex., diabetes, história de quimioterapia etc.)?
  - Existe atrofia muscular?
  - Qual é o tônus muscular (normal, diminuído ou aumentado)?
  - Existe fraqueza e, em caso afirmativo, onde está e quão grave é isso?
  - O que os reflexos mostram (normal, diminuído ou aumentado)?
  - Há perda de sensibilidade e, em caso afirmativo, qual a distribuição; quais modalidades estão alteradas (temperatura, dor, vibração etc.)?
- Formular um diagnóstico diferencial:
  - A duração, tipo e distribuição dos sintomas, juntamente com o exame físico, ajudam a determinar o diagnóstico diferencial, que por sua vez é usado para planejar os estudos EDX.
- Formular um estudo com base no diagnóstico diferencial:
  - O plano EDX inclui quais nervos e músculos para estudar e se outros testes especializados, como estimulação nervosa repetitiva, reflexo H, onda F etc. serão necessários.
- Explique o teste ao paciente:
  - Explicações simples, antes do início do teste e quanto ele estiver em andamento, podem reduzir muito a ansiedade do paciente.
- Realize os estudos de condução nervosa e modifique quais estudos de condução nervosa adicionar, com base nos achados.
- Realize o estudo de eletromiografia com agulha e modifique quais músculos adicionar, com base nos achados, à medida que o teste prossegue:
  - Um equilíbrio adequado deve ser mantido entre a obtenção de um estudo aprofundado, coletando as informações necessárias para responder à questão clínica e minimizar o desconforto do paciente.

- O exame de ENMG é um exame complementar que ajudar o colega médico a confirmar ou não uma suspeita diagnóstica. Para isso é importante que constem a indicação clínica ou hipótese diagnóstica na solicitação do exame.

O exame de eletroneuromiografia (ENMG)

O exame de ENMG é dividido em:

- **Estudo de condução nervosa (ECN):** por meio de eletrodos de superfície e estimulação elétrica avalia-se as fibras sensitivas e motoras e também respostas tardias (ondas F e reflexo H).
- **Eletromiografia (EMG):** por meio de um eletrodo de agulha que é inserido no músculo avaliam-se processos de desnervação e reinervação axonal, padrão neuropático e miopático.

Gráficos do exame

Na prática, a maioria dos estudos de nervos sensoriais e mistos exibe essa morfologia da forma de onda, assim como os potenciais de fibrilação e a maioria dos potenciais de ação das unidades motoras (MUAPs). O correlato elétrico de um potencial de ação é uma fase inicial positiva, seguida por uma fase negativa e, em seguida, uma fase final positiva, respectivamente.

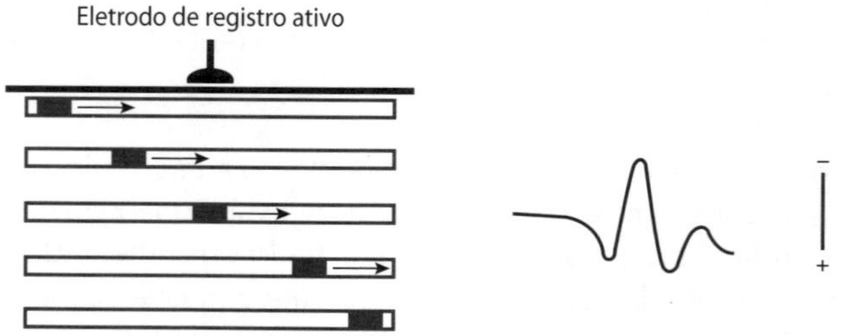

FIGURA 7.4. Potencial de ação registrado por condução de volume resultará em um potencial trifásico que inicialmente é positivo, depois é negativo, e finalmente é positivo novamente (Fonte: Electromyography and Neuromuscular Disorders Fourth Edition David C. Preston, MD Barbara E. Shapiro, MD, PhD Chapter 1 • Approach to Nerve Conduction Studies, Electromyography, and Neuromuscular Ultrasound).

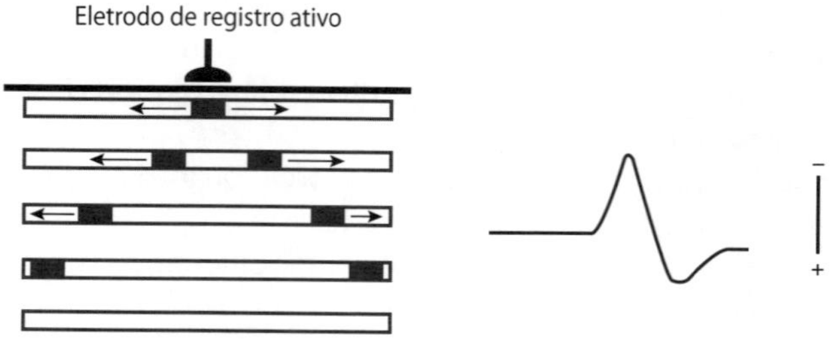

FIGURA 7.5. Despolarização ocorre diretamente abaixo do eletrodo de registro, a fase inicial positiva será ausente, e um potencial bifásico inicialmente negativo será visto. Observação é que, por convenção, negativo é para cima e positivo é para baixo em todos os nervos da condução e traçados eletromiográficos (Fonte: Electromyography and Neuromuscular Disorders Fourth Edition David C. Preston, MD Barbara E. Shapiro, MD, PhD Chapter 1 • Approach to Nerve Conduction Studies, Electromyography, and Neuromuscular Ultrasound).

Montagem

Estudo motor do nervo mediano: registra o músculo abdutor curto do polegar, estimulando o nervo mediano no punho. Nos estudos motores, o eletrodo de registro ativo (G1) é colocado no ventre/centro do músculo, com o eletrodo de referência (G2) colocado distalmente sobre o tendão.

Estudo sensorial do nervo mediano, técnica antidrômica: eletrodos de anel são colocados sobre o segundo ou terceiro dedos, 3-4 cm de distância entre os eletrodos. O eletrodo de registro ativo (G1) é colocado mais proximamente, mais próximo do estimulador. Embora todo o nervo mediano seja estimulado no punho, apenas as fibras sensoriais cutâneas são captadas no dedo.

Existem várias outras técnicas e montagens dentro do estudo eletroneuromiográfico (avaliação do reflexo-H, onda – F, reflexo do piscamento, estimulação repetitiva, avaliação autonômica etc.).

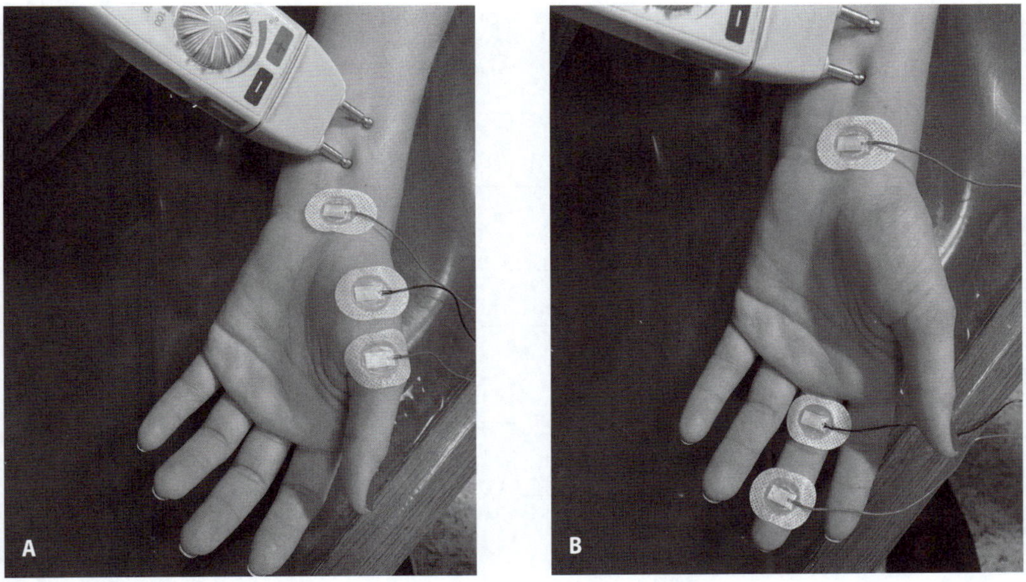

FIGURA 7.6. Demonstração de montagem de um estudo de condução nervosa motora (A) e de condução sensitiva (B) (Fonte: registro do próprio autor).

A eletromiografia é a inserção de agulha monopolar em músculos previamente escolhidos de acordo com a patologia e achados durante o exame de ENMG. Observamos o momento da inserção, repouso e contração voluntária do músculo. Essa parte do exame pode ser desconfortável para alguns pacientes, mas na grande maioria dos casos é bem tolerado.

Limitações do exame de ENMG

A ENMG é examinador-dependente e está sujeita à experiência do médico eletroneuromiografista, aos protocolos realizados durante o exame e à colaboração do paciente. Lesões axonais agudas podem apresentar alterações na ENMG após 7-14 dias. Lembrar que muitas vezes o exame normal significa normalidade para as estruturas e tipos de nervos avaliados, o que não exclui alterações de fibras amielinizadas e fibras finas isoladas.

Modelos de alguns tipos de lesão nervosa

Lesões neuropáticas

As lesões neuropáticas podem ser divididas naquelas que primariamente afetam o axônio ou a bainha de mielina. Perda axonal pode ser vista após a ruptura física do nervo ou como resultado de inúmeras condições tóxicas, metabólicas ou genéticas que podem danificar metabolicamente o axônio.

A desmielinização resultante da perda ou disfunção da bainha de mielina é vista mais frequentemente em neuropatias compressivas. Caso contrário, ocorre desmielinização em apenas um número limitado de condições, algumas das quais são genéticas (p. ex., polineuropatia hereditária de Charcot-Marie-Tooth), alguns tóxicos (p. ex., difteria) e outros como consequência de um ataque imunológico presumido na mielina (p. ex., síndrome de Guillain-Barré).

Nas lesões neuropáticas, uma das peças-chave de informações de diagnóstico obtidas de estudos da condução nervosa é a diferenciação de uma lesão de perda axonal primária de uma lesão desmielinizante primária. A perda axonal é o padrão mais comum observado em

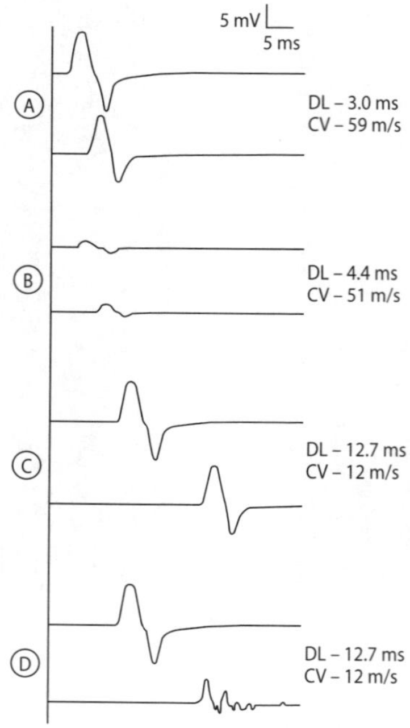

FIGURA 7.7. A: Estudo normal. Observe a latência distal (DL) normal < 4,4 ms, amplitude > 4 mV e velocidade de condução (CV) > 49 m/s. **B:** Perda axonal. Nas lesões de perda axonal, as amplitudes diminuem; CV é normal ou ligeiramente desacelerada, mas não < 75% do limite inferior do normal; e DL é normal ou ligeiramente prolongada, mas não > 130% do limite superior de normal. A morfologia do potencial não muda entre locais proximais e distais. **C:** Desmielinização resultando em lentificação uniforme é mais frequentemente associada a condições hereditárias (p. ex., polineuropatia Charcot-Marie-Tooth). CV é marcadamente retardada (< 75% menor limite do normal) e DL é marcadamente prolongada (> 130% do limite da normalidade). No entanto, geralmente não há alteração na configuração entre os locais de estimulação proximal e distal. **D:** Desmielinização com bloqueio de condução/dispersão temporal. Desaceleração acentuada da velocidade de condução e latência distal, mas também com mudança na morfologia do potencial (bloqueio de condução/dispersão temporal), está mais frequentemente associada a causas adquiridas de desmielinização. Esse padrão pode ser visto na síndrome de Guillain-Barré ou outras condições desmielinizantes adquiridas (Fonte: Adaptada de Electromyography and Neuromuscular Disorders Fourth Edition David C. Preston, MD Barbara E. Shapiro, MD, PhD Chapter 3 • Basic Nerve Conduction Studies)

estudos de condução. A amplitude reduzida é a principal anormalidade associada com perda axonal. À medida que os axônios são perdidos, as amplitudes desses potenciais diminuem. A melhor maneira de avaliar a quantidade da perda axonal é comparar a amplitude de um potencial com um valor de linha de base anterior, um valor de controle normal ou o valor do lado contralateral (assintomático).

Modelo de bloqueio de condução

Na desmielinização adquirida nas lesões, a desmielinização é frequentemente um processo irregular e multifocal. Quando o nervo é estimulado proximalmente ao bloqueio de condução, o potencial de ação muscular composto (CMAP) diminui em amplitude e área e muitas vezes fica disperso (parte inferior). Em um nervo normal (superior), a morfologia do CMAP geralmente é semelhante entre os locais de estimulação distal e proximal.

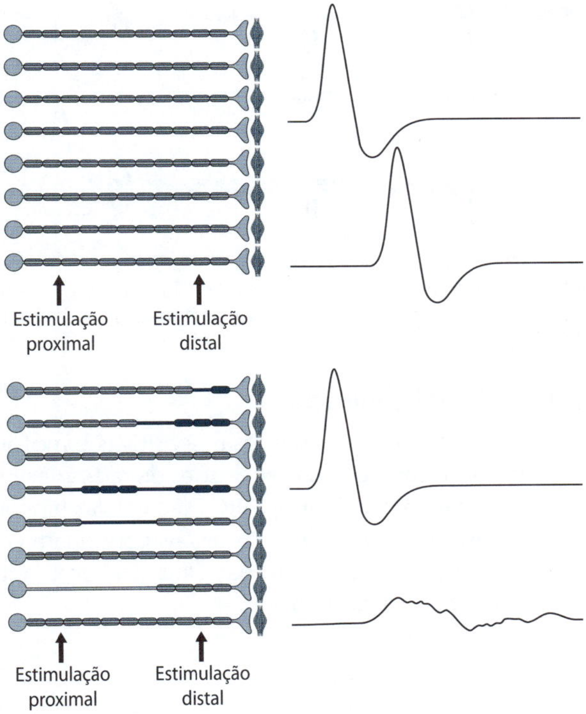

FIGURA 7.8. Demonstração esquemática de bloqueio de condução mielínica. 1ª figura mostrando a integridade da bainha de mielina. 2ª figura mostrando a perda parcial da bainha de mielina de algumas fibras nervosas, demonstrando o potencial de um bloqueio de condução mielínico – diminuição da amplitude do 2º potencial (Fonte: Adaptada de Albers JW. Polirradiculoneuropatia desmielinizante inflamatória. In: Brown WF, Bolton CF, eds. Eletromiografia Clínica. Stoneham, MA: Butterworth-Heinemann; 1987 com permissão).

Amplitude do potencial de ação muscular composto (CMAP) e localização do bloqueio de condução

Nas lesões desmielinizantes, o local de estimulação e a presença da localização do bloqueio de condução determinará a amplitude do CMAP.

Topo: se um bloqueio de condução está presente entre o local de estimulação distal usual e o muscular, as amplitudes serão baixas tanto no local da estimulação distal quanto na proximal, o padrão geralmente é associado a lesões de perda axonal.

Médio: se houver um bloqueio de condução entre os locais de estimulação distal e proximal, uma amplitude CMAP normal será registrada com estimulação distal e uma amplitude de CMAP reduzida será captada com estimulação proximal.

Embaixo: se um bloqueio de condução está presente no local de estimulação mais proximal, o nervo permanece normal distalmente, embora efetivamente desconectado do seu segmento proximal. Isso resulta em amplitudes CMAP normais ambos distalmente.

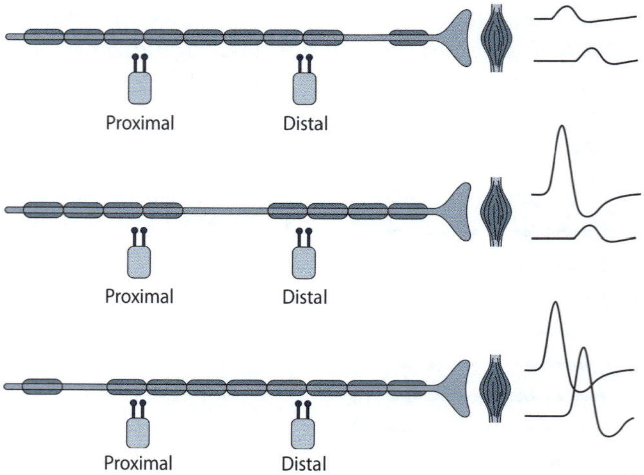

FIGURA 7.9. Local da estimulação e a presença da localização do bloqueio de condução determinará a amplitude do CMAP (Fonte: Adaptada de Electromyography and Neuromuscular Disorders Fourth Edition David C. Preston, MD Barbara E. Shapiro, MD, PhD Chapter 3. Basic Nerve Conduction Studies).

Lesões da raiz nervosa e estudos de condução nervosa

As diferenças anatômicas entre as fibras nervosas sensitivas e motoras resultam em padrões de anormalidades de condução nervosas em lesões de raízes nervosas. O nervo sensorial é derivado dos gânglios da raiz dorsal (DRGs). DRGs são células bipolares cujos processos centrais formam as raízes sensoriais e os processos distais continuam como fibras nervosas sensoriais periféricas. O nervo motor é derivado da célula do corno anterior, que reside na substância cinzenta ventral da medula espinhal.

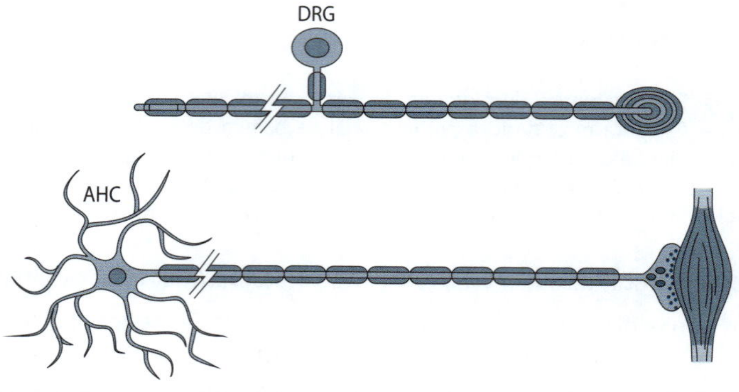

FIGURA 7.10. Demonstração de uma lesão de nervo sensitivo pré-ganglionar (acima) e lesão de nervo motor (abaixo). Fonte: Adaptada de Electromyography and Neuromuscular Disorders Fourth Edition David C. Preston, MD Barbara E. Shapiro, MD, PhD Chapter 3 • Basic Nerve Conduction Studies.

As raízes separam o nervo motor periférico de seu neurônio, no corno anterior da medula, mas deixam o gânglio da raiz dorsal e seus processos distais intactos. Assim, as lesões da raiz nervosa podem resultar em degeneração das fibras motoras distalmente e, consequentemente, anormalidades nos estudos de condução nervosa motora e/ou eletromiograma de agulha.

No entanto, o nervo sensitivo distal permanece intacto nas lesões das raízes nervosas, pois a lesão é proximal ao GRD. Assim, resultados de estudos de condução sensorial permanecem normais.

Em resumo, podemos classificar as neuropatias em:

1. **Neuronopatias:** comprometimento do corpo celular do neurônio motor (neuronopatias motoras) ou sensitivo (ganglionopatias sensitivas).
2. **Radiculopatias:** acometimento das raízes sensitivas e/ou motoras de maneira isolada ou múltiplas (multirradiculopatia), por exemplo: compressão radicular por hérnia discal, radiculites inflamatórias infecciosas (citomegalovírus, etc.), entre outras causas.
3. **Plexopatias:** plexites inflamatórias/infecciosas, lesões traumáticas etc.
4. **Mononeuropatia:** acometimento isolado de um único nervo em todas as suas funções, por exemplo: neuropatia dos nervos radial, ulnar no cotovelo, mediano no punho, fibular na cabeça da fíbula etc.
5. **Mononeuropatias múltiplas:** progressivo comprometimento de nervos de maneira isolada que se somam no tempo, por exemplo: vasculites.
6. **Polineuropatias:** acometimento, normalmente, simétrico dos nervos, inicialmente, de predomínio distal com progressão ascendente e em gradiente (distal-proximal).
7. **Polirradiculopatias:** acometimento inicial proximal e distal dos nervos periféricos e suas raízes.

Achados gerais na ENMG

TABELA 7.2. Resumo dos principais achados na ENMG

Neuronopatias	Sinais de desnervação difusa (fibrilações, ondas positivas, fasciculações)
Plexopatias	Sinais de desnervação nos músculos comprometidos, podendo ter ou não alteração da condução sensitiva e motora
Radiculopatias	Sinais de desnervação axonal nos músculos correspondentes à raiz comprometida
Mononeuropatias	Bloqueio de condução parcial ou total motor no sítio de compressão, sinais de desnervação nos músculos inervados pelo nervo correspondente
Mononeuropatias múltiplas	Bloqueio de condução parcial ou total motor no sítio de compressão, sinais de desnervação nos músculos inervados pelos nervos correspondentes
Polineuropatias	Axonal: redução de amplitude nos potenciais da condução motora, sinais de desnervação muscular Desmielinizante: alteração da latência, velocidade de condução
Polirradiculoneuropatias	Alteração da latência, velocidade de condução, sinais de desnervação muscular

Fonte: Próprio autor.

Referências bibliográficas

1. Lindstrom H, Ashworth NL. The usefulness of electrodiagnostic studies inthe diagnosis and management of neuromuscular disorders. Muscle Nerve. 2018:58(2):191-196.

2. Félix EPV, Oliveira A de SB. Diretrizes para abordagem diagnóstica das neuropatias em serviço de referência em doenças neuromusculares. Rev Neurocienc [Internet]. 31 de março de 2010 [citado 21º de abril de 2022];18(1):74-80. Disponível em: https://periodicos.unifesp.br/index.php/neurociencias/article/view/850.
3. Preston DC, Shapiro BE, Electromyography and Neuromuscular Disorders, 4th ed, 2021.
4. Albers JW, Kelly JJ. Acquired inflammatory demyelinating polyneuropathies: clinical and electrodiagnostic features. Muscle Nerve. 1989;12:435.
5. Feasby TE, Brown WF, Gilbert JJ, et al. The pathological basis of conduction block in human neuropathies. J Neurol Neurosurg Psychiatry. 1985;48:239.
6. Kimura J. Electrodiagnosis in Diseases of Nerve and Muscle.Philadelphia: FA Davis; 1989.
7. Kimura J, Machida M, Ishida T, et al. Relationship between size of compound sensory or muscle action potentials, and length of nerve segment. Neurology. 1986;36:647.
8. Kimura J, Sakimura Y, Machida M, et al. Effect of desynchronized inputs on compound sensory and muscle action potentials. Muscle Nerve. 1988;11:694.
9. Kincaid JC, Minnick KA, Pappas S. A model of the differing change in motor and sensory action potentials over distance. Muscle Nerve. 1988;11:318.
10. Olney RK, Budingen HJ, Miller RG. The effect of temporal dispersion on the compound muscle action potential in the human peripheral nerve. Muscle Nerve. 1987;10:728.
11. Olney RK, Miller RG. Conduction block in compression neuropathy: recognition and quantification. Muscle Nerve.1984;7:662.
12. Rhee EK, England JD, Sumner AJ. A computer simulation of conduction block: effects produced by actual block versus interphase cancellation. Ann Neurol. 1990;28:146.
13. Braddom RI, Johnson EW. Standardization of the H-reflex and diagnostic use in S1 radiculopathy. Arch Phys Med Rehabil. 1974;55:161.
14. Faser JL, Olney RK. The relative diagnostic sensitivity of different F wave parameters in various polyneuropathies.Muscle Nerve. 1992;15:912.
15. Fisher MA. AAEM Minimonograph #13: H reflexes and F waves: physiology and clinical indications. Muscle Nerve.1992;15:1223-1233.
16. Lachman T, Shahani BT, Young RR. Late responses as aids to diagnosis in peripheral neuropathy. J Neurol Neurosurg Psychiatry. 1980;43:56.
17. Maryniak O, Yaworski R, H-reflex. optimum location of recording electrodes. Arch Phys Med Rehabil. 1987;68:798-802.
18. Mauricio EA, Dimberg EL, Rubin DI. Utility of minimum F-wave latencies compared with F-estimates and absolute reference values in S1 radiculopathies: are they still needed? Muscle Nerve. 2014;49(6):809-813.
19. Shahani BT, Potts F, Domingue J. F response studies in peripheral neuropathies. Neurology. 1980;30:409.

8

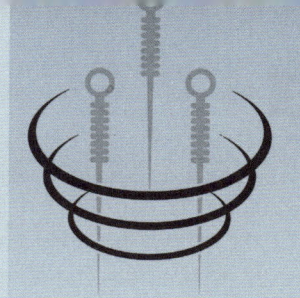

Termografia e Acupuntura em Dor Neuropática

Carlos Dalmaso Neto
Lin Tchia Yeng
Manoel Jacobsen Teixeira
Marcos Leal Brioschi

Introdução

A neuropatia periférica é um termo genérico para doenças dos nervos periféricos, e sabe-se que o dano ao sistema nervoso central é de difícil regeneração, enquanto na neuropatia periférica, a regeneração ocorre no axônio após a lesão.[1] Sabe-se que existem mais de cem tipos de neuropatias periféricas até o momento, e cada uma apresenta sintomas, curso e prognósticos característicos.[2] Na maioria dos casos, as alterações neurovegetativas e os sintomas sensoriais aparecem antes dos sintomas motores. Dependendo do tipo de nervo lesionado, ocorre diminuição dos principais reflexos, perda de sensibilidade, parestesia além da dor e comprometimento sensorial.

A neuropatia periférica pode ocorrer como recorrência local da doença primária, infecção por herpes-zóster, toxicidade medicamentosa, doença autoimune e do enxerto *versus* hospedeiro, entre outras. Em muitos casos, a causa exata não pode ser identificada.[3] Cerca de 50 medicamentos podem causar neuropatia periférica.[4]

A dor neuropática manifesta-se, intensamente por um longo período de tempo, muito frequentemente acompanhada de distúrbios do sono, depressão e ansiedade, causando diminuição na qualidade de vida. Seu tratamento não envolve somente controle da dor e parestesia, mas também agir de modo global na saúde do paciente.[5]

Os medicamentos mais utilizados para o tratamento da dor neuropática são os antidepressivos tricíclicos (amitriptilina, nortriptilina), anticonvulsivantes (gabapentina, pregabalina), inibidores da recaptação de serotonina-noradrenalina (duloxetina, venlafaxina), analgésicos opioides (tramadol).[6] No entanto, esses medicamentos requerem cautela pois faltam estudos comparativos em larga escala, a maioria dos ensaios clínicos é curto, as taxas de resposta terapêuticas são baixas e os efeitos colaterais são comuns.[7,8] Desse modo, tratamentos adjuvantes têm sido considerados, como acupuntura por manobras mecânicas, eletroacupuntura, acupuntura a laser e outras técnicas da Medicina Tradicional Chinesa (MTC) como moxabustão, Tai Chi e Qigong, abordando outros aspectos da dor neuropática, tanto gerais como ansiedade, depressão, humor e qualidade de vida, quanto locais, especialmente voltados a questão vascular.

Segundo Kawabata *et al.*[9] a dor neuropática pode provocar expansão dos vasos sanguíneos ou vasoconstrição no território afetado, causando alterações no fluxo sanguíneo e na temperatura dos tecidos. Mongini *et al.*[10] afirmam que a assimetria térmica na região craniofacial tem a possibilidade de estar associada a quadros dolorosos como neuralgia do trigêmeo. Isso é, tanto o diagnóstico quanto o tratamento da dor neuropática podem ser documentados e monitorados por meio de imagem térmica.

Termografia

A termografia (TI), ou imageamento térmico, é um método de escaneamento remoto do corpo humano que identifica áreas de maior ou menor brilho de radiação infravermelha (W). Quanto maior a radiação emitida por um corpo, maior sua temperatura (T) segundo a **Lei de Stefan-Boltzmann**:

$$W = \varepsilon\sigma T^4 \qquad (1)$$

Onde, W é a taxa de emissão de energia radiante infravermelha (W/m^2); ε é a emissividade do corpo (0,98 para o corpo humano); σ é a constante de Stefan-Boltzmann ($5{,}7 \times 10^{-8}$ $Wm^{-2} K^{-4}$); e T = temperatura do corpo (K).

O corpo humano, para manter sua homeostase térmica interna, troca calor com o meio ambiente por condução, convecção, evaporação e radiação infravermelha. A energia emitida na forma de radiação infravermelha representa 60% do total, e 90% o faz com comprimento de onda longo, de 8 a 15 μm, quando a pessoa fica exposta em uma sala a 23 °C por 15 minutos. O transdutor térmico é capaz de captar essa radiação infravermelha emitida pela superfície da pele especificamente nesse comprimento de onda e, a partir daí, escanear e gerar uma imagem que reproduz o mapa térmico de toda superfície corporal.

As áreas de maior fuga térmica correspondem aos locais de saída dos vasos axiais subcutâneos perfurantes que perfunde uma área cutânea (angiotomo) definida. Segundo Álvarez-Prats *et al.*, 87,5% dos pontos para acupuntura coincidem com presença de vasos cutâneos perfurantes vistos na termografia.[11] A expansão dos vasos sanguíneos, e consequente aumento do volume do fluxo desses vasos perfurantes, é controlado pelo sistema nervoso neurovegetativo simpático (SNNVS). Portanto, cada raiz nervosa espinhal, composta não só de fibras sensitivas e motoras, mas também de fibras pouco mielinizadas simpáticas, controla a perfusão cutânea de seu dermátomo correspondente. Grande parte desses pontos para acupuntura pertencem a uma rede de linhas paralelas e simétricas ao longo do tronco e dos membros, conhecidos como meridianos. Muitos especialistas em acupuntura têm publicado a respeito dessa relação dos meridianos da MTC com fluxo sanguíneo e expansão dos vasos perfurantes cutâneos, e documentado isso por TI.[12-19]

Segundo vários autores, a TI, no campo da acupuntura é decisiva para verificar a possível existência dos meridianos e as reações térmicas da pele proveniente da inserção da agulha.[16,20] Assim, a TI é um exame complementar, aprovado pelo Food and Drug Administration (FDA), desde 1982, e pela Associação Médica Brasileira (AMB), desde 1992. Esse instrumento detecta a luz infravermelha emitida pelo corpo, de modo não invasivo, sem radiação ionizante e com alta sensibilidade. Isso permite analisar as funções fisiológicas relacionadas ao controle da temperatura da pele que é proporcional ao volume do fluxo sanguíneo cutâneo, que tem importante relação.[21-23] A TI é um método de imagem complementar que não mostra anormalidades anatômicas, mas é capaz de mostrar alterações fisiológicas interessantes.[22-24]

Em áreas de maior volume de fluxo sanguíneo cutâneo, a temperatura será maior do que em áreas de menor volume de fluxo sanguíneo cutâneo.[11]

De acordo com a MTC, os pontos para acupuntura são estruturas dinâmicas e interligadas, segundo conceitos funcionais da microcirculação e neuroendocrinologia.[16] Os vasos perfurantes cutâneos criam conexões entre si e passam por uma linha axial, que assemelha-se a um caminho denominado meridiano.[25,26] A vantagem da TI é que ela usa a radiação infravermelha emitida passivamente pelo corpo humano para documentar isso. Zonas de temperatura mais altas são encontradas após estimulação vascular por técnicas de acupuntura, demonstrando a presença dinâmica, em tempo real, desses vasos perfurantes cutâneos. Além disso, consegue-se distinguir com a TI a localização de vários vasos perfurantes cutâneos ao mesmo tempo em uma única imagem, o que é uma grande vantagem em comparação com outros métodos diagnósticos.[27,28] Essas imagens são processadas em programas computacionais médicos com uso de escalas de cores específicas como, por exemplo, *presets* para avaliação vascular, e também orientadas para estudo qualitativo tridimensional, pela função Hypermax® (Figura 8.1), e quantitativa, por meio de tabelas e gráficos automatizados (VisionFy®, Thermofy, Brasil).[29]

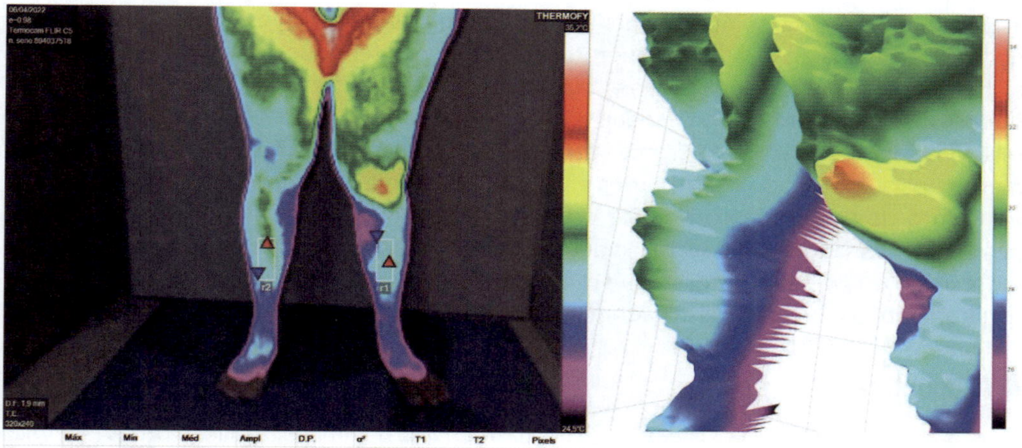

	Máx	Mín	Méd	Ampl	D.P.	σ²	T1	T2	Pixels
r1	29.02 °C	27.38 °C	28.52 °C	1.64 °C	±0.37 °C	±0.14	±2,52	±0.52	207
r2	29.72 °C	27.82 °C	28.83 °C	1.90 °C	±0.46 °C	±0.21	±2,83	±0.83	207

FIGURA 8.1. Imagem infravermelha de paciente com síndrome complexa de dor regional em membro inferior esquerdo. Hiporradiação "em bota" com ponto correspondente vaso perfurante cutâneo em acupunto E-35 (à esquerda) orientada para estudo qualitativo tridimensional Hypermax® (à direita) (Fonte: Imagem dos autores).

A relação entre os pontos para acupuntura e o sistema vascular é relatada no Cânone de Medicina do Imperador Amarelo (*Huang Di Nei Jing*).[30] Seguindo a descrição feita em uma das passagens do livro sobre o meridiano de Chong, que afirmava que "**quando a energia patológica do frio invade o Chong Mai, leva à estagnação do sangue desse canal extraordinário**". Vivien Shaw realizou uma dissecção cadavérica e, a partir daí, concluiu que isso coincidia precisamente com a descrição das principais vias vasculares.[31] Em 1988, Hartmut Heine realizou um estudo cadavérico, no qual identificou pontos para acupuntura, como perfurações da fáscia do corpo superficial, que compreendia duas veias e uma pequena artéria, acompanhada por um nervo.[32] Essas estruturas neurovasculares descobertas por Heine se assemelham à descrição anatômica dos vasos cutâneos perfurantes (PCV) e podem ser facilmente identificadas na TI.

Em determinadas situações pode ser realizado um estresse térmico para produzir resfriamento da pele e vasoconstrição e, posteriormente, a obtenção de imagens térmicas durante o processo de reaquecimento cutâneo pelos vasos cutâneos perfurantes.[28,33,34] Mais especificamente, em membros inferiores, outra opção é colocar o paciente com as pernas desnudas e elevadas acima do nível do coração, por cinco minutos. A seguir, o sujeito se levanta, e imagens termográficas das pernas são tomadas para capturar todos os pontos para acupuntura perpendicularmente. Essa postura provoca vasodilatação da pele, que ocorre como consequência da ativação do reflexo venoarterial, e acentua a imagem termográfica.[35]

A identificação dos vasos cutâneos perfurantes por TI é importante para todos os profissionais que praticam a acupuntura entenderem os efeitos da técnica que estão utilizando. A termografia reforça a relevância de se fazer a introdução dessas agulhas em um ponto de acupuntura ao invés de um local arbitrário da pele. A inserção e estimulação mecânica e/ou elétrica de um ponto para acupuntura em uma área ricamente vascularizada e inervada, como um vaso cutâneo perfurante, explica muito dos efeitos locais, segmentares e centrais da acupuntura, pela ativação do sistema nervoso sensitivo periférico e do sistema nervoso neurovegetativo simpático.[36,37] Inclusive, para avaliar a simetria térmica entre pontos de acupuntura contralaterais correspondentes. A diferença de temperatura dos pontos de acupuntura simétricos no mesmo meridiano pode refletir melhor o estado do corpo humano do que os não pontos de acupuntura (essa diferença tem que ser inferior a 0,6 °C e se manter em 0,3 °C).[38-40] Wang Danfen *et al.* observaram 274 casos de pacientes com diferentes doenças, e mostraram que o desequilíbrio de temperatura dos pontos de acupuntura está relacionado à distinção de síndromes da MTC.[41] Dessa maneira, vale ressaltar a TI como um método para controlar e monitorar os efeitos locais, segmentares e centrais da acupuntura.

Com o desenvolvimento e maior precisão desses transdutores infravermelhos, hoje é possível combiná-los com a avaliação automática por meio de *softwares* médicos de análise e obtenção de gravação automática em tempo real, com alta precisão, estabelecendo a dinâmica contínua de um determinado ponto de acupuntura e seu efeito sistêmico.

Acupuntura

A dor neuropática, na concepção da MTC, se origina de uma estagnação de Qi (energia), ou de Xue (sangue), ou de ambos, no meridiano acometido, podendo ser gerada por um fator etiológico local, sistêmico, ou combinação desses. A parestesia pode ser interpretada como um bloqueio na difusão de Qi e Xue na área servida pelo meridiano, provocando ali deficiência desses elementos e a sensação típica de formigamento e peso. Esse bloqueio pode ser agravado pela presença do fator patogênico chamado na MTC de "umidade", que cronifica o processo.[30] A acupuntura é um dos principais pilares da medicina tradicional na região do Pacífico Ocidental e nas últimas décadas tornou-se um método terapêutico abrangente, com alta eficácia no controle de múltiplos distúrbios e enfermidades do corpo. Apesar disso, grande parte de seus resultados terapêuticos são questionados, como no campo do manejo da dor onde seus efeitos analgésicos estão em debate.[42]

A técnica da acupuntura consiste fundamentalmente na introdução de agulhas muito finas em pontos selecionados da superfície corporal no intuito de restaurar o equilíbrio energético desse sistema para promover a remissão dos sintomas.[30] Por esse motivo, a termografia vem sendo utilizada na aplicação terapêutica da acupuntura, diagnóstico e seleção de pontos e meridianos a serem estimulados, bem como para avaliação em tempo real dos efeitos imediatos produzidos pela intervenção e reavaliação da reabilitação do paciente.[16]

Wu *et al.* demonstraram a existência de um gradiente de temperatura entre a localização do ponto para acupuntura e o tecido circundante, isso é, há uma diferença térmica significativa do local do ponto em relação ao tecido vizinho.[43] Dong Zhang realizou um estudo comparando a seleção de pontos para tratamento de acupuntura com apoio termográfico, em comparação com um grupo controle de tratamento convencional de acupuntura na paralisia facial sem uso de termografia. O grupo termoassistido teve número reduzido de sessões e menor duração do tratamento.[44] Além disso, Lo realizou um estudo no qual o diagnóstico foi obtido de acordo com os sintomas e imagens termográficas na área de dor do paciente. Com base nessa avaliação, selecionou um único ponto distante da área de dor do paciente para inserção da agulha, enquanto usava imagens térmicas para observar objetivamente uma diminuição da temperatura entre 0,5 °C e 2 °C na área sintomática. Isso coincidiu com o alívio da dor, e não ocorreu nas áreas de dor do paciente que não estavam relacionadas ao meridiano selecionado.[13]

A TI produz bons resultados quando em conjunto com a acupuntura,[19] principalmente para monitoramento da eficácia do tratamento com acupuntura para neuropatia periférica como tem sido demonstrada em estudos. Estima-se que a eficácia da acupuntura seja causada por um mecanismo muito complexo no qual atuam nervos, hormônios, citocinas e outros transmissores.[45] Estudos em animais indicam que a estimulação por acupuntura aumenta o fluxo sanguíneo regional, causando liberação de neuropeptídeos vasodilatadores de terminações nervosas eferentes e aferentes parassimpáticas, como peptídeo relacionado ao gene da calcitonina (CGRP), polipeptídeo intestinal vasoativo (VIP) e substância P, mesmo em ratos anestesiados.[46] Mais recentemente, Loaiza *et al.* relataram que o óxido nítrico é liberado de células endoteliais de ratos tratados com eletroacupuntura, resultando em aumento do volume do fluxo sanguíneo local.[47] Ademais, Ernst e Lee realizaram um estudo monitorado por termografia e relataram que tanto a estimulação manual por acupuntura (MAS) quanto a eletroacupuntura (EAS) para o ponto IG4 unilateral resultou em aumento prolongado da temperatura da pele no lado contralateral.[48] Eles concluíram que esse fenômeno foi resultado da supressão da atividade do nervo simpático mediada pela acupuntura e do resfriamento transitório da pele induzido pela EAS no nível segmentar. Sugerindo assim, que a atividade do nervo simpático aumenta transitoriamente no nível segmentar da coluna vertebral. Alguns pesquisadores relataram que a atividade do nervo simpático muscular (ANSM) aumentou durante a estimulação da acupuntura em humanos.[49,50] Dos estudos anteriores, apenas o de Moriyama relatou a supressão da ANSM durante a estimulação da acupuntura,[51] e esse autor concluiu que essa supressão estava envolvida no efeito vasodilatador da acupuntura. Ernst e Lee mostraram que a MAS reverteu em um aumento prolongado da temperatura da pele no lado contralateral, concluindo assim, que o MAS suprimiu a atividade do nervo simpático da pele (SSNA), que controla os vasos cutâneos.[48] A estimulação da acupuntura, portanto suprime o SSNA. A MAS até o ponto IG4 resulta em aumento transitório do SSNA.[52] Os autores também concluíram que a MAS até o ponto IG4 induz um aumento persistente na temperatura sistêmica da pele e que a supressão da atividade nervosa simpática estava envolvida nesse fenômeno.[48] Resultados de Sandberg *et al.* indicam que a intensidade do agulhamento é importante para o aumento do volume do fluxo sanguíneo.[53] A estimulação "De Qi" devido a um agulhamento profundo resulta no aumento mais pronunciado no fluxo sanguíneo da pele e do músculo em relação a um mais superficial. Wang Hua *et al.* mostraram que o aumento de temperatura é maior quando a agulha é inserida a 10 mm, do que a 5 mm de profundidade, mas somente quando aplicado em pontos para acupuntura e não em pontos controle.[54] Portanto, é esperado que um *hot spot*, i.e., foco térmico hiper-radiante seguido do agulhamento, seja positivo e vantajoso para um bom resultado de agulhamento por acupuntura.

Experimentos *in vitro* demonstraram que a laser-acupuntura com irradiação de luz vermelha de 657 nm estimula a liberação de trifosfato de adenosina (ATP),[55] que está associada a um aumento de Ca^{2+} intracelular livre em mastócitos humanos, semelhante à acupuntura com agulha.[56] Por meio de termografia, Raith[57] e Kurath-Koller *et al.*[58] demonstraram que a acupuntura a laser aumenta a temperatura cutânea quando aplicada até mesmo em neonatos. Litscher e Schikora[59] mostraram que a dosagem de energia mais alta causada por uma potência de saída mais alta do laser ou um tempo de radiação mais longo pode resultar em aumento mais significativo na temperatura da pele.

Recentemente, outros meios não invasivos têm se mostrado promissores no tratamento da dor neuropática, por não provocarem dor e aumentar a microcirculação local com aumento da temperatura quando aplicado em pontos de acupuntura. A imagem térmica da região de interesse mostrou que a estimulação adicional com almofada multimodal de diodo emissor de luz infravermelho (LED-IR) na faixa de 700 nm a 1.000 nm aumentou a temperatura em cerca de 113% em comparação com a estimulação sem LED-IR. Resultados de Litscher concluíram que as técnicas de estimulação por LED-IR não visível podem ser extremamente úteis para melhorar a qualidade da fotobiomodulação.[60] Resultados desses experimentos com animais mostraram que o LED infravermelho teve efeitos significativos na estimulação mecânica e na alodinia ao frio.

No modelo de dor neuropática por lesão nervosa poupada (SNI) em rato, um efeito analgésico foi observado após cada tratamento. No entanto, o efeito foi abolido quando o tratamento foi interrompido. Esses resultados de autores brasileiros sugerem que a terapia com fotobiomodulação pode ser útil como terapia adjuvante para dor crônica,[61,62] e portanto pode ser aplicada em pontos de acupuntura para tratamento da dor neuropática, inclusive na neuralgia trigeminal.[63] A irradiação do laser de baixa intensidade (LLLT) causa simetrias térmicas na área craniofacial ao aumentar a temperatura facial de uma região inflamatória ou neuropática e esse pode ser um dos mecanismos de alívio da dor pela LLLT. Makihara *et al.* mostraram que a temperatura facial também aumenta no lado contralateral.[64] Para traçar um caso paralelo, o aquecimento de um lado de um membro inferior causa melhora na circulação do lado oposto e do membro superior do mesmo lado, fenômeno denominado reflexo vasodilatador.[65] Esses fenômenos podem ser causados por uma reação fisiológica por meio do sistema nervoso central, e são muito comuns na acupuntura.

Moxabustão

Os pacientes com neuropatia periférica submetidos ao tratamento por acupuntura podem ter dificuldades devido à hiperalgesia e sensações anormais que ocorrem com frequência pela própria doença. Isso dificulta a avaliação clínica e prognóstica, reforçando, portanto, a necessidade de monitoramento termográfico para se obter uma resposta objetiva da evolução. Muitas vezes, acaba-se optando pelo tratamento com moxabustão combinado ou não com acupuntura. Estudos anteriores, sobre moxabustão, mostraram serem mais eficazes para a dor neuropática do que o tratamento medicamentoso ocidental com analgésicos.[66] Além disso, o grupo de tratamento de acupuntura e moxabustão para neuropatia periférica foi mais eficaz do que o grupo de acupuntura simulada e placebo para dor e parestesia em neuropatia periférica.[67-69] Portanto, parece que o tratamento com moxabustão pode ser outra opção para pacientes que apresentam dificuldade no tratamento invasivo com acupuntura devido à hiperalgesia. Ainda, após duas semanas de tratamento com moxabustão, pode ser visto um aumento de temperatura de até 3 °C.[70]

De acordo com Falconer *et al.*, quando o calor é gerado no corpo, o limiar de condução nervosa e inibição do potencial de ação da membrana da célula nervosa e o limiar de despolarização superficial da membrana celular são elevados, aumentando assim o limiar de dor e diminuindo a velocidade de condução nervosa para relaxar os músculos e reduzir a dor.[71] Como reflexo desses resultados há estudos que mostram que a terapia de fumigação[72] e a terapia do banho de pés,[73] que são estímulos térmicos, são eficazes para a dor neuropática periférica.

Tai chi e Qigong

Tai Chi (TC) é um exercício mente-corpo desenvolvido há mais de 500 anos em uma remota vila chinesa, que combina movimentos de artes marciais, respiração e técnicas de alongamento para alcançar harmonias corporais.[74] Desde então, tornou-se mais conhecido por seus inúmeros benefícios à saúde. O TC tem sido referido como uma maneira de exercício atraente porque é acessível para pessoas de todas as idades e níveis de condicionamento físico e tem uma taxa de lesões extremamente baixa. O TC e outras maneiras de exercício são relatadas como eficazes no alívio dos sintomas da neuropatia periférica.

Segundo estudo de Hermanns *et al.*, o TC não é uma cura para a neuropatia periférica (NP); no entanto, o TC melhora o equilíbrio, a flexibilidade e a força.[75] Esses resultados corroboram outros estudos que relataram melhora da funcionalidade em pessoas com NP.[76-78] Hermanns *et al.* destacam a importância do TC como maneira de exercício para participantes com NP e confirmam os resultados de Frye *et al.* que também demonstraram melhora funcional e psicológica.[79] Os resultados também apoiam o TC como um exercício seguro e eficaz para pessoas com NP.[80]

Isso vem sendo demonstrado e monitorado por meio de imagem termográfica também. A medição termográfica mostrou que o exercício de "Qigong-Bola Branca" pode aumentar a temperatura das mãos devido aumento da microcirculação dos dedos.[81-84] A MTC sustenta que a "mente" guia o "qi", que, portanto, guia o "xue" ("sangue") e conduz a microcirculação. Em outras palavras, essa velha frase das escrituras clássicas pode ser interpretada como temperatura dos dedos. Portanto, as mudanças de temperatura da pele podem ser interpretadas como um aumento na microcirculação. Os pesquisadores descobriram que quando um estado mental especial de consciência é alcançado e a sensação de "qi" é sentida, a temperatura da pele aumenta e pode ser visualizada pela termografia. Portanto, "qi", pode ser traduzido por esse modelo como capacidade funcional neurovegetativa, orientada a 37 °C.[83,84] Esses dados da avaliação dos efeitos da microcirculação na temperatura da mão durante a prática do "Qigong" ajudam a desmistificar a medicina chinesa, por intermédio da termografia. Se houver um efeito regulador homeostático de exercícios como QiGong e Tai Chi, de acordo com a MTC, isso pode ser devido ao aquecimento de todos os condutos ou meridianos do corpo (os dedos contêm os "poços" de todos os seis pares de condutos/meridianos de acordo com o Shanghanlun), a ativação de fases e elementos que estão associados com os dedos tão frequentemente usados na Tui Ná e na acupuntura de mão.

Neuropatias compressivas (síndrome do túnel do carpo/neuropatia ulnar)

A síndrome do túnel do carpo é uma condição dolorosa e incapacitante que afeta as mãos quando o nervo mediano, que vai do antebraço até a mão, fica comprimido ou inflamado no punho. Se, por um lado, a literatura que explora os efeitos da acupuntura no tratamento dos sintomas associados à síndrome do túnel do carpo aponta para efeitos benéficos semelhantes, ou às vezes melhores do que o tratamento convencional,[85,86] por outro lado, alguns autores apontam para pouco ou nenhum efeito em comparação com os controles.[87,88] Mais ensaios são necessários para esclarecer as ambiguidades. Estudos de condução nervosa podem ser uma excelente estratégia para avaliar alterações mensuráveis dos nervos após a acupuntura. Porém, é um método mais limitado na avaliação de fibras finas não mielinizadas e sensitivas. A TI preenche bem essa lacuna, documentando seu comprometimento precocemente, por meio de imagem mais bem definida do território mediano, assim como de outras alterações neuropáticas periféricas. A sensibilidade da TI para comprometimento do nervo mediano é muito alta.

Cerca de 40% a 70% das fibras do tronco medial do plexo braquial (nervo mediano) e do nervo ciático são constituídos por fibras do SNNVS. A TI pode evidenciar a síndrome do túnel do carpo com 98% de sensibilidade e 100% de especificidade em relação a eletroneuromiografia (ENMG); súbitas mudanças de temperatura podem ser detectadas mesmo quando não há alterações na ENMG.[89]

Para lesões de nervos periféricos, como mediano, ulnar, femoral cutâneo lateral da coxa, tibial posterior, ilioinguinal, o padrão diagnóstico consiste na presença de hiper-radiação no segmento cutâneo distal (dermátomo) na fase aguda ou uma hiporradiação na fase de regeneração do nervo acometido (Figura 8.2).

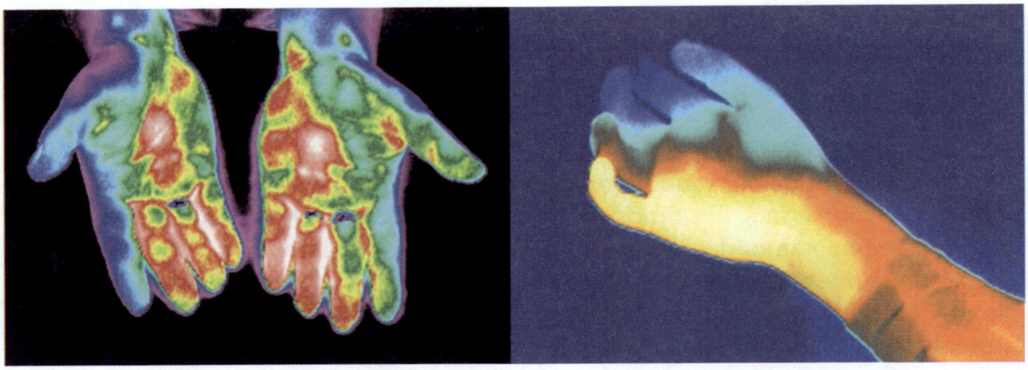

FIGURA 8.2. Imagens infravermelhas de pacientes com dor em mão devido à lesão de nervos periféricos. À direita: hiporradiação por compressão de nervo mediano da mão direita (síndrome do túnel do carpo). À esquerda: lesão total de nervo ulnar (trauma por arma branca) (Fonte: Imagem dos autores).

Como revelado por Chan *et al.*, ao avaliar os efeitos da acupuntura e da moxabustão nas propriedades eletrofisiológicas do nervo ulnar, a estimulação do ponto C4 aumentou a sensibilidade elétrica e diminuiu a intensidade do estímulo para atingir a amplitude máxima, e evitou um aumento significativo da latência e diminuição da velocidade de reação em duas estimulações elétricas consecutivas.[90]

Embora a segurança da acupuntura tenha sido bem estabelecida, não se pode esquecer, apesar de raro, da possibilidade de lesão de nervos periféricos com o agulhamento ou quebra da agulha, e consequente dor neuropática. O potencial de complicações é maior com acupuntura fitoterápica, na qual a agulha é revestida com extrato de ervas, fonte de reação química. Lee CH *et al.* documentaram por termografia um caso de lesão de nervo mediano no punho[91] e Sato *et al.*, de nervo fibular pós-acupuntura.[92]

Neuropatia periférica diabética (NPD)

No pé neuropático, a temperatura da pele aumenta e é hiper-radiante em repouso, devido dilatação das comunicações arteriovenosas, com aumento do volume do fluxo sanguíneo em consequência da disfunção da inervação simpática dos capilares (Figura 8.3). Um dos sinais clínicos avançados da neuropatia diabética é a anidrose, que torna a pele ressecada com fissuras oferecendo porta de entrada para infecções. Sun, Jao e Cheng observaram que a temperatura média plantar é de 27,6 ffl 1,8 °C em diabéticos com neuropatia, e de 26,8 ffl 2,2 °C no grupo controle normal.[93]

Usando a mesma estratégia para avaliação da neuropatia periférica diabética (NPD) em pacientes com diabetes tipo 2, Meyer□Hamme *et al.* descobriram que a acupuntura clássica com agulha teve efeitos significativos na NPD, e que o restabelecimento dos valores velocidade de condução nervosa presumivelmente indicam neurorregeneração estrutural após a acupuntura.[94]

Lee KM *et al.* reportaram melhora da neuropatia periférica de membros inferiores com tratamento combinado de acupuntura, moxabustão e fitoterapia, documentado por termografia infravermelha e eletroneumiografia.[95]

Hyun-ku *et al.* relataram caso de mulher de 21 anos, com parestesia e dor em membros inferiores devido polineuropatia periférica medicamentosa, que foi tratada usando uma abordagem terapêutica tradicional coreana múltipla, que incluía medicamentos fitoterápicos, acupuntura, eletroacupuntura e moxabustão. Foram termografados e comparadas as temperaturas de cinco pontos em cada pé e extremidade inferior, e observou-se um aumento de 3 °C a 7 °C em todos os pontos.[70]

A terapia de moxabustão pode ser uma opção eficaz e segura para pacientes com NPD, mas precisa ser verificada em estudos mais rigorosos.[66] A termografia pode ser um meio muito sensível e prático para documentar e estudar esses resultados.

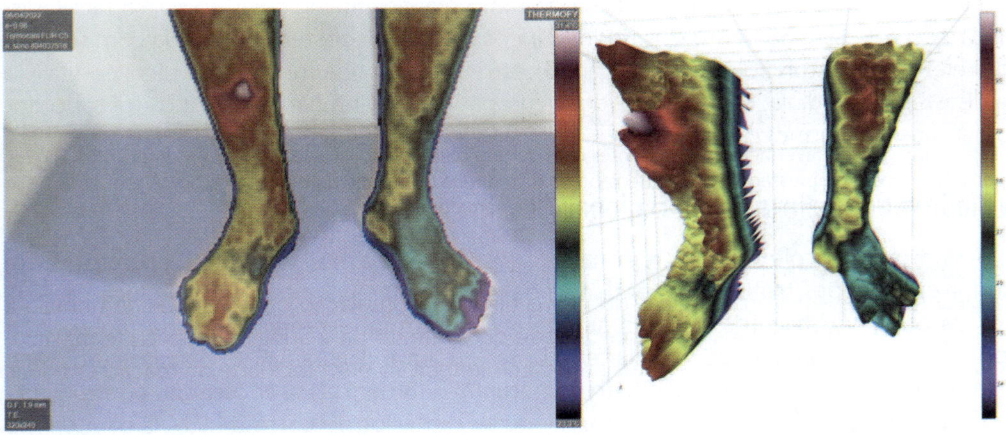

FIGURA 8.3. Imagem térmica de acuponto E38, em perna direita, com aumento de volume de fluxo, vaso perfurante cutâneo. Paciente com polineuropatia simétrica distal (neuropatia de fibras finas) (Fonte: Imagem dos autores).

Neuropatia herpética

No caso de neuropatia pós-herpética, quando não mais presente a lesão cutânea, ocorre radiação eletromagnética infravermelha elevada e constante ao longo dos dermátomos acometidos (alteração térmica dos dermátomos), a qual persiste mesmo após a lesão epidérmica cicatrizar-se. A TI é utilizada nos casos em que ocorre dor dias, semanas ou meses após desaparecimento das erupções cutâneas, e o diagnóstico clínico não é claro.

A acupuntura, provavelmente, protege contra a neuralgia pós-herpética (NPH) quando aplicada na fase aguda (no momento de uma erupção cutânea).[96,97] Foi relatado que a terapia combinada usando agentes antivirais e acupuntura precocemente promoveu a formação de crostas, sem vestígios de NPH.[96] Esse resultado refere-se ao estudo de Egawa *et al.*, que mostraram que a terapia combinada usando agentes antivirais e acupuntura precoce foi mais eficaz do que a terapia apenas com agentes antivirais na neuropatia herpética inicial, e que essa terapia combinada poderia suprimir a NPH.[97]

Vários informes clínicos, também, investigaram a eficácia da acupuntura e eletroacupuntura de baixa frequência (LFEA) para NPH.[98-105] Tanabe *et al.* descobriram que a acupuntura foi benéfica para tratar a NPH e, mais especificamente, para os pacientes durante os primeiros dois meses após surgimento da NPH.[98] Do mesmo modo, Arai e Ishimaru, mostraram que a acupuntura foi eficaz para NPH no primeiro mês após sua eclosão.[99,100] Além disso, Kawachi *et al.* relataram que o fluxo sanguíneo da área afetada foi melhorado tanto pela acupuntura quanto por radioterapia infravermelha próxima, com um benefício analgésico adicional.[101]

Kohjitani *et al.* relataram um caso de dor facial neuropática mediada pela atividade simpática induzida por lesão traumática do nervo trigêmeo e por infecção pelo vírus varicela-zóster, após uma simples extração dentária.[106] A paciente havia sido submetida à extração do terceiro molar inferior direito em uma clínica odontológica local e, logo após a extração do dente, notou dor espontânea na orelha direita, região temporal direita e no alvéolo dentário com aumento de temperatura à termografia. Ao exame inicial 30 dias após a extração do dente, a cicatrização do alvéolo do dente estava normal; no entanto, a paciente apresentava sensação de formigamento e queimação (disestesia) e dor espontânea no lábio inferior direito e na região temporal direita, ambas exacerbadas por estímulos não nocivos (alodinia). A paciente também apresentou paralisia do ramo marginal mandibular do nervo facial, disfunção do paladar e aumento dos títulos séricos de varicela-zóster. Foi tratada com sucesso com eletroacupuntura, bloqueio do gânglio estrelado e antidepressivo tricíclico, com alívio da disestesia e alodinia. Esse caso de dor neuropática com interação simpática foi todo documentado por termografia de face.

Síndrome complexa de dor regional (SCDR)

A síndrome complexa de dor regional (SCDR) associa-se a mudanças de temperatura além da dor e alterações tróficas. Dependendo da causa da lesão e tempo de evolução, a área afetada pode ser mais fria ou mais quente na imagem infravermelha em relação ao lado oposto, seguindo um padrão vascular em "bota" ou "luva" (Figura 8.4). O déficit neurológico apresenta correlação com o grau de temperatura.[107,108] Bruehl *et al.* encontraram sensibilidade de 60% e especificidade de 67% utilizando-se um valor de corte de 0,6 °C para definir assimetria em "luva" ou "bota" entre os lados opostos em pacientes com e sem SCDR do tipo 1.[109] Na avaliação da SCDR é obrigatório acrescentar, além da assimetria, a quebra do gradiente térmico distal (desorganização vasomotora) e o teste provocativo, mais comumente com estímulo frio, conhecido como *cold stress test*, para poder fazer o diagnóstico diferencial com outras condições que podem mimetizar essa condição.

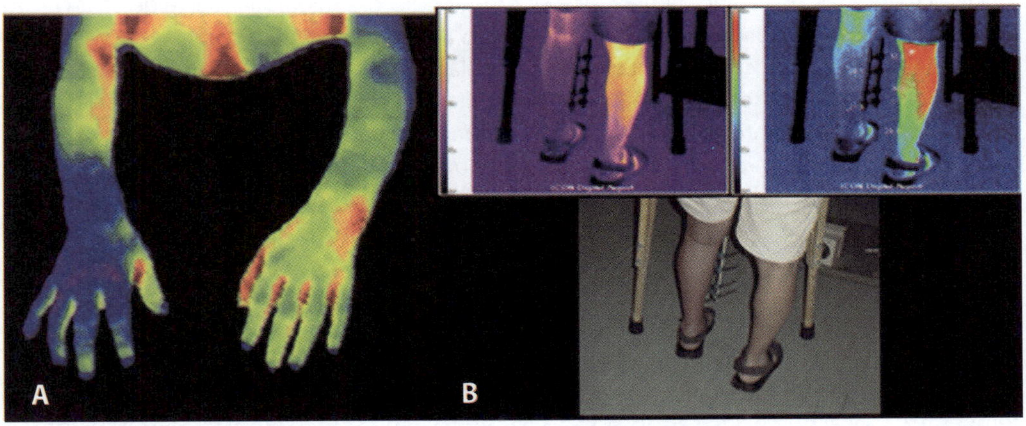

FIGURA 8.4. Imagens infravermelhas de paciente com dor mantida pelo simpático e de paciente com fixador externo. **A**: Hiporradiação infravermelha em mão direita. **B**: Hiporradiação em perna esquerda por imobilização prolongada (Fonte: Imagem dos autores).

Alguns artigos mostraram que o tratamento com acupuntura foi benéfico para SCDR. A síndrome ombro-mão (SHS) está envolvida na SCDR Tipo I, causada por traumatismo. Alguns casos, no entanto, são decorrentes de doenças circulatórias, como acidentes vasculares cerebrais e infartos cardíacos e herpes-zóster. Os resultados da acupuntura na SHS aguda e crônica após acidentes cerebrovasculares foram descritos em três relatos.[110-112] Ding *et al.* realizaram 20 minutos de acupuntura manual em 14 pacientes hemiplégicos de braço e mão com SHS, duas vezes por semana, durante cinco semanas.[110] A termografia e fluxometria laser doppler (FLD) local confirmaram aumento da temperatura da pele, da velocidade e do volume do fluxo sanguíneo com o tratamento. Os aumentos, no entanto, foram inibidos quando 10 mg de fentolamina, um bloqueador alfa-adrenérgico não seletivo, foi injetada antes do tratamento de acupuntura. Finalmente, após cinco semanas de acupuntura por punção, foi registrada melhora na dor, aquecimento local e no inchaço. Esses resultados sugerem que a acupuntura desempenha função terapêutica por meio da supressão do aumento do tônus simpático. Tsuiki *et al.* também demonstraram que dor, inchaço, temperatura da pele, parestesia e escore SDRC de Gibbon melhoraram após tratamento com acupuntura.[111,112] Os autores concluíram que a acupuntura foi útil para SHS que acompanhou hemiplegia após acidente vascular cerebral e que a melhora do volume do fluxo sanguíneo periférico pode desempenhar papel importante no resultado do tratamento. Assim, parece que a acupuntura aumenta a velocidade e fluxo sanguíneo periférico para áreas com diminuição do volume do fluxo sanguíneo da pele, enquanto diminui o calor local elevado. Isso é, desempenha um efeito modulador na SCDR.

Para o sucesso terapêutico do paciente com dor crônica há necessidade de diagnóstico preciso e claro, particularmente nos casos de SCDR do tipo I. A TI é um teste útil no diagnóstico diferencial da SCDR tipo I, e superior a qualquer outro método diagnóstico por imagem, funcional ou farmacológico para avaliar a função simpática.

Dor miofascial neurogênica

A dor neuropática tipicamente afeta o sistema musculoesquelético, e, portanto, um tipo de dor que a acompanha muito comumente é a dor por espasmo muscular, encurtamento e ativação de pontos de gatilho miofasciais e síndrome dolorosa miofascial. Parte dessa ativação miofascial anormal é por hipersensibilidade devido a denervação ou disfunção nervosa. Esse componente miofascial com encurtamento muscular crônico devido a dor neuropática pode adiantar a instalação de tendinopatias, tenossinovites e epicondilites, condromalacia, artralgias. Até mesmo, estreitamento de forames intervertebrais criando um círculo vicioso. Esse conceito de dor miofascial neurogênica foi descrito por um respeitado acupunturista, o Dr. Gunn.[113]

A termografia permite em um único exame tanto a documentação de pontos-gatilhos miofasciais quanto de compressões radiculares, isso é, avaliação da dor mista. Em dores musculares, o exame por imagem infravermelha é o único método diagnóstico que evidencia objetivamente pontos-gatilhos miofasciais na forma de pontos aquecidos, hiper-radiantes e com sensibilidade próxima a 98%.[114] O agulhamento por acupuntura pode relaxar a musculatura espástica instantaneamente ou dentro de minutos. E, também, induz um efeito simpatolítico que se espalha pelo segmento corporal, causando vasoconstrição e aumentando a temperatura local que pode ser observado na termografia como resposta ao tratamento. A dor muscular, de tendões e articulações causada pela tensão muscular é cessada quando a musculatura tensionada é relaxada. Isso contribui também para o tratamento da dor neuropática e pode ser acompanhado por termografia, é denominada de técnica de acupuntura termoguiada de pontos térmicos miofasciais.

Conclusão

A termografia pode auxiliar na documentação das reações térmicas, atividade vasomotora e volume de fluxo cutâneo decorrentes da inserção da agulha em locais específicos da pele e seu comportamento regional sobre meridianos da Medicina Tradicional Chinesa (MTC). É uma técnica de mapeamento da distribuição térmica e vascular cutânea em que se mede a radiação eletromagnética infravermelha longa. Ela é capaz de identificar vasos perfurantes cutâneos relacionados aos pontos de acupuntura com precisão, de maneira não invasiva, rápida, indolor, segura e sem emissão de radiação ionizante por meio do escaneamento de um segmento ou corpo inteiro em uma única imagem. Isso facilita a avaliação do paciente que sofre de dor neuropática devido às neuropatias compressiva, herpética, diabética ou síndrome dolorosa complexa regional, associada ou não a alterações miofasciais. A combinação da acupuntura, uma terapia milenar, com tecnologia de escaneamento infravermelho, auxilia na elucidação diagnóstica e estudo da relação dos pontos/meridianos por meio de procedimentos termoguiados. Também no que ocorre com o corpo, quando submetido ao agulhamento, ou em variantes técnicas de estímulo da MTC (eletroacupuntura, laser-acupuntura, moxabustão, Tai Chi, Qigong), direcionando o tratamento da dor neuropática com mais objetividade e segurança.

A termografia é um método seguro para avaliação da dor neuropática e prática da MTC e acupuntura quando realizada por termologistas treinados e licenciados. Identifica pontos para acupuntura e meridianos relacionados aos vasos cutâneos perfurantes e sua modificação de fluxo consequente ao tratamento. As regiões de dor neuropática apresentam alterações vasomotoras que podem ser objetivamente mapeadas e quantificadas pela termografia. Essas áreas estão relacionadas com fibras nervosas finas pouco mielinizadas que controlam o fluxo cutâneo e consequentemente a temperatura local.

Referências bibliográficas

1. Bosse F. Extrinsic cellular and molecular mediators of peripheral axonal regeneration. Cell Tissue Res. 4 de julho de 2012;349(1):5-14.
2. Kim IY. Management of peripheral neuropathy for cancer patients. Korean J Clin Oncol. 30 de junho de 2011;7(1):11-22.
3. Kim KW, Kay CS, Min CK, Kim DW, Lee JW, Park SY. Peripheral Polyneuropathy Developed after Allogeneic Hematopoietic Stem Cell Transplantation. Korean J Hematol. 2000;5(2):237-42.
4. London Z, Albers JW. Toxic Neuropathies Associated with Pharmaceutic and Industrial Agents. Neurol Clin. fevereiro de 2007;25(1):257-76.
5. Park SW, Kim CJ, Cho CS. Effects of Nerve Regeneration by Bogijetong-tang Treatment on Peripheral Nerves Damaged by Taxol and Crush Injury. J Korean Orient Intern Med. 2013;34(4):384-404.
6. Park YH, Sung DH. Management of Neuropathic Pain: Guide-lines for Medications and Role of Exercise. Clin Pain. 2013;12(2):66-74.
7. Griebeler ML, Morey-Vargas OL, Brito JP, Tsapas A, Wang Z, Carranza Leon BG, et al. Pharmacologic Interventions for Painful Diabetic Neuropathy. Ann Intern Med. 4 de novembro de 2014;161(9):639.
8. Joo IS. Pharmacologic Treatment of Peripheral Neuropathy. J Korean Med Assoc. 2004;47(10):1002.
9. Kawabata H, Maekawa K, Kuboki T, Yamashita A, Wakasa T, Kishi K. Assessment of the relationship between trapezius muscle pain and skin surface temperature using infrared thermography. J Okayama Dent Soc. 1999;18:251-8.
10. Mongini F, Caselli C, Macri V, Tetti C. Thermographic Findings in Cranio-Facial Pain. Headache J Head Face Pain. julho de 1990;30(8):497-504.
11. Álvarez-Prats D, Carvajal-Fernández O, Valera Garrido F, Pecos-Martín D, García-Godino A, Santafe MM, et al. Acupuncture Points and Perforating Cutaneous Vessels Identified Using Infrared Thermography: A Cross-Sectional Pilot Study. Evidence-Based Complement Altern Med. 21 de março de 2019;2019:1-9.
12. Zhang D, Gao H, Wen B, Wei Z. Research on the acupuncture principles and meridian phenomena by means of infrared thermography. Zhen ci yan jiu = Acupunct Res. 1990;15(4):319-23.
13. Lo SY. Meridians in acupuncture and infrared imaging. Med Hypotheses. 2002;58(1):72-6.
14. de Souza RC, Pansini M, Arruda G, Valente C, Brioschi ML. Laser acupuncture causes thermal changes in small intestine meridian pathway. Lasers Med Sci. 5 de novembro de 2016;31(8):1645-9.
15. Zhou Y, Shen X, Wang L, Wei J, Cheng K. The infrared radiation spectrum of acupoint Taiyuan (LU9) in asthma patients. J Tradit Chinese Med. junho de 2012;32(2):187-92.
16. Yang HQ, Xie S Sen, Hu XL, Chen L, Li H. Appearance of Human Meridian-Like Structure and Acupoints and Its Time Correlation by Infrared Thermal Imaging. Am J Chin Med. 5 de janeiro de 2007;35(02):231-40.
17. Schlebusch KP, Maric Oehler W, Popp FA. Biophotonics in the Infrared Spectral Range Reveal Acupuncture Meridian Structure of the Body. J Altern Complement Med. fevereiro de 2005;11(1):171-3.
18. Litscher G, Wang L. Visualisierung von peripheren Durchblutungsänderungen während der Akupunktur mittels Thermographie - Thermographic Visualisation of Changes in Peripheral Perfusion brought about by Acupuncture. Biomed Tech Eng. 1999;44(5):129-34.
19. Litscher G. Bioengineering Assessment of Acupuncture, Part 1: Thermography. Crit Rev Biomed Eng. 2006;34(1):1-22.
20. Moreira DVQ, Nohama P. Mapeamento térmico nos pontos de acupuntura. Rev da Univ Val do Rio Verde. 2016;14(2):1034-43.
21. Merla A, Mattei PA, Di Donato L, Romani GL. Thermal imaging of cutaneous temperature modifications in runners during graded exercise. Ann Biomed Eng. 2010;38(1):158-63.
22. Brioschi ML, Teixeira MJ, Yeng LT, Silva FMRM. Manual de Termografia Médica. São Paulo: Andreoli; 2016.

23. Brioschi ML, Teixeira MJ, Silva MF. Princípios e Indicações da Termografia Médica. 1o ed. São Paulo: Andreoli; 2010. 277 p.
24. Ring EFJ, Ammer K. Infrared thermal imaging in medicine. Physiol Meas. 1 de março de 2012;33(3):33-46.
25. Mei J, Morris SF, Ji W, Li H, Zhou R, Tang M. An anatomic study of the dorsal forearm perforator flaps. Surg Radiol Anat. 20 de outubro de 2013;35(8):695-700.
26. Hekner DD, Roeling TAP, Van Cann EM. Perforator anatomy of the radial forearm free flap versus the ulnar forearm free flap for head and neck reconstruction. Int J Oral Maxillofac Surg. agosto de 2016;45(8):955-9.
27. Itoh Y, Arai K. Use of Recovery-enhanced Thermography to Localize Cutaneous Perforators. Ann Plast Surg. maio de 1995;34(5):507-11.
28. de Weerd L, Weum S, Mercer JB. The Value of Dynamic Infrared Thermography (DIRT) in Perforator Selection and Planning of Free DIEP Flaps. Ann Plast Surg. setembro de 2009;63(3):274-9.
29. Thermofy Brasil [Internet]. Available at: www.thermofy.com.br
30. Maciocia G. A Prática da Medicina Chinesa: Tratamento de Doenças com Acupuntura e Ervas Chinesas. 1ª ed. São Paulo: Roca; 1996.
31. Shaw V. Chong meridian an Ancient Chinese Description of the Vascular System? Acupunct Med. 1 de junho de 2014;32(3):279-85.
32. Heine H. Anatomical structure of acupoints. J Tradit Chinese Med. 1988;8(3):207-202.
33. Chubb DP, Taylor GI, Ashton MW. True and "Choke" Anastomoses between Perforator Angiosomes. Plast Reconstr Surg. dezembro de 2013;132(6):1457-64.
34. John HE, Niumsawatt V, Rozen WM, Whitaker IS. Clinical applications of dynamic infrared thermography in plastic surgery: a systematic review. Gland Surg. abril de 2016;5(2):122-32.
35. Estañol Vidal B, Gutiérrez Manjarrez F, Martínez Memije R, Senties Madrid H, Berenguer Sánchez MJ, Magaña Zamora L, et al. Las dos caras del reflejo venoarteriolar: vasoconstricción y vasodilatación cutánea al bajar y subir el brazo. Rev Neurol. 1 de maio de 2016;62(09):403.
36. Guangjun W, Yuying T, Shuyong J, Tao H, Weibo Z. Change of Blood Perfusion in Hegu Acupoint After Contralateral Hegu Acupoint Was Stimulated. J Altern Complement Med. agosto de 2012;18(8):784-8.
37. Lund I, Lundeberg T. Effects triggered in the periphery by acupuncture. Acupunct Relat Ther. maio de 2015;3(2-3):24-34.
38. Yang Z, Zhou M, Wang X, Zhao Y, Chen Z, Lan Y, et al. Review on skin temperature of acupoints. Zhongguo Zhen Jiu. 12 de janeiro de 2017;37(1):109-14.
39. Ronglai Z, Qi S, Xiuyun C. The diagnostic significance of temperature imbalance at Chengman and Liangmen acupuncture points for chronic gastropathy. Guizhou Med. 1989;13(3):133-5.
40. Haddad DS, Brioschi ML, Baladi MG, Arita ES. A new evaluation of heat distribution on facial skin surface by infrared thermography. Dentomaxillofacial Radiol. abril de 2016;45(4):20150264.
41. Wang D, Li Z. The relationship between disease and skin temperature imbalance on either side of acupuncture points. J Hebei Univ Tradit Chinese Med. 1995;10(2):36-8.
42. Haker E, Egekvist H, Bjerring P. Effect of sensory stimulation (acupuncture) on sympathetic and parasympathetic activities in healthy subjects. J Auton Nerv Syst. fevereiro de 2000;79(1):52-9.
43. Wu ZY, Liu XL, Hong WX, Zhang D. Research on the correlation between the temperature asymmetry at acupoints of healthy and affected side and the severity index of facial paralysis. Zhongguo Zhen Jiu. novembro de 2010;30(11):953-6.
44. Zhang D. A Method of Selecting Acupoints for Acupuncture Treatment of Peripheral Facial Paralysis by Thermography. Am J Chin Med. 5 de janeiro de 2007;35(06):967-75.
45. Kim SY, Jun EY. Effects of Foot Bath Therapy on the Symptom Intensity, Distress, and Interference with Usual Activities due to Chemotherapy-Induced Peripheral Neuropathy in Patients with Metastatic and Recurrent Cancer. J Korean Acad Soc Home Care Nurs. 2017;24(2):189-99.

46. Jansen G, Lundeberg T, Kjartansson J, Samuelson UE. Acupuncture and sensory neuropeptides increase cutaneous blood flow in rats. Neurosci Lett. fevereiro de 1989;97(3):305-9.
47. Loaiza LA, Yamaguchi S, Ito M, Ohshima N. Electro-acupuncture stimulation to muscle afferents in anesthetized rats modulates the blood flow to the knee joint through autonomic reflexes and nitric oxide. Auton Neurosci. maio de 2002;97(2):103-9.
48. Ernst M, Lee MHM. Sympathetic vasomotor changes induced by manual and electrical acupuncture of the hoku point visualized by thermography. Pain. janeiro de 1985;21(1):25-33.
49. Sugiyama Y, Xuw Y-X, Mano T. Transient Increase in Human Muscle Sympathetic Nerve Activity during Manual Acupuncture. Jpn J Physiol. 1995;45(2):337-45.
50. Knardahl S, Elam M, Olausson B, Wallin GB. Sympathetic nerve activity after acupuncture in humans. Pain. março de 1998;75(1):19-25.
51. Moriyama T. Microneurographic analysis of the effects of acupuncture stimulation on sympathetic muscle nerve activity in humans: excitation followed by inhibition. Nihon Seirigaku Zasshi. 1987;49(12):711-21.
52. Kimura K, Masuda K, Wakayama I. Changes in Skin Blood Flow and Skin Sympathetic Nerve Activity in Response to Manual Acupuncture Stimulation in Humans. Am J Chin Med. 5 de janeiro de 2006;34(02):189-96.
53. Sandberg M, Lundeberg T, Lindberg L-G, Gerdle B. Effects of acupuncture on skin and muscle blood flow in healthy subjects. Eur J Appl Physiol. 24 de setembro de 2003;90(1-2):114-9.
54. Hua W, Youxiang L, Hanping Z, Maoliang Q, Guojie S. Determination of Deep Temperature of Acupoint, Non-acupoint on Meridian and Contral Point of Rabbit. Acupunct Res. 1995;20(4):47-51.
55. Wang L, Sikora J, Hu L, Shen X, Grygorczyk R, Schwarz W. ATP Release from Mast Cells by Physical Stimulation: A Putative Early Step in Activation of Acupuncture Points. Evidence-Based Complement Altern Med. 2013;2013:1-7.
56. Whittaker P. Laser acupuncture: past, present, and future. Lasers Med Sci. 3 de outubro de 2004;19(2):69-80.
57. Raith W, Litscher G, Sapetschnig I, Bauchinger S, Ziehenberger E, Müller W, et al. Thermographical Measuring of the Skin Temperature Using Laser Needle Acupuncture in Preterm Neonates. Evidence-Based Complement Altern Med. 2012;2012:1-5.
58. Kurath-Koller S, Litscher G, Gross A, Freidl T, Koestenberger M, Urlesberger B, et al. Changes of Locoregional Skin Temperature in Neonates Undergoing Laser Needle Acupuncture at the Acupuncture Point Large Intestine 4. Evidence-Based Complement Altern Med. 2015;2015:1-6.
59. Litscher G, Schikora D. Laserneedle-Acupuncture: Science and Practice. Pabst Science. Berlim; 2005.
60. Litscher G. Efficacy of LED Infrared Warming in the Periphery of the Human Body - First Investigations in a Subject using Thermography. OBM Integr Complement Med. 11 de maio de 2020;5(2):1-10.
61. Pigatto GR, Quinteiro MHS, Nunes-de-Souza RL, Coimbra NC, Parizotto NA. Low-Intensity Photobiomodulation Decreases Neuropathic Pain in Paw Ischemia-Reperfusion and Spared Nervus Ischiadicus Injury Experimental Models. Pain Pract. abril de 2020;20(4):371-86.
62. de Oliveira ME, Da Silva JT, Brioschi ML, Chacur M. Effects of photobiomodulation therapy on neuropathic pain in rats: evaluation of nociceptive mediators and infrared thermography. Lasers Med Sci. 5 de setembro de 2021;36(7):1461-7.
63. Tanganeli JPC, Haddad DS, Bussadori SK. Photobiomodulation as an adjuvant in the pharmacological treatment of trigeminal neuralgia. Case report. Brazilian J Pain. 2020;3(3).
64. Makihara E, Makihara M, Masumi S-I, Sakamoto E. Evaluation of Facial Thermographic Changes Before and After Low-Level Laser Irradiation. Photomed Laser Surg. abril de 2005;23(2):191-5.
65. Krogstad A-L, Elam M, Karlsson T, Wallin BG. Arteriovenous anastomoses and the thermoregulatory shift between cutaneous vasoconstrictor and vasodilator reflexes. J Auton Nerv Syst. junho de 1995;53(2-3):215-22.

66. Tan Y, Hu J, Pang B, Du L, Yang Y, Pang Q, et al. Moxibustion for the treatment of diabetic peripheral neuropathy. Medicine (Baltimore). 25 de setembro de 2020;99(39):e22286.
67. Zhou W, Lei R, Zuo C, Yue Y, Luo Q, Zhang C, et al. Analgesic Effect of Moxibustion with Different Temperature on Inflammatory and Neuropathic Pain Mice: A Comparative Study. Evidence-Based Complement Altern Med. 2017;2017:1-8.
68. Lee MS, Choi T-Y, Kang JW, Lee B-J, Ernst E. Moxibustion for Treating Pain: A Systematic Review. Am J Chin Med. 5 de janeiro de 2010;38(05):829-38.
69. Anastasi JK, Capili B, McMahon DJ, Scully C. Acu/Moxa for Distal Sensory Peripheral Neuropathy in HIV: A Randomized Control Pilot Study. J Assoc Nurses AIDS Care. maio de 2013;24(3):268-75.
70. Hyun-ku L, Se-won K, Yu-na S, In-hu B, Ho-jung P, Ki-ho C, et al. A Case Report of Lower Extremity Paresthesia with Polyneuropathy Treated with Traditional Korean Complex Treatment. J Intern Korean Med. 30 de maio de 2020;41(2):256-66.
71. Falconer J, Hayes KW, Chang RW. Therapeutic ultrasound in the treatment of musculoskeletal conditions. Arthritis Care Res. junho de 1990;3(2):85-91.
72. Zhang W. The Effectiveness of Traditional Chinese Medicine Fumigation by Nurses on Diabetic Peripheral Neuropathy: Systematic Review and meta-analysis. Heal Nurs. 2019;31(2):57-66.
73. Yoon SY, Kwon MJ. The Effect of Foot Bath Therapy on Post-operation Pain, estresse, HRV in Hand Replantation Patients. Korean J Occup Heal Nurs. 31 de agosto de 2011;20(2):105-12.
74. Wang YT, Chen HS, Liu J, Pearl M. Tai chi: An ideal body-mind harmony exercise for everyone. ournal Int Counc Heal Phys Educ Recreat Sport Danc. 2000;36(3):38-43.
75. Hermanns M, Haas BK, Rath L, Murley B, Arce-Esquivel AA, Ballard JE, et al. Impact of Tai Chi on Peripheral Neuropathy Revisited: A Mixed-Methods Study. Gerontol Geriatr Med. 17 de janeiro de 2018;4:233372141881953.
76. Richerson S, Rosendale K. Does Tai Chi Improve Plantar Sensory Ability? A Pilot Study. Diabetes Technol Ther. junho de 2007;9(3):276-86.
77. Sattin RW, Easley KA, Wolf SL, Chen Y, Kutner MH. Reduction in Fear of Falling Through Intense Tai Chi Exercise Training in Older, Transitionally Frail Adults. J Am Geriatr Soc. julho de 2005;53(7):1168-78.
78. Streckmann F, Zopf EM, Lehmann HC, May K, Rizza J, Zimmer P, et al. Exercise Intervention Studies in Patients with Peripheral Neuropathy: A Systematic Review. Sport Med. 14 de setembro de 2014;44(9):1289-304.
79. Frye B, Scheinthal S, Kemarskaya T, Pruchno R. Tai Chi and Low Impact Exercise: Effects on the Physical Functioning and Psychological Well-Being of Older People. J Appl Gerontol. 29 de novembro de 2007;26(5):433-53.
80. Li L, Manor B. Long Term Tai Chi Exercise Improves Physical Performance Among People with Peripheral Neuropathy. Am J Chin Med. 5 de janeiro de 2010;38(03):449-59.
81. Qin Y, Ji HW, Chen JL, Li HQ. Thermography applied acupuncture and qi-gong. In: Thermosense XIX: An International Conference on Thermal Sensing and Imaging Diagnostic Applications. Orlando; 1997. p. 270-4.
82. Shin L. Research Leading to a Systems/Cellular/Molecular Model for the Benefits of Qigong and Tai Chi on Health and Healing. In: Proceedings of the 10th World Congress on Qigong and Traditional Chinese Medicine. Tokyo; 2007. p. 3-8.
83. Matos LC, Goncalves M, Silva A, Mendes J, Machado JP, Greten HJ. Assessment of Qigong-related effects by infrared thermography: a case study. J Chinese Integr Med. 15 de junho de 2012;10(6):663-6.
84. Matos LC, Machado JP, Monteiro FJ, Greten HJ. Understanding Traditional Chinese Medicine Therapeutics: An Overview of the Basics and Clinical Applications. Healthcare. 1 de março de 2021;9(3):257.
85. Bahrami-Taghanaki H, Azizi H, Hasanabadi H, Jokar MH, Iranmanesh A, Khorsand-Vakilzadeh A, et al. Acupuncture for Carpal Tunnel Syndrome: A Randomized Controlled Trial Studying Changes in Clinical Symptoms and Electrodiagnostic Tests. Altern Ther Health Med. 2020;26(2):10-6.

86. Dimitrova A, Murchison C, Oken B. Acupuncture for the Treatment of Peripheral Neuropathy: A Systematic Review and Meta-Analysis. J Altern Complement Med. março de 2017;23(3):164-79.
87. Wieland LS. Acupuncture and Related Interventions for the Treatment of Symptoms Associated with Carpal Tunnel Syndrome: Summary of a Cochrane Review. EXPLORE. 2019;15(3):243-4.
88. Choi G-H, Wieland LS, Lee H, Sim H, Lee MS, Shin B-C. Acupuncture and related interventions for the treatment of symptoms associated with carpal tunnel syndrome. Cochrane Database Syst Rev. 2018;2019(9).
89. Tchou S, Costich JF, Burgess RC, Wexler CE. Thermographic observations in unilateral carpal tunnel syndrome: Report of 61 cases. J Hand Surg Am. julho de 1992;17(4):631-7.
90. Chan S, Ferreira S, Ramos B, Santos MJ, Matos LC, Machado J. Assessment of Acupuncture and Moxibustion Effects on the Electrophysiological Properties of the Ulnar Nerve: A Nerve Conduction Study. Integr Med Int. 11 de julho de 2018;4(3-4):198-207.
91. Lee CH, Hyun JK, Lee SJ. Isolated Median Sensory Neuropathy After Acupuncture. Arch Phys Med Rehabil. dezembro de 2008;89(12):2379-81.
92. Sato M, Katsumoto H, Kawamura K, Sugiyama H, Takahashi T. Peroneal Nerve Palsy Following Acupuncture Treatment: A Case Report. J Bone Jt Surg. 2003;85(5):916-8.
93. Sun PC, Jao SHE, Cheng CK. Assessing Foot Temperature Using Infrared Thermography. Foot Ankle Int. 28 de outubro de 2005;26(10):847-53.
94. Meyer-Hamme G, Friedemann T, Greten J, Gerloff C, Schroeder S. Electrophysiologically verified effects of acupuncture on diabetic peripheral neuropathy in type 2 diabetes: The randomized, partially double-blinded, controlled ACUDIN trial. J Diabetes. 2 de junho de 2021;13(6):469-81.
95. Lee KM, Seo JC, Lim SC, Jung TY, Han SW. A Case of Peripheral Neuropathy after Acupuncture. Kor J Mer Acupoint. 2004;21(3):137-46.
96. Ohno M. Effect of acupuncture in facial pain from herpes zoster. J Clin Acupunct Moxibust. 1999;15:162-3.
97. Egawa M, Ishizaki N, Hiro M, Yamada N, Yano T, Kakimura A. The clinical evaluation of acupuncture therapy for herpes zoster-combined therapy using acyclovir and acupuncture-. Bull Meiji Univ Orient Med. 1991;9:23-31.
98. Tanabe T, Shiba K. The effect of acupuncture for Herpes zoster. J Jap Soc Acupunct Moxibust. 1984;33:383-7.
99. Arai C. Acupuncture treatment for PHN. J Jap Acupunct Moxibust. 2006;759:9-34.
100. Ishimaru K. Acupuncture treatment for PHN. J Jap Acupunct Moxibust. 2006;759:35-8.
101. Kawachi A, Ichiji K. A case report on combination of near infrared ray radiation and acupuncture treatment for PHN. J Jap Acupunct Moxibust. 2003;715:58-65.
102. Araki M. The effect of low frequency electrical acupuncture for Herpes zoster. J Jap Acupunct Moxibust. 1985;494:22-7.
103. Matsumoto T. Herpes zoster. J Jap Acupunct Moxibust. 1987;519:11-4.
104. Fukuda F, Yano T. The effect of high frequency electrical acupuncture for Postherpetic neuralgiaA case report. J Jap Acupunct Moxibust. 2003;719:42-5.
105. Shinohara S, Shinohara M, Matsumoto T, Kitade T, Ishimaru K, Yukimati T. Acupuncture treatment of herpes zoster on intercostal neuralgia. Bull Meiji Univ Orient Med. 1987;3:71-7.
106. Kohjitani A, Miyawaki T, Kasuya K, Shimada M. Sympathetic Activity-Mediated Neuropathic Facial Pain Following Simple Tooth Extraction: A Case Report. CRANIO®. 13 de abril de 2002;20(2):135-8.
107. Huygen FJPM, Niehof S, Klein J, Zijlstra FJ. Computer-assisted skin videothermography is a highly sensitive quality tool in the diagnosis and monitoring of complex regional pain syndrome type I. Eur J Appl Physiol. 1 de maio de 2004;91(5-6):516-24.
108. Choi E, Lee P-B, Nahm FS. Interexaminer reliability of infrared thermography for the diagnosis of complex regional pain syndrome. Ski Res Technol. maio de 2013;19(2):189-93.
109. Bruehl S, Lubenow TR, Nath H, Ivankovich O. Validation of Thermography in the Diagnosis of Reflex Sympathetic Dystrophy. Clin J Pain. 1996;12(4):316-25.

110. Ding S, Kamitsuchihashi H, Shimodouzono M, Hiyoshi T TN. The effects and mechanism of acupuncture on posthemiplegic shoulder- hand syndrome. Japanese Soc Balneol Climatol Phys Med. 1993;56:95-102.
111. Tsuiki M, Yasuno F, Yokokawa K, Aikawa Y, Fukuda F, Sakai T. Acupuncture therapy for shoulder--hand syndromes (SHS). J Jap Acupunct Moxibust. 2002;52:435-41.
112. Tsuiki M, Yoshida A, Yasuno F, Aikawa Y, Fukuda F, Sakai T. The effects of acupuncture on shoulder--hand syndromes (SHS) as a complication of hemiplegia. J Japanese Soc Balneol Climatol Phys Med. 2002;65:128-36.
113. Gunn CC. Neuropathic Pain: A New Theory for Chronic Pain of Intrinsic Origin. Acupunct Med. 12 de janeiro de 1989;6(2):50-3.
114. Brioschi ML, Yeng LT, Teixeira MJ. Diagnóstico avançado em dor por imagem infravermelha e outras aplicações. Prática Hosp. 2007;50:93-8.

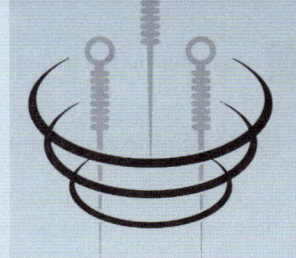

Mecanismo de Ação da Acupuntura

9

André Wan Wen Tsai
Armando Oscar de Freitas
Eline Rozária Ferreira Barbosa

Introdução

O uso da acupuntura é indicado em várias condições clínicas, especialmente nas síndromes dolorosas, como dor no pós-operatório dentário, osteoartrites, lombalgias inespecíficas, síndrome dolorosa miofascial e também em outras como doenças autoimunes, alergias e até nas doenças oncológicas.[1-3]

Há mais de 50 anos o mundo ocidental vem descobrindo por meio da metodologia científica moderna os principais mecanismos bioquímicos pelos quais a acupuntura atua, bem como suas principais vias neurais por onde trafegam as informações e quais núcleos nervosos estão envolvidos no processamento dos estímulos provocados pelo agulhamento.[4,5]

O ponto de acupuntura (穴道 – XueDao)

Literalmente, em chinês, o ponto de acupuntura significa "buraco". Existem cerca de mil pontos descritos dentro e fora dos Meridianos (經絡 – JingLuo) e que, ao exame físico, muitas vezes são percebidos como uma depressão.[6] Inúmeros estudos anatômicos identificaram que os pontos de acupuntura são ricamente inervados e coincidem com terminações nervosas que perfuram a fáscia para atingirem planos mais superficiais do organismo, conferindo essa sensação de "buraco".[7-10] Além disso, muitos pontos localizam-se em planos intermusculares, onde a introdução da agulha encontra menos resistência física.[8]

Modelos experimentais demonstram que o ponto de acupuntura possui baixa resistência elétrica,[9-11] podendo ser localizado e/ou estimulado por meio de aparato elétrico, que é muito comum na acupuntura auricular, potencializando o efeito terapêutico.

Melzack *et al.* correlacionaram os pontos de acupuntura com pontos-gatilhos miofasciais,[12] e esses, quando agulhados muitas vezes, produzem sensação de irradiação que mimetizam o trajeto do meridiano a qual o ponto pertence. Nesse caso, chamados o ponto de Ah-Shi (阿是穴).

O estímulo da acupuntura ("De Qi" – 得氣)

Normalmente utilizamos agulhas metálicas para puncionar por meio da pele os pontos de acupuntura e dessa maneira produzir um fenômeno conhecido como "De Qi" (得氣) ou "chegada do Qi" no ponto agulhado (sensação de formigamento, parestesia, choque, aperto, peso que pode irradiar proximal ou distalmente resultando no efeito terapêutico desejado[6,13] ou *twitch* na síndrome dolorosa miofascial (SDM). De acordo com as teorias básicas da Medicina Tradicional Chinesa (MTC), da qual a acupuntura faz parte, o objetivo do "De Qi" é promover uma circulação eficiente pelos tecidos dessa substância vital chamada de Qi, e assim restabelecer a homeostasia do organismo.

Muitos trabalhos corroboram com a descrição dos textos clássicos, reforçando a obtenção do "De Qi" como condição importante para termos um melhor resultado.[14-16] Para isso, podemos potencializar esse efeito por meio de manipulação manual (*manual acupuncture* – MA) ou elétrica (*electroacupuncture* – EA).[17] Além disso, em termos práticos, é sempre recomendado o agulhamento em áreas onde a sensibilidade do paciente esteja preservada.[18,19]

Efeitos analgésicos, anti-inflamatórios e imunológicos da acupuntura

A punção do ponto de acupuntura estimula vias aferentes nervosas, especialmente as fibras do tipo A delta, levando as informações até o corno posterior da medula espinhal (CPME).[13,16,18,20]

Na medula espinhal ocorrem dois fenômenos: primeiramente, os interneurônios inibitórios são acionados e com a liberação de metencefalina bloqueiam as informações de dor trazidas preferencialmente pelas fibras do tipo "C", estimulando as células pedunculadas a inibir a substância gelatinosa que, via células de ampla variação dinâmica iriam continuar a transmissão por meio do trato espinorreticular; simultaneamente, as informações ascendem pelo funículo anterolateral da medula espinhal (trato espinotalâmico) até o tálamo posterior lateral e dali até o córtex cerebral, onde a sensação de "De Qi" é interpretada como sensação de peso, choque ou parestesia pelo sistema nervoso central (SNC). Nesses casos, a dor é bem localizada, por chegar ao córtex sensorial por meio de uma projeção somatotópica e seu caráter é agudo.[29] No SNC, o sistema supressor da dor é ativado liberando opioides endógenos (beta-endorfina, dinorfina) e neurotransmissores (serotonina, norepinefrina), tanto ao nível central como nas vias eferentes, produzindo analgesia.[18,22]

Na via serotoninérgica, o estímulo doloroso originário nas fibras C é bloqueado por ação da substância cinzenta periaquedutal (SCPA), no mesencéfalo, que estimula o Núcleo Magno da Rafe a liberar 5-hidroxitriptamina (5-HT), com ação sobre as células pedunculadas, evitando a progressão via trato espinorreticular, para difusão em um sistema multissináptico, emitindo projeções pela formação reticular em direção ao tálamo medial, de onde geraria uma projeção cortical difusa envolvendo o córtex pré-frontal (em várias regiões) e o giro do cíngulo. Isso explica a percepção de dor surda e mal localizada, de caráter crônico. A SCPA também recebe a ação de opioides (beta-endorfinas) originários do hipotálamo (núcleo arqueado), que recebe projeções do córtex pré-frontal.

Na via adrenérgica, a própria estimulação dolorosa da agulha já inicia a analgesia, quando as fibras das células marginais emitem projeções para estruturas do mesencéfalo, antes de atingirem o tálamo medial, liberando noradrenalina. Agem nessa etapa, especialmente, o lócus coeruleus (que inibe diretamente os neurônios espinhais) e o subnúcleo reticular dorsal (que atua inibindo a substância gelatinosa).[23]

Além do estímulo das terminações nervosas, há também a estimulação mecânica de fibroblastos, células do tecido conjuntivo, por meio do citoesqueleto actinomiosina, o que explica como na acupuntura podemos aumentar os efeitos por meio da rotação das agulhas.[24]

Recentes estudos têm mostrado a importância dos mastócitos na potencialização dos efeitos da acupuntura. Há a liberação de peptídeos relacionados a calcitonina e substância P, que se ligam ao receptor neurocinina-1 dos mastócitos. Sua degranulação aumenta os níveis de 5-HT, produzindo efeito analgésico e anti-inflamatório.[25,26]

Como mencionado anteriormente, as fibras finas aferentes A-delta são as principais vias conhecidas até o momento envolvidas nos efeitos analgésicos e anti-inflamatórios da acupuntura, no entanto, o papel das fibras A-beta e até mesmo das fibras C (amielínicas) também tem sido descrito.[26]

A nível molecular, os receptores de membrana (TRPV1, TRPV4 e ASIC3) que permeiam cátions como sódio e cálcio estão sendo extensivamente estudados, por estarem associados com a liberação de ATP em vários tecidos.[25] ASIC3 são receptores que respondem a estímulos mecânicos e químicos localizados nas fibras A-beta que inervam músculos e pele. TRPV1 encontra-se expressa em fibras A-delta e fibras C. Estudos têm mostrado que receptores ASIC3 e TRPV1 estão associados com os estímulos percebidos pela eletroestimulação, em tecido subcutâneo. O efeito de analgesia pela eletroacupuntura de baixa frequência (2 Hz) é mediados por fibras A-beta e ASIC3, enquanto o de alta frequência (100 Hz) pela A-delta e TRPV1. Alguns estudos têm mostrado que TRPV1 é altamente prevalente no ZUSANLI (ST36) e que isso pode inibir a transmissão da nocicepção.[26]

A modulação do sistema imunológico é documentada por inúmeros trabalhos mostrando o envolvimento de citocinas, como interferon-gama (IFN-γ), interleucina-2 (IL-2) interleucina-17 (IL-17) induzindo a diferenciação esplênica de células T do sistema imunológico, e indiretamente podendo influenciar na produção de IgA, IgG e IgM.[25,27] Por outro lado, em estudo experimental observa-se também o efeito antioxidante da acupuntura por inibir a ação do TNF-α, IL-1β, IL-6, melhorando a injúria pulmonar, renal e alterações intestinais em uma sepse.[24]

Envolvimento do sistema nervoso autonômico

As citocinas são mensageiras que interligam o sistema neural, imune e endócrino em um processo inflamatório, modulando o sistema nervoso autonômico (nervo vagal e nervos simpáticos). Durante a inflamação, citocinas periféricas sensibilizam receptores nociceptivos que levam a informação da dor para a medula espinhal. O sistema nervoso central coordena três vias que controlam a função dos órgãos:

- Via hipotálamo-pituitária-adrenal (HPA).
- Via simpática.
- Via parassimpática.[24]

Por meio do eixo HPA e dos sistemas nervosos simpático e vagal, os sinais dolorosos podem estimular a liberação de noradrenalina (NE) e acetilcolina (ACh) da glândula adrenal, inibindo a expressão de citocinas inflamatórias e formando um circuito modulatório neuroimune e neuroendócrino.[26] Além disso, o eixo HPA e os nervos simpáticos e vagal inibem a inflamação por meio de interações com células imunes e neurônios nociceptivos, formando uma alça de feedback.

A rede neuronal simpática percorre a medula espinhal e inerva a maior parte das vísceras, induzindo a liberação neurogênica local e/ou sistêmica de catecolaminas pelas glândulas adrenais. Ramos simpáticos pré-ganglionares inervam a medula adrenal e ativam as células cromafins para liberar catecolaminas na corrente sanguínea, podendo causar efeitos adversos, como lipólise metabólica sistêmica e imunossupressão.

A eletroacupuntura de alta frequência parece ativar a inervação pré-ganglionar da medula adrenal para induzir catecolaminas sistêmicas, enquanto a eletroacupuntura de baixa frequência parece ativar inervações pós-ganglionares simpáticas específicas para induzir a liberação local de norepinefrina neurogênica.[24] Estudos recentes em roedores sugerem que a regulação simpática local do sistema imunológico pode fornecer vantagens clínicas para o tratamento de distúrbios inflamatórios, como a artrite, evitando a imunossupressão sistêmica e a suscetibilidade a infecções secundárias.[24]

O nervo vago é o principal nervo parassimpático ele conecta o sistema nervoso central com as vísceras nos mamíferos. A acupuntura em ST36, PC6 e acupuntura auricular (estômago e intestino delgado) aumentam a motilidade gastrintestinal via estimulação vagal. Outros fenômenos como diminuição do nível sérico de citocinas inflamatórias, prevenção de peritonite, lesões cerebrais e pulmonares foram observados em modelos animais.[24]

Efeitos da acupuntura na saúde mental

Os efeitos da acupuntura sobre o SNC não estão restritos à dor; diversos trabalhos já demonstraram que o tratamento também produz alívio dos sintomas de ansiedade e depressão.[28] Há evidência de que a acupuntura leva a resultados similares à ação de medicamentos para os principais transtornos do humor, mediados pela ação de neurotransmissores de ação central. Essa ação foi comprovada também para casos mais desafiadores, como esquizofrenia e drogadição.[23,29]

Dentre os neurotransmissores, a serotonina (5-HT) é um importante regulador do humor e das funções cognitivas, comportamentais, fisiológicas e neuroendócrinas, sendo alvo eleito de vários estudos sobre mecanismos de ação.[30] A eficácia da acupuntura depende também da aplicação regular das sessões para que ocorra uma ação cumulativa ao longo do tempo.[31]

Um estudo publicado, em 2019, na China, demonstrou que a utilização da EA de baixa frequência (2 Hz, na intensidade de 1 mA) nos pontos Baihui (GV20) e Yintang (EXHN3) foi capaz de reverter comportamentos depressivos de ratos submetidos a estresse crônico. Foi constatada queda da proteína de recaptação da serotonina (SERT) no hipocampo mediada por miRNA-16 (inibidor da transcrição de SERT), com aumento significativo nos níveis de 5HT.[31]

Pesquisas clínicas utilizando Taichong (LR3), Shenmen (HT7), Sanyinjiao (SP6), Neiguan (PC6), Zusanli (ST36) e Baihui (GV20) mostram, por meio da ressonância magnética funcional (RNMf), modulação da atividade cerebral, em áreas como giro temporal superior, ínsula anterior, giro pós-central, giro do cíngulo posterior, tálamo, lobo pré-frontal, giro para-hipocampal e regiões paralímbicas,[32,33] com melhoras nos questionários para humor e sono.

Eletroacupuntura (EA)

A EA gera um estímulo mais intenso e continuado do que aquele conseguido pela manipulação das agulhas (MA). Por meio do aparelho, consegue-se estímulos de variadas frequências, diversificando o perfil de opioides endógenos liberados.

Diferentes perfis foram, inicialmente, elucidados na década de 1980, por experimentos de Han[34] que demonstrou a transferência de analgesia entre duas cobaias por meio da transferência do liquor cefalorraquidiano (LCR) identificando aumento da concentração de diferentes opiáceos para diferentes frequências de EA:

- **2 Hz:** liberação de beta-endorfina.
- **15 Hz:** liberação de encefalina.
- **100 Hz:** liberação de dinorfina.

Esses opioides endógenos têm diferentes pesos moleculares, sendo os de cadeia mais curta liberados de maneira mais imediata e relacionados a frequências de estimulo mais altas (100 Hz), já as frequências mais baixas (2 Hz) ocasionam liberação de moléculas de cadeias mais longas e por isso mais lentas para aumentar em concentração, porém mais resistentes à degradação ao longo do tempo. Além disso, seus receptores se localizam em diferentes níveis no sistema nervoso central (SNC), o que possibilitou a identificação de diferentes sítios de atuação:

- **Dinorfina:** ação na medula espinhal e no tronco cerebral.
- **Beta-endorfina:** "substância cinzenta periaquedutal" (SCPA) no mesencéfalo.
- **Encefalina:** corno dorsal da medula espinhal.

O cérebro é capaz de inibir as chegadas das aferências dolorosas por meio da ativação da substância cinzenta periaquedutal (SCPA) do mesencéfalo no tronco encefálico; essa é a etapa inicial do chamado sistema inibitório descendente, ou seja, a modulação central da dor. Assim, nesse tipo de estimulação, utiliza-se baixa frequência (2 a 50 Hz) com pulsos de longa duração (acima de 250 ms) em intensidade que seja desconfortável por um breve período. Antes de utilizar esse protocolo devemos sempre explicar a intenção e a sensação dolorosa esperada para que o paciente concorde e consiga tolerar a estimulação.[34,35]

Acupuntura e neuroplasticidade

O conceito de neuromodulação baseia-se em evidências crescentes das quais: (1) o sistema neural humano pode sofrer alterações neuroplásticas que podem estar associadas a desfechos funcionais alterados e a sintomas ou condições patológicas; (2) várias abordagens neuromodulatórias podem induzir neuroplasticidade e modificações na conectividade e, portanto, podem ser usadas para se tentar uma reversão (ou prevenção) de alterações neuroplásticas mal adaptativas ou para facilitar a neuroplasticidade adaptativa, a qual se correlaciona com melhora funcional; e (3) a acupuntura (tanto manual quanto EA) produz efeitos protetores sobre o nervo periférico, por meio da expressão de fatores neurotróficos cerebrais (FNTs) e também pode ter efeitos na sinalização e neurogênese, potencializando intervenções farmacológicas. Além disso, a acupuntura pode contribuir para a recuperação de déficits funcionais após danos cerebrais, incentivando a proliferação de células-tronco neurais, que está ativa nos estágios iniciais de lesões no SNC.[36,37]

Estudos de neuroimagem, em pacientes com dor crônica, como nesse exemplo de síndrome do túnel do carpo (Figura 9.1), têm mostrado sinais de reorganização cortical, incluindo hiperexcitabilidade cortical e alterações na organização somatotópica de dígitos, em comparação com indivíduos saudáveis. Essas alterações desadaptativas inverteram-se para o normal após o tratamento da acupuntura e foram paralelas à melhora funcional e alívio da dor.[38]

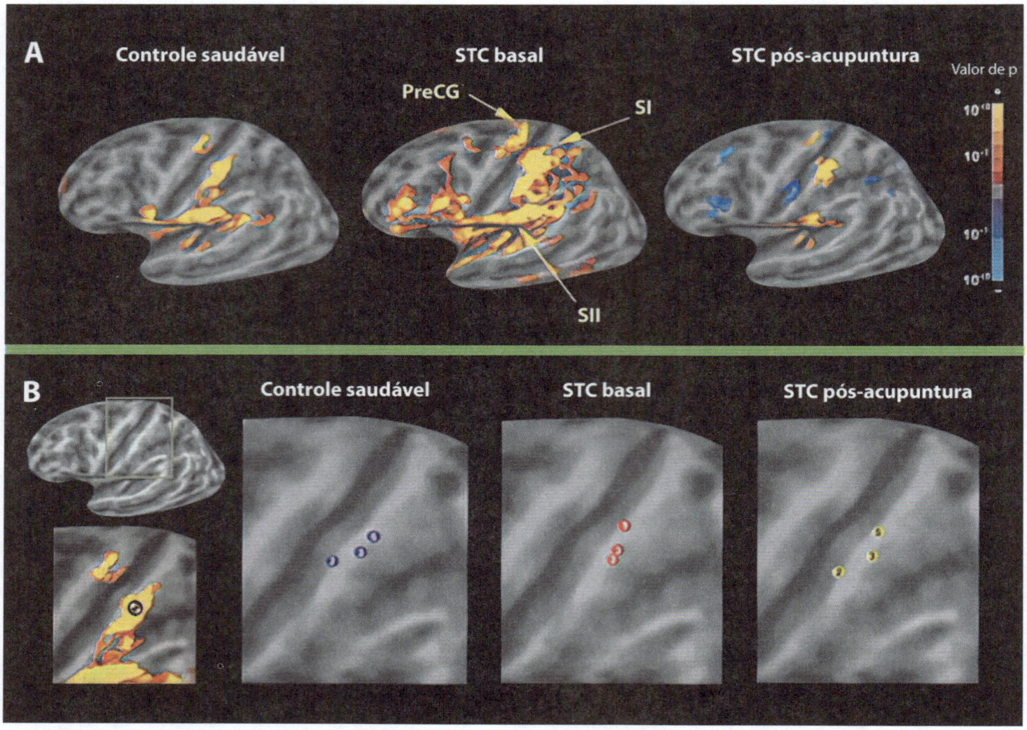

FIGURA 9.1. Reorganização cortical na síndrome do túnel do carpo (STC). **A:** A RNM Funcional mostrou que a STC aumenta a estimulação dígito 3 (D3), que apresenta inervação pelo nervo mediano. **B:** Após a acupuntura, a hiperativação diminuiu (Fonte: Napadow V, *et al*. Neuroplasticity in carpal tunnel syndrome. In: Knotkova, Cruciani, Merrick, editors. Neural plasticity in chronic pain. New York, USA: Nova Science Publishers, Inc.; 2012, p. 153-184).

Conclusão

O mecanismo de ação da acupuntura para fins de analgesia já está bem documentado, envolvendo aspectos locais, segmentares (CPME) e suprassegmentares (tálamo, sistema límbico, substância cinzenta periaquedutal, núcleo magno da rafe, córtex sensitivo e motor etc.).

Além de ser uma importante opção no tratamento da dor, especialmente da dor crônica, inúmeros estudos têm demonstrado os efeitos moduladores da acupuntura no sistema imunológico e psíquico, além de facilitar a neuroplasticidade e recuperação funcional do SNC, por meio da neuromodulação.

Referências bibliográficas

1. Vickers AJ, Vertosick EA, Lewith G, MacPherson H, Foster NE, Sherman KJ, Irnich D, Witt CM, Linde K; Acupuncture Trialists' Collaboration. Acupuncture for Chronic Pain: Update of an Individual Patient Data Meta-Analysis. J Pain. 2018 May;19(5):455-474. doi: 10.1016/j.jpain.2017.11.005. Epub 2017 Dec 2. PMID: 29198932; PMCID: PMC5927830.
2. Acupuncture. NIH Consensus Statement 1997:1-34.
3. Kelly RB, Willis J. Acupuncture for Pain. Am Fam Physician. 2019 Jul 15;100(2):89-96. PMID: 31305037.
4. Han JS, Ho YS. Global trends and performances of acupuncture research. NeurosciBiobehav Rev. 2011 Jan;35(3):680-7. doi: 10.1016/j.neubiorev.2010.08.006. Epub 2010 Aug 26. PMID: 20800613.

5. Moré AO, Tesser CD, da Silva JB, Min LS. Status and Impact of Acupuncture Research: A Bibliometric Analysis of Global and Brazilian Scientific Output from 2000 to 2014. J Altern Complement Med. 2016 Jun;22(6):429-36. doi: 10.1089/acm.2015.0281. Epub 2016 May 2. PMID: 27136034.
6. Wen TS, Hsing WT. Manual Terapêutico de Acupuntura. 1ª Edição. São Paulo: Editora Manole, 2008.
7. Zhou PH, Qian PD, Huang DK, Gu HY, Wang HR Relationships between meridian, acupoints and peripheral nerves. In: Xia Y, Cao X.-D, Wu, G.-C., Cheng, J.-S. (Eds.), Acupuncture Therapy on Neurological Diseases: A Neuro- biological View. Springer, in press.
8. Langevin HM, Yandow JA. Relationship of acupuncture points and meridians to connective tissue planes. Anat Rec. 2002 Dec 15;269(6):257-65. doi: 10.1002/ar.10185. PMID: 12467083.
9. Li AH, Zhang JM, Xie YK. Human acupuncture points mapped in rats are associated with excitable muscle/skin-nerve complexes with enriched nerve endings. Brain Res. 2004 Jun 25;1012(1-2):154-9. doi: 10.1016/j.brainres.2004.04.009. PMID: 15158172.
10. Wick F, Wick N, Wick MC. Morphological analysis of human acupuncture points through immunohistochemistry. Am J Phys Med Rehabil. 2007 Jan;86(1):7-11. doi: 10.1097/01.phm.0000250564.88013.89. PMID: 17304683.
11. Hyvärinen J, Karlsson M. Low-resistance skin points that may coincide with acupuncture loci. Med Biol. 1977 Apr;55(2):88-94. PMID: 865155.
12. Melzack R, Stillwell DM, Fox EJ. Trigger points and acupuncture points for pain: correlations and implications. Pain 1977: 3-23.
13. Wang KM, Yao SM, Xian YL, Hou Z. A study on the receptive field of acupoints and the relationship between characteristics of needle sensation and groups of afferent fibres. ScientiaSinica 1985: 963-971.
14. Li M, Yuan H, Wang P, Xin S, Hao J, Liu M, Li J, Yu M, Zhang X. Influences of De Qi induced by acupuncture on immediate and accumulated analgesic effects in patients with knee osteoarthritis: study protocol for a randomized controlled trial. Trials. 2017 Jun 5;18(1):251. doi: 10.1186/s13063-017-1975-7. PMID: 28583145; PMCID: PMC5460357.
15. Hu N, Ma L, Wang P, Wu G, Zhao M, Hu S, Sun J, Wang Y, Zhang Z, Zhu J, Ma L. Influence of the quickness and duration of De Qi on the analgesic effect of acupuncture in primary dysmenorrhea patients with a cold and dampness stagnation pattern. J Tradit Chin Med. 2019 Apr;39(2):258-266. PMID: 32186050.
16. Zhu SP, Luo L, Zhang L, Shen SX, Ren XX, Guo MW, Yang JM, Shen XY, Xu YS, Ji B, Zhu J, Li XH, Zhang LF. Acupuncture De-qi: From Characterization to Underlying Mechanism. Evid Based Complement Alternat Med. 2013;2013:518784. doi: 10.1155/2013/518784. Epub 2013 Sep 8. PMID: 24194782; PMCID: PMC3781993.
17. E Shen, WY Wu, HJ Du, JY Wei, DX Zhu. Electromyographic activity produced locally by acupuncture manipulation. Chin Med J, 1973.
18. Chiang CY, Chang CT, Chu HC, Yang F. Peripheral afferent pathway for acupuncture analgesia. Sci. Sin. (B) 16, 210–217, 1973.
19. Research Group of Acupuncture Anesthesia. Peking Medical College, Peking, 1973. Effect of acupuncture on the pain threshold of human skin. Chin. Med. J. 3, 35.
20. Cao X. Scientific bases of acupuncture analgesia. AcupunctElectrother Res 2002: 1-14.
21. Wang SM, Kain ZN, White P. Acupuncture Analgesia: I. The Scientific Basis. Anesthesia & Analgesia 2008: 602-610.
22. Pomeranz B. Scientific research into acupuncture for the relief of pain. J Alt Complement Med. 1996;2:53-60.
23. Filshie J, White A. Acupuntura médica: um enfoque científico do ponto de vista ocidental. São Paulo: Roca; 2002.
24. Ulloa L, Quiroz-Gonzalez S, Torres-Rosas R. Nerve Stimulation: Immunomodulation and Control of Inflammation. Trends Mol Med. 2017;23(12):1103-1120. doi: 10.1016/j.molmed.2017.10.006. Epub 2017 Nov 20. PMID: 29162418; PMCID: PMC5724790.

25. Langevin HM, Churchill DL, Wu J, Badger GJ, Yandow JA, Fox JR, Krag MH. Evidence of connective tissue involvement in acupuncture. FASEB J. 2002 Jun;16(8):872-4. doi: 10.1096/fj.01-0925fje. Epub 2002 Apr 10. PMID: 11967233.
26. Li Y, Yang M, Wu F, Cheng K, Chen H, Shen X, Lao L. Mechanism of electroacupuncture on inflammatory pain: neural-immune-endocrine interactions. J Tradit Chin Med. 2019 Oct;39(5):740-749. PMID: 32186125.
27. Chou PC, Chu HY. Clinical Efficacy of Acupuncture on Rheumatoid Arthritis and Associated Mechanisms: A Systemic Review. Evid Based Complement Alternat Med. 2018 Apr 12;2018:8596918. doi: 10.1155/2018/8596918. PMID: 29849731; PMCID: PMC5925010.
28. Raja SN, Carr DB, Cohen M, Finnerup NB, Flor H, Gibson S, Keefe FJ, Mogil JS, Ringkamp M, Sluka KA, Song XJ, Stevens B, Sullivan MD, Tutelman PR, Ushida T, Vader K. The revised International Association for the Study of Pain definition of pain: concepts, challenges, and compromises. Pain. 2020 Sep 1;161(9):1976-1982. doi: 10.1097/j.pain.0000000000001939. PMID: 32694387; PMCID: PMC7680716.
29. Hori E, Takamoto K, Urakawa S, Ono T, Nishijo H. Effects of acupuncture on the brain hemodynamics. AutonNeurosci. 2010 Oct 28;157(1-2):74-80. doi: 10.1016/j.autneu.2010.06.007. PMID: 20605114.
30. Zhao J, Tian H, Song H, et al. Effect of Electroacupuncture on Reuptake of Serotonin via miRNA-16 Expression in a Rat Model of Depression. Evid Based Complement Alternat Med. 2019.
31. Pai, H J. Acupuntura: de terapia alternativa à especialidade médica. São Paulo: CEIMEC, 2005.
32. Wang YK, Li T, Ha LJ, Lv ZW, Wang FC, Wang ZH, Mang J, Xu ZX. Effectiveness and cerebral responses of multi-points acupuncture for primary insomnia: a preliminary randomized clinical trial and fMRI study. BMC Complement Med Ther. 2020.
33. Ling X, Cai L, Jiang X, et al. Resting-State fMRI in Studies of Acupuncture. Evid Based Complement Alternat Med. 2021.
34. Han, J., Xie, G., Zhou, Z., Folkesson, R. &Terenius, L. Enkephalin and beta-endorphin asmediators of electro-acupuncture analgesia in rabbits: an antiserum microinjection study. Adv.Biochem. Psychopharmacol. 33, 369–377 (1982).
35. Melzack, R. & Wall, P. D. Pain mechanisms: a new theory. Science. 150, 971–979 (1965).
36. Shin HK, Lee SW, Choi BT. Modulationofneurogenesis via neurotrophicfactors in acupuncturetreatments for neurologicaldiseases. BiochemPharmacol. 2017 Oct1;141:132-142. doi: 10.1016/j.bcp.2017.04.029. Epub 2017 Apr 29. PMID: 28461125.
37. Zhang ZJ, Wang XM, McAlonan GM. Neural acupunctureunit: a new concept for interpreting effects and mechanisms of acupuncture. Evid Based Complement Alternat Med. 2012;2012:429412.
38. Napadow V, Maeda Y, Audette J, Kettner N. Chapter IX. Neuroplasticity in carpal tunnel syndrome. In: Knotkova, Cruciani, Merrick, editors. Neural plasticity in chronic pain. New York, USA: Nova Science Publishers, Inc.; 2012, p. 153-184.

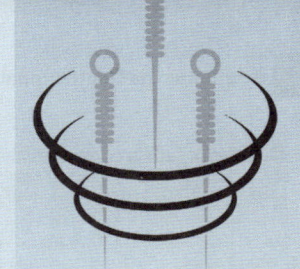

Dor Neuropática e Neuropatias sob a Visão da MTC

10

Durval Dionísio Souza Mota
Lourdes Teixeira Henriques
Ricardo Morad Bassetto

Introdução

Abordar a dor neuropática, dentro do contexto da Medicina Tradicional Chinesa (MTC), nos coloca perante a um desafio, no tocante à interpretação de um fenômeno, com base em premissas fora de nossa competência cognitiva. Sendo assim, a sugestão é que nos esforcemos em olhar para um "outro" abdicando de nosso juízo de valor, buscando uma coerência interna dentro dessa, aparentemente "exótica", construção discursiva.

A legitimação das práticas alternativas à biomedicina não depende apenas do reconhecimento de sua cientificidade, mas também do reconhecimento de sua utilidade terapêutica.[1] Nesse sentido, tal discurso enseja razão médica e eficácia terapêutica, coerente com um estilo de pensamento,[2] contradizendo o senso comum de que somente a biomedicina seria portadora de racionalidade.

Podemos entender o conceito de racionalidades médicas como a expressão de "sistemas médicos" oriundos de diferentes culturas como são os casos da MTC, originária da China, da medicina Ayurvédica, originária da Índia e da biomédica, prevalente na cultura ocidental. Também temos a homeopatia, originária da Alemanha, porém, dentro de uma lógica vitalista, completamente diversa da biomedicina.

A categoria operacional "racionalidade médica", foi desenvolvida a partir de um tipo ideal weberiano, ou seja, considerando as particularidades de cada formação social e histórica e utilizando modelos conceituais que possam ser comparados. Nesse sentido, uma racionalidade médica é um conjunto integrado e estruturado de práticas e saberes composto de cinco dimensões interligadas: uma morfologia humana (anatomia, na biomedicina), uma dinâmica vital (fisiologia), um sistema de diagnose, um sistema terapêutico e uma doutrina médica (explicativa do que é a doença ou adoecimento, sua origem ou causa, sua evolução ou cura), todos embasados em uma sexta dimensão implícita ou explícita: uma cosmologia.[3]

A racionalidade médica da MTC é de difícil compreensão para o Ocidente, por limitações impostas pela construção do próprio pensamento ou filosofia ocidental, que tem no *logus*, na palavra, na explicação, na **criação**, sua estrutura de concepção, ao contrário do pensa-

TABELA 10.1. Tabela comparativa entre as racionalidades da medicina tradicional chinesa e biomédica

Racionalidades médicas	Biomedicina	MTC/acupuntura
Doutrina médica	Cientificismo (evidência)	Oito princípios (Bagang) e cinco elementos (Wu Xing)
Morfologia	Anatomia	Sistemas de canais e colaterais (Jingluo)
Dinâmica vital	Fisiologia	Sistemas internos (Zangfu)
Sistema diagnóstico	Semiótica clínica Investigação "armada" ou tecnologia	Pulsologia chinesa, exame da língua
Sistema terapêutico	Farmacologia e outras tecnologias	Acupuntura e moxabustão dentre outros
Cosmologia	Física newtoniana	Taoismo Seus conceitos-chave: Dao (Tao), Céu anterior, Céu posterior, Beiji, Qi, Yin/Yang, Wu Xing e San Cai (San bi'hai)

Fonte: Extraído do Caderno de Sociologia de Luz MT de 1995.[3]

mento chinês, que vislumbra o **processo** como estrutura do pensamento, onde a natureza enquanto processo em movimento, comanda as ações. Nesse sentido, as coisas estão dadas, manifestas, expostas, prescindem de explicação.[4]

Se não podemos "olhar do ponto de vista do outro", o esforço em interpretar os significados culturais dos fenômenos sociais tem como objetivo "o alargamento do discurso do universo humano".[5] É permitir o diálogo com o outro, diminuindo a barreira da perplexidade que sentimos ao nos deparar com o outro e sua cultura.

Dores neuropáticas e neuropatias na visão da medicina tradicional chinesa

A dor neuropática e as patologias não dolorosas do sistema nervoso, não aparecem como tal nos textos da MTC, ou seja, como classificadas no contexto da biomedicina contemporânea.

No universo da ciência médica ocidental, são consideradas como decorrentes de lesão, por diversas etiologias, comunicáveis (transmissíveis) ou não comunicáveis (crônicas),[6] que evoluem com inflamação e/ou morte celular e degeneração do tecido nervoso, seja periférica (SNP) ou centralmente (SNC), com manifestações cognitivas, sensoriais (dor, disestesias) e motoras.[7,8]

Contudo, os sinais e sintomas que hoje classificamos como manifestações das patologias neurológicas, com nosologia e fisiopatologia conhecidas, mesmo que parcialmente, foram também classificados em diversos "padrões de adoecimento" ou "síndromes" descritos ao longo da observação clínica e evolução da MTC.

O diagnóstico das síndromes da MTC, com o conceito fisiopatológico e etiopatogenético nele contido, também requer contextualização para que adquira utilidade clínica.

Entre os séculos VII e V a.C., com a transição da sociedade escravocrata para feudal e do "idealismo" (como modo de pensamento, crenças, superstições) para uma espécie de "materialismo primitivo", as causas de doenças passaram a ser inferidas pela observação das relações objetivas entre homem e meio em que vive.[9,10] Desenvolve-se, então, a caracterização, embora ainda primária, da doença, por seus sinais e sintomas e pela definição inicial de uma nomenclatura.[9-11]

Em seu desenvolvimento no tempo, esse modo de diagnóstico "Bìng" corresponde a nosologia contemporânea, com toda sua qualificação em etiopatogenia, fisiopatologia, localização anatômica e é o primeiro diagnóstico a ser feito na prática da medicina tradicional na China, ainda hoje.[11]

O ato médico de definir ou diagnosticar o "nome da doença", traz em seu núcleo semântico o sentido de uma maneira aprimorada de entender a natureza patológica e caracterizarmos incidência, evolução, desfecho e prognóstico de uma enfermidade.[11]

Porém, é preciso considerar que no século VII a.C., apenas 20 doenças, aproximadamente, haviam sido nomeadas.[9,10]

Somente no século V a.C., 200 anos após o surgimento das primeiras descrições de "Bìng", as relações das mudanças anormais nos "seis fatores" (Yin e Yang, vento, chuva, noite e dia), com os mecanismos de adoecimento, começaram a ser estabelecidas na literatura médica incipiente.

Aproximadamente, 700 anos de observação clínica foram necessários para que na transição entre os séculos II e III d.C., Zhang Zhonging (150-219 d.C.) escrevesse o *Shang Han Lun (Tratado das Doenças Febris Causadas pelo Frio)*, onde inicia a estruturação do diagnóstico por diferenciação dos "padrões de adoecimento ou síndromes da MTC" (Zhèng).[9,10]

A diferenciação das síndromes da MTC (Zhèng), portanto, desenvolveu-se como um processo onde a informação clínica analisada é sintetizada e apresentada como representação de uma fase particular da enfermidade (Bìng) em curso.[11]

Partimos então de um diagnóstico. O "*pathos*", objetos de nosso estudo, são as neuropatias dolorosas e algumas não dolorosas, onde a MTC pode trazer colaboração ao entendimento e consequentemente ao tratamento.

Fisiologia da MTC

É intrínseco ao diagnóstico das neuropatias o entendimento das alterações no tecido neural e suas funções, central ou perifericamente, desencadeadas por condições patogênicas "exteriores" (neuropatias transmissíveis), "interiores" e "não interiores e não exteriores", consequentes a questões metabólicas, degenerativas, constitucionais ou mesmo traumáticas, com evolução crônica.[6]

Em consonância com as teorias tradicionais da medicina chinesa, a fisiologia do tecido nervoso, assim como todos tecidos e órgãos, depende de um "pulso" de promoção de atividade, nutrição e hidratação. Em outras palavras, depende da circulação de Qi e Xue via "sistemas Jing Luo", canais e colaterais, que integram o organismo funcional, nutricional e anatomicamente.[12]

Nesse contexto, a pele e subcutâneo recebem Qi, Xue via Luo diminutos que controlam, ativam e nutrem todas as estruturas, incluído o interstício perfundido por Jin Ye (fluidos/líquidos orgânicos) e Wei Qi.

Sabemos que o sistema Jing Luo compreende áreas cutâneas, bandas musculares, os tecidos relacionados aos Luo longitudinais e aos trajetos superficiais e profundos dos canais principais, canais divergentes e canais extraordinários. Em todas essas camadas há tecido nervoso.

As substâncias vitais (Qi – Xue – Jin Ye – Jing) geradas, movimentadas e armazenadas pelos Zang Fu, atingem todos os tecidos por essas vias e, por essas vias, também circulam os produtos da fisiologia e fisiopatologia dos tecidos.

Portanto, patógenos e uma miríade de condições patogênicas também podem afetar os sistemas Jing Luo e interferir na geração, movimentação e armazenagem das substâncias vitais, com consequentes distúrbios na nutrição e nos estímulos à função do tecido nervoso, onde deficiências ou acúmulos condicionam disfunções e/ou alterações estruturais, cujos sinais e sintomas analisamos e classificamos em padrões de adoecimento.

Dor neuropática

A dor neuropática é, em geral, em decorrência de dano ou enfermidade no sistema nervoso. Surge em um grupo bastante heterogêneo de distúrbios que afetam o tecido neural somatossensorial, periférica ou centralmente, incluindo, portanto, fibras periféricas (Aβ, Aδ e fibras C) e neurônios centrais.[13-15]

A inervação somatossensorial alcança a pele, músculos, articulações e fáscias e incluem termorreceptores, mecanorreceptores, quimiorreceptores, prurirreceptores e nociceptores que enviam sinais à medula espinhal e também ao encéfalo, onde a maior parte dos estímulos seguem aos núcleos talâmicos e daí ao córtex. Lesões ou doenças que afetam o sistema somatossensorial podem levar a transmissões alteradas e desordenadas na medula e encéfalo.[15]

As condições mais comumente associadas à dor neuropática incluem a neuralgia pós-herpética, neuralgia do trigêmeo, neuralgia diabética, radiculopatias, infecção por HIV, lepra, amputação, lesão do nervo periférico, dor central pós-AVC.[15]

Fisiopatologia sob a visão da MTC

O diagnóstico dos padrões típicos da MTC fundamenta-se na mais completa e adequada coleta dos sinais e sintomas, atentando para as modalizações sintomáticas de cada paciente em um "*momentum*" patológico. Na análise da natureza dessas manifestações, avalia-se a ação do agente patogênico (Xie Qi), ou de uma condição patogênica e, particularmente, a capacidade orgânica individual para recuperar ou manter a homeostase ou estado de saúde (Zhen Qi), o que podemos definir como morbidade.

Concernentes à localização, os conceitos de padrão superficial ou interior, possibilitam analisar se o processo se deu a partir de um Xie Qi exterior que alcança o tecido neural em suas várias camadas de distribuição, ou se manifesta como padrão de distribuição de um sistema Jing Luo específico, se interioriza afetando outras estruturas, até os órgãos e vísceras (Zang Fu), ou ainda, em sentido contrário, se os distúrbios de Zang Fu afetam o tecido neural, funcional ou estruturalmente.

Essa classificação conforme a localização é fundamental na definição de onde tratar, por quais Jing Luo, o tipo de estímulo e sua profundidade, conforme o local onde o mecanismo de adoecimento, ou mesmo lesão, está em evolução. Por exemplo, as disestesias, dolorosas ou não, respondem, em geral, à inserção horizontal das agulhas, portanto, agulhamento superficial.

Quando a patogênese ocorre a partir do interior e os sinais e sintomas indicam disfunções dos Zang Fu, os mecanismos terapêuticos devem alcançar esse nível funcional também.

Assim, as naturezas dos sinais e sintomas que indicam a patogenia Yang ou Yin, por excesso ou deficiência, manifestos como calor ou frio, orientam as propostas terapêuticas para tonificação ou dispersão (eliminação do patógeno ou "produto patogênico", "sedação").

Neuralgia pós-herpética

A neuralgia pós-herpética é a complicação crônica mais frequente após o herpes-zóster agudo, reativação do vírus varicela-zóster (VZ), agente etiológico da catapora, que pode se manter latente nas células neurais do gânglio dorsal até voltar a se replicar. Essa reativação que está associada à diminuição da imunidade celular relacionada à idade, às imunodeficiências adquiridas por ação de agentes biológicos e/ou farmacológicos, gera erupções vesiculares, geralmente unilaterais, com dor aguda, em facada ou pontada, irradiada e confinada a um dermátomo.[16,17]

O risco de desenvolvimento da neuralgia pós-herpética (NPH) aumenta na presença de dor prodrômica, idade avançada, erupção cutânea difusa e envolvimento do nervo oftálmico. A dor característica é frequentemente descrita como queimação, dolorimento, latejante, perfurante, facada ou tiro, podendo ser contínua ou intermitente e, muitas vezes, com presença de alodinia, hiperalgesia e disestesias.[16,17]

Sob visão da MTC

A neuralgia pós-herpética, seus sinais e sintomas, considerando a dor de natureza e distribuição mais típicas, aparece na literatura da MTC sob o nome de "neuralgia intercostal", mas, também, nas descrições de padrões dos Jing Luo, conforme localização, em decorrência da ação de Xie Qi e/ou produtos patogênicos, principalmente calor, fogo e mucosidade, consequentes e geradores de estagnação de Qi e Xue em, principalmente, nervos periféricos, mas também em tecido nervoso central.[18-20]

Os padrões interiores em condições crônicas com deficiências, muitas vezes prévias à infecção aguda pelo VZ, favorecem a manifestação do herpes-zóster e um maior risco de complicações como a neuralgia pós-herpética.

Do ponto de vista dos predisponentes e condicionantes, as deficiências de Qi do baço (Pi), do Yin e Jing do rim (Shen), e do Yin e Xue do fígado (Gan), alteram nutrição, hidratação e restauração do tecido nervoso, criam condições de produção endógena de umidade, mucosidade, calor e fogo que propiciam o bloqueio dos sistemas Jing Luo.[18-20]

Portanto, o princípio terapêutico deve considerar eliminar umidade e calor, ativar o Xue e Qi para dissolver a estagnação e tonificar as deficiências. Associar a técnica de cercar a área de manifestação da neuralgia com agulhas subcutâneas, inserções horizontais, e pontos extras Jiaji (Ex-B2), do segmento afetado, complementa o controle das manifestações.

Prescrições[18-21]

Segundo localização das manifestações: pontos distais dos canais relacionados.

- Shao Yang (neuralgia intercostal): TE6 + GB34 + Jiaji do segmento afetado + pontos de Ren Mai (CV) no mesmo segmento (inserção horizontal – subcutânea). Inserção horizontal cercando área de neuralgia.
- Segundo diagnóstico do padrão de adoecimento: BL17 (Géshu), BL18 (Ganshu), BL23 (Shenshu), LR3 (Taichong), LR2(Xingjian), LR14 (Qimen).

Fórmulas/fármacos da MTC[17]

- Estagnação de Qi e Xue: Chai Hu Shu Gan Wan, Tao Hong Si Wu Tang.
- Mucosidade calor no canal do fígado e vesícula biliar: Long Dan Xie Gan Tang.

Estudos e revisões

As publicações mais antigas, revisões sistemáticas, devido aos desenhos metodológicos e riscos de viés, não conseguiam sustentar a indicação da acupuntura para tratamento do paciente com neuralgia pós-herpética.[23,24]

No entanto, publicações mais recentes vêm demonstrando o potencial e a utilidade dessa especialidade médica no controle da intensidade da dor e da ansiedade relacionada. Mesmo quando não superior ao tratamento farmacológico, considerando a ausência de efeitos colaterais, apresenta impacto positivo na qualidade de vida desses pacientes.[23,24]

Neuralgia do trigêmeo

A neuralgia trigeminal é caracterizada por ataques súbitos de dor facial excruciante relacionada a um ou mais ramos do V par craniano, causando importante queda na qualidade de vida.[24]

Quanto a etiologia, pode ser classificada como idiopática, clássica e secundária, sendo a maneira clássica associada à compressão neurovascular na raiz do trigêmeo, desmielinização e consequente alteração na condução neural.[17,25]

Os episódios de dor, em geral breves, podem ocorrer espontaneamente ou desencadeados por estímulos de atividades habituais como falar, mastigar, lavar o rosto, escovar os dentes, fazer a barba, um toque suave, ou mesmo, uma brisa fria, caracterizações bastante importantes para o diagnóstico de Zhèng na MTC. Contudo, um grupo de pacientes pode apresentar dor persistente de fundo que, juntamente a sinais autonômicos e duração prolongada da enfermidade, representam preditores negativos para os resultados terapêuticos.[17,25,26] Essas informações são relevantes para o prognóstico de qualquer proposta terapêutica, fundamentadas que sejam por qualquer racionalidade médica.

Embora a neuralgia do trigêmeo seja a forma mais comum de dor facial intensa, pode ser confundida com a mal definida e persistente dor facial idiopática ou atípica, associada ou não a componentes de síndrome dolorosa miofascial.[26]

Sob visão da MTC

A neuralgia trigeminal aparece na MTC sob o título de "dor facial", cuja patogênese é relacionada a fatores externos como vento, frio ou calor, ou interiores, com quadros de excesso e/ou deficiência, com geração de produtos com potencial de mudar o curso clínico, como o "calor", "vento", "fogo" e "mucosidade", que obstruem os canais e colaterais da face.[20,27]

Os padrões mais frequentemente relacionados à neuralgia trigeminal são: "vento frio"; "fogo em excesso do fígado e/ou estômago"; "preponderância de fogo por deficiência de Yin".[20,27]

O vento patogênico exterior e/ou interior, em decorrência da ascendência do fogo em excesso, do fígado ou estômago, ou ainda devido a deficiência de Yin, resulta no caráter paroxístico da neuralgia do trigêmeo.[20,27].

Prescrições

- Segundo padrões:[20,27]
  - **Vento frio:** TE5 (Waiguan) + LI4 (Hegu) + BL12 (Fengmen) + GB20 (Fengshi).
  - **Fogo em excesso do fígado e estômago:** BL18 (Ganshu) + BL21 (Weishu) + BL23 (Shenshu) + LR2 (Xingjian) + ST44 (Neiting).
  - **Deficiência de Yin e ascendência do fogo:** BL18 + BL23 + KI3 (Taichi) + LR3 (Taichong) + SP6 (Sanyinjiao) + SP10 (Xuehai).
  - **Se mucosidade:** associar ST36 (Zusanli) + ST40 (Fenglong) + CV12 (Zhongwan).
- Conforme o ramo do trigêmeo afetado:[20,27,28]
  - **Oftálmico:** SI3 (Houxi) em direção ao TE3 (Zhongzhu), TE23 (Sizhukong) em direção ao GB1(Tongzilliao), TE23 em direção ao Ex-HN6 (Yuyao), GB14 (Yangbai) em direção ao Ex-HN6 Yuyao, BL2 (Zhanzhu), GB14, Ex-HN4.
  - **Maxilar:** LI4 + ST44 + ST7 (Xiaguan) + ST2 (Sibai) em direção ao ST3 (Juliao) + SI18 (Quanliao).

- **Mandibular:** LI4 + ST44 + ST6 (Jiache) em direção ao ST4 (Dicang) + ST7 (Xiaguan) + CV24 (Chengjiang).
- **Estudos e revisões:** há indicativos de que a associação de acupuntura manual e eletroacupuntura (EA) deva ser a forma de escolha para neuralgia do trigêmeo[29] e de que o risco de desenvolver depressão no seguimento dessa condição neurálgica reduz nos grupos com acupuntura manual.[30]

Neuropatia diabética

O desenvolvimento da epidemia global de neuropatia diabética é proporcional ao crescimento da epidemia de pré-diabetes e diabetes. Ao longo do tempo, ao menos 50% dos pacientes diabéticos desenvolvem a neuropatia diabética em algum grau.[31]

É importante notar que a efetividade do controle da glicemia sobre a progressão da neuropatia diabética é diferente no diabetes tipo 1 e no diabetes tipo 2. Nesse último, os efeitos são bem mais modestos. Esse achado nos leva a busca de novos entendimentos na etiopatogenia da neuropatia diabética, considerando que os mecanismos distintos subjacentes ao diabetes tipo 1 e tipo 2 permanecem desconhecidos.[31]

O retardamento no surgimento e evolução da neuropatia diabética a partir do controle da glicemia, mais notável no diabetes tipo 1, levou a que uma maior parte dos estudos pré-clínicos e clínicos focassem na hiperglicemia como fator primário de alteração patogênica. No entanto, está se tornando cada vez mais evidente que fatores não necessariamente relacionados a hiperglicemia podem contribuir para incidência, progressão e gravidade da neuropatia e da dor neuropática no diabetes *mellitus*.[32]

Diabetes *mellitus* sob a visão da MTC

Na MTC, o diabetes *mellitus* está relacionado ao diagnóstico "Xiao Ke", similar sobretudo ao diabetes tipo 1.[19,20,27,33]

Xiao Ke significa emagrecimento e sede. Já no início do século II d.C. há registros de uso de uma fórmula para tratar essa patologia, ainda usada no tratamento dos padrões que se manifestam com emagrecimento e sede, entre outros sintomas e sinais. Somente em 752 d.C. aparece descrita a ocorrência de urina adocicada e a consideração do envolvimento do Qi do baço (Pi). As observações e análises das experiências clínicas por longo período, estão na base descritiva dos padrões envolvidos e da amplificação no conceito original da doença Xiao Ke.[19,20]

Os fatores predisponentes são as características congênitas (hereditárias) e as condições adquiridas. Nesse contexto, Xiao Ke é considerada como consequente a mudanças emocionais extremas; distúrbios nutricionais com ingestão excessiva de calorias, alimentos gordurosos e álcool; excessos na vida sexual com lesão do Yin e do Jing do Shen; secura e calor por deficiência; secura do pulmão (Fei), calor no estômago (Wei) e deficiência do rim (Shen).[19,20,27,33]

Portanto, os padrões relacionados à Xiao Ke podem ser classificados como altos (Jiao superior), médios (Jiao médio) e baixos (Jiao inferior) com progressiva deficiência de Qi e Yin e/ou ambos aspectos gerais Yin e Yang.[19,20,27,33]

Em sua maioria, nos pacientes de diabetes tipo 2, especialmente no adulto obeso e/ou idoso, os sintomas típicos como polidipsia, polifagia, poliúria e perda de peso são mais raros. Contudo, a diferenciação dos padrões de Zang Fu frequentemente nos dirige para os princípios terapêuticos de "nutrir o Yin para clarear o calor", "beneficiar o Qi para nutrir o Yin", "fortalecer o baço e revigorar o rim", "nutrir e ativar a circulação de Xue", "nutrir o Yin para dar suporte ao Yang", "eliminar a umidade patológica e eliminar a mucosidade".[19,20,27,33]

Neuropatia diabética sob a visão da MTC

Na MTC, a neuropatia diabética pode estar classificada na categoria "Bi Zheng" ("síndrome de estagnação" ou "síndrome de obstrução dolorosa"), "Xue Bi" (síndrome de estagnação de Xue), ou ainda, Mamu (Bìng), que se manifesta com flacidez e enfraquecimento dos membros, pertencendo, portanto, a Wei Zheng (síndrome da flacidez).[33]

Neuropatia periférica bilateral simétrica

1. Adormecimento em membros com sensação de "insetos rastejando", dor em extremidades distais dos dedos, respiração encurtada, fadiga e fraqueza, hipersonia, indisposição, pernas sem força, compleição pálida, transpiração espontânea, intolerância ao vento, suscetibilidade aumentada aos resfriados. Língua pálida escura com revestimento esbranquiçado e pulso filiforme irregular.
   - **Padrão:** deficiência de Qi e estagnação de Xue.
   - **Princípio terapêutico:** beneficiar o Qi para ativar a circulação de Xue, drenar os colaterais para aliviar a dor.[33]
   - **Prescrições:**[21,33]
     - Huang Qi Gui Zhi Wu Tang: tonifica o Qi e aquece os canais; harmoniza o nível de nutrição (camada Ying) e desbloqueia obstruções.
     - Bu Yang Huan Wu Tang: tonifica o Qi; ativa a circulação de Xue; abre canais e colaterais.
   - **Acupuntura:**
   - BL13 + BL17 + BL20 + BL23 + CV6 + LI10 (Shousanli) + ST36 + SP6 + pontos dos canais afetados.
   - Moxa está indicada.
2. Entorpecimento, frio, sensação dolorosa nos membros agravada pelo frio e aliviada pelo aquecimento, pior nos membros inferiores e a noite, fadiga e fraqueza, lassidão, evita falar. Língua pálida e aumentada com revestimento esbranquiçado escorregadio e pulso profundo e fraco.
   - **Padrão:** deficiência de Yang e estagnação de Xue.
   - **Princípio terapêutico:** aquecer o Yang e dissolver a estase para promover o fluxo de sangue.
   - **Prescrições:**[21,33]
     - Jin Sheng Shen Qi Wan: aquece e tonifica o Yang do rim; Regula a água e alivia o edema.
     - Huang Qi Gui Zhi Wu Tang.
   - **Acupuntura:**
     - Moxa e/ou agulha manual em CV4 (Mingmen) + BL23 + BL52 (Zhishi) + CV4 (Guanyuan) + ST36 + pontos dos canais afetados.
3. Dormência estática prolongada, sensação de peso nos membros, dor, perda de força, obesidade, obstrução torácica, diminuição do apetite. Língua púrpura escura com equimoses e revestimento esbranquiçado e pulso deslizante ou profundo e irregular.
   - **Padrão:** obstrução dos colaterais por mucosidade e estagnação de Xue.
   - **Princípio terapêutico:** ativar a circulação de Xue, dissolver a mucosidade (Tan Yin) para remover as obstruções dos canais e colaterais.

- **Prescrições:**[21,33]
  - Tao Hong Si Wu Tang: Nutre o Xue; regula a circulação de Xue; elimina estagnação de Xue.
- **Acupuntura:**
  - BL17, SP6, SP10, ST36, CV6, CV4.

4. Adormecimento nos membros com sensação flamejante e dor aguda cortante, espasmos nas pernas e pés, dor e desconforto, dor e fraqueza lombar e nos joelhos, tontura, zumbido, sede aumentada, constipação. Língua avermelhada escura e seca e pulso fraco e rápido.
   - **Padrão:** deficiência de Yin e estagnação de Xue.
   - **Princípio terapêutico:** nutrir o Yin para suavizar o fígado (Gan), aliviar espasmo e dor.
   - **Prescrições:**[21,33]
     - Qi Ju Di Huang Wan: tonifica o Yin do rim (Shen) e fígado (Gan).
   - **Acupuntura:**
     - BL17 + BL18 + BL23 + KI3 + LR3 + LR8 + GB34.
   - **Síntese de prescrições em acupuntura e moxabustão para neuropatia diabética:**[33]
     - LI15, LI11, LI10, LI5, LI4 e TE5 em membros superiores.
     - ST31, ST34, ST36, GB30 e BL40 em membros inferiores.
     - Técnica de harmonização.
     - Pacientes com calor no pulmão (Fei), associar BL13 e LU5 em "sedação".
     - Pacientes com umidade calor, associar SP9 + BL20 em "sedação".
     - Pacientes com deficiência de Rim e fígado, associar BL18 + BL23 + GB34 em tonificação.
     - A inserção de agulhas horizontalmente no subcutâneo é uma boa indicação para disestesias dolorosas e não dolorosas, respeitando o limite de pele sã.

Estudos e revisões

Revisão de 2017, indica que a acupuntura se mostrou benéfica em algumas neuropatias periféricas, mas que estudos com desenhos mais rigorosos, controlados, precisam ser feitos para caracterizar e otimizar sua utilização.[34]

Em 2019, um estudo randomizado avaliou pacientes com neuropatia diabética dolorosa, comparando os grupos: cuidados usuais por 12 semanas; cuidados usuais por 12 semanas e acupuntura, uma vez por semana; cuidados usuais por 12 semanas e acupuntura, duas vezes por semana. Houve redução relevante da dor e melhora nos parâmetros de qualidade de vida nos grupos acupuntura, sem diferença determinada pela frequência de aplicações.[35]

Estudo de 2020, comparou acupuntura manual, vitamina B e acupuntura manual associada à vitamina B. Isoladamente ou associada a vitamina B a acupuntura foi mais efetiva que vitamina B isoladamente, no controle sintomático da neuropatia diabética.[36]

Revisão de cinco estudos, publicada em 2021, reportou alívio significativo dos sintomas da neuropatia diabética e ressaltou a utilização dos pontos "E36, B13, B20, BP6 e BP9" como aqueles mais frequentemente prescritos.[37]

Discussão

Os textos que compõem este capítulo colocam em evidência as racionalidades da MTC e da biomedicina. Contudo, não ressaltam as diferenças, mas sim chamam atenção para as semelhanças e complementaridades.

Partindo do diagnóstico nosológico de "dor neuropática", que evoluiu desde os primórdios da medicina até a biomedicina contemporânea, com as indicações fisiopatológicas e etiopatogenéticas contidas nesse diagnóstico, acrescentamos, em camadas, como os tecidos e a distribuição dos Jing Luo em um organismo, as descrições de momentos evolutivos da enfermidade como padrões de adoecimento da MTC.

Pegamos três exemplos de neuropatias dolorosas:

- O primeiro, neuralgia pós-herpética é complicação e consequência de uma reativação viral.
- O segundo, neuralgia do trigêmeo, decorre, na forma clássica, de compressão da raiz do V par craniano mas tem, frequentemente, etiologia desconhecida ou idiopática com fatores desencadeantes e agravantes característicos em cada paciente.
- O terceiro exemplo descrito foi a neuropatia diabética como consequência de condições constitucionais (herdadas-genéticas) e/ou adquiridas, metabólicas, envolvendo por suas especificidades fisiopatológicas, níveis de glicemia, insulinemia, colesterolemia e relações neuroendócrinas, em seu desenvolvimento, manutenção e gravidade.

Dessa maneira procuramos chamar atenção para o quanto a compreensão dos distintos mecanismos envolvidos nos processos etiopatogênicos, fisiopatológico e consequente escolha terapêutica, seja a partir da nosologia, seja a partir das síndromes da MTC, tem potencial de tornar mais abrangentes e completas as propostas de tratamento, os prognósticos e a segurança na prática médica (*lato sensu).*

É exatamente isso que, progressivamente, os estudos sobre base metodológica originária da racionalidade biomédica vêm demonstrando.

Referências bibliográficas

1. Palmeira; Cad. Saúde Pública vol.6 no.2 Rio de Janeiro Apr/June 1990.
2. Fleck L. Gênese e desenvolvimento de um fato científico. Belo Horizonte: Fabrefactum; 2010.
3. Luz MT. Racionalidades médicas e terapêuticas alternativas. Cadernos de Sociologia 1995; 7:109-128. e Luz MT. Medicina e racionalidades médicas: estudo comparativo da medicina ocidental contemporânea, homeopática, chinesa e ayurvédica. In: Canesqui AM, organizador. Ciências sociais e saúde para o ensino médico. São Paulo: Hucitec/FAPESP; 2000;181-200.
4. Jullien F. Processo ou Criação. São Paulo: Unesp; 2018.
5. Geertz, Clifford. A interpretação das culturas. Rio de Janeiro: LTC – Livros Técnicos e Científicos, 1989.
6. Elliot VL, Morgan D, Kosteniuk J, Chow AF, Bayly M. Health-related stigma of noncommunicable neurological disease in rural adult populations: A scoping review. Health Soc Care Community. 2019 Jul; 27(4):158-188.
7. Shi M, Chai Y, Zhang J, Chen Xin. Endoplasmic reticulum stress-associated neuronal death and innate immune response in neurological diseases. Front Immunol. 2021;12:794580.
8. Badyra B, Sutkowski M, Milczarek O, Majka M. Mesenchymal stem cells as a multimodal treatment for nervous system diseases. Stem Cells Transl Med. 2020; 9(10):1174-1189.
9. State Administration of Traditional Chinese Medicine. Advanced textbook on Traditional Chinese Medicine and Pharmacology, Vol 1. Beijing: New world Press; 1995;7-146.
10. Wang LG, editor, Pai HJ, co-editor. Tratado contemporâneo de acupuntura e moxibustão. São Paulo: CEIMEC, 2005;51-54.
11. Yi Q, Stone A.Traditional Chinese Medicine - Diagnosis study Guide. Seatle: Eastland press; 2008;3-8.

12. Scholars at Tianjin College of Traditional Chinese Medicine; Goto College of Medical Arts and Sciences. Coordinators. Gongwang L, Hyodo A, Editors-in-chief. Fundamentals of Acupuncture and Moxibustion. Tianjin: Tianjin Science and Technology Translation and Publishing Corp. 1994;1-5.
13. Kocot-Kepska M, Zajaczkowska R, Mika J, Kopsky DJ, Wordliczek J, Dobrogowski J, Przeklasa--Muszynska A. Topical treatments and their molecular/cellular mechanisms in patients with peripheral neuropathic pain-narrative review. Pharmaceutics. 2021;13(4):450.
14. Sumitani M, Sakai T, Matsuda Y, Abe H, Yamaguchi S, Hosokawa T, Fukui S.Executive summary of clinical guidelines of Pharmacotherapy for neuropathic pain: second edition by the Japanese Society of Pain Clinicians. J Anesth. 2018;32(3):463-478.
15. Colloca L, Ludman T, Bouhassira D, Baron R, Dickenson AH et al. Neuropathic pain Nat. Rev Dis Primers. 2017;3:17002.
16. Kim J, Kim MK, Choi GJ, Shin HY, Kim BG, Kang H. Pharmacological and non- pharmacological strategies for preventing postherpetic neuralgia: a systematic review and network meta-analysis. Korean J Pain. 2021; 34(4):509-533.
17. Feller L, Khammissa RAG, Fourie J, Bouckaert M, Lemmer J. Postherpetic neuralgia and trigeminal neuralgia. Pain Res Treat. 2017; 2017:1681765.
18. Zhili Z. Zoster, p 217-219. Liyi Q. Trigeminal neuralgia (Facial pain), p 197-199. Yu J. Diabetes, p 170-171. In: Keji C, editor.Traditional Chinese medicine - clinical cases studies. Beijing. Foreing Languages Press-New world Press. 1994.
19. Nanjing University of Taditional Chinese Medicine, compiler. Yanfu Z, compiler-in-chief. Chinese Acupuncture and moxibustion. Publishing House of Shanghai University of TCM. 2002. p 288-290;298-300;331-332.
20. Zhufan X. Prática da Medicina Tradicional Chinesa. 2009. São Paulo: Editora Ícone. 543-544;573-575.
21. Chen JK, Chen TT. Chinese Herbal formulas and Application-Pharmacological Effects and Clinical Research. City of Industry, CA: Art of Medicine Press, Inc; 2015.
22. Pei W, Zeng J, Lu L, Lin G, Ruan J. Is acupuncture an effective postherpetic neuralgia treatment? A systematic review and meta-analysis. J Pain Res. 2019;12:2155-2165.
23. Liu K, Zeng J, Pei W, Chen S, Luo Z, Lu L, Lin G. Assessing the reporting quality in randomized controlled trials of acupuncture for postherpetic neuralgia using CONSORT statement and STRICTA guidelines. J Pain Res. 2019;12:2359-2370.
24. Gambeta E, Chichorro J, Zamponi GW. Trigeminal neuralgia: An overview from pathophysiology to pharmacological treatments. Mol Pain. 2020;16:1744806920901890.
25. Araya EI, Claudino RF, Piovesan EJ, Chichorro JG. Trigeminal neuralgia: Basic and clinical aspects. Curr Neuropharmacol. 2020;18(2):109-119.
26. Gerwin R. Chronic facial pain: Trigeminal neuralgia, persistent idiopathic facial pain and myofascial pain syndrome-an evidence-based narrative review and etiological hypothesis. Int J Environ Res Public Health. 2020;17(19):7012.
27. Xinnong C, advisor, Bing Z, Hongcai W, editors. Case studies from the medical records of leading chinese acupuncture experts. China Academy of Chinese Medical Sciences. 2011. Beijing: People's Military Medical Press. 79-81;113-118;180-187.
28. Hsing W, Tsai AWW, Rohde CBS, editores. Acupuntura e Medicina Tradicional Chinesa. Rio de Janeiro: Atheneu, 2019;291-302.
29. Yin Z, Wang F, Sun M, Zhao l, Liang F. Acupuncture methods for primary trigeminal neuralgia: A systematic review and network meta-analysis of randomized controlled trials. Evid Based Complement Alternat Med. 2022;3178154.
30. Liao C-C, Lin C-L, Liao K-R, Li J-M. Long-term beneficial effects of acupuncture with reduced risk of depression development following trigeminal neuralgia: A natiowide population-based cohort study. Neuropsychiatr Dis Treat. 2020;16:2961-2973.
31. Feldman EL, Callanghan BC, Busui RP, et al. Diabetic neuropathy. Nat Rev Dis Primers. 2019;5(1):42.

32. Calcut NA. Diabetic neuropathy and neuropathic pain: a (con)fusion of pathogenic mechanisms? Pain. 2020:161(Suppl 1):65-86.
33. Xu W, Yaping Y, compilers.Typical TCM therapy for diabetes mellitus. Shanghai: Shanghai University of Traditional Chinese Medicine Press, 2008.
34. Dimitrova A, Murchison C, Oken B. Acupuncture for the treatment of the peripheral neuropathy: A systematic review and meta-analysis. J Altern Complement Med. 2017;23(3):164-179.
35. Chao MT, Schillinger D, Nguyen U, Santana T, Liu R, Gregorich S, Hecht FM. A randomized clinical trial of group acupuncture for painful diabetic neuropathy among diverse safety net patients. Pain Med. 2019;20(11):2292-2302.
36. Jiang HL, Jia P, Fan YH, Li MD, Cao CC, Li Y, Du YZ. Manual acupuncture or combination with vitamin B to treat diabetic peripheral neuropathy: A systematic review and meta-analysis of randomized controlled trials. Biomed Res Int. 2020;4809125.
37. Cho E, Kim W. Effect of acupuncture on diabetic neuropathy: A narrative review. Int J Mol Sci. 2020;22(16):8575.

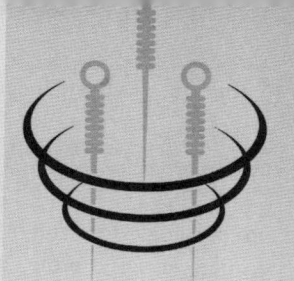

Eletroacupuntura e TENS Convencional — Parâmetros Elétricos e Abordagem na Dor Neuropática

11

Rubens Zanella

Introdução

A eletroacupuntura (EA), assim como a estimulação elétrica nervosa transcutânea (TENS), utilizam pulsos elétricos com o intuito de modular o sistema nervoso central e periférico. O potencial de ação originado na fibra nervosa por esses estímulos elétricos percorre ao longo do nervo e provoca a liberação de neuromoduladores e neurotransmissores, que atuarão em receptores pré e pós-sinápticos.[1-5]

Ambas, EA e TENS, colaboram no tratamento da dor neuropática pelo potente efeito analgésico. A EA contribui ainda com seus efeitos anti-inflamatório e imunoestimulante. O impacto da aplicação das duas técnicas contribui para a diminuição das dosagens farmacológicas empregadas no alívio da dor, incluindo a neuropática, que se mostram relevantes na medicina moderna.[4,6,7]

Parâmetros elétricos

A adoção de parâmetros de modulação para a prática da eletroestimulação tem o objetivo de obter eficácia máxima nos efeitos e resultados pretendidos.[8] Estabelecer critérios reúne condições necessárias para a prática de EA e TENS, no que diz respeito às normas de segurança.[9] A utilização de 7 a 10 parâmetros é recomendada para que se obtenha resultados confiáveis e reproduzíveis.[10]

Os parâmetros mais comuns são: tipo de corrente elétrica aplicada, formato do pulso (onda) elétrico, largura do pulso, polarização, frequência elétrica, intensidade de corrente, tempo de estimulação e vias de acesso.[10,11]

Vias de acesso

A pele humana é um órgão dinâmico que apresenta resistência elétrica extremamente alta, quando seca, medida em ohms. Parte da oposição à passagem de corrente é oferecida pela camada lipídica, e é denominada impedância elétrica.[12] A resistência da pele varia amplamente em diferentes partes do corpo, sendo em torno de 1.300 ohms em locais onde a pele é mais fina, chegando a 5.000 ohms em pele mais grossa (sola do pé, por exemplo). Quando úmida, a pele tem sua resistência à passagem da corrente elétrica reduzida drasticamente.[13,14]

Para atingir o efeito desejado nas eletroterapias, a corrente elétrica deve transpor a barreira imposta ao seu fluxo, e atingir o tecido alvo com intensidade suficiente para estimular a terminação nervosa ou tronco nervoso.[4,14]

Existem dois modos básicos de aplicação da eletroestimulação, a percutânea e a transcutânea. Na percutânea, o estímulo elétrico é aplicado por meio das agulhas, enquanto a transcutânea utiliza eletrodos de superfície.

Agulhas

Com o uso de agulhas, a resistência elétrica da pele (impedância) é igual a zero, uma vez que essa transpassa a camada lipídica da pele e penetra nos tecidos. A agulha se comporta como um potente condutor, apresenta grande densidade elétrica (concentração de elétrons em um condutor) devido ao seu diâmetro reduzido. Pode ser usada para estimular estruturas profundas e/ou superficiais.[11,14,15]

A espessura das agulhas para eletroacupuntura e eletroestimulação percutânea pode ser aproximadamente de 0,25 a 0,30 milímetros de diâmetro, facilitando a penetração nos tecidos de maneira confortável.[16,17] Apresentam fácil manuseio e permitem a fixação do jacaré. O comprimento da agulha deve estar de acordo com a profundidade dos tecidos a serem estimulados.

O uso de corrente elétrica em agulhas requer cuidados, sendo de responsabilidade do médico terapeuta a prevenção de choques.[13] O equipamento deve atender às normas de segurança para aparelhos eletromédicos NBR ABNT 60601-1 2010.[18] Após ligar o aparelho e iniciar a liberação de corrente, deve-se observar se os fios estão devidamente conectados ao paciente. A intensidade deve ser aumentada gradativamente até o limite suportável. Em caso de dor, queimação, ardência, ou qualquer sensação desagradável, é provável que a agulha esteja encostando em um nervo, vaso sanguíneo, prótese ou objetos metálicos.

Eletrodos transcutâneos

Em geral, os eletrodos transcutâneos são compostos de borracha siliconada impregnada de carbono, variam de 8 a 16 mm, possuem baixa densidade elétrica devido ao seu diâmetro, e seu uso oferece maior segurança e menos desconforto. O uso de um gel condutor entre o eletrodo de superfície e a pele é necessário a fim de reduzir a impedância oferecida pelo tecido.[19,20]

Géis são eficientes na transmissão da corrente elétrica, e devem apresentar em sua composição um ou mais agentes ionizantes, em concentração adequada. Bons agentes para esse fim são dibromoglutatonitrila, carboximetilcelulose sódica, metilparabeno, entre outros. Quanto maior for a quantidade de íons, menor a resistência ao fluxo elétrico. Recomenda-se o uso de gel azul para eletrocardiograma, que apresenta a menor oposição frente à corrente elétrica, e oferece uma estimulação mais confortável. Em comparação com o gel para eletrocardiograma incolor, supõe-se que a coloração azul permite maior estabilidade e menor resistência. Géis para uso em ultrassom apresentam menor estabilidade e aumento da resistência após 25 minutos de estimulação elétrica, não sendo indicados para o uso em eletroterapias.[8,21]

É um método seguro, prático, eficiente e com a vantagem do efeito neuroprotetor, e prevenção de pneumotórax, por não usar agulhas. Pode ser usado em uma ampla faixa etária (a partir dos 5 anos), e sem limite de idade máxima.

O eletrodo deve manter contato uniforme com o gel condutor, e esse com a pele, não podendo ficar inclinado ou sobre uma dobra de pele. Contraindica-se o uso sobre pele machucada, com acne, recém-depilada ou barbeada, pois a solução de continuidade da pele aberta, somada à passagem da corrente elétrica, pode provocar a sensação de agulhada, picada ou ardência desagradável. Caso ocorram, deve-se trocar a posição do eletrodo.

Tipo de corrente elétrica

A corrente elétrica utilizada em EA e em TENS é a corrente alternada, uma corrente pulsada bidirecional, chamada bifásica, pois alterna os pulsos do positivo para o negativo e vice-versa. Dessa maneira, o fio elétrico não dispõe de um polo sempre negativo e outro sempre positivo, como acontece na corrente direta (contínua), chamada galvânica.[4,11,13]

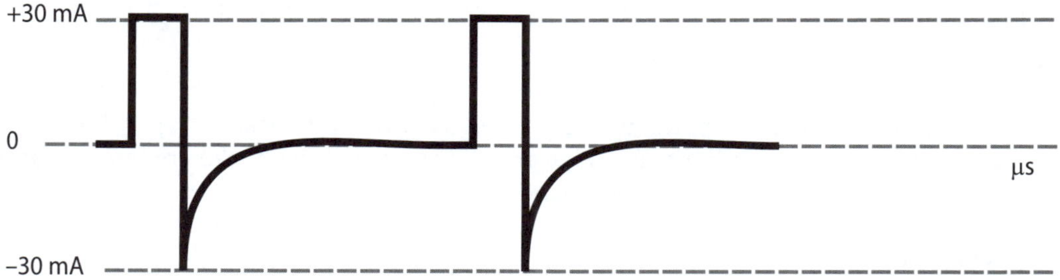

FIGURA 11.1. Corrente alternada (Fonte: Autoria própria).

Formato do pulso elétrico

Na corrente alternada, um pulso elétrico é constituído por duas fases, ou dois semiciclos, que formam um ciclo ou onda elétrica, o que corresponde a 1 Hertz (Hz) por segundo. Pode apresentar formatos simétricos ou assimétricos.[11,14,15]

O pulso elétrico simétrico é caracterizado por dois semiciclos (fases) iguais, que podem apresentar formatos variados (retangular, trapezoidal, quadrado ou exponencial). A área de função de uma fase, chamada de *duty cicle* (ciclo de trabalho), é formada pela largura e amplitude do pulso, ou seja, o tempo de permanência dos elétrons dentro do tecido e a intensidade de corrente empregada em cada fase são iguais. Portanto, seu componente de polarização é zero.[11,14]

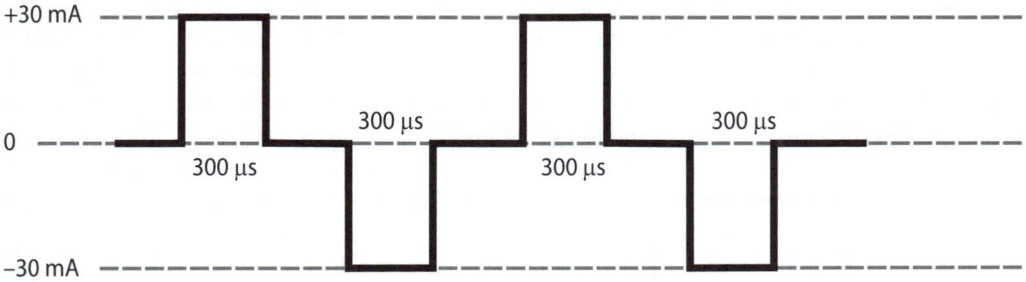

FIGURA 11.2. Pulso elétrico simétrico retangular (Fonte: Autoria própria).

No pulso assimétrico, um semiciclos (fase) é diferente do outro, ou seja, as fases não são iguais. Uma é retangular e a outra é exponencial, sendo assim, a área de função das duas são diferentes. Como o *duty cicle* da fase retangular é maior que o da fase exponencial, ocorre um pequeno componente de polarização, com os elétrons permanecendo mais tempo nos tecidos na fase retangular. Consequentemente, ocorre uma pequena reação eletroquímica clinicamente insignificante que, porém, para fins de estudos e pesquisas, é considerada pertinente no tocante à medida de dosagem elétrica empregada.[11,14]

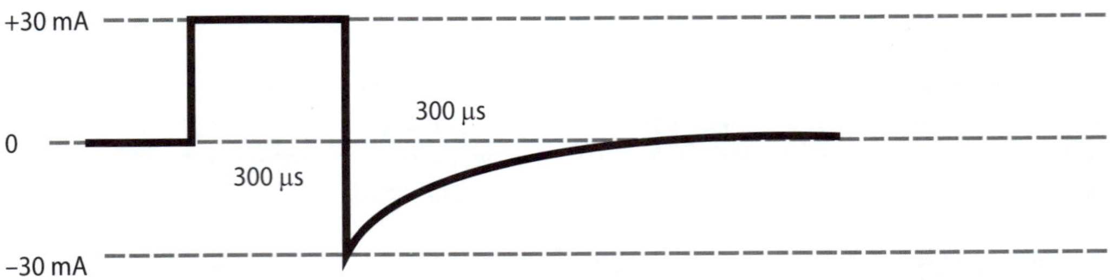

FIGURA 11.3. Pulso assimétrico (Fonte: Autoria própria).

A despeito do formato do pulso, o braço de subida deve ser vertical, ou seja, súbito, não gradual, uma vez que é a melhor maneira de provocar uma despolarização em terminações nervosas ou no tronco nervoso, desencadeando um potencial de ação.[13,14]

Largura do pulso

A largura do pulso é o tempo de duração do mesmo, e representa o tempo percorrido pela corrente elétrica dentro dos tecidos. É medido em microssegundos, em qualquer polaridade. A largura dos pulsos elétricos é inversamente proporcional à frequência dos mesmos, portanto, quanto maior a frequência de pulsos elétricos, menor a largura dos mesmos. Sua configuração deve considerar as características dos diferentes receptores da sensibilidade corporal.[11,14]

A largura de pulso ideal para estimular os receptores mecanoelétricos de alto limiar, das terminações nervosas livres do tato grosseiro (fibras A-delta e tipo III), é em torno de 300 a 500 microssegundos. Pode ocorrer pulsação, trepidação ou contração muscular, entretanto, sem causar dor, de acordo com os padrões de segurança estabelecidos pela U.S.FDA.[14]

Para estimular os receptores de Paccini e Ruffini, de baixo limiar, responsáveis pelo tato fino das fibras A-beta (II), a largura de pulso sugerida é de 50 a 300 microssegundos, provocando sensação de formigamento, parestesia ou zunido, sem produzir contração muscular.[13,14,22]

Segundo a lei do tudo ou nada, pulsos menores de 50 microssegundos de largura ou com intensidade abaixo da reobase (intensidade mínima de uma corrente elétrica para desencadear um estímulo em um tecido nervoso ou muscular) não atingem o limiar de despolarização e não desencadeiam um potencial de ação. Por outro lado, pulsos acima de 600 microssegundos de largura e alta intensidade de corrente excitarão as fibras C (IV), provocando dor.[11,13,14]

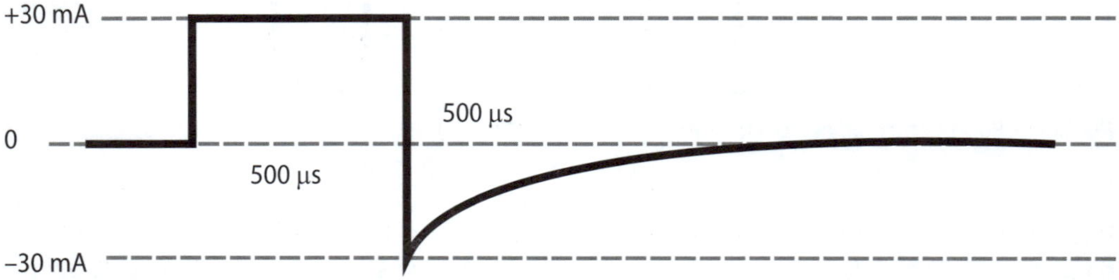

FIGURA 11.4. Largura de pulso de 500 μs, usada para estimular receptores mecanoelétricos de alto limiar (Fonte: Autoria própria).

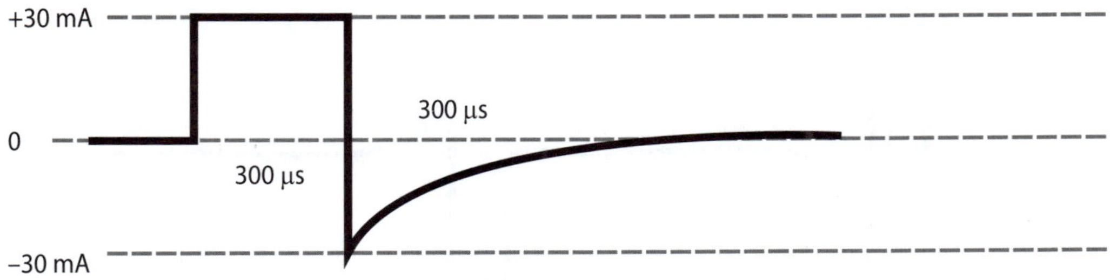

FIGURA 11.5. Largura de pulso de 300 µs, usada para estimular receptores de baixo limiar (Fonte: Autoria própria).

Polarização

A polarização compreende um acúmulo de cargas elétricas depositadas em um tecido de acordo com o tempo de permanência (largura do pulso elétrico) e da intensidade (amplitude do pulso elétrico) aplicada dentro dos mesmos.[11,14]

Nos pulsos alternados assimétricos (formato retangular e exponencial), deve-se utilizar pulsos não polarizados balanceados ou pulsos bifásicos não polarizados alternados, com componente contínuo igual a zero para minimizar a irritação da pele. Dessa maneira, evita-se o fenômeno de polarização em decorrência de uma fase possuir uma área de ação (*duty cicle*) retangular um pouco maior que a outra, exponencial.[11,14]

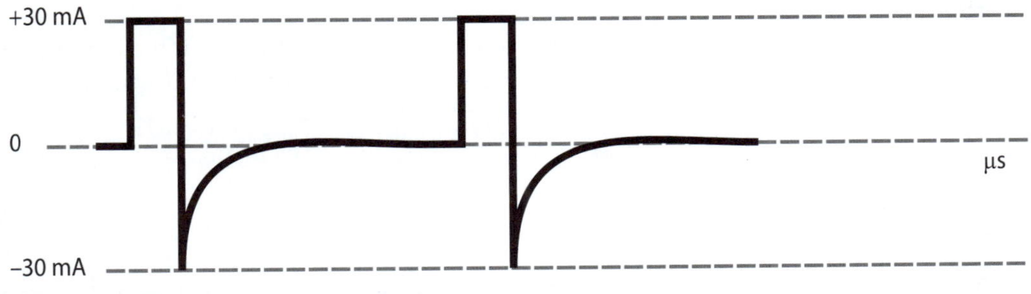

FIGURA 11.6. Pulso assimétrico polarizado (Fonte: Autoria própria).

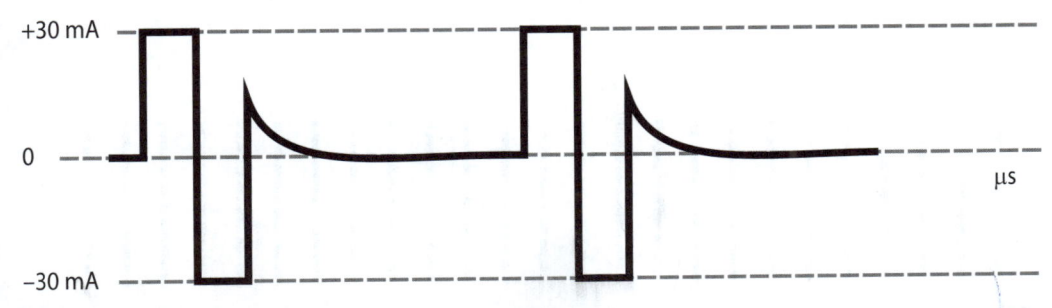

FIGURA 11.7. Pulso polarizado assimétrico bifásico (Fonte: Autoria própria).

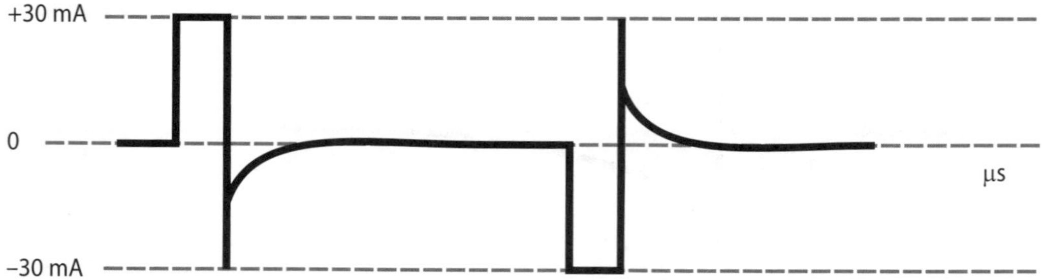

FIGURA 11.8. Pulso não polarizado assimétrico (Fonte: Autoria própria).

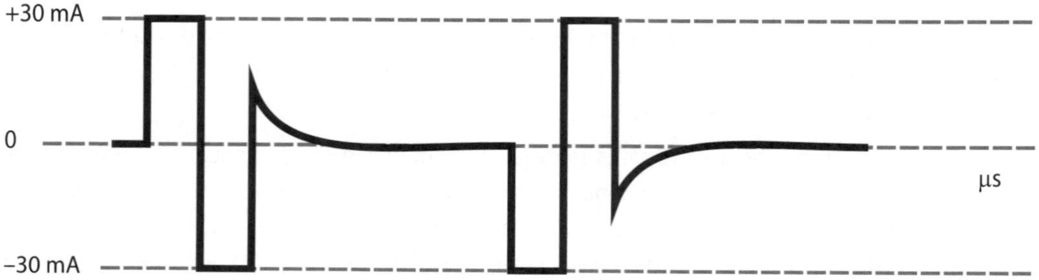

FIGURA 11.9. Pulso não polarizado assimétrico bifásico (Fonte: Autoria própria).

Frequência elétrica

O número de repetições de pulsos elétricos por segundo corresponde a frequência elétrica, que é expressa em hertz (pulsos por segundo). São consideradas baixas frequências de 2 a 10 hertz, e altas frequências de 30 a 150 hertz.[11,13,14]

Modulação de frequência

- *Constante*

A frequência de pulsos constante caracteriza-se pela repetição sucessiva da mesma frequência de pulsos elétricos, sem intervalos. O período de frequência é único, e não sofre qualquer alteração de parâmetros durante a aplicação. Também chamada de corrente contínua por alguns autores, entretanto não se deve confundir com corrente contínua galvânica.[4,11,13,15]

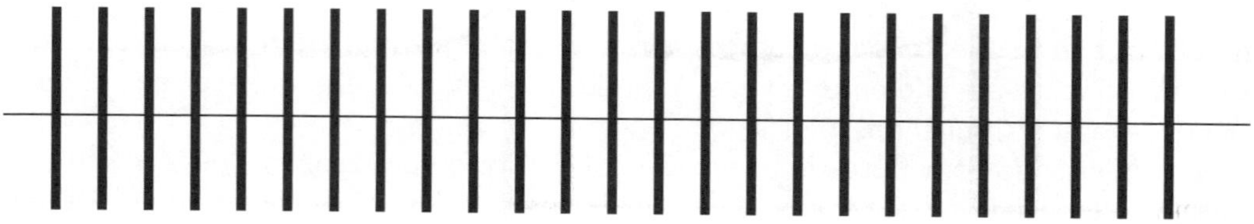

FIGURA 11.10. Frequência constante (Fonte: Autoria própria).

Burst

O *burst* é uma corrente elétrica intermitente, caracterizado pela circulação de pulsos elétricos em intervalos de tempo de estimulação (*on*) chamado de "trem de pulso", seguidos de intervalos de interrupção da corrente (*off*). Apresenta dois períodos de frequência, sendo o período de estimulação com a corrente elétrica em *on*, e um período de repouso (*off*) sem estímulo elétrico, ou seja, com frequência elétrica igual a zero.[14,15,23]

A introdução de ciclos de repouso entre os períodos de trem de pulso diminui a adaptação ao estímulo nos receptores periféricos, evita a fadiga sináptica por possibilitar a repolarização da membrana neuronal, e aumenta a liberação de moléculas bioativas. Tem indicação no tratamento de dores e patologias crônicas, disfuncionais, inflamatórias, reumáticas, autoimunes e degenerativas.[3]

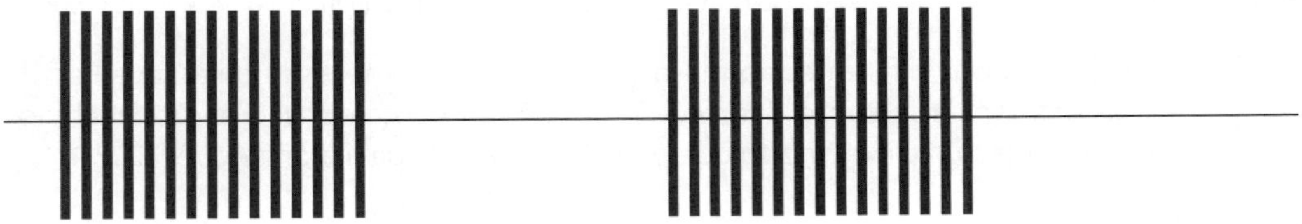

FIGURA 11.11. Frequência *burst* (Fonte: Autoria própria).

Denso-disperso

O modo denso-disperso (DD), também chamado de corrente mista, combina dois tipos de frequências elétricas diferentes em uma mesma saída do aparelho, sendo um período de tempo com uma frequência elétrica maior (denso) e outro período de tempo com uma frequência menor – disperso.[23,24]

É outra maneira de reduzir a tendência à tolerância ao estímulo e proporcionar maior liberação de moléculas bioativas. Tem indicação para ativação do *gate control* (portão do controle da dor) no tratamento de dor aguda, neuropática, visceral, entre outras.[3]

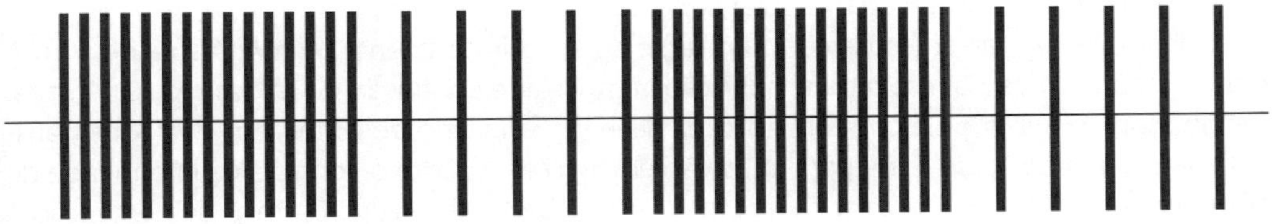

FIGURA 11.12. Frequência denso-disperso (mista) (Fonte: Autoria própria).

Modulação temporal/espacial

A modulação temporal/espacial é empregada quando se utiliza dois tipos de modulação de frequências diferentes (*burst* e DD), em uma sessão de eletroestimulação. Os tipos de modulação de frequência devem apresentar uma das frequências elétricas igual, aplicadas simultaneamente, em diferentes pontos. A modulação temporal/espacial ocorre com a sincronia da mesma frequência, ao mesmo tempo.[23,25]

Exemplificando com o uso concomitante dos modos denso-disperso (100/2 Hz) e *burst* (2 Hz), a sincronia deve ocorrer com o uso simultâneo dos 2 Hz. No momento que o DD em 100 Hz, o modo *burst* estará em repouso (*off*).[24]

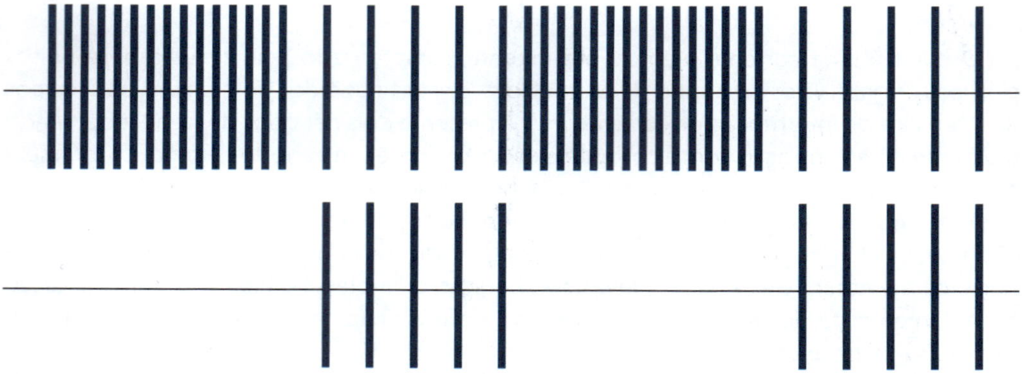

FIGURA 11.13. Frequências *burst* e denso-disperso com sincronização na mesma frequência (Fonte: Autoria própria).

O uso de frequências diferentes ao mesmo tempo não promove modulação espacial/ temporal, pois ocasiona a somação das frequências no tronco cerebral, que são recebidos como uma estimulação única, de modo que prevalece o efeito da maior frequência.[23,25]

Intensidade de corrente

Intensidade de corrente corresponde à quantidade de elétrons em deslocamento, por um segundo, passando por uma seção de um condutor. Chamada de amperagem, é medida em miliamperes, e reflete a quantidade de elétrons que penetram no tecido por segundo. Um miliampere (mA) equivale a $6{,}242 \times 10^{15}$ elétrons. Sua carga é negativa pois os elétrons se deslocam na direção oposta da corrente definida convencionalmente.[11,13]

Como norma básica de segurança, o limite de intensidade é o suportável pelo paciente, tanto em alta como em baixa frequências. Nas correntes elétricas de alta frequência (30 a 150 Hz) o limite de intensidade é o limiar de sensibilidade sensorial individual, ou seja, até começar a sentir um formigamento, não devendo provocar contração muscular. Nas correntes de baixas frequências (2 a 10 Hz), o limite de intensidade é o limiar de tolerância individual ou a ocorrência de uma contração muscular suportável.[11,13,14,26]

O limiar de não largar (espasmo muscular) é de aproximadamente 30 mA. Acima de 50 mA podem ocorrer paralisia respiratória, fibrilação ventricular e contração do miocárdio sustentada. Sendo assim, o máximo de corrente aplicada deve ser em torno de 28 mA em eletrodos transcutâneos, e em torno de 6 mA para utilização em agulhas.[14,15] Com o controle da intensidade de corrente dentro desses limites, a eletroestimulação é bastante segura. O limiar de percepção é de aproximadamente 0,25 mA em agulhas e até 10 mA em eletrodos transcutâneos.[27] Portanto, o aumento da intensidade de corrente deve ser gradativo e lento, observando a resposta de sensibilidade do indivíduo. A falta de percepção do estímulo até esses limites pode indicar algum problema de contato com o material, fiação, saída do aparelho, fio desconectado ou conectado errado. Recomenda-se a checagem do material a fim de evitar a ocorrência de choque.

Tempo de eletroestimulação – tempo total e tempo de trem de pulsos

O tempo total da sessão com EA é de no mínimo 20 e no máximo 30 minutos. Para a TENS necessita-se de no mínimo 30 e máximo 60 minutos, que podem ser repetidos conforme o período de duração do efeito analgésico individual, não devendo ultrapassar de seis sessões por dia. Cabe ressaltar que deve ser considerado o tempo mínimo a partir da liberação de corrente ativa nos últimos pontos a serem conectados (ligados).[4,14,23,24]

O tempo de um trem de pulsos é o período que leva uma série repetitiva de estímulos elétricos. Em *burst*, o trem de pulso é intermitente, programando-se o tempo de estimulação ativa (*on*), assim como o tempo de repouso (*off*). No modo denso-disperso (frequência mista), modula-se o tempo de ambos os períodos de trem de pulsos. Na corrente constante, a programação é feita somente no tempo total, uma vez que a frequência elétrica não tem intervalos ou interrupções.[14,23]

Verifica-se por meio de relatos em pesquisas e da prática clínica que a escolha dos tempos de trem de pulso está associada a diversos fatores, e se constitui um ponto importante na criação de protocolos que podem servir de paradigmas terapêuticos. O trem de pulso, segundo estudos e pesquisas, pode variar de 3 a 9 segundos.[23,28] A experiência tem demonstrado que o tempo de 5 segundos de duração para cada período de trem de pulso, ou de repouso, é o ideal para facilitar o trabalho do médico terapeuta e a modulação de intensidade para o paciente.

Cabe lembrar que não se deve aumentar a intensidade de corrente durante o período de repouso (*off*) ou no período disperso (no modo denso-disperso), pois ao retornar para o período *on* ou denso, o trem de pulso pode provocar choque. Logo, a intensidade de corrente somente deverá ser aumentada durante o período de tempo em que a corrente estiver em *on* ou no modo denso.

Eletroacupuntura – EA

A eletroacupuntura, eletroestimulação de baixa frequência de 2 a 10 hertz (Hz), replica e promove efeito e sensação semelhantes à manipulação manual da agulha. Ambas as técnicas necessitam de um tempo médio de 20 a 30 minutos de estimulação para alcançar o efeito desejado no sistema nervoso central (SNC), fazendo a expressão do gene neuropeptídeo (hipotálamo) e a transcrição da pré-pró-ópio-melanocortina (PPOMC) na hipófise, precursora do hormônio adrenocorticotrófico (ACTH), e da beta-endorfina. Dessa maneira, a EA proporciona efeito anti-inflamatório, cicatrizante e analgésico prolongado.[28]

Pode ser empregada com segurança por meio de agulha de acupuntura ou de eletrodos de superfície (transcutâneos) em pontos com menos de 3,5 cm de profundidade, quer sejam pontos de acupuntura, gatilho ou motor.[28,29] A técnica que utiliza eletrodos transcutâneos em baixa frequência foi preconizada e denominada por Melzac de ACUTENS, LOWTENS, LATENS ou TENS Acupuntura[29], e é considerada um método mais confortável, de manuseio simples e rápido, facilitando a prática clínica. Em pontos mais profundos, com mais de 4 cm de profundidade, a EA precisa ser aplicada por meio de agulhas de acupuntura.[11,19,22,24,30-33]

Pesquisa realizada em laboratórios de Hospitais de Beijing e Xangai[34], constatou que a eletroestimulação de baixa frequência de 2 Hz aumentou a liberação de metaencefalina além de aumentar o limiar de percepção da dor. Em 2002, Jin Shen Han, com a utilização de técnica de radioimunoensaio e dosagem no fluido cérebro espinhal, constatou um aumento de 367% na liberação de encefalinas após eletroestimulação transcutânea com 2 Hz no ponto de acupuntura Hegu, LI4.[23]

A eletroestimulação de 2 a 10 Hz estimula as fibras finas mielinizadas A-delta III, que ativa o eixo hipotálamo-hipófise-suprarrenal, com consequente produção e liberação de ACTH e beta-endorfina. Age também ativando as vias descendentes inibidoras de dor por meio do sistema noradrenérgico e serotoninérgico.[6,35] A beta-endorfina, liberada no fluido cérebro espinhal e no sangue, atua em receptores opioides nos tecidos orgânicos, ativando os mecanismos analgésicos, ansiolíticos, anti-inflamatórios, homeostáticos e promotores da imunidade. O ACTH, liberado pela Hipófise, estimula a Suprarrenal e promove liberação de glicocorticoides, com efeitos anti-inflamatórios, o que pode explicar porque a EA pode ajudar no tratamento da dor de diversas origens, incluindo a neuropática, assim como em patologias crônicas ou agudizadas, inflamatórias, reumáticas, distúrbios funcionais e autoimunes.[2,3,5-7,9,11,24,28,31,32,35-39] Estímulos com 10 Hz ativam a rota L – arginina – NO – GMPc e a abertura de canais de K+ ATP, se comportando como um excelente modulador biológico no Corno dorsal da medula espinhal (CDME), importante no tratamento segmentar da dor neuropática.[6,40]

Estimulação elétrica nervosa transcutânea (convencional) – TENS

A estimulação elétrica de 30 a 150 Hz aplicada pelos eletrodos de superfície é conhecida como TENS (estimulação elétrica nervosa transcutânea).[2,4,19,41] Apresenta importante ação analgésica, e tem sua ação no controle da dor principalmente a nível segmentar por meio da ativação do *gate control* e na estimulação dos sistemas descendentes inibidores de dor. Necessita de um tempo mínimo de 30 minutos para produzir efeito analgésico, entretanto a estimulação não deve ultrapassar o tempo máximo de uma hora por sessão. Os estímulos devem provocar sensação de formigamento, vibração, ou parestesia não dolorosa, promovendo redução da percepção da dor, entretanto, não devem produzir contração muscular.[13,19]

Quando utilizada por meio de agulhas de acupuntura, é conhecida como PENS de alta frequência (estimulação neural elétrica percutânea), apresentando efeito farmacológico semelhante ao TENS.[4]

Estímulos elétricos de alta frequência agem principalmente em receptores nervosos de baixo limiar periféricos e profundos, na fáscia muscular, em músculos, troncos nervosos, nervos espinhais e cranianos.[22,33] Constatações neurofisiológicas do uso de correntes elétricas de alta frequência surgiram com a teoria do portão do controle da dor, *gate control*[42], demonstrando que estímulos elétricos de alta frequência nas fibras grossas mielinizadas A-beta bloqueiam o impulso doloroso. O impulso doloroso é bloqueado pela liberação de dinorfina na substância gelatinosa de Roland, no CDME, que apresenta um alto número de receptores opioides kappa, delta e mu, e onde ocorre inibição segmentar pré-sináptica.[2,4,19,28,33,41]

As principais indicações da TENS são dor aguda, neuropática, traumática, pós-operatória, obstétrica, de origem visceral ou espasmódica, isquêmica, trans e pós-operatória, pré-atividade fisioterapêutica dolorosa, distúrbios funcionais agudos ou isquêmicos. Entretanto não foi encontrado benefício para o tratamento de dor crônica ou inflamatória.[4,11,19,41]

A desvantagem das modalidades de TENS ou PENS de alta frequência é a curta duração do efeito analgésico (poucas horas ou dias), sendo assim, é necessário realizar o procedimento com maior frequência. O uso frequente pode acarretar em um declínio da resposta à estimulação elétrica de alta frequência, chamado de tolerância à analgesia por TENS.[4,11,19,20,41]

Abordagem na dor neuropática

A EA e a TENS são largamente usadas como recursos terapêuticos complementares no tratamento da dor neuropática devido aos seus conhecidos efeitos analgésicos. Apesar dos mecanismos de ação implícitos a esses efeitos continuem a ser elucidados, estudos têm demonstrado que o efeito antinociceptivo da EA, a nível supraespinhal e espinhal, é mediado pela ativação de vias opioides, assim como pelos sistemas descendentes inibidores da dor, envolvendo receptores pré e pós-sinápticos.[6,43,44] A eletroestimulação de baixa frequência (2 a 10 Hz) tem função inibitória na dor neuropática mais eficiente do que a de alta frequência.[6]

No tratamento das neuralgias com EA e ACUTENS (TENS com baixa frequência), o corticoide liberado no sangue pelo córtex suprarrenal age na área acometida pela lesão neuropática, no axônio e no gânglio da raiz dorsal respectivos. Dessa maneira, previne a inflamação e a degeneração que provocam mudanças estruturais no CDME, responsáveis pelo processo doloroso, especialmente da neuralgia pós-herpética.[35,45] Encefalinas e beta-endorfinas, liberadas no fluido cérebro espinhal e no sangue, agem em receptores opioides nos tecidos orgânicos, ativando os mecanismos analgésicos, ansiolíticos, anti-inflamatórios, homeostáticos e promotores da imunidade.[35,38]

Pesquisas sugerem que a EA aplicada nos pontos ST36 (Zusanli), SP6 (Sanyinjiao) e SP9 (Yinlingquan) pode reduzir as expressões de citocinas pró-inflamatórias (IL-1β, IL-6, TNF-α, COX-2, MAPK), que causam lesão das células de Schwann, responsáveis pela cronificação da dor neuropática.[17,38] Essa modulação das vias de sinalização da dor é eficaz como tratamento analgésico, imunológico e inflamatório da dor neuropática.[38]

Para o tratamento de dor neuropática em tronco e membros com o uso da TENS, os eletrodos devem ser posicionados em pontos paravertebrais próximos da linha média posterior, junto aos processos espinhosos da coluna vertebral em níveis metaméricos, correspondente à região dolorosa; nos dermátomos supra e inframetaméricos ao trajeto da dor em direção à linha média anterior; nos dermátomos proximais e distais da área acometida; ou ao redor do local da dor, homolateralmente.[4,14,19,41,46] Em neuralgias craniofaciais, os pontos na cabeça e no pescoço devem ser empregados bilateralmente. Nas neuralgias faciais, os eletrodos devem ser colocados em pontos distais à área dolorosa, longe da linha média anterior (zona de disparo da dor); em pontos paravertebrais na região posterior do pescoço, na raiz dos neurônios espinhais de C2, C3 e C4, que fazem sinapse com neurônios de segunda ordem no corno dorsal do núcleo caudal do nervo trigêmeo.[47,48] Não se deve colocar eletrodos sobre locais lesionados ou dolorosos.[14,49]

Condições comumente associadas à dor neuropática que podem se beneficiar do tratamento com EA e TENS convencional incluem neuralgia pós-herpética, neuralgia trigeminal, dor radicular, dor orofacial, neuropatia alcoólica, entre outras.[45,50]

Ajuste dos parâmetros

Condição clínica	Modo	Frequência (Hz)	Largura de pulso (µs)	Tempo trem de pulsos (segundos)	Tempo total (minutos)	Pontos
Neuralgia facial idiopática	DD	70/10	200/400	7/3	45	Duplas de pontos junto às raízes nervosas de C2, C3, C4 bilateral GB20/TE17 bilateral Taiyang/ST6 bilateral ST36 bilateral
Neuralgia facial herpética e pós-herpética	DD	10/2	400	7/3	45	Duplas de pontos junto às raízes nervosas de C2, C3, C4 bilateral GB20/TE17 bilateral Taiyang/ST6 bilateral ST36 bilateral
Dor neuropática em lombociatalgia	DD	100/2	200/400	7/3	45	Paravertebrais – Jiagi – em níveis metaméricos (região dolorosa) Dermátomos supra e inframetaméricos ao trajeto da dor (direção à linha média anterior)
	Burst	2	400	3(*on*)/7(*off*)	25	Pontos-gatilhos região lombar ou pontos axiais (foraminal, facetário, hérnia discal) ST36/SP6 bilateral

Continua...

Continuação

Condição clínica	Modo	Frequência (Hz)	Largura de pulso (µs)	Tempo trem de pulsos (segundos)	Tempo total (minutos)	Pontos
Neuralgia intercostal herpética e pós-herpética	DD	10/2	400	7/3	45	Paravertebrais – Jiagi – em níveis metaméricos (região dolorosa) Dermátomos supra e inframetaméricos ao trajeto da dor (direção à linha média anterior)
Neuralgia intercostal	DD	100/2	200/400	7/3	45	Paravertebrais – Jiagi – em níveis metaméricos (região dolorosa) Dermátomos supra e inframetaméricos ao trajeto da dor (direção à linha média anterior)
	Burst	2	400	3(*on*)/7(*off*)	25	Pontos axiais (foraminal, facetário, hérnia discal) ou pontos-gatilhos região lombar ST36/SP6 bilateral

Contraindicações

As contraindicações para o uso de eletroestimulação, quer seja EA ou TENS, incluem uso de marca-passo, aplicação em cima dos seios carotídeos ou em local irradiado ou com lesão tecidual.[13,20]

Comentários finais

A EA, quando utilizada corretamente, pode superar os efeitos dos métodos tradicionais de manipulação manual de agulhas e promover a expressão do gene do neuropeptídeo. A consequente liberação de endorfinas e outras substâncias analgésicas e anti-inflamatórias promoverá efeitos sistêmicos e duradouros. A TENS convencional tem forte efeito analgésico em nível segmentar, segundo a teoria do *gate control*, mas tem curta duração e provavelmente sem efeito anti-inflamatório e curativo.

O estabelecimento de parâmetros elétricos é uma metodologia consistente na realização de pesquisas, principalmente aquelas que visam comparar os efeitos neuroquímicos e biológicos da EA e da TENS, bem como em relação a outras técnicas de estimulação elétrica ou mesmo à acupuntura manual. Na prática clínica, o conhecimento desses parâmetros proporciona segurança, eficácia e reprodutibilidade do tratamento.

O tratamento da dor neuropática é desafiador. Pesquisas pré-clínicas e estudos sobre os efeitos terapêuticos da EA e da TENS convencional na dor neuropática aumentaram consideravelmente nas últimas década, demonstrando seu potente efeito, seja analgésico, anti-inflamatório ou imunoestimulante, que contribuem positivamente para a qualidade de vida do paciente de modo seguro e eficaz. No entanto, seus mecanismos moleculares ainda não foram completamente elucidados, e mais estudos devem ser realizados dirimindo quaisquer dúvidas que ainda possam existir. Na ciência médica, o conhecimento está sempre em construção.

Referências bibliográficas

1. Sun SL, Han JS. High and low frequency electroacupuncture analgesia are mediated by different types of opioid receptors at spinal level: a cross tolerance study. Acta Physiol Sin. 1989;41(4):416-420.
2. Han JS. Acupuncture and endorphins. Neurosci Lett. 2004;361(1):258-261.

3. Han JS. Peptídeos opiácios e anti-opiácios: um modelo de equilíbrio Yin-Yang nos mecanismos da acupuntura na modulação da dor. In: Stux G, Hammerschlag R. Acupuntura clínica: bases científicas. Barueri, SP: Manole, 2005;57-76.
4. Baldry PE. Acupuntura, pontos-gatilho e dor musculoesquelética: enfoque científico da acupuntura para ser usado por médicos e fisioterapeutas no diagnóstico e controle da dor de ponto-gatilho miofascial. 3.ed. São Paulo: Roca 2007.
5. Mayor D. An exploratory review of the electroacupuncture literature: clinical applications and endorphin mechanisms. Acupunct Med. 2013;31(4):409-15.
6. Zhang R, Lao L, Ren K, Berman BM. Mechanisms of acupuncture-electroacupuncture on persistent pain. Anesthesiology. 2014;120(2):482-503.
7. Ulloa L, Quiroz-Gonzalez S, Torres-Rosas R. Nerve Stimulation: Immunomodulation and Control of Inflammation. Trends Mol Med. 2017;23(12):1103-1120.
8. Gerleman D, Barr, JO. Instrumentação e segurança do produto. In: Nelson R M, Hayes K W, Currier DP. Eletroterapia clínica. São Paulo: Editora Manole, 2003;15-53.
9. Ma Y, Ma M, Cho ZH. Acupuntura para controle da dor: Um enfoque integrado. São Paulo: Roca, 2006.
10. Hubacher J, Niemtzow RC, Corradino MD, Dunn JCY, Ha DY. Standards for reporting electroacupuncture parameters. Med Acupunct. 2016 Oct; 28 (5): 249-255.
11. White, A. Analgesia por Eletroacupuntura e Acupuntura. In: Filshie J, White, A (Ed.). Acupuntura médica: um enfoque científico do ponto de vista ocidental. São Paulo: Roca, 2002. p.185-214
12. Kyle UG, Bosaeus I, de Lorenzo AD, Deurenberg P, Elia M, Gómez JM, et al. Bioelectrical Impedance Analysis – Part I: Review of Principles and Methods. Clin Nutr. 2004;23(5): 1226-43.
13. Low J, Reed A. Eletroterapia explicada: princípios e prática. 3.ed. Barueri: Manole, 2001.
14. Barr JO. Estimulação elétrica nervosa transcutânea para o controle da dor. In: Nelson R M, et al. Eletroterapia clínica. 3.ed. Barueri: Manole, 2003. p.291-354.
15. Amestoy RDF. Eletroterapia e eletroacupuntura: princípios básicos... e algo mais. Florianopolis: Bustot, 1998.
16. Carneiro NM. Acupuntura no tratamento da dor miofascial [Apostila]. Colégio Médico de Acupuntura. 2001.
17. Cha MH, Nam TS, Kwak Y, Lee H, Lee BH. Changes in cytokine expression after electroacupuncture in neuropathic rats. Evid Based Complement Alternat Med. 2012;792765.
18. Associação Brasileira De Normas Técnicas. ABNT NBR IEC 60601-1:2010: Equipamento eletromédico. Parte 1: Requisitos gerais para segurança básica e desempenho essencial. Rio de Janeiro: ABNT, 2010.
19. Thompson JW. Estimulação Elétrica Nervosa Transcutânea (TENS). In: Filshie J, White A (Ed.). Acupuntura médica: um enfoque científico do ponto de vista ocidental. São Paulo: Roca, 2002;215-234.
20. Mcdonough S, Kitchen S. Estimulação elétrica neuromuscular e muscular. In: Kitchen, S. Eletroterapia: prática baseada em evidências. 11.ed. Barueri: Manole, 2003;241-257.
21. Bolfe VJ, Guirro RRJ. Resistência elétrica dos géis e líquidos utilizados em eletroterapia no acoplamento eletrodo-pele. Rev. bras. fisioter. 2009;13(6): 499-505.
22. Radhakrishnan R, Sluka KA. Deep tissue afferents, but not cutaneous afferents, mediate transcutaneous electrical nerve stimulation-Induced antihyperalgesia. J Pain. 2005;6(10):673-80.
23. Han JS. Acupuncture: neuropeptide release produced by electrical stimulation of different frequencies. Trends Neurosci. 2003 Jan; 26(1):17-22.
24. Mayor DF. How electroacupuncture Works I: observations from experimental and animal studies. In: Mayor DF. Electroacupuncture: a practical manual and resource. Philadelphia: Churchill Livingstone - Elsevier. 2007. p.59-76.
25. Wang Y, Zhang Y, Wang W, Cao Y, Han JS. Effects of synchronous or asynchronous electroacupuncture stimulation with low versus high frequency on spinal opioid release and tail flick nociception. Exp Neurol. 2005 Mar;192(1):156-62.

26. Cummings M. Safety aspects of electroacupuncture. Acupunct. 2001; Med. 29 (2): 83–85.
27. CIPA. Segurança em eletricidade: normas de conduta em experimentos com risco potencial de acidente. Ilha Solteira: Comissão interna de prevenção de acidentes (CIPA). Departamento de engenharia elétrica (DEE). Universidade Estadual Paulista (UNESP), 2004. 2ª edição.
28. Ulett GA, Han S, Han JS. Electroacupuncture: mechanisms and clinical application. Biol Psychiatry. 1998;44(2):129-38.
29. Baldry PE. Acupuncture, trigger points and musculoskeletal pain: a scientific approach to acupuncture for use by doctors and physiotherapists in the diagnosis and management of myofascial trigger point pain. 2.ed. London: Churchill Livingstone. 1993.
30. Dumitrescu IF. Acupuntura científica moderna. São Paulo: Andrei, 1996.
31. Bekkering R, Bussel RV. Acupuntura Segmentar. In: FILSHIE J, WHITE A (Ed.). Acupuntura médica: um enfoque científico do ponto de vista ocidental. São Paulo: Roca, 2002;129-164.
32. Pomeranz B. Analgesia por acupuntura. IN: Stux G, Hammerschlag R. Acupuntura clínica: bases científicas. Barueri, SP: Manole, 2005;1-31.
33. Desantana JM, Walsh DM, Vance C, Rakel Ba, Sluka KA. Effectiveness of transcutaneous electrical nerve stimulation for treatment of hyperalgesia and pain. Curr Rheumatol Rep. 2008;10(6):492-9.
34. Zhang AZ. Endorphin and acupuncture analgesia research in the people's republic of China. Acupunct Electrother Res. 1980;5(2):131-146.
35. Teixeira MJ. Dor: contexto interdisciplinar. Curitiba: Maio, 2003.
36. Browsher D. Mecanismos da acupuntura. In: Filshie J, White A (Ed.). Acupuntura médica: um enfoque científico do ponto de vista ocidental. São Paulo: Roca, 2002;83-99.
37. Lin JG, Chen WL. Acupuncture analgesia: a review of its mechanisms of actions. Am J Chin Med. 2008;36(4):635-45.
38. Li Y, Yang M, Wu F, Cheng K, Chen H, Shen X, Lao L. Mechanism of electroacupuncture on inflammatory pain: neural-immune-endocrine interactions. J Tradit Chin Med. 2019;39(5):740-749.
39. Ali U, Apryani E, Wu HY, Mao XF, Liu H, Wang YX. Low frequency electroacupuncture alleviates neuropathic pain by activation of spinal microglial IL-10/β-endorphin pathway. Biomedicine & Pharmacotherapy. 2020;125.
40. Garrido-Suarez BB, et al. Pre-emptive anti-hyperalgesic effect of electroacupuncture in carrageenan-induced inflammation: role of nitric oxide. Brain Research Bulletin, 2009;79(6):339-344.
41. Johnson M. Estimulação elétrica nervosa transcutânea (TENS). In: Kitchen, S. Eletroterapia: prática baseada em evidências. 11.ed. Barueri: Manole, 2003;259-286.
42. Melzack R, Wall PD. Pain mechanisms: a new theory. Science, 150 (1965);971-979.
43. Gim GT, Lee JH, Park E, Sung YH, Kim CJ, Hwang WW, Chu JP, Min BI. Electroacupuncture attenuates mechanical and warm allodynia through suppression of spinal glial activation in a rat model of neuropathic pain. Brain Res Bull. 2011;86(5-6):403-11.
44. Wang JY, Gao YH, Qiao LN, Zhang JL, Duan-Mu CL, Yan YX, Chen SP, Liu JL. Repeated electroacupuncture treatment attenuated hyperalgesia through suppression of spinal glial activation in chronic neuropathic pain rats. BMC Complement Altern Med. 2018;18(1):74.
45. Sousa AM, Lages GV, Pereira CL, Slullitel A. Experimental models for the study of neuropathic pain. Revista Dor [online]. 2016;17(1): 27-30.
46. Peng WW, Tang ZY, Zhang FR, Li H, Kong YZ, Iannetti GD, Hu L. Neurobiological mechanisms of TENS-induced analgesia. Neuroimage, 2019;195:396-408.
47. Aumüller G, Aust G, Doll A, Engele J, Kirsch J, Mense S, et al. Anatomia. Rio de Janeiro: Guanabara Koogan, 2009.
48. Sessle, BJ. Mecanismos da dor orofacial e suas correlações clínicas. In: Siqueira, JTT, et al. Dores orofaciais: diagnóstico e tratamento. São Paulo: Artes Médicas, 2012;100-108.
49. Kitchen S. Eletroterapia: prática baseada em evidências. 11.ed. Barueri: Manole, 2003.
50. Baron R, Binder A, Wasner G. Neuropathic pain: diagnosis, pathophysiological mechanisms, and treatment. Lancet Neurol. 2010;9(8):807-19.

12

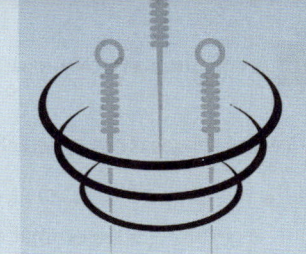

Acupuntura nas Neuralgias Craniofaciais

Adriano Höhl
Antônio Carlos Martins Cirilo
Solomar Martins Marques

Conceito

O estudo das dores craniofaciais relaciona várias possibilidades no crânio e na face. Todavia, a cefaleia, por ser um sintoma muito frequente e que, isoladamente, representa a queixa principal em mais da metade dos indivíduos que procuram atendimento médico, merece ser estudada em um capítulo à parte.[1]

As neuralgias craniofaciais são causadas por anormalidades nos componentes que inervam a região. Dessa maneira, a dor ocorre no território de distribuição do nervo, com características neuropáticas. O dimensionamento da dor é variável, com intensidade moderada a grave, com temporalidade também irregular. Em muitas situações, as neuralgias craniofaciais podem resultar em dor debilitante, sendo a neuralgia do trigêmeo a dor facial mais comum em adultos, com maior incidência em mulheres.[2]

Principais neuralgias craniofaciais

A dor craniofacial pode se manifestar de maneiras tão distintas que sugere diferenças na anatomia e fisiopatologia neurais. As fibras aferentes dos nervos trigêmeo, intermediário, glossofaríngeo e vago, além das raízes cervicais superiores dos nervos occipitais, conduzem a entrada nociceptiva para vias centrais no tronco encefálico e para as áreas do cérebro que processam a nocicepção e a dor. As dores faciais neuropáticas podem ser classificadas com base na clínica e na etiologia. É mister a determinação inicial do principal grupo diagnóstico, ao qual a dor melhor se encaixa, a ser seguida por investigações etiológicas para tipos e subtipos diagnósticos e para a tomada de decisão terapêutica. Seguindo a classificação pela ICHD-3 (*The International Classification of Headache Disorders 3rd edition*), é possível relacionar as principais situações a seguir.[3,4]

Lesões dolorosas dos nervos cranianos e outras dores faciais

Dor atribuída a uma lesão ou doença do nervo trigêmeo

A neuralgia trigeminal é multifatorial, podendo advir de processos infecciosos, invasivos em região facial, compressão vascular ou tumoral, causas genéticas, assim como de doenças autoimunes, como a esclerose múltipla.[4,5] Pode variar desde uma dor facial esporádica até uma dor persistente. Manifesta-se, habitualmente, como um quadro de dor facial lancinante, desesperador, relacionado ao dermátomo do ramo comprometido.[5]

Dor atribuída a uma lesão ou doença do nervo glossofaríngeo

A neuralgia do glossofaríngeo é rara e se caracteriza por crises paroxísticas, espontâneas ou deflagradas, de dor unilateral, excruciante e transitória, quando áreas inervadas pelo nervo glossofaríngeo são estimuladas. Geralmente, a dor se localiza lateralmente, na parte posterior da língua, palato mole e na parte lateral e posterior da faringe, com possível irradiação para o ouvido e ângulo da mandíbula. Deglutir, tossir ou mastigar podem ser pontos-gatilhos. A causa mais comum dessa patologia é uma compressão do nervo glossofaríngeo, normalmente provocada pela artéria cerebelar posterior inferior, podendo ainda ser causada por tumoração, doença degenerativa, ou idiopática.[6]

Síndrome de Ramsay-Hunt do tipo II

Essa síndrome conhecida pelo nome de seu primeiro descritor ou por herpes-zóster ótico (auricular) é caracterizada pela presença de otalgia, erupção vesicular na orelha, podendo acometer o pavilhão auricular até a membrana do tímpano e, devido a anastomose entre os nervos corda do tímpano (ramo do NC VII) e lingual (ramo do NC V), tais erupções também podem ser observadas na mucosa oral e língua, além de parestesia facial, alteração do paladar, zumbido, tontura, nistagmo e paralisia facial periférica.[6,7]

Apesar da topografia, a dor é decorrente do nervo intermediário de Wrisberg, cujas fibras sensitivas acompanham o NC VII (motor). Essas fibras originam-se no gânglio geniculado e recolhem a sensibilidade do conduto auditivo juntamente com componentes dos nervos trigêmeo, pneumogástrico, glossofaríngeo e plexo cervical superficial.[6,7]

Neuralgia occipital

A neuralgia occipital é considerada a mais frequente das neuropatias, unilateral ou bilateral, de natureza paroxística, lancinante, localizada na parte posterior do couro cabeludo, área de distribuição dos nervos occipitais maior, menor e terceiro, que em determinadas ocasiões é acompanhada de redução da sensibilidade ou disestesia na área afetada e, geralmente associada, à hipersensibilidade do(s) nervo(s) afetado(s). Tem múltiplas causas e é desencadeada por vários fatores: traumáticos, anatômicos, fibromiálgicos, funcionais, infecciosos e degenerativos (artrose C1 e C2).[8]

Neurite óptica dolorosa

É uma enfermidade caracterizada por perda visual por inflamação do nervo óptico. A dor ocorre em neuropatias ópticas associadas a doenças inflamatórias do sistema nervoso central, hipertensão intracraniana idiopática e hipotensão, arterite de células gigantes, doenças sistêmicas imunomediadas, lesões compressivas ou distúrbios infecciosos, na neurite óptica aguda pode preceder o início da perda visual. A história dos sintomas e os dados do exame neuro-oftalmológico completo devem orientar o diagnóstico, que quanto mais precoce e específico, melhor prognóstico.[9]

Síndrome da boca ardente (SBA)

A SBA compreende um quadro de dor na cavidade oral, com ou sem sinais inflamatórios, que geralmente acomete mulheres na faixa etária entre 40 e 60 anos. Apresenta-se como tríade: dor na boca, alterações do paladar e alterações da salivação, sem lesão na mucosa oral. A dor é em queimação, de intensidade moderada a severa, sendo a língua o local mais acometido, podendo também atingir as gengivas, os lábios e a mucosa jugal. Fatores como tensão, falar muito, ingestão de alimentos picantes e/ou quentes podem piorar a intensidade da dor e fatores como o consumo de alimentos frios e distração podem aliviá-la. Sua etiologia pode ser de difícil identificação, muitas vezes com mais de um fator causal. O tratamento, além de medicamentoso, inclui psicoterapia e análise do comportamento.[10]

Dor facial idiopática persistente (PIFP)

É uma doença crônica, neuropática, de etiologia desconhecida e baixa resposta terapêutica farmacológica. Apresenta-se como dor facial persistente, em queimação e restrita à hemiface, não associando a outros sinais neurológicos objetivos e nem lesões orgânicas aos exames de imagem. Não tem associação com perdas sensoriais ou outros déficits neurológicos e, usualmente, está associada à ansiedade e depressão. Tem incidência aproximada de 3,6% em pacientes submetidos a tratamentos endodônticos.[11]

Relações anatômicas

Relações anatômicas da inervação craniofacial

A inervação da cabeça e pescoço se dá pelos nervos cranianos e pelas três primeiras raízes cervicais. A fonte primária de inervação cutânea da face é o nervo trigêmeo (nervo craniano NC V), o maior dos nervos cranianos, com suas três divisões nervo oftálmico (V1), nervo maxilar (V2) e nervo mandibular (V3), sendo os dois primeiros puramente sensoriais e o último, um nervo misto (sensorial e motor).[12]

O nervo facial (NC VII), possui dois componentes: uma raiz motora, o nervo facial propriamente dito e uma raiz sensitiva e visceral, o nervo intermédio.[13] Fibras aferentes somáticas gerais conduzem impulsos relacionados à sensibilidade profunda por meio de prolongamentos centrais, constituintes do nervo intermediário e também da parte do trato solitário. A última parte é referida ao nervo intermediário de Wrisberg, já mencionado na síndrome de Ramsay-Hunt.

O nervo glossofaríngeo (NC IX), distribui-se principalmente para a língua e faringe. Leva fibras aferentes somáticas gerais – ASG e aferentes viscerais – AVE, gustativas, do terço posterior da língua e fornece inervação sensorial geral à faringe, à área da amígdala, à superfície interna da membrana timpânica e à pele do ouvido externo. Os seus **neurônios motores esqueléticos** inervam o músculo estilofaríngeo e seu **componente parassimpático** inerva a glândula parótida.

O nervo vago (NC X) desempenha inúmeras funções importantes, com suas fibras sensoriais somáticas, sensoriais viscerais e fibras motoras branquiais. Possui ainda um ramo cervical e outro auricular, sendo o último de grande importância clínica nas estimulações transcutâneas vagais.[12]

Os nervos cervicais superiores C1, C2 e C3 dão origem à inervação da parte posterior do pescoço e regiões occipital e suboccipital, inervando a pele e o couro cabeludo, além dos platôs vertebrais, por meio dos nervos auricular magno e occipitais, nervos suboccipitais (primeiro ramo dorsal cervical), segundo ramo dorsal cervical e nervo occipital maior.[13]

Relações anatômicas da acupuntura craniofacial

A cabeça, na filosofia chinesa, é o local para o qual os meridianos Yang da mão e do pé se dirigem,[14] possuindo mais de cem pontos localizados ao longo da face e do crânio, relacionados com todo o sistema nervoso motor e sensitivo da região.

Quando os médicos chineses construíram o sistema Jing Luo, há cerca de dois mil anos, eles sabiam pouco sobre a inervação do corpo. A anatomia segmentar complementa certos aspectos da teoria do meridiano clássico, que orientou a prática da acupuntura tradicional nos últimos dois mil anos.[15]

Os tecidos do corpo, tendo a pele como revestimento, são equipados com um sistema complexo e interativo de fibras nervosas para detectar irritantes e manter a homeostase, formando uma rede de fibras que se estendem como terminações nervosas livres.[16] A partir desse conceito os estudos progrediram para uma divisão anatômica em padrões distintos, tendo por base a distribuição específica das fibras nervosas sensoriais originadas de um único nervo espinhal ou craniano, conhecida como dermátomo.[17] Essa é a base neurofisiológica para a eficácia da acupuntura, que é aplicada a estruturas inervadas, de maneira segmentada, pelo sistema nervoso, pois os acupontos relacionam-se com essas terminações provindas de vários troncos diferentes, a depender da posição anatômica onde se encontrem.[15]

Recentemente, o aumento do conhecimento da rica inervação da fáscia profunda e sua organização anatômica indica a necessidade de reavaliar os mapas de dermátomos, à luz dos novos achados, com sua importância para a exterocepção, no contexto de área de projeção cutânea da fáscia *(fasciatome)*, importante para a propriocepção e para o entendimento da irradiação da dor.[18]

A acupuntura, com os seus aproximados 361 acupontos, ativa os receptores periféricos da pele, do músculo, fáscia e seus axônios, os quais transmitem os sinais sensoriais para os neurônios de primeira e segunda ordem localizados nos níveis espinhal e supraespinhal.[19-21] Esses acupontos localizam-se sobre ou adjacentes a troncos ou ramos de nervos periféricos, vasos capilares, vasos sanguíneos, vasos linfáticos, receptores nervosos, terminações nervosas, sendo a topografia dos meridianos correspondente à trajetória de nervos periféricos profundos relevantes.[22]

Na região da cabeça e pescoço, a conectividade funcional entre os aferentes trigêmeos e cervicais se dá em uma rede local e, principalmente, no tronco encefálico, onde as fibras aferentes das três raízes nervosas cervicais mais craniais convergem para os neurônios no núcleo espinhal do nervo trigêmeo.

Por correlação anatômica, o Vaso Governador (GV) é associado ao ramo oftálmico do nervo trigêmeo (NC V1), aos ramos espinhais cervicais pelo nervo occipital maior (C3) e pelo ramo espinhal (C3, C4) ao nervo acessório (NC XI).[23] No trajeto de GV23 a GV20 destaca-se a relação com a aponeurose pericranial, cuja tração pode levar ao aprisionamento de nervos. No ponto VG15 evidencia-se a relação com os músculos cervicais (trapézio, semiespinhais e retos posteriores da cabeça), dando destaque ao ligamento nucal e ao músculo reto posterior menor da cabeça, por sua relação anatômica histologicamente comprovada com a dura-máter, origem de cervicalgias crônicas.

O meridiano da bexiga (BL), surge na face acompanhando a topografia do nervo supratroclear até o ponto BL3, limite entre a gálea aponeurótica e o músculo frontal, desvia-se para lateral no BL4, topografia com possibilidade de aprisionamento de nervos. A partir de BL4 acompanha paralelamente o VG, na área de inervação citada anteriormente, sofrendo ainda intersecção de terminações do nervo auriculotemporal (NC V3) e ramo temporal do nervo facial.[23] Destaca-se ainda nesse meridiano o ponto BL10, por sua relação anatômica com os músculos cervicais.

Os meridianos do estômago (ST) e intestino grosso (LI), bem como o Vaso Concepção (CV), em suas porções infraorbitais, coincidem com a área de inervação dos ramos zigomático (NC V2) e mandibular (NC V3) do nervo trigêmeo e com os ramos bucais do nervo facial, além da presença do nervo auricular magno (C1, C2).[23] No meridiano do estômago destaca-se o ponto ST7 por sua correlação com o ligamento temporomandibular.

Os meridianos GB e TE, localizados na região temporal da cabeça, ocupam as áreas de inervação do ramo mandibular (NC V3), com o nervo auriculotemporal (NC V3), ramo temporal do nervo facial, bem como do nervo occipital menor.[23] Ênfase para o ponto GB10 por sua relação com os nervos occipitais, o ponto GB12 por sua relação com a inserção do músculo esternocleidomastóideo (ECM) e o ponto TE17, por sua relação com o tronco motor do nervo facial e, ao mesmo tempo, com o ramo mandibular do nervo trigêmeo (NC V3).

Na Tabela 12.1, é possível observar a relação dos pontos locais mais usados no tratamento das patologias de cabeça e de pescoço por meio da acupuntura.[23]

Tratamento

Os medicamentos orais são o primeiro tratamento devido à sua facilidade de uso e perfil de risco relativamente controlado. Para dor neuropática de maneira geral, drogas de primeira linha incluem antidepressivos tricíclicos, inibidores da recaptação seletiva de serotonina e anticonvulsivantes, como gabapentina e pregabalina. Os opioides também são rotineiramente indicados, assim como adesivos de capsaicina, lidocaína e opioides.[24-27]

De acordo com a IASP (Associação Internacional para o Estudo da Dor), o manejo da dor facial segue vários passos, fazendo uso de métodos não farmacológicos, farmacológicos e cirúrgicos. São utilizados tratamentos psicológicos, comportamentais, multiprofissionais, práticas integrativas e complementares (PICs). A terapia multimodal varia de acordo com o tipo de dor e evolução da doença, nem sempre resultando na remissão completa dos sintomas. Na neuralgia do trigêmeo, uma das principais causas de dor craniofacial, drogas anticonvulsivantes estão entre as mais utilizadas, sendo as mais tradicionais a carbamazepina (200-1.200 mg/dia) e a oxcarbazepina (600-1.800 mg/dia), restando ainda as opções do uso da lamotrigina (400 mg/dia) e baclofen (40-80 mg/dia). Ressalta-se que o baclofen deve ser iniciado com uma dose de 15 mg ao dia, com aumentos graduais de 15 mg/dia, a cada três dias, até que a dose diária necessária seja atingida. O tratamento com fenitoína, clonazepam, gabapentina, pregabalina, topiramato e valproato, apresenta resultados modestos. A associação de analgésicos não esteroides, opioides e neuromoduladores também faz parte do arsenal medicamentoso à disposição.[11,24-26]

O tratamento farmacológico da DFIP (dor facial idiopática persistente), é feito com antidepressivos tricíclicos, como a amitriptilina (50-100 mg/dia), além de inibidores seletivos da recaptação da serotonina e norepinefrina (duloxetina, venlafaxina) e mirtazapina.[10]

Dentre as terapêuticas intervencionistas estão o bloqueio nervoso, a rizotomia, a termocoagulação por radiofrequência, a compressão por balão, a toxina botulínica, a radiocirurgia, a descompressão microvascular, a estimulação elétrica nervosa transcutânea, assim como as órteses cervicais.[27,28]

Finalmente, dentre as terapias não medicamentosas, a acupuntura vem sendo utilizada e descrita como apresentando resultados promissores na prática clínica e em trabalhos científicos com metodologia cada vez mais robusta para as cefaleias e dores faciais em diferentes locais do mundo. Vários desses estudos a apontam como uma opção segura e com resultados aceitáveis, evidenciando que a acupuntura é capaz de reduzir a frequência e a gravidade das crises.[27-30]

TABELA 12.1. Relações anatômicas da inervação craniofacial com os pontos de acupuntura

GV	LI	ST	SI	BL	TE	GB	CV
GV15 Ramos dorsais de C2 a C4 Nervo occipital (C2) Raiz espinhal do nervo acessório (C3-C4)	LI17 Nervo acessório (NC XI) e ramos diretos do plexo cervical (C1-C2)	ST1 Nervo infraorbital (NCV2) Ramo inferior do nervo oculomotor Ramo muscular do nervo facial	SI16 Ramos cutâneos se originam de ramos de C2 a C4: Nervo occipital menor Nervo auricular magno Nervo transverso do pescoço Nervos supraclaviculares	BL1 Nervo supratroclear (NCV1) Nervo infratroclear (NCV1), superficialmente Nervo oculomotor Nervo oftálmico, profundamente	TE23 Ramo zigomático do nervo facial Nervo auriculotemporal (NCV3)	GB1 Nervo zigomático facial (NCV1 e NCV2) Nervo zigomático temporal (NCV1 e NCV2)	CV22 Ramo do vago para o timo Fibras simpáticas para o timo Nervo frênico (C3, C4, C5) Nervo supraclavicular medial (C3, C4)
GV16 Nervo occipital maior (C2-C3) Ramos dorsais de C2 a C4 Terceiro nervo occipital (C3) Raiz espinhal do nervo acessório (C3-C4)	LI18 Nervo acessório (NC XI) e ramos diretos do plexo cervical (C1-C2)	ST2 Nervo infraorbital (NCV2) Ramos do nervo facial	SI17 Ramo anterior do Nervo auricular magno Ramo cervical do nervo facial Tronco simpático	BL2 Nervo frontal (NCV1)	TE21 Nervo auriculotemporal (NCV3) Nervo facial	GB14 Nervo frontal (NCV1)	CV23 Nervo milo-hioide (NC V3) Ramo cerv. do facial (NC VII) Ramo esp. hipoglosso (C1) Nervo hipoglosso (NC XII) Nervo cervical transverso (C2-C3
GV17-19 Nervo occipital maior (C2-C3) Ramos dorsais de C2 a C3 Terceiro nervo occipital (C3)	LI19 Nervo facial Nervo infraorbital (NCV2)	ST3 Ramos do nervo facial Nervo infraorbital (NCV2)	SI18 Nervo facial Nervo infraorbital (NCV2)	BL7 Nervo occipital maior (fibras sensoriais que se originam nos segmentos C2 e C3)	TE17 Nervo occipital maior (fibras sensoriais que se originam nos segmentos C2 e C3) Nervo facial	GB20 Nervo occipital menor (ramo anterior de C_2, contorna a margem posterior do M. esternocleidomastóideo	CV24 Nervo mentonianos (NC V3) Ramo mentoniano do nervo facial (NC VII)
GV20 Nervo occipital maior (C2-C3) Ramos dorsais de C2 a C3 Terceiro nervo occipital (C3) Nervo auriculotemporal (NC V3) Nervo supraorbital (NC V1)	LI20 Nervo facial Nervo infraorbital (NCV2)	ST4 Ramos do nervo facial Nervo infraorbital (superficialmente) Ramos do nervo bucal (NCV3) (profundamente)	SI19 Ramos do nervo facial Nervo auriculotemporal (NCV3)	BL10 Nervo occipital maior (fibras sensoriais que se originam nos segmentos C2 e C3) Nervo occipital menor (ramo anterior de C_2, contorna a margem posterior do M. esternocleidomastóideo)	TE16 Nervo occipital maior (fibras sensoriais que se originam nos segmentos C2 e C3)		

Continua...

TABELA 12.1. Relações anatômicas da inervação craniofacial com os pontos de acupuntura – continuação

GV	LI	ST	SI	BL	TE	GB	CV
GV21-22 Nervo auriculotemporal (NCV3) Nervo supraorbital (NCV1)		ST5 Nervo facial Nervo bucal (NCV3)					
GV23-24 Nervo supratroclear (NCV1) Nervo supraorbital (NCV1)		ST6 Nervo auricular (ramo do nervo facial) Nervo facial Nervo massetérico (NCV3)					
GV25 Ramo etmoidal anterior (NC V2) Nervo infratroclear (NCV1) Nervo infraorbital (NCV2)		ST7 Ramo zigomático do nervo facial Ramos do nervo auriculotemporal (NCV3) Nervo glossofaríngeo					
GV26 Ramo bucal do Nervo infraorbital (NCV2) Ramo bucal do facial (NC VII) Fibras simpáticas (T1-T5)		ST8 Nervo auriculotempo-ral (NCV3) Ramo temporal do nervo facial					
		ST9 Ramos cutâneos se originam de ramos de C2 a C4: Nervo occipital menor Nervo auricular magno Nervo transverso do pescoço Nervos supraclaviculares					

Fonte: Autoria própria..

Acupuntura no tratamento das lesões dolorosas dos nervos cranianos e outras dores faciais

Como ponto de partida podem ser selecionados SI3 + BL62 (o par de pontos indicado para abertura do Vaso Governador), combinados com LU7 + KI6 (o par de pontos indicado para abertura do Vaso Concepção), acrescidos dos pontos GV26 + CV24 para abertura de todos os canais da face. Em seguida, pontos locais, selecionados mediante critérios neuroanatômicos, são acrescentados.[31-34]

Dor atribuída a uma lesão ou doença do nervo trigêmeo

São selecionados os pontos localizados nas áreas supridas por cada ramo do nervo trigêmeo (oftálmico, maxilar e mandibular), geralmente na hemiface contralateral em razão da intensidade dolorosa ou alterações sensitivas.[31,32,34-36,38,42-44,46]

- **Pontos gerais:** Ex-HN-3(Yintang), LI4 (dor na face, em geral), LV3, ST44 (dor de dente e maxilar superior), ST42, GB20.
- **Pontos regionais:** GB23, LI20 (maior ação sobre nariz, boca e queixo), BL4, (ST2, ST3), ST4, ST5 (sensibilidade dentária), ST6 (dor dentária e dor à mastigação), ST7 (⅔ anteriores da língua, região da ATM, couro cabeludo na região temporal), ST8 (couro cabeludo na região temporal), SI18, BL2, TE3, GB1, GB12, BL10.

Dor atribuída a uma lesão ou doença do nervo glossofaríngeo

- **Pontos gerais:** Yintang, LI4, ST36, TE5, ST42, ST44, ST45 (sensação de corpo estranho na garganta), CV22, CV23.[31,32,34,36]
- **Pontos regionais:** LI20, ST7, ST8, ST9, SI17, SI19, TE21, TE5, TE6, LV5, LV8, LI18 (dor no ângulo da mandíbula, dificuldade de deglutição), ST5, ST6, TE20 (dor e edema na orelha), TE10 (problemas na garganta), GB43.[31,32,34,36]

Síndrome de Ramsay-Hunt do tipo II

- **Pontos gerais:** Yintang, LI4 (dor na face), TE6, LV5, LV8, ST42, BL62.[31,32,34,36]
- **Pontos regionais:** ST7, ST8, TE20 (dor e edema na orelha), TE3, TE5, SI17, SI19, GB20.[31,32,34,36,38-41]

Para o tratamento da erupção zosteriana, uma boa técnica consiste em inserir agulhas bem superficialmente na pele ao redor da área, separadas por uma distância (1 *tsun*), cercando a área. Essa técnica pode ser combinada com pontos distais do meridiano mais próximo da área.[31,32] A etiologia, de acordo com a MTC, pode envolver vento-calor, umidade-calor, fogo no fígado (LV) e vesícula biliar (GB). No caso de lesões cutâneas agudas e pruriginosas (vento-calor), podem ser selecionados pontos entre GV14, GB20, GB31, BL2, BL10, BL13, LU7, LI4, TE5 + BL13, BL20, BL23, ST36, KI7 + PC7, HT7 (para prurido intenso).[34-36]

No caso de lesões cheias de líquido ou exsudativas, vermelhas e ou dolorosas, selecionar pontos entre VC3, VC6, SP6, SP9, ST40, LI4, TE6 + SP3, ST36, BL20 (para umidade).

Outras prescrições envolvem a seleção de BL40, SP6, SP9, GB34, TE6.

Quando as lesões se estendem à mastoide em direção ao ouvido, é indicada a seleção de TE3 (TE3, TE17, GB3, GB20, GB34, LV5), ou de TE6 (TE6, LI4, LI11, SP6, SP10).

Para a neuralgia pós-herpética: GB34, ST36, LI4.

Neuralgia occipital

Para o tratamento da neuralgia occipital, considerada a mais frequente das neuropatias, podem ser selecionados:[32,34,36,45]

- **Pontos gerais:** Ex-HN-3 (Yintang), LI4, LV3, GV20, BL60, GB34.
- **Pontos regionais:** ST9, SI16, SI17, BL7, BL10, GB20.

Neurite óptica dolorosa[36]

- **Pontos gerais:** Ex-HN-3 (Yintang) LI4, HR3, GB37, GB44, GB64, (BL67).
- **Pontos regionais:** (ST2, ST3), BL1, BL2, SI6, TE3, TE23, GB1, GB14, GB20.

Síndrome da boca ardente (SBA)[36]

- **Pontos gerais:** LI4, LV3, GB34, TE3 (umedece a secura), GB34, HT7.
- **Pontos regionais:** CV24, LI20, LI18, ST4 (bochechas, gengivas, alt. salivação), ST5, GV26, CV24, ST6, ST7, SI17, SI18, SI19, BL10 (tensão, fadiga), TE17.

Dor facial idiopática persistente (PIFP)[36]

- **Pontos gerais:** Ex-HN-3 (Yintang), LI4, ST36, LV3, HT7, PC6, SP9, ST44, TE5.
- **Pontos regionais:** BL1, BL2, ST4, ST5, ST6, LI20, SI18, TE23, TE17, GB1, GB14, BL20.

Conclusão

As dores craniofaciais, principalmente, as dores de origem neural, em razão da riqueza de tecidos moles e mineralizados da região, apresentam inúmeras possibilidades diagnósticas. Independentemente de qual seja a origem, a acupuntura aparece como uma ferramenta terapêutica não farmacológica auxiliar, com benefícios comprovados. Por meio da utilização dessa técnica, o prognóstico é otimizado, ao se favorecer a diminuição da duração do tratamento medicamentoso convencional e a redução de efeitos colaterais, propiciando melhora na qualidade de vida do paciente.

Referências bibliográficas

1. Friedman AP. Headache. In: Merrit H.H. Textbook of Neurology. 8th ed. Philadelphia PA: Lea, Febiger; 1989. p.44-8.
2. Katta-Charles SD. Craniofacial neuralgias. NeuroRehabilitation xx (2020) x-xx DOI:10.3233/NRE-208004 IOS Press
3. The International Classification of Headache Disorders 3rd edition. https://ichd-3.org/13-painful--cranial-neuropathies-and-other-facial-pains/. Acesso em 06/03/2022.
4. Jones, M et al. A Comprehensive Review of Trigeminal Neuralgia. Curr Pain Headache Reports, 2019.
5. Sabino JC, Brito Filho AP. Neuralgia trigeminal: um breve referencial teórico. Ciências biológicas da Saúde, v. 3, n. 3, p. 83-92, 2018.
6. Zakrzewska, JM. Differential diagnosis of facial pain and guidelines for management. British Journal of Anaesthesia 111 (1): 95-104 (2013).
7. Graff-Radford S. Facial pain. The Neurologist. 2009, July; 15(4):171-177.
8. Choi I, Jeon SR. Neuralgias of the Head: Occipital Neuralgia. J Korean Med Sci. 2016;31(4):479-88. doi: 10. 3346/jkms.2016.31.4.479.
9. Cardoso LM, Zacharias LC, Monteiro MLR. Neuropatia óptica auto-imune: relato de caso. Arq Bras Oftalmol. 2006;69(4):593-5.

10. Taiminen T, Kuusalo L, Lehtinen L, et al. Psychiatric (axis 1) and personality (axis11) disorders in patients with burning mouth syndrome or atypical facial pain. Scand J Pain 2011;2:155-60.
11. Gerwin R. Review Chronic Facial Pain: Trigeminal Neuralgia, Persistent Idiopathic Facial Pain, and Myofascial Pain Syndrome—An Evidence-Based Narrative Review and Etiological Hypothesis. Int. J. Environ. Res. Public Health 2020, 17, 7012.
12. Standring S, ed. Gray's Anatomy: The Anatomical Basis of Clinical Practice. 42th ed. Londres: Churchill Livingstone;2021
13. Snell RS, ed. Head and Neck: part I - the chest wall. In: Clinical Anatomy by Regions. 8th ed. Philadelphia: Lippincott Williams & WilNins; 2007: 45-73.
14. Höhl A, Tsai AW, Henriques LT, et al. Manual Clínico e de Acupuntura Médica no Tratamento da Síndrome Pós-COVID-19. Rio de Janeiro: Atheneu.
15. Ots T, Kandirian A, Szilagyi I, et al. The selection of dermatomes for sham (placebo) acupuncture points is relevant for the outcome of acupuncture studies: a systematic review of sham (placebo)--controlled randomized acupuncture trials. Acupunct Med. 2020;38(4):211-226. Epub 2020 Feb 6. PMID: 32026725.
16. Reilly DM, Ferdinando D, Johnston C, et al. The epidermal nerve fibre network: characterization of nerve fibres in human skin by confocal microscopy and assessment of racial variations. Br J Dermatol. 1997;137(2):163-70.
17. Whitman PA, Adigun OO. Anatomy, Skin, Dermatomes. 2021 Sep 14. In: StatPearls [Internet]. Treasure Island (FL): StatPearls Publishing; 2022 Jan-. PMID: 30571022.
18. Stecco C, Pirri C, Fede C, et al. Dermatome and fasciatome. Clin Anat. 2019 Oct;32(7):896-902. Epub 2019 May 28. PMID: 31087420.
19. Wang KM, Yao SM, Xian YL, et al. A study on the receptive field of acupoints and the relationship between characteristics of needle sensation and groups of afferent fibres. Scientia Sinica 1985: 963-971.
20. Zhu SP, Luo L, Zhang L, et al. Acupuncture De-qi: From Characterization to Underlying Mechanism. Evid Based Complement Alternat Med. 2013;2013:518784. Epub 2013 Sep 8..
21. Chiang CY, Chang CT, Chu HC, et al. Peripheral afferent pathway for acupuncture analgesia. Sci. Sin. (B) 16, 210-217, 1973.
22. Quiroz-González S, Torres-Castillo S, López-Gómez, et al. Acupuncture Points and Their Relationship with Multireceptive Fields of Neurons. J Acupunct Meridian Stud. 2017 Apr;10(2):81-89. Epub 2017 Feb 21. PMID: 28483189
23. N. G. Robinson in Interactive Medical Acupuncture Anatomy, 2016 by Tenton New Media.
24. Cruccu G, Gronseth G, Alksne J, et al. American Academy of Neurology Society; European Federation of Neurological Societies. AAN-EFNS guidelines on trigeminal neuralgia management. Eur J Neurol 2008;15:1013-28.
25. IASP. International Association for the Study of Pain. Curriculum Outline on Pain for Dentistry and Oral Health.https://www.iasp-pain.org/education/curricula/iasp-curriculum-outline-on-pain-for--dentistry-and-oral-health/ acesso em 20 de março 2022.
26. International Association for the Study of Pain. Persistent Idiopathic Facial Pain (Previously "Atypical Facial Pain"). IASP, Seattle. 2016.
27. Ajay BA, Mazzola AJ, Hunter CW. Neurostimulation for the Treatment of Chronic Head and Facial Pain: A Literature Review.Pain Physician 2019; 22:447-477.
28. Garcia JB, Barbosa Neto JO, Amâncio EJ, et al. Central neuropathic pain. Rev Dor. São Paulo, 2016;17(Suppl 1):S67-71.
29. Fernandes AC, Moura DM, et al. Acupuncture in Temporomandibular Disorder Myofascial Pain Treatment: A Systematic Review. J Oral Facial Pain Headache. 2017;31(3):225-232.
30. Zotelli VL, Grillo CM, et al.. Acupuncture Effect on Pain, Mouth Opening Limitation and on the Energy Meridians in Patients with Temporomandibular Dysfunction: A Randomized Controlled Trial. J Acupunct Meridian Stud 2017; 10 (5): 351-359.

31. Ross, J. Combinações de Pontos de Acupuntura: a chave para o êxito clínico. 1ª edição. São Paulo, Editora Roca: 49-51, 194, 337, 339, 429-438, 2003.
32. Gongwang, L. Tratado Contemporâneo de Acupuntura e Moxibustão. Pontos e Meridianos. 1ª ed. São Paulo, Editora Roca, 2004.
33. The Way to Locate Acu-points. 2ª Ed. Beijing, Foreign Languages Press, 1988.
34. WEN, T.S. Acupuntura Clássica Chinesa, 15º ed., São Paulo, Cultrix, 2011.
35. Ying, X. et al. Acupuncture Therapy for Neurological Diseases: A Neurobiological View. Beijing, Tsinghua University Press; 2010:179-180.
36. Ross, J. Vaso Concepção. In: Combinações de Pontos de Acupuntura: a chave para o êxito clínico. 1ª edição. São Paulo, Editora Roca; 2003:127-130, 149-151.177-201, 225-242, 245-247, 261-26, 289-291, 309-311, 333-335.
37. 37. Anatomia cirúrgica do nervo acessório espinhal: como evitar lesões no triângulo cervical posterior durante procedimentos cirúrgicos [editorial]. Rev.Bras. Cir. Plástica. 2009:24(4):400-413.
38. Inervação da Mandíbula. Disponível na internet: https://pt.m.wikipedia.org/wiki/Ficheiro:Inervacao_Mandibula.png (05 abr. 2022).
39. Resumo do Nervo Facial: anatomia, semiologia e doenças relacionadas. Disponível na internet:https://www.sanarmed.com/resumo-do-nervo-facial-anatomia-semiologia-e-doencas--relacionadas (30 mar. 2022).
40. Moore KL, Daley AF, Agur AM. Anatomia orientada para clínica. 7ª edição. Rio de Janeiro, Guanabara Koogan, 2014.
41. UNESP; Músculo Masseter; 2021. Disponível na internet: https://anatomia.ict.unesp.br/musculos/masseter1.htm (21 abr.2022).
42. Figun ME, Garino RR. Anatomia Odontológica Funcional e Aplicada. 2ª ed. Porto Alegre: Artmed, 2003. 532p.
43. Gray H. Alveolar branches of superior maxillary nerve and sphenopalatine ganglion. Plate 779. Disponível na internet: https://pt.m.wikipedia.org/wiki/Ficheiro:Gray779.png (27 mar.2022)
44. Carmo RL. Ramo oftálmico do nervo trigêmeo (V1), 2022. Disponível na internet: https://www.kenhub.com/pt/library/anatomia/ramo-oftalmico-do-nervo-trigemeo-v1 (03 abr.2022).
45. Türkyilmaz EU, Eryilmaz NC, Güzey NA, et al. Bloqueio bilateral do nervo occipital maior para tratamento de cefaleia pós-punção dural após cesarianas. Rev. Bras. Anestesiol. 2016;66(5).
46. Geier, KO. Bloqueio do nervo maxilar para redução de fraturas do osso zigomático e assoalho da órbita. Rev. Bras. Anestesiol. 2003;53(4).

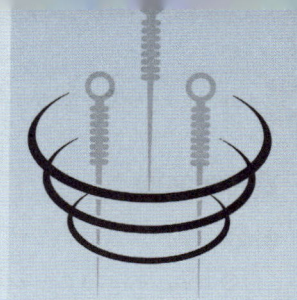

Acupuntura na Dor Neuropática Intercostal

13

Adriano Höhl
Maria Luisa Gaiga
Pedro Paulo Prudente
Luísa Teixeira Höhl

Introdução

A neuralgia intercostal engloba qualquer condição dolorosa dos nervos intercostais com dor significativa nas costelas, tórax e/ou parede abdominal superior.[1] A dor é caracterizada por sensação de agulhada ou queimação, podendo ser constante ou episódica e ainda acompanhada de paroxismos, alodinia ou disestesia.[2,3] A dor pode provir de alterações neuroaxiais (envolvendo o SNC: cérebro e medula vertebral), de raízes nervosas ou ainda relacionada à nervos periféricos conforme visualizados no Quadro 13.1.

QUADRO 13.1. Principais causas centrais de neuropatia intercostal

Neuropatia intercostal				
Causas centrais			**Causas periféricas**	
Doenças intrínsecas da medula espinhal	Distúrbios intratecais extramedulares	Compressão epidural da medula espinhal	Pós-infecciosas	Compressão vertebral
Tumores primários	Tumores primários	Patologia vertebral	Herpes-zóster	Osteoartrite
Tumores metastáticos	Meningioma	Neoplasia metastática	Sífilis (tabes dorsalis)	Outras artrites
Siringomielia	Neurofibroma	Mama, pulmão, próstata	Meningite	Protrusões de disco intervertebral
Trauma	Tumores metastáticos	Abscesso epidural	Infecção sistêmica	Fratura de vértebra
Esclerose múltipla		Hematoma	Tuberculose	Abscesso ou tumor da vértebra
Infarto		Aracnoidite adesiva		Doença de Paget na coluna
Abscesso				

Fonte: Adaptada de Ballantyne, J. Fishman, S, Rathmell, J: 2019 in Bonica's management of pain 5ª edition, Ed. Philadelphia.

Anatomia

O tórax

O tórax é uma caixa de proteção de órgãos vitais, multiarticulada e flexível pela presença das cartilagens condrais e pela característica sinovial das articulações costovertebrais e costo-esternais.[5]

As costelas são em número de 12, dispostas simétricas bilateralmente, articulando-se posteriormente com os corpos vertebrais e anteriormente com o esterno nas primeiras sete costelas. Da oitava à décima, as costelas se articulam entre si, formando um arco conjunto com a sétima costela, sendo as duas últimas costelas sem articulação anterior, conhecidas assim como flutuantes.

Os músculos do tórax que cobrem a parte osteoarticular são classificados como extrínsecos. Já aqueles importantes no processo respiratório, que executam a ação primária de endurecer a parede do tórax, prevenindo um movimento paradoxal durante a inspiração, são classificados como músculos intrínsecos.[6]

O espaço intercostal

O espaço intercostal é limitado por duas costelas sendo uma superior e outra inferior e varia de tamanho de acordo com a posição das costelas, de acordo com a localização anterior, lateral e posterior e de acordo com o movimento respiratório.

É constituído por três camadas musculares dispostas na seguinte sequência, partindo da mais externa para a mais interna:

- Músculo intercostal externo.
- Músculo intercostal interno.
- Músculo intercostal íntimo (mais interno).

As fibras da camada externa se dispõem de forma quase perpendicular à camada interna, sendo ambas voltadas para baixo, com as externas direcionadas para a anterior e as internas para posterior.

A função primária conjunta desses músculos é estabilizar a posição das costelas fortalecendo os tecidos intercostais, impedindo a sucção ou expulsão de tecidos pelas alterações de pressão intratorácica. Os intercostais externos são agonistas na inspiração e os internos na expiração.[5,7]

As estruturas anatômicas do espaço intercostal são irrigadas e inervadas pelo feixe vásculo-nervoso que corre abaixo da borda da costela superior, sendo a veia ocupando posição mais acima e o nervo mais abaixo.[6]

Os nervos intercostais

Os nervos intercostais correm junto com o feixe vascular na superfície inferior de cada costela. São, portanto, nervos periféricos derivados dos ramos ventrais do primeiro ao décimo segundo nervos torácicos. O ramo posterior de cada nervo torácico se divide em ramo medial e lateral, inervando os músculos intrínsecos do dorso e a pele pós-vertebral sobrejacente (Figura 13.1).

Já o ramo anterior segue como tronco principal, emitindo um ramo comunicante que se conecta com o gânglio simpático do mesmo nível e continua no espaço intercostal onde emite ramos musculares e para a pleura parietal, e após o ângulo costal, emite um ramo cutâneo lateral[8] (Figura 13.1).

O ramo cutâneo lateral segue para a superfície para inervar a pele e divide-se em ramos anterior, que segue em direção à linha média e posterior, que segue em direção à coluna, se comunicando com o ramo posterior do nervo espinhal[4,8] (Figura 13.1).

O tronco principal do nervo intercostal contínua no espaço intercostal, como ramo anterior terminando na linha média onde emite um ramo cutâneo que se encontra com a parte anterior do ramo cutâneo lateral, e um outro ramo em direção ao ramo cutâneo contralateral[5] (Figura 13.1).

QUADRO 13.2. Representação dos músculos extrínsecos e intrínsecos do tórax

Músculos extrínsecos	Músculos intrínsecos
Escalenos	Intercostal externo
Infra-hioideos	Intercostal interno
Esternocleidomastóideos	Intercostal íntimo
Serrátil anterior	Subcostais
Peitoral maior	Transverso do tórax
Peitoral menor	Levantadores das costelas
Oblíquo interno do abdômen	Serrátil posterior superior
Oblíquo externo do abdômen	Serrátil posterior inferior
Reto do abdômen	

Fonte: Autoria própria.

QUADRO 13.3. Representação das estruturas inervadas na parede torácica pelos nervos intercostais

Nervos intercostais	
V1º ao 6º	7º ao 12º
Pele	Pele
Pleura parietal	Peritônio parietal
Espaço intercostal	Parede abdominal
Superfícies interna e externa	Superfícies interna e externa
Músculos elevadores costal	Músculo oblíquo externo
Músculo serrátil posterior	Músculo oblíquo interno
	Músculo transverso do abdômen
	Músculo reto do abdômen

Fonte: Autoria própria.

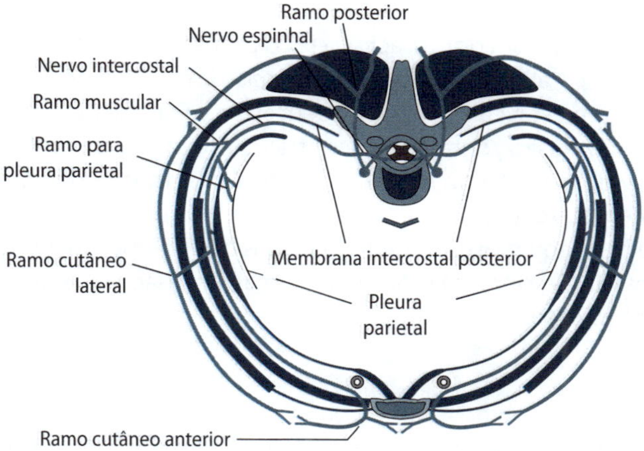

FIGURA 13.1. Esquematização da anatomia topográfica do nervo intercostal (Fonte: Adaptada de The thorax: part I – the chest wall. In: Clinical Anatomy by Regions – Figura 4.1- página 494).[5]

Nervo torácico posterior

O nervo torácico posterior surge caracteristicamente dos ramos anteriores de três raízes nervosas espinhais: o quinto, sexto e sétimo nervo cervical (C5-C7). Os ramos anteriores das raízes C5 e C6 perfuram o músculo escaleno médio, enquanto o ramo anterior da raiz C7 passa pela frente dele.[8] Uma vez formado, o nervo descende por meio do canal cervicoaxilar atrás do plexo braquial, artéria axilar e veia axilar, que repousam na superfície mais externa do serrátil anterior, fornecendo filamentos para cada uma de suas extensões digitais.[8]

Manifestações clínicas

A dor neuropática intercostal é habitualmente unilateral, caracterizada como superficial e com característica, ardente ou lancinante, podendo ainda ser em pontada ou em queimação e que se irradia na distribuição do nervo afetado, nas adjacências da parede torácica.

A presença de sinais constitucionais, como febre, dispneia, sudorese ou falta de ar pode ser refratária ao acetaminofeno, anti-inflamatórios não esteroides e até mesmo narcóticos em baixas doses e afasta o diagnóstico de neuropatia intercostal, fortalecendo as hipóteses de diagnósticos diferenciais.[4,9-11]

A presença de alodinia e hiperalgesia, com sensibilidade ao toque, pode ser causada pela presença dos chamados Neuromas: "brotos" neurais advindos de uma lesão axonal, com "crescimento anormal do nervo", especialmente quando o mesmo ocorre em tecido fibrótico cicatricial.[12]

A presença de dor ou disestesia no abdômen pode ser devida ao comprometimento neuropático do sétimo ao décimo primeiro nervo intercostal. Nos casos do nervo subcostal, os sintomas podem se irradiar para as regiões glútea e inguinal.

Diagnóstico

O diagnóstico de neuralgia intercostal não complicada é baseado apenas na história e no exame físico.

História clínica

Diante de um paciente com dor torácica o foco primário é excluir outras fontes de dor de origem cardíaca ou visceral torácica. Para isso os achados do exame cardiopulmonar devem ser normais ou estarem estáveis se houver doença cardiovascular ou pulmonar prévia.[13]

Uma vez feita a exclusão tentamos encontrar a etiologia na parede musculoesquelética com várias possibilidades como radiculopatia torácica, fratura de costela, costocondrite, contusão local e herpes-zóster.

História de trauma, equimose, crepitação e sensibilidade pontual sobre uma costela sugere fratura de costela. Se o trauma for menor, uma contusão ou neuralgia intercostal pode ser a fonte de desconforto.

Exame físico

Ao exame, geralmente, se observa um aumento da sensibilidade local, principalmente no espaço intercostal. Pacientes com alodinia podem responder ao toque leve com uma resposta exagerada à dor ou relatar uma sensação de calor quando um estímulo frio é aplicado.

Diante de uma cicatriz torácica faz-se necessária a palpação cuidadosa ao longo da cicatriz pois podemos encontrar um neuroma com a presença de um sinal de Tinel, com uma pequena faixa (1 a 2 cm) de perda sensorial do dermátomo.[9]

O exame da coluna torácica em pacientes com neuralgia intercostal revela amplitude de movimento ativa completa sem sensibilidade dolorosa. Em contraste, a radiculopatia torácica pode ser acompanhada de dor ao movimento ativo com compressão da raiz neural.[10]

Exames complementares

Embora o exame físico e a história possam ser suficientes para obter o diagnóstico de neuralgia intercostal, a solicitação de exames tem o objetivo maior de excluir outras patologias e tentar diagnosticar a causa primária.

Em caso de trauma, a radiografia (raio-X) ou a tomografia computadorizada (TC) podem ser úteis para demonstrar compressão ou transecção de uma costela quebrada ou corpo estranho.

Na suspeita de uma hérnia de disco torácica causando radiculopatia torácica ou de Neuromas menores deve ser considerado o benefício de uma RNM torácica.[9,10]

A eletroneuromiografia pode ser útil para avaliar a função e o grau de comprometimento dos nervos intercostais, não sendo frequente a sua solicitação.

Tratamento

O manejo da dor neuropática constitui um desafio e após a avaliação do paciente devemos seguir o mesmo modelo das demais neuropatias, com a possibilidade de uso de agentes anti-inflamatórios não esteroides, antidepressivos tricíclicos, anticonvulsivantes, canabidiol, neurolépticos, opioides e uso de medicações e anestésicos tópicos, detalhados em capítulos subsequentes.

Atualmente, tem crescido muito a experiência dos serviços de dor com o tratamento intervencionista, que pode ser feito por meio de bloqueio intercostal, radiofrequência, estimulação medular e aplicação de toxina botulínica tipo A, entre outros,[8,12] também descritos em capítulo à parte.

Falaremos aqui da importância da acupuntura como modo de tratamento direto na redução da dor, inflamação e melhora da imunidade do paciente, suas aplicações e sugestões de tratamento.

Acupuntura

O uso da acupuntura tem crescido no mundo todo, sendo indicado em várias condições clínicas, especialmente naquelas relacionadas às síndromes dolorosas.

A punção do ponto de acupuntura estimula as vias aferentes nervosas, especialmente as fibras do tipo A-delta e C, levando as informações até o corno posterior da medula espinhal (CPME),[14-17] com a liberação de metencefalina e o bloqueio das informações de dor trazidas. Esse estímulo continua ascendendo por meio do trato espinotalâmico até o núcleo ventral-posterior do tálamo e dali até o córtex cerebral. Nesse trajeto, ocorre ativação simultânea do sistema supressor descendente da dor e consequente liberação de opioides endógenos (beta-endorfina, dinorfina) e neurotransmissores (serotonina, norepinefrina), tanto a nível de sistema nervoso central, como nas vias nervosas eferentes, produzindo analgesia.[16,18]

Referências anatômicas para acupuntura no tronco

O tórax e o abdômen são a sede de meridianos clássicos do rim (KI), fígado (LR), estômago (ST), baço-pâncreas (SP) e vesícula biliar (GV), os quais correm na sua face anterior, relacionando-se com os músculos peitorais, serrátil anterior, intercostais, além dos retos e oblíquos abdominais.[19]

Na linha média anterior do tronco, encontramos o Vaso Concepção (CV), sede do encontro das terminações nervosas bilaterais, que formam uma rede neural descendente, fornecendo acesso neuromodulatório às fibras de ambos os lados.

Destacamos a relação de alguns dos pontos de acupuntura desse canal extraordinário com as seguintes referências anatômicas: CV20 com o primeiro nervo intercostal, CV17 com o quarto nervo intercostal, CV16 com o sexto nervo intercostal. No abdômen, de CV15 a CV10 temos a inervação do sétimo ao décimo nervos intercostais. De CV8 a CV6 o décimo primeiro nervo intercostal e entre CV6 a CV4 a predominância de inervação do nervo subcostal.[19]

Na parede posterior torácica destacamos principalmente os músculos iliocostal, longuíssimo e espinhal, que descem na camada intermediária do dorso, sendo inervados pelo ramo dorsal dos nervos espinhais. Mais superficialmente, temos os músculos supra e infraespinhoso, romboides, redondos maior e menor, serrátil posterior e latíssimus do dorso. Cobrindo esses músculos temos os dois braços interno e externo do meridiano da bexiga (BL) e o meridiano extraordinário Du-Mai (GV) que ocupa a posição central, seguindo a coluna vertebral.[19]

Os pontos GV atuam sobre a anatomia da linha média posterior e neuromodulam por meio do ramo medial derivado do ramo primário dorsal do nervo espinhal relacionado. A linha BL interna tem a capacidade de influenciar os ramos medial e lateral dos ramos primários dorsais, enquanto a linha BL externa impacta predominantemente o ramo lateral. Embora possam enviar estimulação aferente somática por meio de diferentes ramos, o resultado clínico final muitas vezes se sobrepõe porque as fibras sensoriais atingem os mesmos nervos espinhais e segmentos da medula espinhal.[19]

Os pontos extras Jiaji (Huatuojiaji Ex-B2), situam-se alinhados a meio *tsun* do processo espinhoso das vértebras, penetrando a fáscia toracolombar e os plano profundos, neuromodulando preferencialmente por meio do ramo medial do ramo primário dorsal do nervo espinhal, sendo selecionados de acordo com o segmento do dermátomo afetado pela lesão e ou dor intercostal.

Em uma abordagem com agulhamento percutâneo e neuromodulação (Figura 13.2), os alvos neurofuncionais selecionados para tratar a região torácica e intercostal são regiões inervadas pelos nervos: torácico longo, axilar, subescapular, intercostais e nervo torácico anterior. Pontos-gatilhos miofasciais são comuns nos músculos serrátil, oblíquo abdominal, romboides, eretor da espinha e intercostais.[20]

Os pontos SP17 a SP19 se relacionam com os músculos intercostais do quinto ao terceiro espaço e seus respectivos nervos intercostais além das digitações do músculo serrátil anterior, inervado pelo nervo torácico longo.

O ponto SP-20 se relaciona com o segundo espaço e com os músculos peitoral maior e menor inervados pelos nervos peitoral médio e lateral e com o músculo coracobraquial, inervado pelo nervo musculocutâneo.

O ponto SP21 localiza-se entre o músculo serrátil anterior e grande dorsal, relacionando-se com o sexto espaço intercostal. Possui proximidade com os nervos torácico longo e toracodorsal.

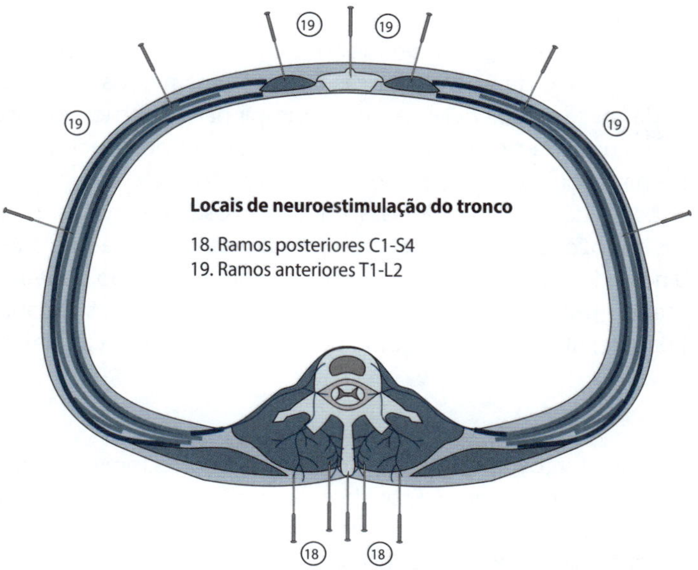

FIGURA 13.2. Vias de acesso à neuroestimulação no tronco (Fonte: Adaptada de Needles and electricity: The Percutaneous Functional Neuromodulation™ System part 4/4 By Dr. Alejandro Elorriaga Claraco ARTICLES November 7, 2018).

Tratamento pela acupuntura

Pontos locais

Em uma abordagem de agulhamento, após delimitada a área afetada, podemos escolher por acupontos dos meridianos já citados como SP17, SP18 SP19, SP20, SP21, GB22, BL15, BL40, BL44, GB25, LR13.

Por vezes a melhor opção é pelos pontos Ashi, áreas álgicas fora dos acupontos clássicos ou meridianos. De 3 a 8 pontos Ashi podem ser agulhados, centrados pelo ponto mais doloroso, com 3 cm de distância entre quaisquer dos pontos (circundar o dragão).

Na abordagem de pontos paravertebrais (GV, BL, Huatuojiaji), vislumbrando os níveis espinhais lesionados, agulhar 1 nível acima e outro abaixo do segmento com provável comprometimento.

Pontos à distância

Encontramos referências para o uso dos pontos à distância Yang Ling Quan (GB34), Tai Chong (LR3), Zu San Li (ST36), Nei Guan (PC6), He Gu (LI4), Bilateral Qu Chi (LI11), Wai Guan (TE5), Zhi Gou (TE6), bilateral San Yin Jiao (SP6), Xue Hai (SP10).

Eletroacupuntura

A eletroacupuntura é mais um recurso que vem auxiliar na técnica milenar neuromodulatória da acupuntura. É um potencial adjuvante na analgesia e controle inflamatório. Estudos demonstram, em investigações pré-clínicas que os mecanismos da eletroestimulação, em pacientes com neuralgias persistentes com ou sem lesão tecidual (inflamatória), lesão nervosa (neuropática), oncológicas e viscerais, que os efeitos analgésicos são potencializados a nível do sistema nervoso central, periférico, líquido cefalorraquidiano e corrente sanguínea.[21-23]

A eletroacupuntura ativa o sistema nervoso e alivia a dor inflamatória sensorial e afetiva e inibe dor inflamatória e neuropática de modo mais eficaz em 2-10 Hz do que em 100 Hz, bloqueando a dor por meio de vias periféricas e do sistema nervoso autônomo (SNA). Isso ocorre por meio de mecanismos espinhais e supraespinhais, por meio da ação de opioides endógenos, da dessensibilização de nociceptores e redução de citocinas pró-inflamatórias perifericamente e na medula espinhal e liberação de serotonina e norepinefrina.[23,24]

No SNA, a ação se dá pela ativação das fibras nervosas simpáticas, que aumentam os níveis de opioides endógenos e fortalecem a expressão da molécula-1 de adesão intracelular nos vasos sanguíneos do tecido inflamado, promovendo a migração de leucócitos polimorfonucleares contendo β-endorfina, além de aumentar os receptores canabinoides CB2 endógenos (CB2R) para regular os níveis de opioides no tecido epitelial inflamado.[23,24]

Conclusão

A dor neuropática intercostal é uma dor de diagnóstico predominantemente clínico, trazendo muito sofrimento ao paciente. Esse deve ter à sua disposição várias ferramentas da terapia multimodal, sendo a acupuntura e a eletroacupuntura opções não farmacológicas de tratamento com bons resultados terapêuticos.

Referências bibliográficas

1. Fazekas D, Doroshenko M, Horn DB. Intercostal Neuralgia. 2021 Aug 29. In: StatPearls [Internet]. Treasure Island (FL): StatPearls Publishing; 2022 Jan–. PMID: 32809700.
2. Castro A, Fonseca, Palladini M, Pelloso L: 2021 in Tratado de Dor Neuropática; Editora Atheneu 2021.
3. PP1Intercostal Neuralgia Dalton Fazekas 1, Maksym Doroshenko 1, Danielle B. Horn 2 In: StatPearls [Internet]. Treasure Island (FL): StatPearls Publishing; 2022 Jan. 2021 Aug 29.
4. Ballantyne, J. Fishman, S, Rathmell, J: 2019 in Bonica's management of pain 5ª edition, Ed. Philadelphia.
5. Snell RS, ed. The thorax: part I - the chest wall. In: Clinical Anatomy by Regions. 8th ed. Philadelphia: Lippincott Williams & WilNins; 2007: 45 73.
6. Standring S, ed. Gray's Anatomy: The Anatomical Basis of Clinical Practice. 42th ed. Londres: Churchill Livingstone; 2021.
7. Yoshida R, Tomita K, Kawamura K, Nozaki T, Setaka Y, Monma M, Ohse H. Measurement of intercostal muscle thickness with ultrasound imaging during maximal breathing. J Phys Ther Sci. 2019 Apr;31(4):340-343. doi: 10.1589/jpts.31.340. Epub 2019 Apr 1. PMID: 31037006; PMCID: PMC6451941.
8. Glenesk NL, Rahman S, Lopez PP. Anatomy, Thorax, Intercostal Nerves. 2021 Jul 26. In: StatPearls [Internet]. Treasure Island (FL): StatPearls Publishing; 2022 Jan–. PMID: 30855826.
9. Shah JP (2009) Takeshige C (1990). Mechanism of relief of muscle pain by needle insertion into acupupoints. Acupunct Sci Int J 1:7-12.
10. Baxter CS, Singh A, Ajib FA, Fitzgerald BM. Intercostal Nerve Block. 2022 Jan 25. In: StatPearls [Internet]. Treasure Island (FL): StatPearls Publishing; 2022 Jan–. PMID: 29489198.
11. Richter A et al. (1991) Effect of acupuncture in patients with angina pectoris. European Heart Journal 12:175-8.
12. Li W, Peng W, Zhou J, Liu Z. Acupuncture for postherpetic neuralgia: a systematic review protocol. BMJ Open.
13. An integrative approach for treating postherpetic neuralgia--a case report Shu-Ming Wang 1Affiliations expand PMID: 17714107 DOI: 10.1111/j.1533-2500.2007.00132.x 2014;4(11):e005725. Published 2014 Nov 12. doi:10.1136/bmjopen-2014-005725.

14. Wang KM, Yao SM, Xian YL, Hou Z. A study on the receptive field of acupoints and the relationship between characteristics of needle sensation and groups of afferent fibres. Scientia Sinica 1985: 963-971.
15. Zhu SP, Luo L, Zhang L, Shen SX, Ren XX, Guo MW, Yang JM, Shen XY, Xu YS, Ji B, Zhu J, Li XH, Zhang LF. Acupuncture De-qi: From Characterization to Underlying Mechanism. Evid Based Complement Alternat Med. 2013;2013:518784. doi: 10.1155/2013/518784. Epub 2013 Sep 8. PMID: 24194782; PMCID: PMC3781993.
16. Chiang CY, Chang CT, Chu HC, Yang F. Peripheral afferent pathway for acupuncture analgesia. Sci. Sin. (B) 16, 210–217, 1973.
17. Cao X. Scientific bases of acupuncture analgesia. Acupunct Electrother Res 2002: 1-14.
18. Pomeranz B. Scientific research into acupuncture for the relief of pain. J Alt Complement Med. 1996; 2:53-60.
19. N. G. Robinson in Interactive Medical Acupuncture Anatomy, 2016 by Tenton New Media.
20. Zhang ZD, Wang RQ, Liu JX, Li XF, Zhang X, Du YZ, Gao F, Jia CS, Xing HJ. [Characteristics of clinical application of electroacupuncture therapy for peripheral neuropathy based on data mining]. Zhen Ci Yan Jiu. 2021 Mar 25;46(3):240-7. Chinese. doi: 10.13702/j.1000-0607.200638. PMID: 33798299.
21. Ju ZY, Wang K, Cui HS, Yao Y, Liu SM, Zhou J, Chen TY, Xia J. Acupuncture for neuropathic pain in adults. Cochrane Database Syst Rev. 2017 Dec 2;12(12):CD012057. doi: 10.1002/14651858.CD012057.pub2. PMID: 29197180; PMCID: PMC6486266.
22. Zhang R, Lao L, Ren K, Berman BM. Mechanisms of acupuncture-electroacupuncture on persistent pain. Anesthesiology. 2014 Feb;120(2):482-503. doi: 10.1097/ALN.0000000000000101. PMID: 24322588; PMCID: PMC3947586.
23. Pei W, Zeng J, Lu L, Lin G, Ruan J. Is acupuncture an effective postherpetic neuralgia treatment? A systematic review and meta-analysis. J Pain Res. 2019;12:2155-2165. Published 2019 Jul 16. doi:10.2147/JPR.S199950.
24. Han JS (2003). Acupuncture: neuropeptide release produced by electrical stimulation of different frequencies. Trends in Neurosciences 26, 17-22.

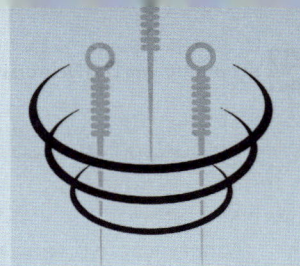

Acupuntura na Dor Neuropática Pélvica

14

Adriano Höhl
Luciano Ricardo Curuci de Souza
Mara Valéria Pereira Mendes
Telma Regina Mariotto Zakka

Introdução

A dor pélvica crônica (DPC) afeta, atualmente, cerca de 26% da população feminina mundial. Sua constância na vida da mulher, pode sobrepor-se a distúrbios não pélvicos dolorosos como enxaqueca e fibromialgia, além de comorbidades não dolorosas como distúrbio do sono, alterações do humor, labilidade emocional e distúrbios cognitivos. Levando à incapacidade do trabalho, ruptura do convívio social, alterações da sexualidade e perda de produtividade econômica, entre outros.[1,2]

São várias as causas epidemiológicas da dor pélvica, sendo as mais importantes as de origem ginecológicas, urológicas, gastrintestinais, musculoesqueléticas, psicossomáticas e as de origem neuropática, tema deste capítulo.[3]

A dor pélvica de origem neuropática é uma síndrome de dor crônica que se origina de dano ou irritação ao nervo,[4] podendo ser causada pela lesão da medula espinhal em seu trajeto torácico terminal e lombossacral, bem como em todo o trajeto de raízes e ramos derivados desses plexos por traumas, processos inflamatórios, infecciosos ou neoplásicos, por movimentos repetitivos do sistema muscular levando a compressão nervosa, assim como por incisões e traumatismos cirúrgicos e processos cicatriciais pós-operatórios.[5,6]

Dentre todas as mais frequentes são a nevralgia dos nervos ilioinguinal e genitofemoral e pudendo.

Anatomia

A pelve é a parte inferior do tronco e abriga vários órgãos nobres dos aparelhos reprodutor e gastrintestinal.

A anatomia óssea da cintura pélvica consiste em três ossos e três articulações, responsável por transmitir o peso do corpo e da coluna vertebral aos membros inferiores.[7,8]

Sua musculatura está altamente interconectada à musculatura do quadril e glúteo, que juntos com o assoalho pélvico, fornecem suporte aos órgãos internos e aos músculos do núcleo,[9] atuando na proteção, sustentação de órgãos e dos troncos vasculares arteriais e venosos com suas ramificações, além do extenso plexo nervoso o qual abriga em seu interior.

A inervação é diversa com ramos nervosos de origem desde os últimos nervos torácicos, ao plexo lombossacral, além de fibras do sistema nervoso autômomo.[7,8]

Fisiopatologia

Entre as causas de dor pélvica crônica (DPC) tem-se: as lesões ou disfunções de órgãos ou estruturas de naturezas ginecológicas, urológicas, gastrenterológicas, vasculares, neurológicas, ligamentares, musculares, articulares ou peritoneais localizadas na pelve, ou decorrer de afecções localizadas à distância (dor referida) ou sistêmicas, inflamatórias, oncológicas, metabólicas, funcionais, neuropáticas, desmodulatórias ou psicológicas.[10,11]

Qualquer que seja a causa da dor, a ativação recorrente do sistema nervoso pode causar sensibilização nervosa periférica e central e, consequentemente, baixo limiar de ativação periférica e aumento da percepção dolorosa, hiperestesia, alodinia, hiperalgesia víscero-visceral, hiperalgesia visceromuscular, disfunções viscerais mediadas centralmente, alterações neurobiológicas e psicológicas.[10,11]

Resultam em dor neuropática as lesões nos aferentes primários dos nervos inguinais anteriores que acessam a medula espinhal entre T10 a L3. Inclui-se, portanto, lesões na região espinhal toracolombar e qualquer doença ao longo do curso do trajeto nervoso, como doença neoplásica, infecção e trauma, incisões cirúrgicas e cicatrizes pós-operatórias.[12]

Neuropatia por aprisionamento dos músculos da parede abdominal

Das neuropatias pélvicas por aprisionamento dos nervos da parede abdominal temos como as três mais importantes as dos nervos ilioinguinal, ílio-hipogástrico e genitofemoral, podendo estar presente de 5% a 30% das mulheres, com efeitos psicossociais e significativos importantes.[13]

O nervo ílio-hipogástrico (T12-L1) fornece inervação cutânea para o abdômen inferior, monte púbico superior e região glútea lateral.[14] O nervo ilioinguinal (T12-L1) inerva a coxa superomedial, região pubiana e o lábio maior. Ambos os nervos correm paralelamente um ao outro e inervam a musculatura oblíqua interna e se relacionando com a musculatura abdominal, por meio de uma zona limítrofe entre o abdômen inferior e a virilha, topografia onde podem ocorrer lesões isoladas ou focais, tendo como causa principal cirurgias localizadas nas vizinhanças dessa topografia. O nervo genitofemoral (L1–L2) fornece sensação para a parte anterior superior da coxa, e lábios.[13]

Cirurgias ginecológicas com incisão Pfannenstiel, apendicectomia, biópsia de linfonodo, correções de hérnias inguinais estão entre as mais frequentes nos antecedentes cirúrgicos das pacientes afetadas.[15-18] O aprisionamento se dá direto do nervo dentro do tecido cicatricial, aderências fibrosas ou tela ou *slings* pélvicos levando a dor nociceptiva e parestesia ao longo da distribuição do nervo, lesão acidental de dispositivos de fixação, como tachas e suturas, ou ligadura aberta do nervo e formação de neuroma doloroso.

As causas não iatrogênicas incluem lesão por trauma ou tração. Como andar de bicicleta e compressão por roupas apertadas relacionadas como possíveis associações com neuralgia genitofemoral espontânea.[19,20]

Quadro clínico

A paciente pode apresentar um quadro clínico clássico de dor em queimação ou latejante na região inguinal, para o abdômen inferior ou parte superior da coxa com anormalidades sensoriais na distribuição cutânea do nervo e sensibilidade à palpação 2 a 3 cm inferomedial à espinha ilíaca anterossuperior,[9] podendo se estender até a base superior do grande lábio ipsilateral. Conforme a topografia de sensibilidade alterada, podemos tentar diagnosticar o nervo acometido, de acordo com a Figura 14.1.

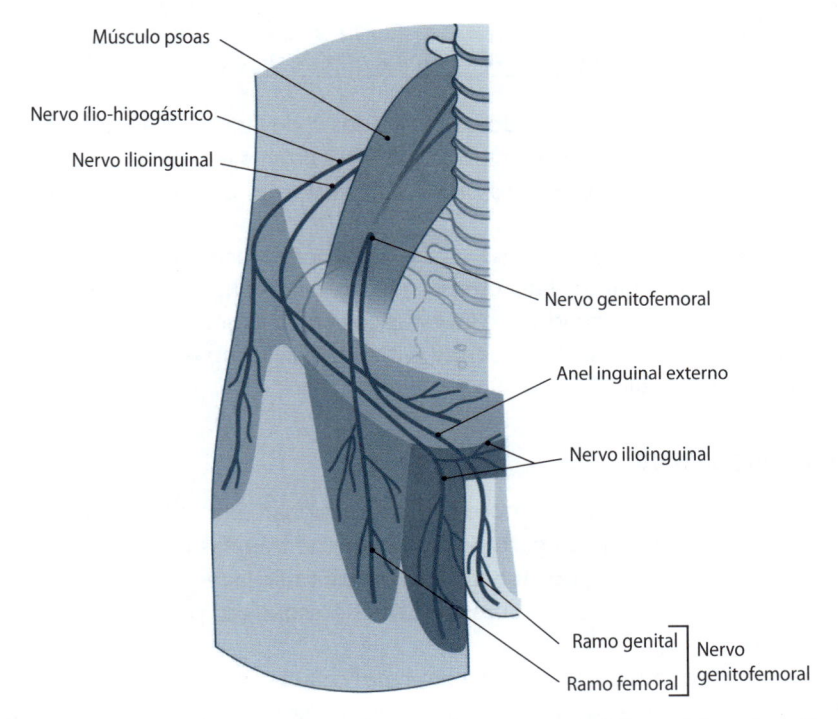

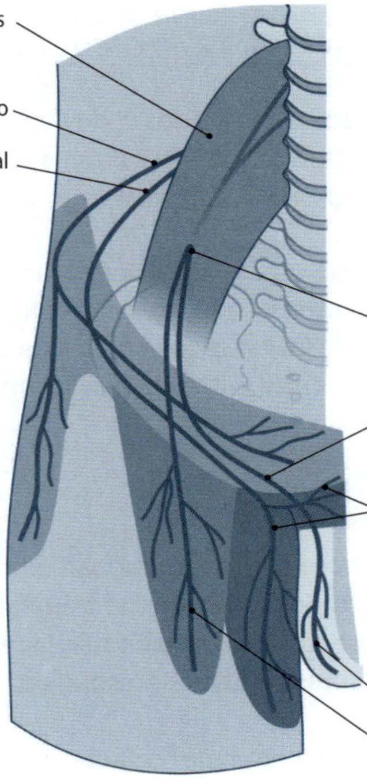

FIGURA 14.1. Representação das áreas de inervação sensitiva da região inguinal (Fonte: Adaptada de Genitofemoral neuralgia: a review. Clin Anat.).[21]

Acupuntura

A acupuntura tem se mostrado eficaz no tratamento das dores inguinais pós-operatórias. A dor tipo neuralgia na região inguinal é uma fonte frequente de dor no abdômen inferior e na parte superior das coxas. Cerca de 12% das cirurgias de herniorrafia podem evoluir com dor pélvica crônica e 2% evoluem com dor neuropática por comprometimento do nervo Ilio-inguina.[22,23]

O uso da técnica da esgrima do dragão, de eficácia comprovada nas neuralgias infecciosas, pode ser aplicado ao local da dor "cercando o dragão", com mínimo de duas agulhas de cada lado utilizando-se eletroestimulação com baixa frequência, podendo ser usados pontos à distância, com resultados favoráveis à diminuição da dor com os pontos LI4 e ST36.

Na região da pelve e inguinal, os pontos relacionados anatomicamente aos três nervos supracitados, são o GB26 a GB28, ST29 a ST30 e SP14 a SP15.

Alguns pontos estão mais relacionados especificamente com áreas inervadas pelos nervos comprometidos.

Nervo genitofemoral (L1-L2)	CV1, BL24, BL25 ST30
Nervo ílio-hipogástrico (T12-L1)	CV2, CV3, BL21, BL22, BL23 ST28, ST29, ST30
Nervo ilioinguinal (T12-L1)	CV3 a CV6, BL21,Bl22,BL23, ST29,ST30

A eletroacupuntura tem melhorado os resultados e deverá ser realizada de preferência com baixa frequência para a analgesia, podendo-se realizar o estímulo com caneta de eletroestimulação monopolar nos pontos ou no ventre dos grupos musculares de inervação pelos nervos com alterações.[24]

Estudos recentes relacionando o uso da estimulação elétrica por neuromodulação com eletrodos tem apontado para o fato de frequências de 20 Hz a 200 Hz, terem um efeito benéfico na regeneração, sugerindo que investigações futuras sejam necessárias com outras frequências para determinar qual frequência é mais benéfica; no entanto, isso pode ser específico do nervo e da lesão.[25,26]

Neuralgia do pudendo

Determinada por inflamação, compressão ou aprisionamento do nervo, a neuralgia do pudendo pode ser secundária ao parto, cirurgia pélvica, traumas repetitivos de baixo grau (sentar-se ou praticar ciclismo por longo tempo), anormalidades esqueléticas sacroilíacas, alterações estruturais da coluna vertebral, fraturas no esqueleto pélvico ou alterações relacionadas à idade.[27]

Lesões no nervo pudendo podem decorrer de variação anatômica, a nível do músculo piriforme devido sua hipertrofia ou espasmo; dos ligamentos sacroespinhal/sacrotuberoso; do canal de Alcock (forame ciático menor e do pudendo, medial ao músculo obturador interno).[27]

Quadro clínico

Mais frequente no sexo feminino e independentemente da idade,[28] a neuralgia do pudendo, se estende do ânus ao clitóris/pênis, piora ao sentar-se e melhora na posição em pé ou deitado, pode determinar disfunção sexual, dificuldade para urinar e/ou defecar.[28] A distribuição da dor pode ser inespecífica, devido as variações anatômicas, com envolvimento dos ramos nervosos (cluneal inferior e ramos perineais do nervo cutâneo femoral posterior), sensibilização central do SNC e envolvimento de outros órgãos e sistemas podendo determinar uma síndrome de dor regional. O envolvimento do sistema musculoesquelético pode agravar ou perpetuar o quadro doloroso.[6,29]

A dor, espontânea ou provocada, na área da distribuição do nervo frequentemente é descrita como queimação, esmagamento e choque elétrico, desconforto ou dormência pode ser constante com ou sem episódios agudos paroxísticos, parestesias, disestesias, alodinia e/ou hiperalgesia.[29] Os pacientes, muitas vezes, referem sensação de inchaço ou presença de corpo estranho no reto ou no períneo.[29] A presença de alodinia dificulta o contato sexual, o contato e/ou uso de roupas e determina dispareunia superficial.[30]

O exame clínico muitas vezes é inespecífico, entretanto, orientam o diagnóstico a alodinia ou dormência na região da distribuição neural.[30]

Auxilia no diagnóstico da neuralgia do pudendo os critérios de Nantes, que compreendem: dor no território anatômico do nervo; agravamento por sentar-se; ausência de dor noturna; ausência de perda sensitiva objetiva ao exame clínico e resposta positiva ao bloqueio anestésico do nervo pudendo.[31]

Corroboram o diagnóstico: disfunção sexual, dificuldade para evacuar e/ou sintomas urinários.[32]

Entre os exames complementares, os estudos eletrofisiológicos podem revelar sinais de denervação perineal, aumento da latência do nervo pudendo ou comprometimento do reflexo bulbocavernoso.[30,32] Atraso na condução nervosa, na eletromiografia pode sugerir aprisionamento do nervo pudendo no canal de Alcock.[32]

Tratamento

Considerando que a ativação recorrente do sistema nervoso pode causar sensibilização nervosa periférica e central e, consequentemente, baixo limiar de ativação periférica e aumento da percepção dolorosa o tratamento farmacológico da dor neuropática pélvica inclui a analgesia multimodal, acupuntura, psicoterapia, fisioterapia do assoalho pélvico, bloqueio do nervo pudendo, toxina botulínica A, descompressão cirúrgica do nervo, radiofrequência e estimulação da medula espinhal.[11,30-32]

Correlação anatômica pélvica com os pontos de acupuntura

A inervação pélvica se relaciona com o plexo lombossacral. Com dermátomos de T12 a L2 na parede abdominal e raiz da coxa, e inervação sacral na região perineal. S2 contribui para o nervo pudendo (juntamente com S3 e S4), que é o principal nervo sensorial para a genitália e fornece ramos musculares para o períneo músculos, o esfíncter uretral externo e o ânus externo esfíncter. S2 também fornece entrada para o nervo ciático (L4-S3), o nervo glúteo inferior (veja a seguir), o nervo para o piriforme.[33]

GV1 e GV2 se relaciona com os nervos ano coccígeos (S4, S5), com o nervo pudendo (S2-S4) e com os nervos para o músculo elevador do ânus (S3-S5).[33]

BL30 correlaciona-se fortemente com o nervo pudendo (S2-S4), principal nervo sensorial para a genitália externa e para ramos de inervação perineais, para os esfíncteres externos uretral e anal.[33]

BL32 a BL34 têm relação importante com os nervos espinhais S2 a S4, os quais transportam uma porção do parassimpático para as vísceras pélvicas (S2-S4) dando origem aos nervos esplâncnicos pélvicos.[33]

BL35 relaciona-se com o plexo coccígeo e com o nervo anococcígeo, com o único gânglio autônomo não pareado no corpo, no final da cadeia simpática, representando um local de convergência somatossimpática, local de importância para bloqueio ou ablação por radiofrequência nos tratamentos de dor pélvica ou perineal neuropática crônica.[33,34]

Tratamento pela acupuntura

Apesar do difícil diagnóstico específico clínico da causa da dor pélvica crônica e da falta de investigação para elucidar a dor,[35] devemos realizar como acupunturiatras um exame físico completo para chegar ao diagnóstico de qual área pélvica está acometida na dor neuropática para um tratamento por acupuntura significativo e eficiente.

A abordagem do nervo pudendo pode se dar por técnicas diferentes. Podemos encontrar a borda inferior do músculo piriforme e agulhar em um ângulo em direção à linha média, evitando o nervo ciático, manobra reprodutível e muitas vezes estimula o glúteo máximo, resultando em contração glútea robusta. Há também a preocupação com a proximidade da veia glútea inferior e da artéria pudenda interna com risco teórico de causar hematoma profundo.[36]

Outra possibilidade seria tentar uma abordagem alternativa agulhando, aproximadamente, 1 cm acima e medialmente ao túber isquiático, em um ângulo de 45° em direção ao plano sagital mediano usando uma agulha de 100 mm.[36]

No caso específico de neuralgia do nervo pudendo, adaptamos a técnica de analgesia e bloqueio do nervo pudendo[37,38] utilizada na obstetrícia, por meio da inserção de agulhas (0,70 × 30) em direção ao ligamento sacroespinhoso, cerca de 1 cm medial e posterior, estimulando esse ponto com corrente alternada denso-disperso 2/15 Hz.

Lembramos a associação das dores crônicas com a dor miofascial e portanto, devemos sempre, em cada sessão, pesquisar pontos-gatilhos na região pélvica e inativá-los com agulhamento o que é imperioso para o sucesso do tratamento.

O tratamento sistêmico também deve ser complementado, tanto com pontos locais quanto com pontos à distância.[38,39] Podem ser sugeridos os pontos SP6, ST36, CV4, BL31, BL32, BL33, BL34, KI3, CV6, GB28, ST29.

Lembrando que influências psicossociais e culturais podem influenciar para uma hiperalgesia,[40] devemos complementar o tratamento com pontos que agem acalmando a parte mental das pacientes, como o GV20, H7, PC6, GB16, Yin Tang (Ex-HN3).

Neuralgia do nervo cutâneo posterior da coxa (ramo perineal)

A neuralgia do nervo cutâneo posterior da coxa é determinada pela lesão do nervo por movimentos repetitivos. Apesar de sua inervação ser na maioria na região posterior da coxa, o comprometimento de seu ramo perineal, pode levar a sintomas que se confundem com a neuralgia do pudendo, na região anal.[41]

Anatomia

O nervo cutâneo femoral posterior origina-se no plexo sacral (S2) dirigindo-se cursando medial ou posteriormente ao nervo ciático, dando origem medialmente, aos nervos clúnios inferiores, que cursam abaixo da borda inferior do músculo glúteo máximo e entram na pele das nádegas, proporcionando inervação sensitiva a essa região, ao ramo perineal que segue na face lateral da tuberosidade isquiática e então segue no plano subcutâneo sobre as origens dos músculos isquiotibiais, cruzando transversalmente os tendões lateromedialmente. Na mulher, o ramo perineal então inerva a pele anal lateral, ou labial.

Quadro clínico

O quadro clínico clássico da neuralgia do NCPC é a dor que piora ao se sentar. Geralmente, o paciente poder referir passar a maior parte do dia em pé ou deitado para evitar a dor. Quando atingido o ramo perineal, pode haver dor na região lateral ao ânus, sobrepondo-se com a neuralgia do pudendo, sendo inclusive diagnosticada após falhas nos tratamentos intervencionistas da neuralgia de pudendo, quando os pacientes não apresentavam mais dor anal, mas dor anal lateral e isquiática medial, às vezes estendendo-se para a prega infraglútea ou mesmo para a superfície posterior da coxa, enquanto a dor clitoriana ou anal havia desaparecido.[21]

Acupuntura

Na abordagem pela acupuntura podemos usar pontos Ashi com distância de 3 cm do maior ponto da dor, optando-se pela "técnica de circundar o dragão" ou pelo agulhamento dos pontos BL36 que se relacionam com o NCPC e seus ramos.

A eletroacupuntura pode ser utilizada com correntes de baixa frequência para analgesia, podendo-se ainda optar pela Neuromodulação com caneta monopolar dos músculos glúteo máximo (porção inferior), piriforme, semitendinoso e bíceps femoral.

Conclusão

A dor neuropática pélvica pode levar à incapacidade no trabalho e na vida social, gera disfunções sexuais e crises de relacionamento, e pode inclusive levar a perda de produtividade econômica para a mulher. Na terapia multimodal, a acupuntura tem se mostrado como uma opção não farmacológica eficaz e sem efeitos colaterais, melhorando os resultados e diminuindo o sofrimento das pacientes, tanto na parte física quanto emocional.

Um correto diagnóstico e a associação de tratamento clínico com a acupuntura propicia uma melhora significativa nos quadros de dor pélvica crônica, principalmente de origem neuropática que sempre é de difícil tratamento.

Referências bibliográficas

1. Ballantyne, J. Fishman, S, Rathmell, J: 2019 in Bonica's management of pain 5ª edition, Ed. Philadelphia.
2. Lamvu G, Carrillo J, Ouyang C, Rapkin A. Chronic Pelvic Pain in Women: A Review. JAMA. 2021 Jun 15;325(23):2381-2391. doi: 10.1001/jama.2021.2631. PMID: 34128995.
3. Origoni M, Leone Roberti Maggiore U, Salvatore S, Candiani M. Neurobiological mechanisms of pelvic pain. Biomed Res Int. 2014;2014:903848. doi: 10.1155/2014/903848.
4. Soon-Sutton TL, Feloney MP, Antolak S. Pudendal Neuralgia. 2021 Jul 31. In: StatPearls [Internet]. Treasure Island (FL): StatPearls Publishing; 2022 Jan–. PMID: 32965917.
5. Fisher HW, Lotze PM. Nerve injury locations during retropubic sling procedures. Int Urogynecol J. 2011 Apr;22(4):439-41.
6. Castro A, Fonseca, Palladini M, Pelloso L: 2021 in Tratado de Dor Neuropática; Editora Atheneu 2021.
7. Standring S, ed. Gray's Anatomy: The Anatomical Basis of Clinical Practice. 42th ed. Londres: Churchill Livingstone; 2021.
8. Snell RS, ed. In: Clinical Anatomy by Regions. 8th ed. Philadelphia: Lippincott Williams & WilNins; 2007.
9. Eickmeyer SM. Anatomy and Physiology of the Pelvic Floor. Phys Med Rehabil Clin N Am. 2017 Aug;28(3):455-460. doi: 10.1016/j.pmr.2017.03.003. Epub 2017 May 27. PMID: 28676358.
10. American College of Obstetricians and Gynecologist – ACOG – Committee on Practice Bulletins No 51. Chronic pelvic pain. Obstet Gynecol. 2004; 103: 589-605.
11. Zakka TRM. Dor pélvica crônica de origem não visceral: caracterização da amostra, avaliação da excitabilidade cortical e resultado dos tratamentos com sessão única de estimulação magnética transcraniana do córtex motor primário [tese]. São Paulo. Faculdade de Medicina da Universidade São Paulo; 2014. p. 46-57.
12. Matejcik V. Anatomical variations of lumbosacral plexus. Surg Radiol Anat. 2010;32(4):409-14.

13. Poh F, Xi Y, Rozen SM, Scott KM, Hlis R, Chhabra A. Role of MR Neurography in Groin and Genital Pain: Ilioinguinal, Iliohypogastric, and Genitofemoral Neuralgia. AJR Am J Roentgenol. 2019 Mar;212(3):632-643. doi: 10.2214/AJR.18.20316. Epub 2019 Jan 8. PMID: 30620677.
14. Kale A, Aytuluk HG, Cam I, Basol G, Sunnetci B. Selective Spinal Nerve Block in Ilioinguinal, Iliohypogastric and Genitofemoral Neuralgia. Turk Neurosurg. 2019;29(4):530-237. doi: 10.5137/1019-5149. JTN.23990-18.1. PMID: 30829381.
15. Rozen SM, Scott KM, Hlis R, Poh F, Xi Y, Chhabra A. Role of MR Neurography in Groin and Genital Pain: Ilioinguinal, Iliohypogastric, and Genitofemoral Neuralgia. AJR Am J Roentgenol. 2019 Mar;212(3):632-643. doi: 10.2214/AJR.18.20316. Epub 2019 Jan 8. PMID: 30620677.
16. Wright R, Born DE, D'Souza N, Hurd L, Gill R, Wright D. Why do inguinal hernia patients have pain? Histology points to compression neuropathy. Am J Surg. 2017 May;213(5):975-982. doi: 10.1016/j. amjsurg.2017.03.013. Epub 2017 Mar 22. PMID: 28388973.
17. Bjurstrom MF, Nicol AL, Amid PK, Chen DC. Pain control following inguinal herniorrhaphy: current perspectives. J Pain Res. 2014;7:277-90.
18. Kopell HP, Thompson WA, Postel AH. Entrapment neuropathy of the ilioinguinal nerve. N Engl J Med. 1962;266:16-9.
19. Tender GC, Serban D. Genitofemoral nerve protection during lateral retroperitoneal transpsoas approach. Neurosurgery 2013; 73 (2 supple operatives): 192-196; discussion, 196-197 [Google Scholar].
20. Harms BA, DeHaas DR Jr, Starling JR. Diagnosis and treatment of genitofemoral neuralgia. Arch Surg 1984; 119:339–341 [Crossref] [Medline] [Google Scholar]
21. Cesmebasi, A., Yadav, A., Gielecki, J., Tubbs, R. S., & Loukas, M. (2015). Genitofemoral neuralgia: a review. Clinical Anatomy, 28(1), 128-135.
22. Hall M. National Center for Health Statistics. National Health Statistic Report. 2017. Available at: https://www.cdc.gov/nchs/ data/nhsr/nhsr102. pdf. Accessed January 29, 2019.
23. Loos MJ, Roumen RM, Scheltinga MR. Chronic sequelae of common elective groin hernia repair. Hernia. 2007;11:169-73.
24. Taghavi R et al. The effect of acupuncture on pain relief after inguinal surgery. The Korean Journal of Pain, 2013;26(1):46.
25. Zaman, Nadia, et al. Efeito analgésico da neuromodulação percutânea elétrica de 2 Hz em participantes que sofrem de dor neuropática. 2019.
26. Balog BM, Deng K, Labhasetwar V, Jones KJ, Damaser MS. Electrical stimulation for neuroregeneration in urology: a new therapeutic paradigm. Curr Opin Urol. 2019 Jul;29(4):458-465. doi: 10.1097/ MOU.0000000000000632. PMID: 30985344; PMCID: PMC6946058.
27. Engler D, Baranowski AP, Borovicka J, Cotrell A,etal. Guidelines on Chronic Pelvic Pain. European Association of Urology. 2014;(3) 27-29.
28. Labat JJ, Riant T, Robert R, Amarenco G, Lefaucheur JP, Rigaud J. Diagnostic criteria for pudendal neuralgia by pudendal nerve entrapment (Nantes criteria). Neurourol Urodyn 2008; 27:306-10.
29. Zakka TRM, Fernandes DTRM, Teixeira MJ, Yeng LT. Dor Pélvica Crônica de origem neuropática. In: Tratado de dor neuropática. Palladini MC et al. 2021, 6;(34):327-332.
30. Pérez-López FR, Hita-Contreras F. Management of pudendal neuralgia. Climacteric. 2014;17(6):654-6.
31. Labat JJ, Riant T, Robert R, Amarenco G, Lefaucheur JP, Rigaud J. Diagnostic criteria for pudendal neuralgia by pudendal nerve entrapment (Nantes criteria). Neurourol Urodyn 2008; 27:306-10.
32. Possover M, Forman A. Voiding dysfunction associated with pudendal nerve entrapment. Curr BladderDysfunct Rep. 2012; 7:281-5.
33. N. G. Robinson in Interactive Medical Acupuncture Anatomy, 2016 by Tenton New Media.
34. Oliveira E Lemos M, Cummings M. An alternative approach to pudendal nerve stimulation. Acupunct Med. 2018 Dec;36(6):423-424. doi: 10.1136/acupmed-2018-011751. Epub 2018 Sep 1. PMID: 30173141.

35. Zondervan KT, Yudkin PL, Vessey MP. Patterns of diagnosis and referral in women consulting for chronic pelvic pain in UK primary care. Br J Obstet Gynaecol. 1999;106(11): 1156-61.
36. Klink EW. Perineal nerve block: an anatomical and clinical study in the female. Obstet Gynec 1953; 1:137-46.
37. Kohl GC. New method of pudendal nerve block. Northwest Med 1954; 53:1012-3.
38. Department of Anesthesiology and Postoperative Intensive Care, Faculty of Medicine, School of Health Sciences, University of Ioannina, P.O.Box 1186, 45110, Ioannina (greece).
39. J Interg Med. 2018 Nov;16(6):384-389. doi: 10.1016/j.joim.2018.10.004. Epub 2018 Oct 10.
40. Mcgrath PA. Psychologycal aspects of pain perception. Arch Oral Biol. 1994;39 Suppl:55S-62S.
41. Dellon AL. Pain with sitting related to injury of the posterior femoral cutaneous nerve. Microsurgery. 2015 Sep;35(6):463-8. doi: 10.1002/micr.22422. Epub 2015 Apr 27. PMID: 25917688.
42. Dias Filho LC, Valença MM, Guimarães Filho FA, Medeiros RC, Silva RA, Morais MG, Valente FP, França SM. Lateral femoral cutaneous neuralgia: an anatomical insight. Clin Anat. 2003 Jul;16(4):309-16. doi: 10.1002/ca.10106. PMID: 12794914.

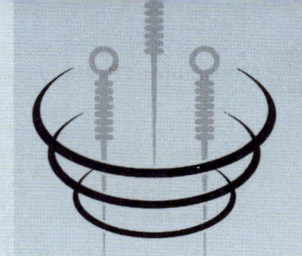

Acupuntura na Dor Neuropática de Origem Urológica

15

Ali Mohamed Kassn Awada
Jamile Barakat Awada
Luciano Ricardo Curuci de Souza
Lucília de Brito Tavares

Introdução

A urologia aborda pacientes do sexo feminino e masculino, de todas as faixas etárias, desde o paciente pré-natal ao geriátrico, tendo como foco o diagnóstico e tratamento das afecções do trato geniturinário.

Na abordagem inicial ao paciente, é de suma importância a história clínica e a necessidade de se estabelecer uma relação médico paciente de confiança e empatia onde haja espaço para que o paciente se expresse de maneira confortável, principalmente, nos casos em que as queixas são de ordem sexual. O próprio paciente deve comandar o diálogo com o médico, sendo que esse é apenas um coadjuvante direcionando para subsidiar a hipótese diagnóstica e consequente abordagem terapêutica. Portanto, importante sabermos a duração da queixa, a gravidade, intensidade e periodicidade.[1]

Anamnese e exame físico

A queixa de dor é subjetiva e de difícil avaliação e, por isso deve ser valorizada e explorada, para se saber a origem, tipo, frequência, localização, fator causal e desencadeante e seu tratamento. A dor do trato geniturinário pode ser bastante variável, a dor de origem renal geralmente é causada por distensão da cápsula renal, por inflamação ou obstrução, frequentemente ocorre no ângulo costovertebral ipsilateral, imediatamente lateral ao músculo sacroespinhoso e abaixo da 12ª costela. Pode irradiar para todo o flanco anterior em direção ao abdômen superior e umbigo ou para o testículo ou lábio vaginal. O tipo mais comum de dor é em cólica, devido a quadros obstrutivos por litíase no sistema urinário.

Dependendo do tamanho e localização do cálculo ureteral, pode-se indicar tratamento clínico, a que chamamos de terapia expulsiva aguardando e acompanhando de perto o paciente em uso de medicações para expulsão do cálculo, e/ou intervenção cirúrgica para desobstrução, lembrando que a indicação de ambas as terapias é individualizada e vai depender do tipo do paciente, comorbidades, clínica, e se há ou não sinais de infecção/alteração da função renal.[1,2]

Muitas vezes, a dor renal pode estar associada à sintomas gastrintestinais, em virtude da estimulação do reflexo do gânglio celíaco e da proximidade de órgãos adjacentes (fígado, pâncreas, duodeno, vesícula biliar, cólon e estômago) ou ainda, pode ocorrer irritação dos nervos intercostais (T10-T12). Nos casos de coleções renais com formação de abscessos, deve-se utilizar de antibioticoterapia e dependendo do tamanho da lesão e da clínica do paciente, intervenção com a drenagem das coleções.

Além da anamnese e do exame físico, no diagnóstico diferencial da dor renal de qualquer outra de origem, inclusive de órgãos extraperitoneais, o paciente com dor renal tende a ter agitação motora, diferentemente do paciente com cólica de origem intraperitoneal ou com lombalgia, cuja dor tende a minimizar com o repouso.

A dor uretral ocorre devido a obstrução, seja por litíase ou tumores, e a dor referida, muitas vezes, determina o ponto da obstrução ureteral. O quadro obstrutivo causa irritabilidade vesical, frequência, urgência e desconforto suprapúbico que pode irradiar por toda a uretra.

A dor vesical geralmente ocorre por processo inflamatório ou infeccioso como por exemplo, cistite ou devido a quadros obstrutivos, como retenção urinária aguda, causando hiperdistensão da bexiga. Importante salientar que pacientes com doenças que afetam o segmento neurológico costumam ser mais resistentes à dor, ou até mesmo, não apresentam quadro álgico, como no caso de pacientes diabéticos ou portadores de bexiga neurogênica. A dor suprapúbica pode irradiar para a uretra distal. No caso das infecções baixas, causando cistite, o uso de antibioticoterapia é eficaz no tratamento. A retenção urinária aguda (RUA) deve ser rapidamente resolvida com sondagem vesical de alívio/demora, ou punção suprapúbica.[3,4]

Dor prostática está com frequência associada à sintomas irritativos urinários como disúria e aumento da frequência miccional, podendo até causar retenção urinária aguda devido ao edema e distensão da cápsula prostática. Ela pode se manifestar em diversas topografias, como: baixo ventre, inguinal, perineal, lombossacra, peniana e/ou retal. Nos casos de prostatites agudas, o tratamento torna-se eficaz com uso de antibioticoterapia prolongada e uso de analgésicos.[4]

Dor peniana pode ser causada por condições do próprio pênis como parafimose ou ser local de dor referida devido a condições vesical e/ou prostática, geralmente referida com maior intensidade em meato uretral. A parafimose deve ser reduzida o mais breve possível manualmente, para que o edema da glande não se exacerbe impedindo que o prepúcio retorne em sua posição habitual. Em casos mais avançados é necessário o uso de técnica cirúrgica para auxílio, como postostomia e posterior postectomia.[4]

A dor testicular tem como principais causas a orquiepididimite, torção testicular ou torção de apêndices testiculares. A orquiepididimite, é bem manejada com o uso de antibioticoterapia, repouso por meio do uso de suspensório escrotal e analgésicos. Já a torção testicular deve ser cirúrgica, tomando-se como consenso de tempo hábil de 6 horas para viabilidade do testículo torcido. Importante não esquecer de condições mais graves que podem comprometer os testículos, períneo e até planos profundos causando dor pélvica, a chamada síndrome de Fournier; a qual deve ser abordada com antibioticoterapia e drenagem cirúrgica rapidamente para evitar sua progressão, podendo ser letal. Hidrocele e varicocele são condições que podem gerar dor escrotal crônica, causando sensação de peso, sem irradiação. A hidrocele pode ser drenada aliviando os sintomas e a varicocele pode ter indicação cirúrgica em algumas situações.[1,3]

Os testículos são geralmente focos de dor referida e irradiada, de todo o trato urinário, pois embriologicamente surgem muito próximos dos rins. Portanto, ao falarmos de dor, estamos citando uma sensação ímpar, descrita e sentida de diversas maneiras e maneira individualizada. Algo abstrato, que nem sempre conseguimos descrever ou explicá-la, e nem sempre conseguimos localizar, a depender do tipo de dor.

Durante a avaliação inicial do paciente com dor, devemos nos atentar para localização da dor e sua distribuição, se é superficial ou profunda, intensidade, duração e periodicidade, surgimento da dor, e se é aguda ou crônica.

Na avaliação da dor em urologia é importante saber o histórico médico do paciente, seus antecedentes pessoais, principalmente nas dores crônicas, além dos antecedentes familiares questionando a presença de distúrbios ou disfunções dolorosas semelhantes. Em muitos casos, as dores muitas vezes são subterfúgios do histórico psicológico e psicossocial que o paciente possui ou esteja enfrentando, como por exemplo, situações de abusos físico, drogas, estresse, traumas na infância, dificuldades familiares, financeiras entre outras.

Esses atributos, devem ser esmiuçados exaustivamente, por isso uma boa relação médico-paciente é o que conduz uma consulta eficaz.

Dor pélvica crônica

No que se trata de dor pélvica crônica (DPC), é considerada não cíclica, contínua ou recorrente por pelo menos três meses; e para as dores cíclicas é considerado o tempo de pelo menos seis meses; localizada na pelve masculina ou feminina e que gera incapacidade do paciente em manter suas atividades laborais e a procurar assistência médica.[4,6]

DPC é uma entidade desgastante tanto para o paciente quanto para o médico, pois o paciente geralmente já passou por inúmeros tratamentos multidisciplinares, clínico, psicológico e até cirúrgico sem solução para isso. Frequentemente está associada a consequências cognitivas, comportamentais, sexuais e emocionais negativas, bem como a sintomas sugestivos de disfunções do trato urinário inferior, sexuais, intestinais, no assoalho pélvico ou ginecológicas.[6]

A DPC pode ter origem tanto visceral (trato geniturinário, gastrintestinal) como somática (ossos da pelve, músculos, fáscias e ligamentos).

A síndrome da dor perineal primária é um tipo de dor neuropática que é percebida na área do nervo pudendo e pode estar associada a sinais e sintomas retais, do trato urinário ou disfunção sexual. Não há patologia óbvia comprovada, porém, deve ser distinguida da neuralgia do pudendo, a qual é uma doença específica, causada pelo dano do nervo.[7]

A síndrome da dor pélvica crônica, é a ocorrência da DPC, quando não há infecção comprovada ou outra patologia local óbvia que possa explicar a dor. Dentre as causas urológicas, essas podem ser divididas nas síndromes da dor prostática, síndrome da bexiga dolorosa, da dor escrotal, testicular, epidídimo, peniana, uretral, e escrotal pós-vasectomia.[5,8]

Síndrome da dor primária e dor pós-vasectomia

A síndrome da dor primária da próstata é a dor episódica persistente ou recorrente que frequentemente é percebida pelo toque prostático. Não há infecção comprovada ou outra patologia local que a justifique. Vários fatores iniciadores da síndrome foram propostos, incluindo mecanismos infecciosos, genéticos, anatômicos, neuromusculares, endócrinos, imunológicos (incluindo autoimunes) ou psicológicos. Como tratamento, recomenda-se fortemente a terapia antimicrobiana (quinolonas ou tetraciclinas) por um período mínimo de seis semanas, alfabloqueadores e acupuntura.[3,4]

A síndrome da dor primária na bexiga é a ocorrência de dor persistente ou recorrente percebida na região da bexiga urinária, acompanhada de pelo menos um outro sintoma: piora da dor com o enchimento da bexiga, frequência miccional diurna e/ou noturna aumentada. Pode-se realizar cistoscopia com hidrodistensão e biópsia para ajudar no diagnóstico de exclusão. É mais prevalente nas mulheres, na proporção de 10:1. A Associação Europeia de Urologia (EAU) recomenda que não se utilize mais os termos "cistite intersticial" e "síndrome da bexiga dolorosa".[4]

Como manejo para a dor primária da bexiga, recomenda-se fortemente técnicas multimodal, comportamental, físico ou técnicas psicológicas associada a tratamentos orais ou invasivos; administração de amitriptilina e polissulfato de pentosan e uso de toxina botulínica A na submucosa na parede do trígono vesical. Não é recomendado o uso de corticoides orais em tratamento prolongado. Oferecer cirurgia ablativa de órgãos como último recurso e somente por cirurgiões experientes.

A síndrome da dor primária escrotal é a ocorrência de dor episódica persistente ou recorrente, situada nos órgãos do escroto, não propriamente na pele, nem testículo ou epidídimo, porém dentro de seu conteúdo. Os nervos ilioinguinal, genitofemoral e pudendo inervam o escroto, portanto, qualquer intervenção na origem desses nervos e/ou em seu trajeto podem resultar em dor percebida no escroto. Recomenda-se fortemente orientar o paciente em programação de vasectomia sobre os riscos de dor pós-vasectomia e; nos pacientes que necessitam de cirurgia para correção de hérnia inguinal, fazer cirurgia aberta. A síndrome da dor escrotal pós-vasectomia ocorre em uma frequência de 1% dos pacientes pós-vasectomia. Seus métodos são pouco compreendidos, por isso, ela é separada da síndrome da dor primária escrotal.

A síndrome da dor primária testicular era conhecida antigamente como orquialgia, orquite ou orquiodínia, termos hoje não mais recomendados pela EAU.

As síndromes da dor primária do epidídimo, peniana e uretral também possuem ausência de infecção comprovada ou outra patologia local óbvia.

Os mecanismos da síndrome primária da dor pélvica crônica (SPDPC) são bem definidos e envolvem neuroplasticidade e dor neuropática (LE2) que resultam em aumento da percepção de estímulos aferentes que podem produzir sensações anormais, bem como dor (LE1).

A função do órgão-alvo também pode ser alterada pelos mecanismos de neuroplasticidade, de modo que os sintomas de uma função também podem ocorrer (LE1). O diagnóstico de uma SDPC como uma síndrome de dor é essencial, pois incentiva uma abordagem holística do manejo[2] com cuidados multiespecializados e multidisciplinares (LE2).[3,4]

Tratamento

Realizar uma correta anamnese e exame físico do paciente nos levam a um diagnóstico de certeza e nos propiciam identificar o padrão de tratamento pela acupuntura e melhor escolha de pontos para alívio da dor de nossos pacientes.[6,7,10]

Para o alívio da dor do trato geniturinário utilizamos pontos da região pélvica, principalmente CV4, CV3, CV2, KI11, KI12, ST29 e ST30, associando pontos à distância como LI4, ST36, SP6, LR5, LR8, KI3, KI7 e GV20.[9-11]

A maioria dos estudos demonstra que o uso de eletroacupuntura em baixas frequências (2 a 15 Hz) tem uma resposta melhor para o tratamento de dor pélvica crônica, os principais pontos utilizados são BL31, BL32, BL33, BL34, ST29, GB28, CV4, CV6, SP6, KI3 além de se realizar *dry needling* em todos *trigger points* palpados em região suprapúbica e em musculatura reto abdominal.[9]

A síndrome da dor pós-vasectomia (SDPV) é diagnóstico de exclusão e pode ser causada por dano direto às estruturas do cordão espermático, compressão de nervos no cordão espermático via inflamação, contrapressão por congestão epididimal e fibrose perineural. O tratamento deve começar com as opções mais não invasivas e progredir para o tratamento cirúrgico se os sintomas persistirem. As terapias não invasivas incluem acupuntura, terapia do assoalho pélvico e opções farmacológicas. Em última análise, o gerenciamento do PVPS requer uma abordagem multimodal. A compreensão completa das etiologias da SDPV, juntamente com as opções terapêuticas atualmente disponíveis, é importante para melhorar a qualidade de vida.[12]

Os tratamentos não cirúrgicos incluem farmacoterapia e modalidades não cirúrgicas para aliviar a dor. O tratamento médico geralmente começa com anti-inflamatórios não esteroides (AINEs) programados por quatro a seis semanas. Se os AINEs não melhorarem a dor testicular, a medicação de segunda linha recomendada é um antidepressivo tricíclico (ATC) ou gabapentina. Alguns pequenos estudos retrospectivos mostraram alguma melhora em pacientes com SDPV. Os ATC demonstraram diminuir a dor neuropática em outras patologias, incluindo neuropatia diabética e neuralgia pós-herpética, inibindo os canais que ligam as sinapses neuronais necessárias para gerar a dor. Anticonvulsivantes como a gabapentina têm sido recomendados para alívio da SDPV.[12]

No entanto, a maioria dos estudos apresenta sucesso com anticonvulsivantes em pacientes com dor testicular idiopática em vez de dor de SDPV. O uso a longo prazo de analgésicos narcóticos não é recomendado como uma opção de tratamento sustentável para pacientes com SDPV crônica.[12]

Os melhores resultados são com eletroacupuntura em baixa frequência (2 HZ) podendo estar associado ao uso de opioides ou gabapentinoides levando a uma melhora significativa na dor neuropática pós-operatória. Os principais pontos utilizados são: ST36, PC6, LI4, LU7, GB34, BL31, BL32, BL33, BL34, BL40, BL62, GB36 e os pontos de BL20 a BL26 nas dores pós-operatórias de abdômen inferior.[13,14]

Conclusão

As dores neuropáticas de origem urológica são sempre de difícil diagnóstico e tratamento. Para que o sucesso do alívio da dor seja satisfatório devemos utilizar a acupuntura, principalmente a eletroacupuntura em baixas frequências, conjuntamente com tratamentos clínicos medicamentosos.

A acupuntura reduz o uso de opioides no tratamento da dor neuropática de origem urológica, principalmente nos casos de dor pós-operatória.

Referências bibliográficas

1. Reis RB, Zequi SC, Zerati Filho M. Urologia Moderna. 1ª Edição. São Paulo: Lemar, 2013.
2. Wein AJ, Kavoussi LR, Peters CA, Partin AW. Campbell-Walsh Urologia. 11a edição. Rio de Janeiro: Elsevier, 2019.
3. Alves Neto O, Costa CMC, Siqueira JTT, Teixeira MJ et al. Dor: Princípios e Prática. Porto Alegre: Artmed, 2009.

4. European Association of Urology. Guidelines on Chronic Pelvic Pain. Annual Congress Amsterdam 2022.
5. Eickmeyer SM. Anatomy and Physiology of the Pelvic Floor. Phys Med Rehabil Clin N Am. 2017 Aug;28(3):455-460. doi: 10.1016/j.pmr.2017.03.003. Epub 2017 May 27. PMID: 28676358.
6. American College of Obstetricians and Gynecologist - ACOG- Committee on Practice Bulletins No 51. Chronic pelvic pain. Obstet Gynecol. 2004; 103: 589-605.
7. Engler D, Baranowski AP, Borovicka J, Cotrell A,etal. Guidelines on Chronic Pelvic Pain. European Association of Urology. 2014;(3) 27-29.
8. Mcgrath PA. Psychologycal aspects of pain perception. Arch Oral Biol. 1994;39 Suppl:55S-62S.
9. Department of Anesthesiology and Postoperative Intensive Care, Faculty of Medicine, School of Health Sciences, University of Ioannina, P.O.Box 1186, 45110, Ioannina (greece).
10. Robinson NG. Interactive Medical Acupuncture Anatomy, 2016 by Tenton New Media.
11. Van Nghi N. Patogenia y Patologia, Volumen I e II, 1981. Editorial Cabal. Madrid – Espanha.
12. Sinha V, Ramasamy R. Post-vasectomy pain syndrome: diagnosis, management and treatment options. Transl Androl Urol. 2017 May:6 (Suppl 1): S44-S47. Doi: 10.21037/tau.2017.05.33.
13. Wu MS, Chen KH, Chen IF, Huang SK, Tzeng PC, Yeh ML, Lee FP, Lin JG, Chen C. The Efficacy of Acupuncture in Post-Operative Pain Management: A Systematic Review and Meta-Analysis. 2016 Mar 9;11(3): e0150367.doi: 10.1371/journal.pone.0150367. eCollection 2016.
14. Sun Y, Gan TJ, Dubose JW, Habib AS. Acupuncture and related techniques for postoperative pain: a systematic review of randomized controlled trials. Br J Anaesth. 2008;101(2): 151–160. 10.1093/bja/aen146.

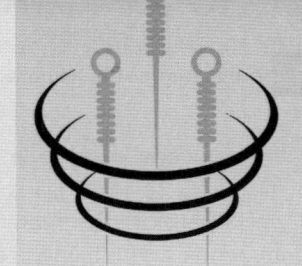

Acupuntura para Dor Neuropática em Membros Superiores

16

Hong Jin Pai
Marcus Yu Bin Pai

A acupuntura é um método de tratamento complementar ou integrativo com origem na China Antiga com base em princípios filosóficos característicos da Medicina Tradicional Chinesa (MTC), e que tem seus próprios sistemas de diagnóstico e tratamento de doenças.

A analgesia por acupuntura – que é a principal finalidade pelo qual esse método foi amplamente estudado – representa a manifestação de processos integrativos em diferentes níveis do sistema nervoso, incluindo os efeitos nos sistemas nervosos periférico, segmentar, suprassegmentar e central.

A lesão do nervo periférico muitas vezes leva à dor neuropática, uma condição crônica que pode se manifestar comportamentalmente como dor espontânea, hiperalgesia e alodinia. O manejo da dor neuropática em pacientes ainda constitui um desafio terapêutico notável devido à eficácia modesta e variável, bem como aos efeitos colaterais dos medicamentos.[1]

A acupuntura tem sido amplamente utilizada para aliviar a dor em seres humanos e animais experimentais com dor neuropática.

A acupuntura manual e a eletroacupuntura são frequentemente utilizadas na prática clínica, e ambas têm demonstrado efeitos terapêuticos na dor neuropática e melhora funcional após lesões neurais em estudos pré-clínicos e clínicos.

Além disso, estudos propuseram que os efeitos da acupuntura provavelmente englobam extensas redes neurais que comprometem as áreas afetiva, cognitiva e somatossensorial. Ainda por cima, demonstrou-se que o impacto da acupuntura no sistema nervoso tem continuado mesmo depois que a agulha foi removida, indicando uma influência a longo prazo da acupuntura.[2]

Estudos, também, sugeriram que a acupuntura pode atenuar a sensibilização da dor central, que é frequentemente observada em estados de hiperalgesia ou alodinia.

Acupuntura para síndrome do túnel do carpo

A síndrome do túnel do carpo (STC) é a forma mais prevalente de síndrome de aprisionamento periférico, caracterizada por dormência, formigamento, dor nas mãos e disfunção muscular.

A eficácia da acupuntura e da síndrome do túnel do carpo no manejo da STC leve a moderada foi investigada em estudos limitados.[3,4] A acupuntura pode auxiliar no tratamento dessa patologia do membro superior, por diminuir a dor e o edema local, e também por aumentar a sensibilidade e força muscular.[3]

No tratamento de STC, utilizamos na prática clínica pontos distais e locais.

Pontos locais incluem PC6, PC7 e PC8, associado a HT7 e HT8, com LU8, LU9 e LU10. Pontos adicionais incluem SI4 e LI5.

Em casos de síndrome do túnel do carpo crônico, encontramos com frequência pontos-gatilho ativo na musculatura flexora do antebraço, com irradiação para região do punho.

Eletroestimulação de TE5 e PC7 pode também ser utilizado.

Em nosso Centro de Dor, realizamos o ponto HP2, localizado 3 *cun* abaixo do ponto médio entre HT3 e PC3, ou no centro do músculo pronador redondo. Para STC crônica, pode ser agulhado bilateralmente, com ou sem eletroestimulação. O ponto também tem importância no alívio da dor da síndrome do pronador redondo, diagnóstico diferencial da STC.

O ponto extra HP3, localizado na altura do PC6, é usado em casos agudos ou crônicos. duas agulhas são inseridas, com uma agulha entre o tendão do músculo flexor do carpo e o rádio, e o segundo entre o tendão do músculo palmar longo e a ulna. O agulhamento deve ser feito horizontalmente, em direção à prega do punho. Pode trazer alívio da dor e alívio da parestesia local.

A princípio, tratamos com duas sessões semanais no primeiro mês. É importante orientação ao paciente quanto a postura no trabalho e ao dormir, evitar atividades por longos períodos com flexão dos punhos, e orientações ergonômicas no trabalho.

Exercícios podem ajudar a reduzir a pressão no nervo mediano no pulso. Devem ser incorporados com órteses e/ou talas se indicado, associado à medicamentos via oral, e em caso de falha de tratamento, injeções locais com corticosteroides.

Casos refratários, ou com perda de tônus muscular local podem ser encaminhados para procedimento cirúrgico.

Acupuntura para neuralgia pós-herpética

A dor da neuralgia pós-herpética (NPH) é caracterizada por uma dor profunda, ardente e latejante, bem como uma dor aguda, lancinante. É a complicação mais comum após a infecção aguda de herpes-zóster e é a complicação mais temida.

A NPH é frequentemente refratária ao tratamento. Os tratamentos de primeira linha para NPH incluem antidepressivos tricíclicos, gabapentina e pregabalina e o adesivo tópico de lidocaína a 5%.

Uma revisão sistemática e metanálise avaliou sete estudos, com tamanhos de amostra variando de 46 a 211. Todos os estudos compararam acupuntura *versus* tratamento farmacológico, com baixa qualidade metodológica. Todos os estudos foram realizados na China e concluíram que a acupuntura pode reduzir a intensidade da dor e melhorar a qualidade de vida, mas nenhum estudo foi controlado de maneira simulada.[5]

Outra revisão sistemática e metanálise avaliou oito estudos e encontrou que a acupuntura pode auxiliar no controle álgico, alívio de ansiedade, e melhora na qualidade de vida em pacientes com neuralgia pós-herpética. Os pesquisadores tentaram comparar diferentes estilos de acupuntura em subgrupos, sem sucesso. Em estudos com amostra maior (> 60 pacientes), houve um alívio álgico comparado ao grupo controle.[6]

Os métodos de seleção de pontos de acupuntura foram vários no tratamento de acupuntura para NPH. Os pontos Ashi locais predominaram, com pontos Jiaji correspondendo aos gânglios envolvidos.

Os pontos comuns incluem os pontos GB34, ST36, ST44, LI4 e Jiaji (EX B2).

Para pacientes com hiperalgesia, o agulhamento local pode não ser possível nas primeiras sessões. A fisioterapia associada e a estimulação da TENS podem ser úteis se a dor for aguda, para minimizar a sensibilidade periférica.

Pontos Ashi locais, associados a pontos subcutâneos, podem ser usados para analgesia.

Em nosso Centro de Dor, realizamos também o ponto HP14, localizado 1 *cun* ao lado de GV14, para tratamento de parestesia. O ponto HP15, localizado 1 *cun* do lado medial do GB21 pode ser realizado, com agulhamento perpendicular, com indicação de uso em dor por neuralgia herpética no tronco e na região pélvica.

Acupuntura para polineuropatia diabética

A neuropatia diabética afeta até 50% dos pacientes com diabetes, por 25 anos, e a DPN dolorosa ocorre em 26,4% de todas as pessoas com diabetes. O grau de dor varia de disestesias leves a dores intensas e persistentes que dificultam a vida dos pacientes.

As funções nervosas afetadas incluem redução da velocidade de condução nervosa, diminuição da sensação de temperatura, diminuição da resposta do reflexo do tendão e diminuição da capacidade de detectar vibração e toque.

A fisiopatologia da neuropatia diabética permanece incerta, embora esteja associada ao aumento da idade, duração do diabetes, lipotoxicidade e glicotoxicidade, suscetibilidade genética, inflamação e possivelmente estresse oxidativo.

As abordagens atuais para o manejo da neuropatia diabética concentram-se no controle glicêmico, modificações no estilo de vida (como dieta e exercícios) e tratamento da dor com base em medicamentos.

No entanto, metanálises relataram que o controle glicêmico tem efeito pequeno no alívio de dor em pacientes com neuropatia, principalmente em pacientes com diabetes tipo 2, sugerindo que focar apenas no controle glicêmico pode não ser suficiente para analgesia e tratamento da neuropatia diabética.[7]

Uma série de casos publicada em 2007, comparou dois estilos de acupuntura para o tratamento de polineuropatia diabética refratária. Avaliou-se sete pacientes, com três pacientes recebendo acupuntura tradicional, e quatro recebendo acupuntura japonesa. Foram realizadas sessões semanais, durante dez semanas. O alívio analgésico foi similar, porém, houve um mínimo alívio no teste quantitativo sensorial em pacientes que receberam acupuntura tradicional chinesa.[8]

Pontos comuns incluem pontos locais e sistêmicos: LI3, LI11, SP9, SP6, ST36, ST40, com acupuntura manual em uma fase inicial. Em pacientes com alodinia, ou sensibilização periférica, o agulhamento inicial pode ser superficial, com pouco estímulo local.

Acupuntura para neuropatia periférica induzida por quimioterapia

Em pacientes com câncer, a neuropatia periférica induzida por quimioterapia (NPIQ) é uma complicação comum, caracterizada por dor, perda de sensibilidade e dormência. Apresenta-se principalmente nos pés e, às vezes, nas mãos.

Geralmente é mal diagnosticada e subtratada devido à falta de consenso e fisiopatologia incerta, para a qual muitos mecanismos têm sido sugeridos, incluindo disfunção mitocondrial, vários mediadores da dor, descarga espontânea anormal nas fibras A e C, entre outros.

Mais importante, no entanto, a NPIQ pode limitar a eficácia dos tratamentos anticancerígenos, porque uma estratégia de gerenciamento comum é reduzir a dose de quimioterapia. Não só leva à redução da dose ou descontinuação do tratamento, mas também diminui a qualidade de vida dos sobreviventes de câncer

A neuropatia periférica induzida pela quimioterapia ocorre em até 20% dos pacientes que recebem doses padrão de quimioterapia e em quase 100% dos pacientes tratados com altas doses.

A incidência de NPIQ depende da dose (principalmente cumulativa) e do tipo de agente; é mais comum em pacientes com lesão nervosa preexistente, seja por NPIQ anterior ou por outras causas

Além disso, a acupuntura é atualmente praticada em centros de oncologia e demonstrou ser eficaz no tratamento de outros sintomas relacionados ao câncer, como dor; náusea e vômito; xerostomia induzida por radioterapia; fadiga; e ansiedade, depressão e insônia.[9]

Ensaios de acupuntura em pacientes com NPIQ sugeriram que a acupuntura pode aliviar os sintomas da NPIQ e melhorar a condução nervosa, mas os dados ainda são limitados.[10]

Para a dor da NPIQ, pode-se utilizar a técnica punho-tornozelo, com agulhamento superficial da área 1-3.

Outros pontos usados em nossa experiência clínica incluem pontos Yuan das mãos e pés (LR3, SP3, KI3, HT7, PC7, LU9).

Pontos adicionais incluem TE5, Baxie e SP6 e LR3 bilateralmente. O tratamento é demorado, e na grande maioria dos casos, o tratamento com medicamentos neuromoduladores é necessário.

Acupuntura para síndrome cubital

A síndrome do túnel cubital é a segunda neuropatia compressiva mais comum na extremidade superior. Embora, o nervo ulnar possa ser comprimido em vários pontos ao longo de seu trajeto, a localização de compressão mais comum é no cotovelo.

Os pacientes queixam-se de dormência no 4º e 5º quirodáctilo, bem como fraqueza nas mãos. Sintomas incluem parestesia na distribuição do nervo ulnar e fraqueza ou atrofia da musculatura intrínseca da mão. A dor não é a característica predominante no início da compressão do nervo ulnar.[11]

Testes provocativos para túnel cubital têm sido descritos na literatura. Dois testes são utilizados: o teste de Tinel, ao longo do nervo ulnar e o teste de flexão do cotovelo.

Deve-se observar se existem padrões posicionais ou temporais para os sintomas. Deve-se avaliar atividades e posições que possam aliviar os sintomas, e se existe dor miofascial secundária local.

O tratamento pela acupuntura pode ser realizado em pontos locais no cotovelo, antebraço e punho.

Em nossa experiência, pontos locais como PC3, HT3, PC5 e HT4, localizados na região flexora do antebraço podem ser utilizados, com acupuntura manual.

O ponto extra HP1, localizado no centro da terceira parte posterior da linha horizontal que passa no meio do músculo esternocleidomastóideo homolateral e contralateral pode ser utilizado como ponto distal para alívio da parestesia. O ponto extra HP2, localizado 3 *cun* abaixo do ponto médio entre HT3 e PC3 (ou no meio do músculo pronador redondo) é um ponto local que pode ser estimulado manualmente para melhora de parestesia e dor local do ponto-gatilho.

Acupuntura para tratamento de neuropatia do radial

As neuropatias radiais são uma causa comum de dor, fraqueza e deficiência sensorial. O nervo radial é acometido com menos frequência do que os nervos mediano e ulnar nas síndromes de aprisionamento, no entanto, o nervo radial é o nervo mais frequentemente lesado de maneira traumática no braço, geralmente secundário a fraturas.

O trauma é a causa mais comum de lesão do radial. A causa traumática mais comum é a fratura da diáfise média do úmero. As neuropatias por aprisionamento podem ocorrer ao longo do trajeto do nervo, mas são mais comuns no antebraço.

Dependendo da localização, a lesão do nervo radial pode causar fraqueza na extensão do cotovelo e na extensão do punho e dedos, resultando em queda do punho e fraqueza na preensão, bem como sensação anormal do braço posterior e lateral, do antebraço posterior e do dorso do primeiro, segundo e terceiro quirodáctilos.

Em geral, o prognóstico é excelente para recuperação espontânea no cenário de trauma agudo ou compressão sem que o nervo seja seccionado.[12]

Na síndrome do túnel radial, a acupuntura pode ser utilizada no tratamento de dor e parestesia. Pontos locais na porção extensora do antebraço são úteis. Em caso de parestesia local, pode-se iniciar o tratamento com pontos distais: PC1, LR4, ST41.

Pontos locais são úteis, como PC3, PC7 e PC9.

Em casos crônicos, pontos-gatilhos locais são comuns. Ponto Ashi, no lado oposto de PC7 pode ser estimulado. O tratamento deve ser frequente, com duas a três sessões semanais em caso de sintomas intensos.

Acupuntura para síndrome complexa de dor regional

A síndrome complexa de dor regional (SCDR) é um distúrbio neuropático doloroso e incapacitante, resultando em dor persistente que pode ocorrer em um membro distal após trauma, como lesão, fratura ou cirurgia de membros. Caracteriza-se por uma dor regional espontânea ou evocada, desproporcional à lesão original. Ocorrem alterações inflamatórias e autonômicas, com dor regional por sensibilização periférica e central. A SCDR é considerada uma doença rara e um dos tipo severo e incapacitante de dor crônica, apresentando um grande desafio, pois a resposta ao tratamento permanece muitas vezes imprevisível.

Pacientes que sofrem de casos extremos de SCDR apresentam alteração na temperatura e cor da pele, edema, sudorese, padrão de crescimento anormal da pele, unhas e cabelos na região afetada. Tremores, redução de força, distonia (contração muscular involuntária) e percepção distorcida do corpo também são caracterizados por casos graves de SCDR. O paciente também apresenta alodinia, que são sintomas semelhantes à dor ao encontrar estímulos não nocivos, como frio e calor, e hiperalgesia, que é a sensação aumentada de estímulos nocivos. O posicionamento do membro torna-se impreciso, juntamente com a propriocepção.

O diagnóstico da SCDR é amplamente clínico, excluindo outras causas prováveis de dor.

À luz da patogênese multifatorial da SCDR, o tratamento é geralmente multimodal. Diretrizes clínicas recomendam a farmacoterapia como primeira linha de tratamento, envolvendo vários tipos de medicamentos, incluindo antiepilépticos, anticonvulsivantes, antidepressivos, corticosteroides, e lidocaína tópica. O tratamento farmacológico costuma ser crônico, com resultados insatisfatórios.

Tratamentos complementares como fisioterapia e acupuntura são utilizados na prática clínica para auxiliar a reabilitação e alívio de dor e mobilidade. Nos últimos anos, a acupuntura tem sido explorada como um possível tratamento para dor neuropática e SCDR.

Poucos estudos randomizados controlados foram realizados para estudar a eficácia da acupuntura para SCDR. Um estudo duplo-cego randomizado foi realizado para avaliar a eficácia da terapia de acupuntura chinesa *versus* Sham em sintomas objetivos e subjetivos. O estudo incluiu 14 pacientes com SCDR aguda de membros inferiores ou superiores. A intervenção foi realizada por 30 minutos, cinco vezes por semana, durante três semanas consecutivas. Uma redução pronunciada da dor de até 28,6% foi observada no grupo A (acupuntura tradicional), enquanto apenas 17,9% de redução foi observada no grupo B (acupuntura Sham).[13]

Um estudo aberto, randomizado e controlado foi realizado para avaliar os efeitos da acupuntura e massagem em pacientes com síndrome ombro-mão em pacientes com hemiplegia. O estudo teve um tamanho de amostra de 120 pacientes divididos em dois grupos, o grupo de acupuntura-massagem ou o grupo de terapia de reabilitação, e a intervenção durou seis semanas. Os resultados no acompanhamento de 12 semanas mostraram-se positivos para a massagem de acupuntura, a escala numérica de classificação da dor e a avaliação de Fugl-Meyer do movimento funcional do membro superior e da mão usando a escala de Rankin modificada foram todos melhorados comparativamente à linha de base e ao grupo controle.[14]

Em nossa experiência, pontos extras como HP1 podem ser usados em caso de alodinia e cinesiofobia, em pacientes com dor complexa refratária. O ponto HP1 é localizado no centro da terça parte posterior da linha horizontal que passa no meio do músculo esternocleidomastóideo. O agulhamento pode ser feito homolateralmente. O ponto pode trazer alívio analgésico e melhora no edema de mãos em poucas sessões. Pode ser feito eletroestimulação local.

Outro ponto utilizado é o HP2, localizado 3 *cun* abaixo do ponto médio entre HT3 e PC3, ou no centro do músculo pronador redondo. Pode ser realizado homolateralmente ao local da dor.

Em casos moderados, a técnica punho-tornozelo é eficaz.

O alívio da dor pode ser mínimo a moderado, necessitando de tratamento medicamentoso otimizado. No entanto, mesmo com analgesia mínima, pode haver um efeito positivo na funcionalidade (p. ex.: uso do membro para auxiliar alimentação, troca de roupas). Em casos de pacientes com atrofia muscular, o agulhamento tem efeito analgésico, podendo inclusive ser de importância para aderência ao tratamento de dessensibilização e adaptação de atividades na fisioterapia motora.[15]

Frequência das sessões

Baseando-se em estudos sobre o tratamento da síndrome dolorosa miofascial (SDM) e da fibromialgia no Ambulatório de Acupuntura do Centro de Dor e Ambulatório de Acupuntura da Divisão de Medicina Física do Instituto de Ortopedia e Traumatologia do Hospital das Clínicas da Faculdade de Medicina da Universidade de São Paulo (IOT-HCFMUSP), o tratamento proporciona melhora com duração média de três dias (por sessão). Isso sugere que a frequência de duas sessões por semana ou mais é satisfatória.[16,17]

Em casos de dores agudas ou dores crônicas que causam grande sofrimento, pode-se iniciar o tratamento com sessões diárias durante a primeira semana e, a partir da segunda semana, diminuir a frequência para duas sessões por semana.

Quando os doentes são limitados devido a dor aguda, como ocorre em casos de hérnia discal, fratura em decorrência de osteoporose ou metástase, as aplicações devem ser realizadas no local onde o doente se encontra, evitando-se sua locomoção, para prevenir a piora da dor.

Eficácia da acupuntura

A acupuntura tem efeito limitado breve, geralmente durante poucos dias em casos de dor neuropática, embora diminua a dor miofascial associada e a estimulação nociceptiva no nervo lesado.

A acupuntura tem uma ampla gama de usos, embora seus mecanismos permaneçam incertos. Estudos anteriores relataram que a estimulação da acupuntura induz a diversas mudanças fisiológicas no sistema nervoso autônomo. Múltiplos mecanismos neurais para esses efeitos da acupuntura foram propostos, embora não sejam consistentes.

Em geral, os doentes devem manter os medicamentos que usam para controlar a dor neuropática. A redução da dose é possível em certos casos, à medida que haja melhora do quadro doloroso. Outros pontos podem também ser utilizados para minimizar os efeitos colaterais de drogas e as anormalidades neurovegetativas decorrentes da dor aguda ou crônica.

Uma revisão sistemática Cochrane avaliou o efeito da acupuntura para dor neuropática em 462 adultos, incluindo pacientes com neuropatia periférica induzida por quimioterapia e neuropatia periférica diabética. Avaliou-se seis estudos, com baixa qualidade metodológica, com evidências incertas quanto ao uso da acupuntura na analgesia em dor neuropática.[18]

Conclusão

É fundamentalmente difícil avaliar objetivamente a acupuntura, pois existem muitas variações de acupuntura e os métodos de tratamento dependem do profissional.

Uma limitação importante é que os estudos muitas vezes pecavam na qualidade metodológica, e as revisões sistemáticas sofreram com a heterogeneidade entre os estudos examinados.

Portanto, embora o consenso seja de que a acupuntura tenha um efeito positivo na sintomatologia da dor neuropática, não se sabe como deve ser a intensidade da eletroacupuntura, frequência e duração das sessões, profundidade e ângulo da agulha.

Apesar de a acupuntura ser usada na MTC no tratamento da dor por milhares de anos e, em seguida, ter ganho uma popularidade expressiva na prática médica ao redor do mundo, há um forte ímpeto em direção à exploração dos mecanismos neurobiológicos envolvidos na analgesia por acupuntura nas últimas décadas. Entender os mecanismos neurobiológicos é crucial para a aceitação geral e implementação da acupuntura no tratamento da dor crônica.

Referências bibliográficas

1. Campbell JN, Meyer RA. Mechanisms of neuropathic pain. Neuron. 2006 Oct 5;52(1):77-92.
2. Zhao ZQ. Neural mechanism underlying acupuncture analgesia. Progress in neurobiology. 2008 Aug 1;85(4):355-75.

3. Maeda Y, Kim H, Kettner N, Kim J, Cina S, Malatesta C, Gerber J, McManus C, Ong-Sutherland R, Mezzacappa P, Libby A. Rewiring the primary somatosensory cortex in carpal tunnel syndrome with acupuncture. Brain. 2017 Apr 1;140(4):914-27.
4. Yang CP, Hsieh CL, Wang NH, Li TC, Hwang KL, Yu SC, Chang MH. Acupuncture in patients with carpal tunnel syndrome: a randomized controlled trial. The Clinical journal of pain. 2009 May 1;25(4):327-33.
5. Wang Y, Li W, Peng W, Zhou J, Liu Z. Acupuncture for postherpetic neuralgia: Systematic review and meta-analysis. Medicine. 2018 Aug;97(34).
6. Pei W, Zeng J, Lu L, Lin G, Ruan J. Is acupuncture an effective postherpetic neuralgia treatment? A systematic review and meta-analysis. Journal of Pain Research. 2019;12:2155.
7. Cho E, Kim W. Effect of Acupuncture on Diabetic Neuropathy: A Narrative Review. International Journal of Molecular Sciences. 2021 Jan;22(16):8575.
8. Ahn AC, Bennani T, Freeman R, Hamdy O, Kaptchuk TJ. Two styles of acupuncture for treating painful diabetic neuropathy–a pilot randomised control trial. Acupuncture in Medicine. 2007 Jun;25(1-2):11-7.
9. Franconi G, Manni L, Schröder S, Marchetti P, Robinson N. A systematic review of experimental and clinical acupuncture in chemotherapy-induced peripheral neuropathy. Evidence-Based Complementary and Alternative Medicine. 2013 Jan 1;2013.
10. Li K, Giustini D, Seely D. A systematic review of acupuncture for chemotherapy-induced peripheral neuropathy. Current Oncology. 2019 Apr;26(2):4261.
11. Palmer BA, Hughes TB. Cubital tunnel syndrome. The Journal of hand surgery. 2010 Jan 1;35(1):153-63.
12. Arnold WD, Krishna VR, Freimer M, Kissel JT, Elsheikh B. Prognosis of acute compressive radial neuropathy. Muscle & Nerve. 2012 Jun;45(6):893-4.
13. Ernst, E., Resch, K., Fialka, V., Ritter-Dittrich, D., Alcamioglu, Y., Chen, O., Leitha, T. and Kluger, R. (1995). Traditional Acupuncture for Reflex Sympathetic Dystrophy: A Randomised, Sham-Controlled, Double-Blind Trial. Acupuncture in Medicine, 13(2), 78-80.
14. Li N, Tian F, Wang C, Yu P, Zhou X, Wen Q et al. Therapeutic effect of acupuncture and massage for shoulder-hand syndrome in hemiplegia patients: a clinical two-center randomized controlled trial. Journal of Traditional Chinese Medicine, 2012;32(3):343-349. doi:10.1016/s0254-6272(13)60035-7.
15. Dimitrova A, Murchison C, Oken B. Acupuncture for the treatment of peripheral neuropathy: a systematic review and meta-analysis. The Journal of Alternative and Complementary Medicine. 2017 Mar 1;23(3):164-79.
16. Ichida MC, Zemuner M, Hosomi J, Pai HJ, Teixeira MJ, de Siqueira JT, de Siqueira SR. Acupuncture treatment for idiopathic trigeminal neuralgia: a longitudinal case-control double blinded study. Chinese journal of integrative medicine. 2017 Nov;23(11):829-36.
17. Dias MH, Amaral E, Pai HJ, Tsai DT, Lotito AP, Leone C, Silva CA. Acupuncture in adolescents with juvenile fibromyalgia. Revista Paulista de Pediatria. 2012;30:6-12.
18. Ju ZY, Wang K, Cui HS, Yao Y, Liu SM, Zhou J, Chen TY, Xia J. Acupuncture for neuropathic pain in adults. Cochrane Database of Systematic Reviews. 2017(12).

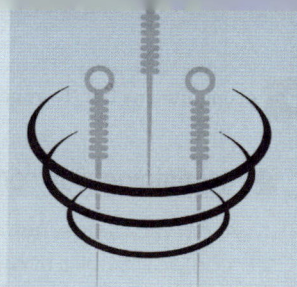

Acupuntura na Neuropatia por Compressão de Troncos e Raízes dos Membros Inferiores

17

Janete Shatkoski Bandeira
Luiz Eduardo Faria Coura
Rodrigo de Paula Alvarez Suarez

Introdução

A neuropatia periférica é uma doença que acomete os nervos periféricos, de maneira isolada (mononeuropatia) ou afetando difusamente vários nervos (polineuropatia). Os sintomas podem incluir dor, hiperalgesia, alodinia, parestesias, disestesias, perda de sensibilidade, fraqueza, perda de equilíbrio e atrofia muscular, podendo chegar a déficits funcionais, dependendo da etiologia. Também, podem ocorrer alterações autonômicas, com perda de pelos, edema, diferença de temperatura e alterações tróficas com disfunção vasomotora (também conhecida como disautonomia). Acomete homens e mulheres, de todas as faixas etárias, mas na maioria das vezes, se manifesta em adultos e idosos, aumentando a incidência com o aumento da idade.

As principais causas de neuropatia periférica são:

- **Metabólicas:** diabete *mellitus*, alcoolismo, hipotireoidismo.
- **Infecciosas:** HIV, hanseníase, doença de Lyme.
- **Medicamentosas:** estatinas, quimioterápicos, antibióticos.
- **Intoxicações:** mercúrio, chumbo, agrotóxicos.
- **Doenças autoimunes:** lúpus, psoríase, doenças reumáticas, Guillain-Barré.
- **Nutricionais:** desnutrição, deficiência vitamínica.
- **Neoplásicas:** secundárias à lesão tumoral ou à radioterapia local.
- **Locais:** esforços repetitivos, lesões mecânicas, compressão no trajeto do nervo, trauma.

A dor de origem neuropática (DN) é um dos sintomas mais relatados nas síndromes compressivas. Segundo a IASP (Associação Internacional para o Estudo da Dor) , a DN é secundária ao comprometimento funcional ou estrutural do sistema somatossensorial, que inclui o sistema nervoso periférico e central.[1] Estima-se que a prevalência de dor neuropática na população em geral varie de 6% a 10%.[2]

Este capítulo pretende versar sobre as síndromes compressivas do membro inferior, que geralmente são causadas por alterações degenerativas da coluna vertebral, tumores, traumas ou encarceramento do nervo no seu trajeto (*entrapment syndrome*).

Fisiopatologia da compressão neural dos membros inferiores

A inervação dos membros inferiores vem do plexo lombar e sacral. Os nervos periféricos são compostos por fibras sensoriais, motoras e autonômicas. As fibras tipo A são mielinizadas, sendo as alfa e beta de grande calibre, incluindo fibras sensoriais e motoras aferentes e eferentes, com alta velocidade de condução. As fibras tipo B são menores, ainda mielinizadas, e originárias de fibras nervosas pré-gangliônicas. As fibras tipo C são finas, sem mielina e incluem as fibras de dor somáticas e viscerais, assim como as fibras nervosas autonômicas pós-gangliônicas. As fibras são agrupadas em fascículos, que são envoltas por um suprimento vascular e de tecido conectivo, o perinervo.

O encarceramento neural ocorre em locais de túneis fibro-ósseos ou fibromusculares. Qualquer injúria no nervo que aumente o seu tamanho ou que diminua o volume do túnel causará uma compressão neural afetando o fluxo sanguíneo intrínseco e extrínseco. O aumento da pressão em um nervo comprime a microvasculatura (vasanervorum) alterando sua dinâmica de suprimento sanguíneo. Altas pressões levam a uma isquemia epineural e baixas pressões resultam em um impacto de drenagem venosa, com consequente estase. Bastam 20 mmHg para ocorrer uma estase venosa e subsequente edema extraneural, e caso atinjam 80 mmHg, todo o suprimento sanguíneo dentro do nervo acaba. Isso pode vir a causar edema intra e extra neural com consequente pressão intraneural, com inflamação, fibrose, desmielinização e até mesmo perda axonal.[3]

O fluxo sanguíneo venoso é bloqueado quando se alcança 8% de estiramento neural de seu comprimento de repouso, e com o tempo, acarreta um processo cicatricial fibrótico que piora ainda mais o edema endoneural. O perineuro intacto impede que essa pressão aumentada seja aliviada, causando uma síndrome compartimental em miniatura dentro do nervo. A hipóxia resultante leva a mais inflamação, fibrose, desmielinização e, eventualmente, degeneração axonal.

Pacientes com encarceramento leve apresentam parestesias intermitentes, dor e fraqueza no trajeto neural afetado. À medida que a hipóxia neural se torna grave ou crônica por natureza, os sintomas progridem para parestesias constantes, atrofia e dor.

Diferenças fisiopatológicas referentes ao tempo de evolução são observadas, como nas compressões crônicas, onde independentemente de dano axonal, observa-se uma redução da condução nervosa (provavelmente da desmielinização seguida de remielinização). Até que ocorra acometimento motor (atrofia), a integridade axonal é preservada mesmo com longa duração da compressão.[4]

Diagnóstico

Além das queixas típicas de comprometimento de origem neuropática como dor, dormência, formigamento, amortecimento, queimação, ardência e choques, nos membros inferiores a dor pode ser difusa, podendo ser acompanhada de câibras, perda de força e equilíbrio. Manifestações como síndrome das pernas inquietas também podem estar relacionadas a neuropatias, assim como sensação de peso e frio nas extremidades. Os sintomas podem ser "em bota", isso é, progressivamente de baixo para cima, ou acompanhar o trajeto de raízes nervosas ou de nervos periféricos. Nesse caso, um bom diagrama de inervação como o apresentado na Figura 17.1 pode ser bastante útil.

O exame físico inclui exame neurológico periférico, avaliação dos reflexos, testes de força e de sensibilidade. O arco reflexo depende da integridade das fibras grossas mielinizadas sensitivas e motoras, podendo estar diminuído ou ausente nas neuropatias correspondentes.

Músculos com inervação afetada podem manifestar fasciculações. Nos membros inferiores, a fraqueza muscular crônica pode provocar atrofia dos músculos intrínsecos dos pés, com arqueamento dos dedos, e do músculo tibial anterior, dificultando a dorsiflexão necessária para caminhar adequadamente. Exames complementares como radiografia simples, ressonância magnética, tomografia computadorizada, ultrassonografia e eletroneuromiografia podem ajudar a esclarecer a origem da neuropatia compressiva na dependência da hipótese diagnóstica levantada pela anamnese e exame físico.[2]

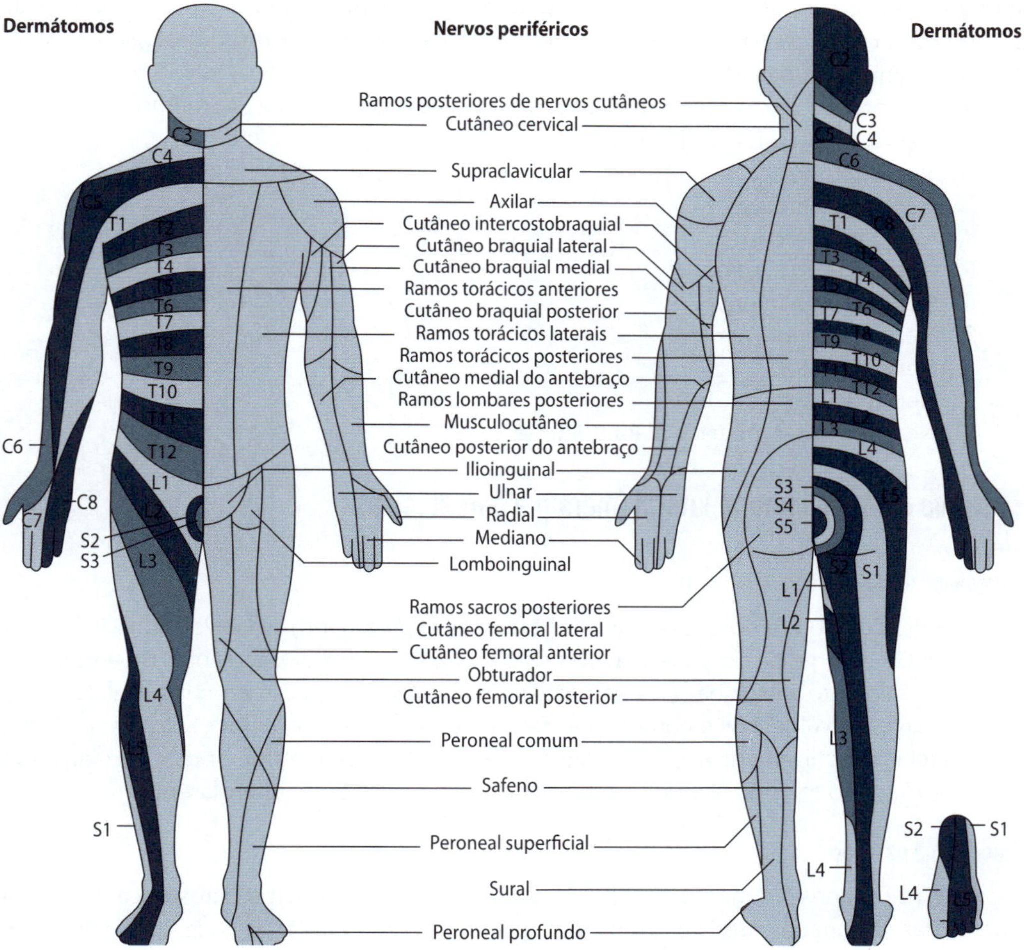

FIGURA 17.1. Dermátomos e distribuição cutânea dos nervos periféricos (Fonte: Adaptada de Lundy-Ekman, L. Neurociência: fundamentos para reabilitação. 3. ed. Rio de Janeiro: Elsevier, 2008).

Tratamento

A maior parte das neuropatias periféricas pode ser tratada com medidas de suporte, terapias físicas (fisioterapia e exercícios), correção de doenças metabólicas e nutricionais e medicações, objetivando o controle da doença de base e o aumento da qualidade de vida. Os medicamentos mais usados são antidepressivos com efeitos analgésicos (coadjuvantes) como amitriptilina, duloxetina e venlafaxina, anticonvulsivantes como a gabapentina e a pregabalina e tratamentos tópicos como capsaicina e lidocaína em creme ou *patch*.

Tratamento cirúrgico de descompressão deve ser considerado se houver perda muscular ou evidência eletromiográfica de desnervação, lembrando sempre que mesmo quando bem indicada, a cirurgia pode vir a causar um novo encarceramento cicatricial reacional, com agravamento do quadro, devendo ser considerado na tomada da decisão final com o paciente.[4]

A terapia neuromodulatória periférica com acupuntura manual ou elétrica é uma ferramenta de grande ajuda no controle dos sintomas, correção de compressões por fáscias e músculos e normalização da atividade neural, principalmente nas síndromes compressivas por *entrapment*. A resposta varia conforme a evolução do quadro, fator etiológico e características clínicas do paciente.[5]

Serão abordados os seguintes nervos nas síndromes compressivas do membro inferior:

1. Nervo cutâneo femoral lateral.
2. Nervo femoral.
3. Nervo obturador.
4. Nervo isquiático.
5. Nervo glúteo superior.
6. Nervo glúteo inferior.
7. Nervo pudendo.
8. Nervo fibular.
9. Nervo tibial.
10. Nervos plantar medial e plantar lateral.

Nervo cutâneo femoral lateral (meralgia parestésica)

Anatomia

O nervo cutâneo femoral lateral (NCFL) é um nervo puramente sensitivo formado a partir de L2-L3. Ele emerge da borda lateral do psoas e cruza o músculo ilíaco antes de emergir da pelve medialmente à espinha ilíaca anterossuperior (EIAS) sob o ligamento inguinal. O nervo é especialmente vulnerável à compressão nessa área, e pode apresentar variações anatômicas em relação ao ligamento inguinal. Dali divide-se em ramos anterior e posterior, seguindo junto ao músculo sartório, suprindo o território sensitivo da coxa anterolateral.[6]

Mecanismo de lesão

A lesão ou aprisionamento do NCFL é conhecida como meralgia parestésica. Costuma apresentar-se com parestesia e dor na região lateral e anterolateral da coxa, podendo haver relatos de hipoalgesia. Está relacionada a fatores laborais que venham a causar um trauma mecânico compressivo repetitivo na região inferior da bacia, como acontece com profissionais que utilizam peso em seus cintos, como policiais, carpinteiros e outros. Também, costuma ser mais frequente em grávidas e obesos, ou ter origem idiopática.

A dor na região anteromedial da coxa pode ser exacerbada pela extensão da perna, geralmente piora ao ficar em pé e ao andar e melhora ao sentar ou flexionar o quadril. A compressão sobre a EIAS ou no ligamento inguinal pode piorar os sintomas, inclusive devido ao uso de roupas apertadas. Um sinal de Tinel pode estar presente na percussão da EIAS. Não deve haver perda de força motora nessa neuropatia puramente sensorial, e os reflexos patelares são preservados.[7,8]

Tratamento

Os pacientes devem ser aconselhados sobre as maneiras de prevenir a irritação do nervo, evitando a extensão do quadril, ficar em pé por tempo prolongado e o uso de roupas compressivas ou apertadas, além de exercícios e fisioterapia. Podem ser necessários medicamentos como AINEs, antidepressivos tricíclicos e anticonvulsivantes; localmente, podem ser usados creme de capsaicina ou adesivos transdérmicos de lidocaína. Procedimentos como a injeção diagnóstica e terapêutica de agentes anestésicos locais com corticosteroide ou a hidrodissecção guiada por ultrassonografia geralmente são efetivos na abordagem dessa neuropatia compressiva.[9]

Em geral, o encarceramento neural do NCFL está relacionado às fáscias e músculos da região: iliopsoas, oblíquo externo, sartório e tensor da fáscia lata. O principal ponto concentra-se no túnel formado entre o oblíquo externo do abdômen superiormente, iliopsoas medialmente, sartório lateralmente e a crista ilíaca como assoalho. Portanto, todos esses músculos e relativas fáscias podem ser objeto de tratamento e modulação.

Os pontos **GB27 e GB28** são os que mais se aproximam anatomicamente ao trajeto do NCLF, podendo servir como referência para a pesquisa com eletroestimulador. O músculo tensor da fáscia lata pode ser modulado diretamente em seu ventre ou na modulação do nervo glúteo superior.[10,11]

Anatomia do nervo femoral

O nervo femoral (NF) é um nervo misto, formado por raízes nervosas de L2-L4. O nervo emite um ramo motor para os músculos ilíaco e psoas no seu trajeto pela pelve e sai profundamente pelo canal fibromuscular limitado pelo ligamento inguinal, músculo iliopsoas e fáscia iliopectínea. Fornece inervação motora ao sartório, quadríceps e pectíneo. Na coxa anterior, permanece lateral à artéria e veia femoral, que a esse nível é facilmente palpável. Logo após, divide-se em vários ramos motores e sensitivos, incluindo o **nervo safenoso**, responsável pela inervação sensitiva da parte medial da coxa até a parte medial do pé.[6,12]

Mecanismo de lesão

Os locais mais comumente causadores de neuropatia compressiva do NF são a pelve e o ligamento inguinal. Causas comuns são lesões do músculo psoas, hematomas, retrações cicatriciais de herniorrafia, ou secundárias a punções arteriais, cirurgias ginecológicas, pélvicas e de quadril.

Tratamento

A identificação do mecanismo causador do processo de encarceramento é fundamental para a realização de intervenções direcionadas, como drenagem de hematomas retroperitoneais e correção de aderências.

A modulação do nervo femoral com estímulos de baixa frequência associado com técnicas fisioterápicas podem contribuir com a recuperação funcional do paciente. Sugere-se fazer a estimulação com aparelho monopolar, observando a contratura vigorosa principalmente do quadríceps femoral, que também pode ser estimulado em baixa frequência por 20 a 30 minutos.

Segundo a nomenclatura internacional da OMS, os pontos que podem servir como referência para modular o NF são **SP12** e **SP13**, relacionados com a musculatura e a inervação dessa região. O nervo safenoso tem como referência o ponto **SP10** para sua modulação com agulhas, com ou sem eletricidade.[10,13]

Anatomia do nervo obturador

Origina-se da divisão anterior dos ramos ventrais de L2 a L4 dentro do músculo psoas maior e desce por ele para emergir de sua borda medial na pelve para o forame obturador. Inerva os músculos adutor longo, grácil, adutor curto e obturador externo (divisão posterior) e emite fibras sensoriais que inervam a pele e a fáscia da face medial do meio da coxa. Mais abaixo em seu trajeto ele corre entre os músculos pectíneo e adutor longo e curto se divide em um ramo motor que supre o adutor magno e um ramo sensorial para a articulação do joelho para suprir a cápsula articular, os ligamentos cruzados e a membrana sinovial da articulação do joelho.[14]

Mecanismo de ação

Os sintomas de apresentação mais comuns são alteração sensorial na parte medial da coxa e dor na região medial da coxa ou virilha. Uma dor profunda pode ser descrita na região adutora no osso púbico e pode se estender da face medial da coxa até o joelho. Pode sofrer encarceramento devido a tensão e entesopatia do adutor longo, principalmente quando há inflamação da sínfise púbica.[15]

Tratamento

A modulação dos músculos pectíneo (inserção da agulha medialmente à artéria femoral aproximadamente 3 cm abaixo do ligamento inguinal) e do adutor (aproximadamente 6 cm abaixo do ligamento inguinal medialmente à artéria femoral) pode ser realizada tanto com estímulo rápido quanto de demora. A modulação do nervo obturador pode ser feito inserindo a agulha a aproximadamente 8 cm do ligamento inguinal pela parte posterior do grácil direcionando a agulha para a articulação coxo femoral.

Os pontos **LR10** e **LR11** são os que mais se aproximam anatomicamente com o trajeto do nervo obturador, podendo servir como referência ou entrar na prescrição de pontos dessa condição.[10,13]

Anatomia do nervo isquiático

O nervo isquiático (NI, também conhecido como ciático) é formado por fibras dos nervos espinhais de L4 a S3 (plexo sacral), e é formado pelos nervos fibular e tibial, unidos por um epineuro comum. O nervo sai da pelve pelo forame isquiático, geralmente por baixo do músculo piriforme. Há relatos de variações anatômicas como ensanduichamento das fibras do piriforme sobre o nervo, mais relacionadas ao encarceramento crônico. O músculo piriforme tem sua origem na região interna e lateral do sacro tendo sua inserção no ápice do trocânter maior. Após a saída da pelve o isquiático desce medialmente para a região posterior da coxa, abaixo do glúteo máximo, sobre o leito de vários músculos (gêmeo superior, obturador interno, gêmeo inferior, quadrado femoral e adutor magno). Continuando sua descida ele passa entre o ísquio e trocânter maior. Ao chegar aproximadamente 10 cm superior da linha poplítea ocorre a divisão estrutural entre os nervos tibial e fibular.[6]

Mecanismo de lesão

A principal causa de encarceramento do nervo isquiático é sua compressão pelo músculo piriforme. Diversas causas para o aparecimento de pontos-gatilhos no piriforme são habitualmente presentes na vida moderna como o ficar sentado por longas jornadas de trabalho, ergonomia inadequada, inibição dos músculos glúteos médios pelo sedentarismo bem como trauma direto e sobrecargas súbitas. Alguns pacientes apresentam um ventre muscular maior e um forame isquiático menor e qualquer aumento da massa muscular pode provocar o encarceramento neural com as consequentes mudanças fisiopatológicas já abordadas. Cabe lembrar que um dos mecanismos envolvidos na lesão do piriforme é a baixa eficiência dos músculos abdutores do quadril e tal situação gera um mecanismo de retroalimentação do processo de disfunção.

Outros nervos que guardam relação com a anatomia local também podem sofrer encarceramento: nervo pudendo, nervo glúteo superior, nervo glúteo inferior, nervo cutâneo femoral posterior e nervos próprios para os músculos locais.

Outros locais de encarceramento ocorrem devido lesões dos músculos rotadores externos e também no túnel isquiático devido ao encurtamento da fáscia posterior. Lesões expansivas intra pélvicas bem como processos cicatriciais de trauma cirúrgicos e ginecológicos também podem provocar encarceramento do nervo isquiático.[6,16]

Tratamento

Se for diagnosticado o músculo piriforme como agente causador da queixa, devemos identificar o ponto motor do músculo traçando uma reta entre o forame isquiático e o ápice do trocânter maior. No segundo terço dessa linha introduzimos uma agulha de acupuntura perpendicular (habitualmente uma agulha de 7 cm é suficiente para alcançar o objetivo). Após alcançarmos o músculo fazemos uma estimulação com aparelho monopolar com baixa frequência (entre 5 e 10 Hz) e observamos o movimento típico de rotação lateral do membro. Pode ser realizado estímulo de demora de 20 a 30 minutos em baixa frequência (1 a 2 Hz).

Segundo a nomenclatura internacional da OMS, os pontos **GB30** e **BL54** são os que mais se aproximam anatomicamente com o trajeto do nervo isquiático, podendo servir como referência ou entrar na prescrição de pontos dessa condição.[10,13]

É fundamental correção ergonômica (como evitar ficar sentado por longas jornadas, acento dura, carteira no bolso, pernas em flexão ao sentar, postura ruim ao dirigir), equilíbrio muscular dos membros inferior e musculatura pélvica (alongamento de isquiotibiais e piriforme e fortalecimento de glúteos médios).

Anatomia do nervo glúteo superior

O nervo glúteo superior (NGS) origina-se do plexo sacral, ramos dorsais de L4, L5 e S1. Desce pelo forame isquiático e sobre por cima da borda superior do piriforme. Inerva os músculos tensor da fáscia lata, glúteo médio e glúteo mínimo.

Mecanismo de lesão

O principal mecanismo de lesão é o encarceramento do piriforme, tanto por lesão de esforço repetitivo como citado a respeito do nervo isquiático quanto por lesões durante procedimentos cirúrgicos, prejudicando a funcionalidade desse nervo e consequente disfunção dos músculos inervados por ele.[17]

Tratamento

Para localizarmos o melhor ponto de modulação do NGS encontramos o forame isquiático e posicionamos a agulha a aproximadamente 2,5 cm lateral à sua borda (emergência do NGS). Desse ponto buscamos o trajeto do nervo que corre entre o músculo glúteo médio e mínimo em uma angulação de 45 graus. Ao fazermos a estimulação com aparelho monopolar observamos a contratura vigorosa de todos os músculos inervados. Após a adequada ancoragem pode ser realizado o estímulo de demora por 20 a 30 minutos. O uso de US pode facilitar o procedimento.

Segundo a nomenclatura internacional da OMS, o ponto **BL53** é o que mais se aproxima anatomicamente com o trajeto do NGS, podendo servir como referência ou entrar na prescrição de pontos dessa condição.[10,13]

Sempre lembrar de corrigir postura e ergonomia, prescrever alongamentos, exercícios de reabilitação leves e fortalecimento de cadeias musculares relacionadas.

Nervo glúteo inferior

Anatomia

O nervo glúteo inferior (NGI) é formado pelos ramos dorsais dos nervos espinhais L5 a S2. Após passar pelo forame isquiático, passa inferiormente ao ventre do piriforme e divide-se em vários ramos para inervar o músculo glúteo máximo.[18]

Mecanismo de lesão

Semelhante ao nervo isquiático e nervo glúteo superior. Mesmo raro, o encarceramento do NGI pode ser secundário à cirurgia de artroplastia de quadril.

Tratamento

Para localizarmos o melhor ponto de modulação do NGI devemos procurá-lo perto do isquiático, um pouco mais medial. Ao fazermos a estimulação com aparelho monopolar o músculo glúteo máximo responde vigorosamente. Fisioterapia associada ou não à estimulação elétrica funcional (FES) pode ser utilizada para normalização funcional.

Segundo a nomenclatura internacional da OMS, o ponto BL54 é o que mais se aproxima anatomicamente com o trajeto do NGI, podendo servir como referência ou entrar na prescrição de pontos dessa condição.[10,13]

Anatomia do nervo pudendo

O nervo pudendo (NP) emerge dos ramos ventrais das raízes S2, S3 e S4. Possui fibras sensoriais, motoras e autonômicas. Sai da cavidade pélvica pelo forame isquiático maior, abaixo do piriforme, e ruma para o ligamento sacrotuberoso e, ao passar medialmente sob o ligamento sacroespinhoso, entra novamente na pelve através do forame isquiático menor. No canal do pudendo, conhecido como canal de Alcock (lateralmente ao plano muscular do elevador do ânus e superfície medial do obturador interno), seus ramos terminais dividem-se em retal inferior, perineal e dorsal do pênis ou clitóris.[19,20]

Mecanismo de lesão

O pudendo pode sofrer compressão em quatro pontos distintos: abaixo do músculo piriforme, entre os ligamentos sacroespinhoso e sacrotuberoso, no canal de Alcock e nos seus ramos terminais. O diagnóstico é eminentemente clínico e os critérios de Nantes ajudam no diagnóstico diferencial. Alguns testes, como bloqueio (guiado ou às cegas) e o ultrassom podem contribuir com o diagnóstico e detectar o local da compressão.[21,22]

Tratamento

A terapia da neuropatia compressiva do pudendo envolve tratamento conservador (reabilitação fisioterápica, correção de atividades e ergonomia), neuromodulação do piriforme, do nervo pudendo e raízes sacrais bem como procedimentos cirúrgicos que visam reverter a lesão compressiva.

A neuromodulação do NP pode ser realizada por diversas abordagens (transperineal, transgluteal, transretal e transvaginal). Para modular o NP pode ser utilizado como referência o ponto **BL35** (1,5 cm lateral ao cóccix) direcionando a agulha profundamente para a região anterior do ligamento sacrotuberoso. Os parâmetros de estimulação estão em estudo, sendo a estimulação com 20 Hz a mais comumente utilizada. Pontos **BL33** e **BL34** (raízes sacrais S3 e S4 respectivamente) também podem ser utilizados nas patologias relacionadas ao NP e ao assoalho pélvico.[13,23]

Anatomia do nervo fibular

O nervo fibular (também conhecido como fibular comum ou peroneal, na nomenclatura antiga) origina-se das raízes nervosas L4-S2, caminhando junto com nervo tibial até a divisão acima da fossa poplítea. O nervo fibular comum envolve a proeminência óssea da cabeça da fíbula (local suscetível à compressão) e se divide em fibular profundo e superficial, o primeiro inerva a loja anterior dorsiflexora e o segundo, a loja lateral da perna.[24,25]

Mecanismo de lesão

Os sintomas da neuropatia fibular podem ocorrer devido à compressão no comum, superficial ou profundo, com apresentações clínicas ligeiramente diferentes para cada um. O nervo fibular é comumente sujeito a encarceramento devido a anatomia local. Posições prolongadas com a perna cruzada, aparelhos gessados, posição pronada na UTI, perda ponderal importante (devido perda do coxim gorduroso protetor), entre outras causas, predispõe ao dano. Distúrbios sistêmicos como diabetes *mellitus* (DM) e polineuropatias também devem ser lembrados na abordagem clínica.[24]

Tratamento

Mudanças comportamentais e ajustes clínicos são fundamentais. Técnicas de mobilização neural e hidrodissecção orientada por ultrassonografia ajudam na recuperação. Eventuais intervenções cirúrgicas podem ser necessárias na dependência da causa.

Junto com o nervo tibial, o nervo fibular pode e deve ser modulado ao nível da cabeça da fíbula ou ao longo do seu trajeto, em praticamente todas as situações clínicas de neuropatia periférica de membros inferiores, tanto de causas metabólicas como o DM quanto em síndromes dolorosas dos membros inferiores. A resposta clínica é variada, e ainda não foi suficientemente explorada por estudos clínicos. Como a cabeça da fíbula é superficial, o nervo fibular pode ser estimulado com eletrodos ou agulhas, de maneira rápida com 8 a 10 Hz ou de demora com baixas frequências.

Os pontos **BL38**, **BL39**, **GB34** e **ST36** acompanham de maneira bastante próxima o trajeto anatômico do nervo fibular. Dessa maneira, esses pontos ou as áreas adjacentes a eles devem ser incluídos na prescrição, podendo ser pesquisada a resposta motora ao estímulo com um localizador elétrico.[10,13]

Nervo tibial

Anatomia

O nervo tibial, também conhecido como nervo tibial posterior, se origina da divisão do nervo isquiático na coxa e depois cruza a fossa poplítea, lateralmente aos vasos poplíteos. Segue profundamente aos músculos gastrocnêmio e sóleo, desce junto da tíbia e medializa-se, cruzando o tornozelo atrás do maléolo medial, onde se divide em seus ramos terminais, o nervo calcâneo medial (sensitivo) e os nervos plantares medial e lateral, próximo ao túnel do tarso (retináculo dos flexores).[6,26]

Mecanismo de lesão

O encarceramento do nervo tibial proximal é raro e ocorre na passagem desse durante sua passagem pelo sling tendíneo do músculo solear. A apresentação clínica inclui dormência, parestesias na sola do pé e dor na panturrilha posterior.

Tratamento

A modulação do tronco do nervo tibial proximal na fossa poplítea, bem como a dessensibilização do ponto motor do músculo solear, são abordagens indicadas.

Segundo a nomenclatura internacional da OMS, as localizações anatômicas mais próximas do nervo tibial são **BL40** na fossa poplítea e **KI3** ao lado do maléolo medial, sítios onde normalmente se procura o nervo para modulação. Outros pontos relacionados a esse nervo são **SP9**, **SP6** e **LR8**.[10,13]

Anatomia dos nervos plantar medial e plantar lateral

O nervo plantar medial se divide para inervar a pele da planta medial do pé e do hálux, segundo, terceiro e metade do quarto dedo. O nervo plantar lateral inerva a porção lateral, metade do quarto e o quinto dedo do pé, enquanto o nervo calcâneo medial inerva a região correspondente. Os músculos intrínsecos do pé são inervados por ramos interdigitais, que passam por um espaço relativamente pequeno entre as cabeças metatarsais.[6,25,26]

Mecanismo de lesão

A compressão dos ramos plantares geralmente ocorre na passagem do túnel do tarso ou entre os metatarsos. Deve-se avaliar possível tendinopatia dos músculos flexores longos dos dedos e do hálux bem como dor e sinais de sofrimento no túnel do tarso.

A condição conhecida como neuroma de Morton na verdade é uma irritação crônica de um dos ramos interdigitais, geralmente no segundo ou terceiro espaços intermetatarsais, que pode apresentar isquemia e compressão do nervo, muitas vezes associado a uma bursa intermetatarsal inflamada ou fibrose perineural, secundários a estresse mecânico repetitivo.

Tratamento

Na síndrome do túnel do tarso a avaliação e modulação dos músculos flexores longos dos dedos e do hálux com eletroacupuntura contribui com a redução da pressão dentro do túnel, melhorando a redução do fluxo sanguíneo da *vasa nervorum*. Quando os ramos interdigitais estão bastantes sensíveis, a utilização de estímulos de baixa frequência entre os metatarsos contribui para a dessensibilização local. Correção cirúrgica pode ser necessária para o tratamento tanto do neuroma de Morton como do Túnel do Tarso (semelhante ao que ocorre no túnel do carpo).

Pontos locais como **LR3**, **ST43**, **GB42** e Extra **Bafeng** podem ser usados nas neuralgias interdigitais. Para modular o nervo plantar medial, **SP3**, **SP4** e **KI2**; plantar lateral, **BL64**, **BL65** e **BL66**. Recomenda-se utilizar eletroestimulação de baixa frequência por cerca de 20 minutos para modulação da atividade nervosa local.[10,13]

Referências bibliográficas

1. IASP Revises Its Definition of Pain for the First Time Since 1979. https://www.iasp-pain.org/resources/terminology/
2. Irimar de Paula Posso et al. SBED - Livro Tratado de Dor. Rio de Janeiro, Atheneu, 2017.
3. Jacobson L, Dengler J, Moore AM. Nerve Entrapments. Clinics in Plastic Surgery, 2020;47(2), 267-278. doi:10.1016/j.cps.2019.12.006.
4. Tang DT, Barbour JR, Davidge KM, Yee A, Mackinnon SE. Nerve Entrapment. Plastic and Reconstructive Surgery, 2015;135(1):199e-215e. doi:10.1097/prs.0000000000000008.
5. Hsing WT, Tsai AWW, Rohde CBS. Acupuntura e Medicina Tradicional Chinesa. Acupuntura e Medicina Tradicional Chinesa. Rio de Janeiro, Atheneu, 2019. ISBN 978-85-388-1060-5.
6. Russell SM. Examination of peripheral nerve injuries: An anatomical approach. Thieme, 2006.
7. Craig A. Entrapment Neuropathies of the Lower Extremity. Physical Medicine and Rehabilitation-Vol. 5, Iss. 5S, Supplement 1, 2013.
8. Bowley MP, Doughty CT. Entrapment Neuropathies of the Lower Extremity. Med Clin N Am - (2018) https://doi.org/10.1016/j.mcna.2018.10.013.
9. Gevirtz C. Lower Extremity Nerve Compression Syndromes: Part 1. Current Concepts and Treatment Strategies. 2014;30(5);1-12 doi:10.1097/01.tpm.0000458783.
10. WHO Scientific Group on International Acupuncture Nomenclature & World Health Organization. (1991). A proposed standard international acupuncture nomenclature: report of a WHO scientific group. World Health Organization.
11. Chen E. Anatomia topográfica dos pontos de acupuntura. São Paulo, Roca, 1997. ISBN 85-7241-188-7.
12. Petchprapa C, Rosenberg ZS, Sconfienza LN, Cavalcanti CF, Vieira R, Zember JS. MR Imaging of Entrapment Neuropathies of the Lower Extremity. RadioGráfica 2010;30:983–1000 - 10.1148/rg.304095135.
13. Wong JY. A Manual of Neuro Anatomical Acupuncture. Toronto Pain and stress Clinic, 1999. ISBN 0-9685194-0-7.
14. Tipton JS. Obturator neuropathy. Curr Rev Musculoskelet Med. 2008 Dec; 1(3-4): 234-237.
15. Beltran LS, Bencardino J, Ghazikhanian V, Beltran J. Neuropatias por aprisionamento III: membro inferior. *Semin Musculoesquelético Radiol.* 2010; 14:501-511.
16. Travell J, Simons D. Myofascial pain and dysfunction. The trigger point manual. Porto Alegre, Artmed, 2006.
17. Sá M, Reis H, Cardoso J, Pinheiro C, Machado D. Nervo glúteo superior: um novo bloqueio a caminho? Ver Bras Anestesiol. 2018;68(4):400-403.
18. Ling ZX, Kumar VP. The course of the inferior gluteal nerve in the posterior approach to the hip. The Journal of Bone and Joint Surgery. Volume 88-B, Issue 12, December 2006, Pages 1580-1583.
19. Maldonado P, Chin K, Garcia AA, Corton MM. Anatomic variations of pudendal nerve within pelvis and pudendal canal: clinical applicationsGynecol. Am J Obstet Gynecol 2015 Nov;213(5):727.e1-6.
20. Khoder W, Hale D. Pudendal Neuralgia. Obstet Gynecol Clin N Am 41 (2014) 443-452.

21. Labat JJ, Riant T, Robert R,Amarenco G, Lefaucheur JP, Rigaud J· Diagnostic Criteria for Pudendal Neuralgia by Pudendal Nerve Entrapment (Nantes Criteria). Neurourology and Urodynamics. 2008;27:306-310.
22. Mollo M, Bautrant E, Rossi-Seigner APK, Collet S, Boyer R, Thiers-Bautrant
23. D. Evaluation of diagnostic accuracy of Colour Duplex Scanning, compared to electroneuromyography, diagnostic score and surgical outcomes, in Pudendal Neuralgia by entrapment: a prospective study on 96 patients. Pain. 2009 Mar;142(1-2):159-63.
24. Balog B, Deng K, Labhasetwar V, Jones K, Damaser M. Electrical stimulation for neuroregeneration in urology: a new therapeutic paradigm. Curr Opin Urol 2019 Jul;29(4):458-465.
25. Fortier LM, Markel M, Thomas BG, Sherman WF, Thomas BH, Kaye AD. An Update on Peroneal Nerve Entrapment and Neuropathy. Orthopedic Reviews. 2021;13(2).
26. Leis AA, Trapani VC. Atlas of Electromyography, 1st Edition.Oxford University Press, 2000.
27. Dong Q, Jacobson JA, Jamadar DA, Gandikota G, Brandon C, Morag Y, Fessell DP, Kim SM. Entrapment neuropathies in the upper and lower limbs: anatomy and MRI features. Radiol Res Pract. 2012;2012:230679. doi: 10.1155/2012/230679. Epub 2012 Oct 17.

18

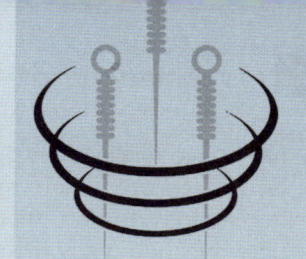

Acupuntura Médica na Polineuropatia

Dinamara Kran Rocha
Fernando Cláudio Genschow
Juliana Alencar da Silva Rezende

Introdução

As polineuropatias (PNPs) são as desordens mais comuns do sistema nervoso periférico (SNP). Têm prevalência na população geral que varia entre 1% e 3%, atingindo 7% dos indivíduos na terceira idade.[1-3] São caracterizadas por acometimento difuso de múltiplos nervos periféricos sendo, portanto, um diagnóstico sindrômico.[1,2] A apresentação clínica mais comum envolve o comprometimento sensório-motor simétrico, simultâneo e de predomínio distal com progressão ascendente.[1] Algumas podem ser extremamente dolorosas e debilitantes, com grande impacto na qualidade de vida do doente.

Diversos processos, tanto de natureza genética quanto adquirida, podem acometer difusamente o SNP e determinar o surgimento de uma PNP. O mecanismo pelo qual a fibra nervosa é acometida varia conforme o agente agressor, que pode determinar degeneração axonal (neuropatia axonal), desmielinização (neuropatia desmielinizante) ou distúrbios dos nodos de Ranvier (nodopatias) e dos paranodos (paranodopatias).[2] Na degeneração axonal, a lesão tem início no axônio, muitas vezes progredindo do axônio distal ao corpo celular, determinando sintomas que têm início distalmente nos membros inferiores e ascendem gradualmente para as pernas, mãos, abdômen e cabeça, com padrões em meia, bota, luva, avental e gorro. Na desmielinização, o comprometimento pode ocorrer em segmentos isolados ou em toda a mielina do nervo. Enquanto, nas nodopatias e paranodopatias, as alterações dos canais de sódio ou potássio nesses sítios é que produzem as falhas na condução nervosa.[2] É provável que múltiplos fatores associados, conhecidos e não conhecidos, sejam necessários para o desenvolvimento da lesão neurológica, uma vez que a presença do agente agressor nem sempre é suficiente para determinar o surgimento de uma PNP.[3]

O acometimento das fibras nervosas do SNP pode ser exclusivo ou predominantemente de fibras motoras (PNP motora), sensitivas (PNP sensitiva) ou autonômicas (PNP disautonômica), ou, mais frequentemente, pode ocorrer com padrões combinados. A grande maioria das PNPs é sensitivo-motora e é raro o acometimento isolado de fibras autonômicas (PNPs disautonômicas puras).[2] O acometimento das fibras sensitivas pode ser apenas de fibras finas pouco mielinizadas do tipo Aδ e amielínicas do tipo C, responsáveis pela sensibilidade térmico-dolorosa, determinando as chamadas PNPs de fibras finas; apenas de fibras grossas mielinizadas do tipo Aβ, responsáveis pela propriocepção e sensibilidade tátil e vibratória, determinando o surgimento de PNPs proprioceptivas ou atáxicas; ou simultâneo desses dois tipos de fibras, caracterizando as PNPs sensitivas mistas.

O padrão de envolvimento das fibras nervosas é o responsável pela sintomatologia. O comprometimento sensitivo pode determinar manifestações sensitivas positivas, como dor, alodinia, parestesia e disestesia; ou negativas, com hipoestesia, anestesia (tátil, térmica ou dolorosa), hiporreflexia e ataxia da marcha. O acometimento de fibras motoras pode causar manifestações positivas, com presença de cãibras, fasciculações e mioquimia; ou negativas, com quadros de fraqueza muscular, atrofia e hipotonia. Quando há envolvimento de fibras autonômicas, surgem manifestações disautonômicas, como distúrbios da sudorese, alterações vasomotoras, hipotensão ortostática, distúrbios gastrintestinais e urogenitais, e alterações tróficas nos membros.[2] Algumas PNPs podem cursar com acometimento de nervos cranianos, uni ou bilateral, com sintomas como paralisia ou paresia dos nervos oculomotor (NC III), trigêmeo (NC V), facial (NC VII), glossofaríngeo (NC IX) e vago (NC X). A instalação dos sintomas pode ser aguda (em até quatro semanas), subaguda (entre 4 e 12 semanas) ou crônica (mais de 12 semanas de evolução) e varia de acordo com a etiologia.[2]

Em geral, o diagnóstico sindrômico não envolve grande dificuldade. A anamnese completa, o exame físico minucioso, com especial atenção ao exame neurológico, e a eletroneuromiografia são de grande importância no diagnóstico e podem indicar as etiologias mais prováveis por trás da PNP, embora em até 30% dos casos a etiologia permaneça indefinida.[1,2] As principais etiologias envolvidas são os distúrbios metabólicos (como diabetes *mellitus* e intolerância à glicose), estados carenciais (como deficiência de vitamina B12), alterações imunológicas (como nas doenças autoimunes), doenças hereditárias (como a doença de Fabry), doenças infecciosas (como HIV e hanseníase) e uso de substâncias tóxicas (em especial, quimioterápicos e álcool).[2]

O objetivo primário do diagnóstico nas neuropatias periféricas é identificar emergências neurológicas que necessitam de intervenção imediata, como a síndrome de Guillain-Barré e vasculites; bem como etiologias tratáveis, como desordens inflamatórias, endocrinológicas, tóxicas, nutricionais e paraneoplásicas[1] que podem cursar com PNP. Em muitos casos, a correção ou o controle do agente agressor evita a progressão do comprometimento neurológico e estabiliza ou até mesmo reverte os sintomas. O tratamento sintomático nas PNPs é direcionado ao controle da dor neuropática, dos déficits motores e das disautonomias.

Neste capítulo, abordaremos o papel das intervenções de acupuntura no tratamento das polineuropatias, analisando os efeitos e mecanismos de ação da acupuntura com potencial benefício no tratamento dessas patologias e as evidências científicas atuais de sua eficácia em diferentes polineuropatias, sugerindo um possível protocolo de tratamento.

Acupuntura no tratamento das polineuropatias

A acupuntura (ACP) tem múltiplos efeitos e benefícios em diferentes condições patológicas. Sua origem remonta à antiga medicina chinesa, e sua racionalidade tem por referência imagética e discursiva a interpretação de fenômenos, sejam cósmicos ou no corpo humano, conforme um característico paradigma funcional, sistêmico, cíclico e multidirecionado simultâneo, que utiliza analogias com o comportamento de fenômenos naturais e com a administração de um reino; é de natureza empírica e baseada fundamentalmente em coleção de minuciosas, sistemáticas e persistentes observações clínicas, que se estende organizativamente por muitas dezenas de séculos. A partir das últimas quatro décadas do século XX, seus mecanismos de ação vêm sendo estudados e elucidados à luz da metodologia científica, com efeitos já documentados no controle da dor, no fortalecimento do sistema neuromuscular, no restabelecimento da homeostasia por meio da estimulação do sistema nervoso autônomo e no controle da inflamação. Seus efeitos têm potencial papel no tratamento dos sintomas associados às PNPs e podem, pelo menos em teoria, atuar como modificadores de doenças, principalmente nas PNPs de origem inflamatória e imunomediada.

Mecanismos de ação da ACP com potencial efeito no tratamento das polineuropatias

As evidências científicas atuais sugerem que a ACP atua a partir da ativação de nervos periféricos localizados principalmente nos chamados pontos de ACP, ou acupontos, ou zonas neurorreativas de acupuntura (ZNRAc), desencadeando efeitos modulatórios no sistema nervoso periférico e central, incluindo estruturas límbicas e autonômicas, bem como nos sistemas miofascial, imunológico e endocrinológico.

Efeitos na dor

Grande parte das pesquisas em ACP, tanto em modelo animal como em humanos, buscou examinar os mecanismos pelos quais a ACP age nos mais diversos tipos de dor, como nas dores de origem miofascial, inflamatória, visceral, oncológica e neuropática. Os mecanismos envolvidos na analgesia pela ACP são múltiplos e complexos, com componentes periféricos e centrais que podem diferir de acordo com o modelo de dor estudado.[4-6] Em todos os tipos de dor, contudo, os opioides endógenos têm papel-chave.[6] Reduzem as citocinas pró-inflamatórias e dessensibilizam nociceptores na periferia, reduzem as citocinas e os níveis de substância P na medula espinhal e participam da inibição da dor afetiva pela ACP.[6] Os opioides espinhais estão particularmente envolvidos na analgesia induzida pela eletroacupuntura (EA) nos quadros de dor neuropática, com evidências indicando que a eletroestimulação de baixa frequência, entre 2 e 10 Hz, inibe a hipersensibilidade mecânica e térmica de modo mais eficaz e duradouro do que a eletroestimulação de alta frequência (100 Hz).[6] Uma possível explicação para esse achado é de que a eletroestimulação de baixa frequência induz depressão de longa duração ou LTD (do inglês, *long-term depression*) na plasticidade sináptica do corno dorsal da medula espinhal, ao contrário da eletroestimulação de alta frequência que induz potencialização de longa duração ou LTP (do inglês, *long-term potentiation*), como observado em modelo experimental de dor neuropática em ratos com ligadura de nervo espinhal.[6] Outros mecanismos envolvidos na analgesia pela ACP são a liberação de serotonina e norepinefrina em nível medular, a inibição de aminoácidos excitatórios como o glutamato e a promoção de aminoácidos inibitórios como o GABA, a inativação da micróglia e a inibição da liberação de suas citocinas pró-inflamatórias, como a interleucina-1 (IL-1), a IL-6 e o fator de necrose tumoral-α (FNT-α).[6] O estímulo pela ACP também ativa as vias descendentes inibitórias da dor que compreendem o córtex cingulado anterior, a substância cinzenta periaquedutal e o bulbo rostral ventromedial. Além de ter papel na modulação nociceptiva, comprovado por estudos de ressonância magnética funcional e tomografia por emissão de pósitrons, que demonstraram que a ACP é capaz de alterar a atividade e conectividade de estruturas cerebrais envolvidas na modulação da dor, incluindo a ínsula, áreas límbicas e áreas somatossensoriais (S1 e S2), tendo efeitos a longo prazo também na plasticidade cortical e na expressão de receptores opioides.[4]

Todos esses mecanismos podem auxiliar no controle da dor que está presente em aproximadamente 50% de todas as PNPs.[1] Além do componente neuropático, causado simplificadamente pela atividade espontânea e pela sensibilização de axônios lesados, bem como pelo efeito de mediadores inflamatórios e fatores de crescimento, pode haver um componente miofascial secundário à disfunção muscular.[1] O influxo constante dessas informações nociceptivas para o SNC, associado à falha no controle descendente inibitório da dor, acaba por determinar a ocorrência do fenômeno de sensibilização central,[1] com cronificação e amplificação da dor nesses pacientes. Desse modo, por atuar tanto nos componentes sensoriais da dor neuropática e miofascial, como no componente afetivo da dor, melhorar o controle descendente inibitório e participar da modulação nociceptiva, promovendo a dessensibilização central, a ACP pode ter um importante papel no tratamento da dor associada às PNPs.

Efeitos anti-inflamatórios

A lesão tecidual, causada pelo estímulo mecânico microtraumático da agulha de ACP, desencadeia uma resposta imune aguda caracterizada pela infiltração local de leucócitos, ativação de mastócitos e liberação de substâncias vasoativas e quimiotáxicas como histamina e substância PeCGRP (peptídeo relacionado ao gene da calcitonina). O microambiente pró-inflamatório gerado nos acupontos desencadeia respostas autorregulatórias, com ativação do eixo cutâneo hipotálamo-hipófise-adrenal (HHA), constituído por fibroblastos, melanócitos e queratinócitos, com liberação de glicocorticoides anti-inflamatórios, como o hormônio liberador de corticotrofina (CRH), o hormônio adrenocorticotrófico (ACTH) e o cortisol.[5] O eixo-HHA também é ativado diretamente por meio dos impulsos provenientes das fibras aferentes Aβ, Aδ e C, ativadas pela ACP na periferia, transmitidos ao tálamo e, deste, ao hipotálamo. Outro mecanismo anti-inflamatório importante da ACP se dá por meio da ativação do sistema nervoso autônomo. Estudos recentes evidenciaram que a ACP é capaz de suprimir a inflamação sistêmica, total ou parcialmente, por meio da ativação dos nervos vagais eferentes, da via colinérgica anti-inflamatória vagal e da via vagal-adrenal-dopaminérgica.[7] O estímulo vagal pode ser obtido, em especial, por meio da ACP auricular ou da estimulação do acuponto ST36. Além disso, a ACP também é capaz de ativar uma via simpática com efeitos anti-inflamatórios.[7]

A ACP pode, portanto, auxiliar no controle da neuroinflamação, observada nos mais diversos tipos de PNP. A inflamação pode estar presente como determinante da lesão, como observado nas PNPs associadas a vasculites do SNP decorrentes da inflamação da *vasa nervorum* ou na PNP desmielinizante inflamatória, em que a desmielinização decorre da inflamação mediada por macrófagos; ou pode surgir como consequência da lesão do nervo que resulta em processo inflamatório e reparatório.

Efeito vasodilatador

A ACP causa vasodilatação e aumento da permeabilidade capilar secundários à liberação de substâncias como histamina, CGRP, adenosina e óxido nítrico. Foi demonstrado aumento do fluxo sanguíneo para as extremidades após a ACP no PC6, LI4 e ST36, bem como aumento do fluxo sanguíneo para o músculo e para o nervo diretamente estimulados pela ACP.[8,9] O maior aporte sanguíneo para a *vasa nervorum* e leitos capilares relacionados à nutrição neuronal pode contribuir para o reparo do nervo, auxiliando na recuperação dos axônios e bainhas de mielina.[10]

O papel vasodilatador da ACP pode ser útil no processo de regeneração neural após a lesão instalada, mas também pode agir como um modificador da doença em PNPs decorrentes, entre outros fatores, de danos na microcirculação. Isso ocorre, por exemplo, na PNP diabética, em que a redução do fluxo sanguíneo, o aumento da resistência vascular e a diminuição da tensão de oxigênio fazem parte de seus mecanismos patogênicos; e nas vasculites que comprometem artérias de pequeno e médio calibres, levando à isquemia dos nervos e consequentes neuropatias periféricas.[2]

Efeitos na neurorregeneração

Além de contribuir com a recuperação neural ao aumentar o aporte sanguíneo para o nervo, a ACP também promove e acelera a neurogênese ao induzir a liberação e ativação de fatores de crescimento e a proliferação e mobilização de células-tronco neurais. A ACP induz a expressão e ativação das vias de sinalização de fatores neurotróficos como neurotrofinas, fator de crescimento neural (NGF), fator neurotrófico derivado do cérebro (BDNF) e fator neurotrófico da glia (GDNF), reguladores de atividades como manutenção, diferenciação e regeneração axonal no sistema nervoso periférico e central.[11-14] Estudos em modelos animais e em pacientes com neuropatia periférica diabética e PNP induzida por quimioterápicos evidenciaram melhora dos parâmetros de condução nervosa sensitiva e motora, demonstrando que a ACP e a EA foram capazes de acelerar a regeneração de nervos periféricos.[10,12,15,16] A ACP também atua na neurogênese ao promover a proliferação e mobilização de células-tronco neurais.[13,14] Estudo recente em ratos identificou aumento significativo nos níveis de expressão de mRNA de vários genes neuronais na pele extraída dos sítios agulhados, como o marcador de células-tronco neural SOX10, importante fator de transcrição no desenvolvimento do sistema nervoso periférico, e o S100b, proteína ligante de cálcio que promove a sobrevivência e regeneração neuronal.[13,17]

É possível que o efeito da ACP na regeneração neural seja potencializado com a aplicação de estímulo elétrico, como na EA. O uso de eletricidade para acelerar o processo de regeneração nervosa tem se mostrado uma estratégia promissora, indicada como técnica complementar ao reparo cirúrgico após lesão nervosa traumática.[12,18] Estudos com essa técnica indicam que a estimulação de segmentos proximais do nervo lesado tende a aumentar a velocidade de crescimento axonal, tanto de neurônios sensitivos quanto motores.[12] A regeneração axonal também parece ser mais eficiente com a estimulação elétrica invasiva do que com a transcutânea,[18] e com doses diárias de eletroestimulação de baixa frequência (20 Hz) e de curta duração (uma hora).[12] Importante ressaltar que estímulos de alta frequência (200 Hz) se mostraram prejudiciais aos nervos, ativando em demasia as bombas de Na/K e revertendo os transportadores de Na/Ca, tornando o ambiente intracelular propício à apoptose.[12]

Efeito antioxidante

A ACP tem efeito antioxidante por sua capacidade de neutralizar radicais livres em excesso, modular biomarcadores do estresse oxidativo (como enzimas antioxidantes e pró-oxidantes) e ativar a via enzimática antioxidante intracelular.[19] Estudo com EA (2 Hz) nos acupontos PC6 e PC5, em ratos com dor neuropática induzida pelo paclitaxel, verificou que a EA foi capaz de restaurar os níveis de enzimas antioxidantes, como a superóxido dismutase, inibindo o estresse oxidativo induzido pelo quimioterápico.[20] O estresse oxidativo causa disfunção mitocondrial, dano ao DNA, peroxidação lipídica e danos a membranas e lipoproteínas que estão envolvidos na gênese, por exemplo, da PNP diabética e da PNP induzida pelo quimioterápico paclitaxel.

Efeitos no sistema nervoso autônomo e nas disautonomias

A ACP é capaz de modular a função do sistema nervoso autônomo (SNA) e, desse modo, contribuir no tratamento das disautonomias presentes nas PNPs com comprometimento das fibras autonômicas. O mecanismo pelo qual a ACP altera a função do SNA é complexo e não totalmente compreendido, mas parece induzir, em última análise, ao equilíbrio entre os tônus simpático e parassimpático. A resposta autonômica visceral ao estímulo pela ACP depende do chamado reflexo somato autonômico, decorrente da conexão funcional existente entre o sistema somatossensorial e o SNA.[21] Esse reflexo tem início com a ativação do nervo periférico, seguida pela transmissão da informação sensorial ao SNC, com ativação subsequente de vias autonômicas periféricas e eventual modulação de vários aspectos da fisiologia corporal. Um dos mecanismos de modulação visceral da ACP ocorre ainda no nível medular.[21] As aferências somáticas que chegam ao corno dorsal da medula espinhal ali se comunicam com as aferências viscerais que também serão transmitidas a níveis superiores do SNC. Essa íntima relação permite que o estímulo em uma área na periferia seja capaz de desencadear efeitos segmentares neuromodulatórios sobre a função de órgãos localizados no mesmo nível segmentar espinhal de inervação dos acupontos estimulados. O conhecimento da inervação visceral, tanto simpática quanto parassimpática, é portanto determinante na escolha dos acupontos a serem utilizados para o tratamento das disautonomias.

Em um paciente com hipotensão ortostática, por exemplo, o tratamento visa ativar o sistema simpático cardiovascular, desencadeando respostas vasomotoras que aumentem sua tolerância ortostática. Uma vez que a inervação simpática do coração é feita pelas raízes espinhais de T1 a T4, uma opção é a estimulação do acuponto PC6 que está sob o território do nervo mediano, com raízes espinhais de C5 a T1. Se o objetivo for inibir a motilidade gastroduodenal, por sua vez, a estimulação de acupontos localizados na área abdominal, como o CV12, é adequada, visando aumentar a atividade das fibras eferentes simpáticas. Além do efeito segmentar, a ACP ativa vias autonômicas periféricas, tanto simpáticas quanto parassimpáticas, que irão determinar o efeito final sobre a função do órgão.[4,21] A ativação da via eferente vagal parassimpática é o principal mecanismo envolvido na ação dos acupontos ST36 e ST37 no trato digestivo, com efeito predominantemente excitatório sobre a motilidade gastrintestinal. A via eferente vagal também pode ser ativada por meio da estimulação do ramo auricular do nervo vago, por meio da ACP auricular, outra técnica que pode contribuir no tratamento das disautonomias.

Efeitos na qualidade de vida

A ação da ACP na rede límbico-paralímbica-neocortical tem papel fundamental na regulação da emoção, cognição, processamento de memórias, qualidade do sono e sensação de bem-estar. A ACP pode, assim, melhorar não apenas a função neurológica, mas também o estado psicológico e a qualidade de vida frequentemente comprometidos nos pacientes com doenças crônicas.

Evidências científicas do efeito da ACP nas polineuropatias

Os efeitos benéficos da ACP no tratamento de sintomas associados às polineuropatias, observados na prática clínica do acupunturiatra, têm motivado a crescente realização de estudos científicos, publicados principalmente na última década. Entre as várias condições determinantes do quadro de PNP, o maior número de ensaios clínicos publicados envolve o tratamento com ACP de sintomas associados à PNP diabética e à PNP induzida por quimioterápicos. Alguns poucos artigos publicados sugerem eficácia da ACP na PNP do HIV e na PNP alcoólica.

PNP diabética

A neuropatia diabética é a principal causa de PNP nos países desenvolvidos,[1,2] sendo a PNP simétrica distal sua forma clínica mais frequente. Evidências científicas sugerem efeito benéfico da ACP na neuropatia diabética, melhorando efetivamente a condução nervosa e os sintomas clínicos.[22] Devido à importância, a neuropatia diabética será abordada no capítulo específico sobre o tema.

PNP induzida por quimioterápicos

A neurotoxicidade periférica é um dos efeitos adversos mais frequentes da terapia antineoplásica. Pode ocorrer tanto com o uso de agentes citostáticos, como derivados de platina (cisplatina, oxaliplatina, carboplatina), alcaloides de vinca (vincristina), taxanos (paclitaxel, docetaxel) e inibidores do proteassoma (bortezomibe), como em terapias modernas como a imunoterapia à base de anticorpos monoclonais (ipilimumabe, nivolumabe).[1,23] A incidência, gravidade e sintomatologia variam em função das substâncias utilizadas, que podem determinar o surgimento de diferentes neuropatias.[1,23] A patogênese não é completamente compreendida, mas evidências sugerem que o início e a progressão da neuropatia periférica induzida por quimioterápicos (NPIQ) estejam intimamente relacionados com o comprometimento das fibras nervosas intraepidérmicas, estresse oxidativo, descarga espontânea anormal, ativação de canais iônicos, *up-regulation* de várias citocinas pró-inflamatórias (como FNT-α e IL-1β) e ativação do sistema neuroimune induzidos por agentes quimioterápicos que são capazes de penetrar a barreira hematoneural e se acumulam preferencialmente nos neurônios do gânglio da raiz dorsal e nos nervos terminais.[24] As altas concentrações dessas drogas resultam em aumento da expressão do fator 3 ativador da transcrição (um marcador de lesão axonal), redução na densidade das fibras nervosas intraepidérmicas nos membros e alteração na velocidade de condução nervosa, indicando danos aos axônios e à bainha de mielina. A NPIQ estaria associada, portanto, ao dano combinado das fibras nervosas periféricas, dos axônios e das bainhas de mielina.[24] Tipicamente, a NPIQ é dose-dependente, ocorrendo geralmente após vários ciclos de terapia antineoplásica neurotóxica. Os sintomas, em geral, têm início nos primeiros dois meses de tratamento, progridem durante o tratamento ativo e, geralmente, se estabilizam assim que o medicamento é descontinuado.[24] Dano estrutural persistente, contudo, pode ocorrer com a continuidade do tratamento.[1] A apresentação clínica mais comum é de uma PNP axonal sensitiva, ocasionalmente com envolvimento motor e autonômico.[23] As fibras grossas sensitivas são as mais comumente afetadas, de maneira simétrica e comprimento-dependente, determinando sintomas como hipoestesia "em luva e meia" e redução da sensibilidade vibratória e da propriocepção. Parestesia, disestesia, alodinia e hiperalgesia também são frequentes. Neuropatia de fibras finas pode ocorrer em pacientes tratados com alcaloides de vinca, taxanos, talidomida e bortezomibe, com sintomas que variam de dor em queimação nos pés e/ou nas mãos à dor lancinante.[23] Alguns pacientes podem apresentar envolvimento de fibras motoras, com queixas de cãibras, fraqueza muscular distal, tremores ou mesmo atrofia dos músculos dos pés. Envolvimento autonômico e de nervos cranianos podem ocorrer, mas não são comuns. O comprometimento autonômico é mais frequente com o uso de vincristina e bortezomibe, e pode ocasionar hipotensão postural, distúrbios gastrintestinais e geniturinários.

Até o momento, não existem estratégias de prevenção com eficácia comprovada para a NPIQ e o manejo adequado envolve a detecção precoce da neuropatia, que pode ser feita por meio do monitoramento clínico minucioso, com avaliação inicial e contínua antes de cada ciclo de quimioterapia, visando identificar sintomas potenciais antes que a neuropatia se torne irreversível.[23] Muitas vezes, são necessários ajustes na dose e nos intervalos ou mudança no esquema terapêutico, o que pode limitar a eficácia e prolongar a duração da quimioterapia, comprometendo o tratamento antineoplásico.[25,26] Após a suspensão do agente agressor, a regressão dos sintomas é geralmente lenta e alguns pacientes ficam com queixas e déficits residuais.[23] Em aproximadamente, 40% dos casos, há dor crônica de origem neuropática e, algumas vezes, miofascial.[1] Aumento dos sintomas depressivos e redução da qualidade do sono também foram associados à NPIQ crônica e podem agravar a dor neuropática.[26] As opções terapêuticas farmacológicas para os sintomas da NPIQ são limitadas e focadas no tratamento da dor.[23] Entre as opções não farmacológicas, a ACP tem sido uma das terapias mais utilizadas, com estudos evidenciando melhora dos sintomas e recuperação funcional (sobretudo da função sensorial), aumento da velocidade de condução nervosa sensitiva e motora e alívio da dor relacionada à NPIQ.[27,28] A ACP é uma técnica considerada segura e eficaz como tratamento adjuvante de uma variedade de condições oncológicas, como dor relacionada ao câncer, náuseas e vômitos induzidos por quimioterapia, fadiga, ansiedade, depressão e distúrbios do sono.[4,26]

Recente *guideline* da European Society for Medical Oncology (ESMO), realizada em conjunto com a European Oncology Nursing Society (EONS) e a European Association of Neuro-Oncology (EANO), publicada em 2020, orienta que "a acupuntura pode ser considerada em pacientes selecionados para tratar os sintomas da NPIQ", com nível de evidência C e grau de recomendação classe II.[23] A recomendação foi embasada por revisão *Cochrane*, de 2017, que concluiu não haver evidências suficientes para apoiar ou refutar o uso da ACP para dor neuropática devido aos limitados dados disponíveis; bem como em vários estudos randomizados recentes de fase II que obtiveram resultados encorajadores, com melhora significativa nos sintomas da NPIQ.[23] Com relação ao papel da ACP na prevenção da NPIQ, a recomendação da *guideline* é de que "as evidências disponíveis desencorajam o uso de acupuntura para prevenir NPIQ", com nível de evidência E e grau de recomendação classe II.[23] A recomendação foi embasada em estudo randomizado e controlado (n = 48) com mulheres com câncer de mama submetidas à EA de baixa frequência (2 Hz) semanal, dentro de dois dias após a quimioterapia semanal com taxanos, que evidenciou evolução pior no grupo submetido à EA verdadeira, em comparação com o grupo submetido à EA falsa (agulha retrátil e ausência de corrente elétrica), com tendência a apresentar dores mais intensas quatro semanas após a conclusão da quimioterapia.[29] É possível que a vasodilatação induzida pela ACP possa determinar o maior acúmulo do agente quimioterápico nos neurônios do gânglio da raiz dorsal e nos nervos terminais com consequente aumento da lesão neural e piora dos sintomas. A recomendação, contudo, deve ser vista com cautela, pois tem por base apenas um estudo, com amostra reduzida e limitada à população do sexo feminino com um único tipo de neoplasia e utilizando uma única classe de droga antineoplásica.

Revisão sistemática da eficácia da ACP para o tratamento da NPIQ, incluindo apenas estudos clínicos randomizados e controlados de alta qualidade, encontrou apenas três estudos que se enquadraram nos critérios de inclusão e, apesar de dois dos três estudos mostrarem eficácia da ACP, não foi possível oferecer uma forte recomendação para o uso da ACP na NPIQ devido ao limitado tamanho da amostra (n = 203).[26] Além disso, os autores aventaram a possibilidade de que apenas a ACP manual possa ser benéfica no tratamento da NPIQ, visto que os dois estudos que mostraram efeito positivo envolveram ACP manual, enquanto o estudo que não mostrou eficácia, em comparação com o placebo, envolveu EA (50 Hz).[26] Em outra revisão sistemática e metanálise da eficácia da ACP e EA na NPIQ foram incluídos os estudos publicados em bancos de dados chineses o que permitiu a ampliação da amostra para 832 participantes, em 13 artigos selecionados.[25] Novamente, a eficácia da ACP para o tratamento da NPIQ não pôde ser comprovada em decorrência das falhas metodológicas dos estudos incluídos.[25] Esses dados alertam para a importância da descrição cuidadosa da metodologia utilizada nos ensaios clínicos envolvendo a ACP e indicam a necessidade da realização de estudos de melhor qualidade, bem como estudos comparando diferentes modalidades de ACP no manejo dos sintomas e na prevenção da NPIQ, de modo a avaliar o real papel e o potencial risco da ACP, sobretudo associada à eletroestimulação, visando identificar qual técnica e estímulos seriam os mais benéficos nesses pacientes.

PNP relacionada ao vírus da imunodeficiência adquirida (HIV)

A neuropatia periférica é o comprometimento neurológico mais frequente nos portadores do HIV, podendo ocorrer a qualquer momento no curso da infecção.[2] Pode se apresentar com diversos padrões, como polineuropatia sensitiva, polineuropatia sensitivo-motora, mononeuropatia múltipla ou polirradiculoneuropatia. Dentre eles, a PNP sensitiva simétrica distal é a forma predominante, ocorrendo em 30% a 60% dos doentes.[2] As alterações patológicas se caracterizam por degeneração axonal[30] e manifestam-se com dor neuropática, parestesia predominando nas extremidades inferiores e instabilidade postural. Disfunção autonômica pode estar presente, com hipotensão ortostática, saciedade precoce e alteração da sudorese. O quadro é clinicamente indistinguível da PNP sensitiva simétrica distal secundária à terapia com agentes antirretrovirais,[2,30] especialmente inibidores nucleosídeos da transcriptase reversa, como a didanosina (ddI), que deve ser lembrada, uma vez que há melhora da PNP após interrupção da medicação. Na PNP do HIV, contudo, o tratamento é apenas sintomático e direcionado à dor neuropática, com estudos evidenciando eficácia limitada e inconsistente da terapia farmacológica para dor nesse grupo de pacientes.[31] Revisão sistemática e metanálise recente buscou avaliar a eficácia e segurança de vários tratamentos farmacológicos e não farmacológicos no alívio de sintomas dolorosos em pacientes com neuropatia por HIV.[30] Os autores concluíram que, embora muitas intervenções farmacológicas e não farmacológicas tenham sido testadas para a dor da neuropatia sensitiva do HIV, a evidência de um efeito positivo permanece bastante limitada.[32]

Com relação às intervenções não farmacológicas, um ensaio clínico controlado combinando ACP mais moxabustão foi considerado de alta qualidade e demonstrou redução significativa da dor, que foi mantida após nove semanas sem tratamento adicional, no grupo tratado com ACP e moxabustão verdadeiras em relação ao grupo controle.[30] Nesse estudo duplo cego, 50 pacientes com HIV e PNP sensitiva distal foram randomizados para receber tratamento com ACP e moxabustão verdadeiras ou ACP e moxabustão placebo, duas vezes por semana, por 12 sessões, com um período total de acompanhamento de 15 semanas.[31] O tratamento com ACP e moxabustão verdadeiras consistiu de agulhamento em pontos tradicionais de ACP, com sensação de "De Qi", e moxabustão com bastões de erva *Artemisia vulgaris* acesos e mantidos a uma polegada (2,54 cm) dos acupontos. O tratamento placebo foi realizado com agulhamento superficial, sem "De Qi", em áreas fora de meridianos (não acupontos) e com bastões de moxa acesos e mantidos 8 polegadas (20,32 cm) acima e 2 a 3 cm distantes dos acupontos, permitindo exposição ao odor, mas não ao calor do bastão de moxa.[31] Nos dois grupos, houve redução significativa no escore de dor após 15 semanas em relação ao escore de dor basal ($p < 0,05$), porém, a redução foi mais significativa no grupo tratado com ACP e moxabustão verdadeiras na comparação entre os grupos (pontuação na escala de dor Gracely no grupo tratado com ACP e moxabustão verdadeiras: semana 0 = 1,21 ffl 0,04 e semana 15 = 0,85 ffl 0,12; pontuação na escala de dor Gracely, no grupo placebo: semana 0 = 1,30 ffl 0,04 e semana 15 = 1,10 ffl 0,09).[31] É possível que o real benefício da ACP nesse estudo tenha sido subestimado devido à escolha do placebo, uma vez que, ainda que minimamente invasivo, o agulhamento superficial também tem efeitos neurológicos, ativando o controle inibitório difuso por agentes nocivos (DNIC), que age inibindo os neurônios de ampla variação dinâmica da medula espinhal e a transmissão do estímulo doloroso.[4]

PNP alcoólica

A PNP induzida por álcool tem uma prevalência de 22% a 66% entre alcoólatras crônicos, sendo a duração do consumo e a quantidade de álcool ingerida ao longo da vida os principais fatores associados ao desenvolvimento da lesão nervosa.[1] A gravidade depende, ainda, da idade de início do alcoolismo, da presença de comorbidades e de fatores genéticos.[2] A fisiopatogenia da PNP alcoólica é uma combinação de desnutrição, e consequente deficiência de vitaminas do complexo B, especialmente tiamina, com efeitos tóxicos diretos do álcool e de seus produtos de degradação, como os acetaldeídos. O estresse oxidativo também contribui no desenvolvimento da doença.[1] A neuropatia sensitivo-motora axonal é o padrão mais comumente observado, porém no início do quadro pode haver acometimento exclusivo de fibras finas. As manifestações iniciais são sensitivas, com parestesia e dor, "em bota e luva", seguidas por alterações proprioceptivas, com ataxia da marcha e instabilidade postural. Há, posteriormente, comprometimento motor, com fraqueza muscular distal e amiotrofia; e autonômico, com hipotensão ortostática, impotência sexual, incontinência urinária, gastroparesia e alteração do hábito intestinal.

O tratamento envolve a correção das deficiências nutricionais e a modificação do estilo de vida, com abstinência de álcool e melhora dos hábitos dietéticos. Se a abstinência for mantida, a neuropatia pode se resolver dentro de meses a anos.[1] O tratamento sintomático é direcionado ao controle da dor neuropática, da disfunção autonômica e dos distúrbios psicológicos e psiquiátricos frequentemente presentes nesse grupo de doentes, como transtorno de humor e ansiedade. Apesar do potencial efeito da ACP no tratamento sintomático da PNP e de evidências sugerirem que a EA pode ser eficaz na redução do consumo de álcool e na prevenção de recaídas,[32] seu papel no tratamento da PNP alcoólica tem sido pouco estudado. Um estudo envolvendo 120 pacientes com neuropatia periférica alcoólica crônica concluiu que a terapia com ACP pode efetivamente melhorar a neurofunção, a ansiedade e a depressão nesses pacientes.[33] Outro estudo mostrou que a EA é mais eficaz que a ACP manual na melhora da neuropatia periférica em indivíduos alcoólatras crônicos.[31]

Evidências científicas sugerem, portanto, que a ACP pode ser eficaz no tratamento da PNP diabética, da NPIQ, da PNP relacionada ao HIV e na PNP alcoólica. No entanto, mais estudos de alta qualidade são necessários para explorar seu potencial papel terapêutico nessas populações e em outras causas de polineuropatia periférica. A dificuldade em se obter evidência científica de qualidade que embase as recomendações do uso da ACP se devem, em parte, às limitações metodológicas que envolvem o tratamento acupunturiátrico, como a impossibilidade de realizar um grupo controle verdadeiramente inerte e a dificuldade no cegamento.[4] Do mesmo modo, a ausência de padronização da metodologia, com estudos utilizando diferentes modalidades de ACP (acupuntura sistêmica, acupuntura auricular, eletroacupuntura, moxabustão, técnica punho-tornozelo, laser acupuntura), diferentes acupontos (em localização e número), diferentes tempos de tratamento (tempo total da sessão, frequência e número de sessões) e diferentes tipos de corrente elétrica (contínua, alternada ou pulsada) e de frequência do estímulo elétrico (baixa, média, alta frequência), quando utilizada eletroacupuntura, implica em respostas clínicas diversas e muitas vezes não comparáveis.

Protocolo de tratamento das polineuropatias com ACP

Com base nos efeitos e mecanismos de ação da ACP com potencial benefício no tratamento das PNPs e nas evidências científicas atuais, uma sugestão de protocolo de tratamento é a seleção de acupontos intimamente relacionados aos nervos periféricos (Tabela 18.1), buscando melhorar o aporte sanguíneo, reduzir o estresse oxidativo e favorecer a neurogênese local, contribuindo para a resolução da lesão e a regeneração da fibra nervosa. Acupontos na periferia com conhecida ação anti-inflamatória (como o ST36), analgésica (como o LI4) e tranquilizante (como o PC6) devem ser priorizados. A eletroestimulação mais indicada é a de baixa frequência e diretamente nas agulhas, mas a eletroestimulação transcutânea deve ser considerada nos locais muito próximos aos nervos, como no acuponto PC6, evitando-se maior lesão nervosa. Em nosso serviço, preconizamos a eletroestimulação com frequências entre 1 e 2 Hz, principalmente quando os sintomas dolorosos são crônicos e proeminentes. Uma abordagem possível no tratamento das disautonomias é direcionar o estímulo à inervação simpática e/ou parassimpática (Tabela 18.1), buscando a modulação do sistema nervoso autônomo.

TABELA 18.1. Sugestão de acupontos de acordo com a inervação

Sintomas sensitivos	MMII N. safeno: SP9, KI2 N. fibular comum: GB34 N. fibular profundo: ST36, LR3 N. fibular superficial: ST41, EX-LE10 (Bafeng) N. tibial: SP6, KI3 N. sural: BL58, BL60	MMSS N. mediano: PC3, PC6 N. ulnar: HT7, EX-UE9 (Baxie) N. radial: LU5, TE5, LI4, EX-UE9 (Baxie) N. musculocutâneo: LU7 N. cutâneo medial do antebraço: HT5
Sintomas motores	MMII N. fibular comum: GB34 N. fibular profundo: ST36 N. fibular superficial: GB35 N. tibial: SP6	MMSS N. mediano: PC6, PC3 N. ulnar: HT7 N. radial: LU5, LI4
Sintomas disautonômicos	Simpático Vasomotores (T1-T4): PC6 Digestivos (T6-T9): CV12 Intestinais (T8-T12): ST25 Urinários (T11-L2): CV3	Parassimpático Vasomotores (N. vago): ramo auricular do n. vago Digestivos (N. vago): ST36 Intestinais (N. vago): ST36 Urinários (S2-S4): KI3

Fonte: Autoria própria.

Conclusão

As neuropatias periféricas precisam ser corretamente identificadas pois em alguns casos podem ser sintomas de condições neurológicas mais graves e que exigem intervenção especializada imediata. Além disso, é fundamental que se busque elucidar as prováveis etiologias e, caso tratáveis, o médico pode intervir orientando o paciente e evitando riscos continuados de exposição ao agente agressor, com o objetivo de estabilização da patologia, evitar a progressão da lesão neurológica e até mesmo reverter essas alterações. Como as PNPs podem ter origem sensitiva, motora e/ou disautonômica, ou ainda a combinação delas, é importante a avaliação sindrômica dos sintomas e o conhecimento da possível fisiopatologia envolvida para uma intervenção mais assertiva e específica. A acupuntura tem efeitos já bem estudados na promoção da analgesia, mas também tem efeitos anti-inflamatórios, vasodilatadores, de neurorregeneração, antioxidantes e de modulação do sistema nervoso autônomo que podem atuar de maneira eficaz na abordagem do paciente com sintomas de PNP, impactando positivamente a qualidade de vida. O médico acupunturiatra deve direcionar sua intervenção a depender dos nervos periféricos acometidos, buscando reduzir o estresse oxidativo e a neuroinflamação, melhorar o aporte sanguíneo e favorecer a neurogênese local, contribuindo para a resolução da lesão e a regeneração da fibra nervosa.

Referências bibliográficas

1. Sommer C, Geber C, Young P, Forst R, Birklein F, Schoser B. Polyneuropathies. Dtsch Arztebl Int. 2018 Feb 9;115(6):83-90.
2. Neuropatias periféricas/editores Francisco de Assis Aquino Gondim, Marcos Raimundo Gomes de Freitas, Raquel Campos Pereira. São Paulo: Omnifarma, 2020.
3. Hanewinckel R, van Oijen M, Ikram MA, van Doorn PA. The epidemiology and risk factors of chronic polyneuropathy. Eur J Epidemiol. 2016 Jan;31(1):5-20.
4. Rocha DK, Rezende JAS, Valente NF. Acupunturiatria em Oncologia. In: Fonseca PRB et al. (editores). Tratado de Dor Oncológica. 1a edição. Rio de Janeiro: Atheneu, 2019. P.475-490.
5. Gong Y, Li N, Lv Z et al. The neuro-immune microenvironment of acupoints-initiation of acupuncture effectiveness. J Leukoc Biol. 2020 Jul;108(1):189-198.
6. Zhang R, Lao L, Ren K, Berman BM. Mechanisms of acupuncture-electroacupuncture on persistent pain. Anesthesiology. 2014 Feb;120(2):482-503.
7. Li N, Guo Y, Gong Y et al. The Anti-Inflammatory Actions and Mechanisms of Acupuncture from Acupoint to Target Organs via Neuro-Immune Regulation. J Inflamm Res. 2021 Dec 21;14:7191-7224.
8. Kim SY, Min S, Lee H et al. Changes of Local Blood Flow in Response to Acupuncture Stimulation: A Systematic Review. Evid Based Complement Alternat Med. 2016; 2016:9874207.
9. Chen T, Zhang WW, Chu YX, Wang YQ. Acupuncture for Pain Management: Molecular Mechanisms of Action. Am J Chin Med. 2020;48(4):793-811.
10. Iravani S, KazemiMotlagh AH, EmamiRazavi SZ et al. Effectiveness of Acupuncture Treatment on Chemotherapy-Induced Peripheral Neuropathy: A Pilot, Randomized, Assessor-Blinded, Controlled Trial. Pain Res Manag. 2020 Jun 29;2020:2504674.
11. ZhiWI, Ingram E, Li SQ, Chen P, Piulson L, Bao T. Acupuncture for Bortezomib-Induced Peripheral Neuropathy: Not Just for Pain. Integr Cancer Ther. 2018 Dec;17(4):1079-1086.
12. Amantéa FC, Almeida FJ, Ceccato MED et al. Nervo periférico: fatores que influenciam na regeneração nervosa. Rev AMRIGS. 2018;62(4): 462-472.
13. Lu W. Axon Degeneration and Inflammation in Neuropathy: The Role of Acupuncture. Med Acupunct. 2020 Dec 1;32(6):398-399.
14. Fan Q, Cavus O, Xiong L, Xia Y. Spinal Cord Injury: How Could Acupuncture Help? J Acupunct Meridian Stud. 2018 Aug;11(4):124-132.
15. Dimitrova A, Murchison C, Oken B. Acupuncture for the Treatment of Peripheral Neuropathy: A Systematic Review and Meta-Analysis. J Altern Complement Med. 2017 Mar;23(3):164-179.
16. Meyer-Hamme G, Friedemann T, Greten J, Gerloff C, Schroeder S. Electrophysiologically verified effects of acupuncture on diabetic peripheral neuropathy in type 2 diabetes: The randomized, partially double-blinded, controlled ACUDIN trial. J Diabetes. 2021 Jun;13(6):469-481.
17. Dubrovsky G, Ha D, Thomas AL et al. Electroacupuncture to Increase Neuronal Stem Cell Growth. Med Acupunct. 2020 Feb 1;32(1):16-23.
18. Ju C, Park E, Kim T et al. Effectiveness of electrical stimulation on nerve regeneration after crush injury: Comparison between invasive and non-invasive stimulation. PLoS One. 2020 May 26;15(5):e0233531.

19. Yang FM, Yao L, Wang SJ et al. Current Tracking on Effectiveness and Mechanisms of Acupuncture Therapy: A Literature Review of High-Quality Studies. Chin J Integr Med. 2020 Apr;26(4):310-320.
20. Zhao X, Liu L, Wang Y, Wang G, Zhao Y, Zhang Y. Electroacupuncture enhances antioxidative signal pathway and attenuates neuropathic pain induced by chemotherapeutic paclitaxel. Physiol Res. 2019 Jun 30;68(3):501-510.
21. Stener-Victorin E. Acupuncture and the autonomic nervous system. In: Filshie et al. (editores). Medical Acupuncture: A Western Scientific Approach. 2nd edition. Elsevier, 2016. P.86-98.
22. Yu B, Li M, Huang H et al. Acupuncture treatment of diabetic peripheral neuropathy: An overview of systematic reviews. J Clin Pharm Ther. 2021 Jun;46(3):585-598.
23. Jordan B, Margulies A, Cardoso F et al; ESMO Guidelines Committee; EONS Education Working Group; EANO Guideline Committee. Systemic anticancer therapy-induced peripheral and central neurotoxicity: ESMO-EONS-EANO Clinical Practice Guidelines for diagnosis, prevention, treatment and follow-up. Ann Oncol. 2020 Oct;31(10):1306-1319.
24. Hu LY, Mi WL, Wu GC, Wang YQ, Mao-Ying QL. Prevention and Treatment for Chemotherapy--Induced Peripheral Neuropathy: Therapies Based on CIPN Mechanisms. CurrNeuropharmacol. 2019;17(2):184-196.
25. Hwang MS, Lee HY, Choi TY et al. A systematic review and meta-analysis of the efficacy of acupuncture and electroacupuncture against chemotherapy-induced peripheral neuropathy. Medicine (Baltimore). 2020 Apr;99(17):e19837.
26. Li K, Giustini D, Seely D. A systematic review of acupuncture for chemotherapy-induced peripheral neuropathy. CurrOncol. 2019 Apr;26(2):e147-e154.
27. Hao J, Zhu X, Bensoussan A. Effects of Nonpharmacological Interventions in Chemotherapy-Induced Peripheral Neuropathy: An Overview of Systematic Reviews and Meta-Analyses. Integr Cancer Ther. 2020 Jan-Dec;19:1534735420945027.
28. Jin Y, Wang Y, Zhang J, Xiao X, Zhang Q. Efficacy and Safety of Acupuncture against Chemotherapy-Induced Peripheral Neuropathy: A Systematic Review and Meta-Analysis. Evid Based Complement Alternat Med. 2020 Nov 9;2020:8875433.
29. Greenlee H, Crew KD, Capodice J et al. Randomized sham-controlled pilot trial of weekly electro--acupuncture for the prevention of taxane-induced peripheral neuropathy in women with early stage breast cancer. Breast Cancer Res Treat. 2016 Apr;156(3):453-464.
30. Amaniti A, Sardeli C, Fyntanidou V et al. Pharmacologic and Non-Pharmacologic Interventions for HIV Neuropathy Pain. A Systematic Review and a Meta-Analysis. Medicina (Kaunas). 2019 Nov 28;55(12):762.
31. Anastasi JK, Capili B, McMahon DJ, Scully C. Acu/Moxa for distal sensory peripheral neuropathy in HIV: a randomized control pilot study. J Assoc Nurses AIDS Care. 2013 May-Jun;24(3):268-75.
32. Tang YL, Hao W, Leggio L. Treatments for alcohol-related disorders in China: a developing story. Alcohol Alcohol. 2012 Sep-Oct;47(5):563-70.
33. Mei JH, Wang JI, Luo LJ et al. [Effects of Acupuncture on Neurofunction and Neuropsychological Factors of Chronic Alcoholic Peripheral Neuropathy Patients]. [Abstract] Zhongguo Zhong Xi Yi Jie He ZaZhi. 2015 Dec;35(12):1463-8. Chinese.

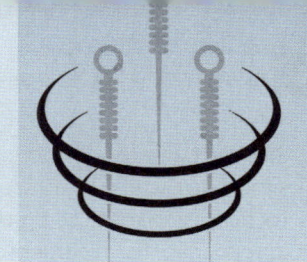

Acupuntura Médica na Dor Neuropática Diabética

19

Cláudia Vasco de Paula Misorelli
Márcio Curi Rondinelli

Introdução

O diabetes *mellitus* é a causa mais comum de neuropatia periférica, estando relacionada a muitos anos de descontrole da doença. São descritos vários tipos de disfunções, entre elas a polineuropatia simétrica distal, predominantemente sensorial, motora ou mista (como a do caso clínico apresentado neste capítulo). O comprometimento autonômico é responsável pelas alterações de cor e temperatura; a forma mais frequente é a polineuropatia simétrica distal, que pode ocorrer na diabetes insulinodependente ou não; podendo ser aguda ou crônica. Na dor neuropática crônica, os sintomas progridem gradualmente, iniciando com dormência nos pés, que melhora pouco com o controle adequado da glicemia, porém é frequente a redução de sua progressão. Frequentemente a dor piora à noite, prejudicando o sono. Sua fisiopatologia se relaciona à desmielinização e degeneração axonal com redução de fibras mielinizadas finas e amielínicas. Essas alterações são multifatoriais com comprometimento da microcirculação dos *vasa nervorum* e isquemia. A hiperglicemia modula a percepção da dor, provavelmente por meio de interação com peptídeos opioides endógenos, daí a importância do controle glicêmico. As alterações da nocicepção possivelmente decorrem de alterações osmóticas.

Epidemiologia

Estima-se que 371 milhões de pessoas, entre 20 e 79 anos, em todo o mundo, apresentem diabetes *mellitus* e que pelo menos metade dessas desconheça o diagnóstico. Sua prevalência na América Central e do Sul foi estimada em 26,4 milhões de pessoas e projetada para 40 milhões em 2030. O Brasil ocupa a quarta posição mundial, com maior prevalência de diabetes *mellitus*, com 13,4 milhões de pessoas com a doença, correspondendo a aproximadamente 6,5% da população.

Dentre as complicações microvasculares, a neuropatia diabética apresenta maior prevalência, levando a maiores taxas de internações hospitalares, amputações não traumáticas e incapacidade, podendo se manifestar de diferentes formas clínicas, sendo a polineuropatia simétrica distal sua apresentação mais frequente e principal mecanismo de desenvolvimento do pré-diabético. Predominantemente, apresenta-se com sintomas sensitivos positivos (queimação, formigamento) e negativos (dormência, perda de sensibilidade), porém, pode se desenvolver de maneira assintomática, geralmente associada a sinais e sintomas autonômicos, com rara manifestação motora.

Fisiopatologia da dor neuropática diabética (DNP)

A patogênese da DNP (*diabetic neuropathic pain*) não é totalmente compreendida. Várias teorias foram propostas para explicar a dor relacionada à neuropatia diabética. A neuropatia periférica diabética é caracterizada por danos difusos às fibras nervosas periféricas. Cerca de 30% a 90% dos pacientes com diabetes têm neuropatia periférica. A polineuropatia sensorial diabética (DSPN), o tipo mais comum de neuropatia diabética, está associada à dor, à qualidade de vida prejudicada, à morbidade significativa e ao aumento dos custos de saúde. Um aumento da produção de radicais livres, juntamente com mecanismos antioxidantes defeituosos, pode gerar estresse oxidativo que tem sido ligado ao desenvolvimento da DSPN. Outras teorias sugeriram alterações nos vasos sanguíneos que abastecem os nervos periféricos; distúrbios metabólicos e autoimunes acompanhados de ativação das células gliais, alterações na expressão do canal de sódio e cálcio e, mais recentemente, mecanismos centrais de dor, como o aumento da vascularização talâmica e o desequilíbrio das vias descendentes facilitadoras/inibitórias. Além disso, vários fatores de risco são associados com DNP, incluindo piora da tolerância à glicose, idade mais avançada, maior duração do diabetes, consumo de álcool e tabagismo.

A DNP causada por DM (*diabetes mellitus*) é uma das complicações mais prevalentes, atingindo cerca de 50%-75% dos pacientes portadores da doença, entre os múltiplos sintomas dessa neuropatia. O desenvolvimento da dor crônica é uma das maiores complicações,

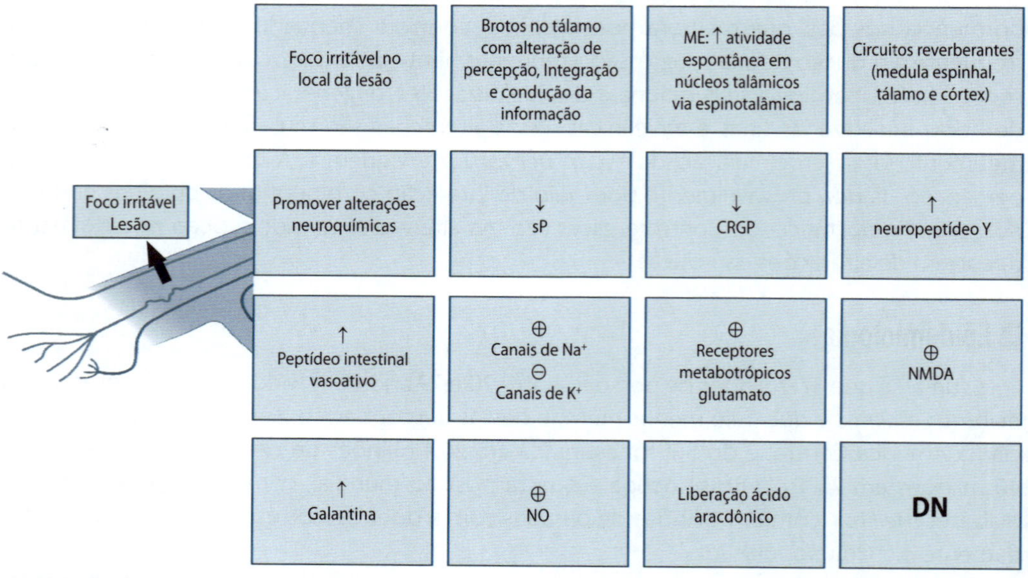

FIGURA 19.1. Fisiopatologia da dor neuropática (Fonte: Adaptada de David L. Felten | Ralph F. Jozefowicz Netter Atlas de Neurociências Ed Artmed 1ª edição Janeiro 2005).

uma vez que seu surgimento é oriundo de componentes multifatoriais que ainda hoje são pouco compreendidos. A DNP é caracterizada por dor espontânea e também à estímulos evocados, com alterações na percepção dolorosa, aumentando assim a intensidade da hiperalgesia e alodinia, quando presentes. Embora exista progresso no desenvolvimento de novos analgésicos, ainda há necessidade de se obter agentes terapêuticos capazes de bloquear a sensação dolorosa, sem afetar as habilidades normais dos pacientes diabéticos. Os receptores canabinoides do tipo um (RCB1) são, dentre os membros da família dos receptores acoplados à proteína G, um dos mais abundantes no sistema nervoso central. Além disso os RCB1 são os principais responsáveis pelo efeito dos canabinoides nas vias nociceptivas, sendo demonstrada a expressão desses receptores em áreas envolvidas na transmissão e processamento nociceptivo, como substância cinzenta periaquedutal (SCPA), córtex cingulado anterior, tálamo, bulbo ventromedial rostral, medula espinhal e no gânglio da raiz posterior.

Diagnóstico

Deve-se sempre suspeitar de dor neuropática relacionada ao diabetes *mellitus,* quando nos depararmos com pacientes apresentando dor com características neuropáticas e diagnóstico prévio de diabetes, ou naqueles com queixas sugestivas da doença, como sede, poliúria, polifagia, emagrecimento, ou sintomas menores, como tonturas e tremores.

As síndromes dolorosas relacionadas ao diabetes são a polineuropatia periférica dolorosa, radiculopatia diabética, amiotrofia diabética, neuropatia cranial e mononeuropatia por compressão.

TABELA 19.1. Síndromes dolorosas relacionadas a DM

Causa	Sintomas
Polineuropatia periférica dolorosa	Dor em queimação, choques, parestesia em bota ou luva, com alterações do exame de sensibilidade
Radiculopatia diabética	Dor em faixa com características neuropáticas na projeção de raiz nervosa
Amiotrofia diabética	Dor lancinante, refartaria a analgésicos e AINE, com comprometimento de região de coxas e possível atrofia de quadríceps
Neuropatia cranial	Dor contínua e forte, periocular, com desvio ocular para fora, sem comprometimento pupilar
Mononeuropatia por compressão	Dor em choque, nervos periféricos de diabéticos mais propensos à neuropatia, p. ex.: síndrome do túnel do carpo

Fonte: Adaptada de Cavalcanti, I. L., & Maddalena, M. L. (2003). Dor. Rio de Janeiro: SAERJ.

Tratamento

A DNP, por se tratar de uma dor com fisiopatologia neuropática complexa, necessita de tratamento multidisciplinar. Entre os métodos terapêuticos físicos destaca-se a acupuntura.

Salientamos que o controle da doença inicial, o *diabetes mellitus*, é imperativo.

O tratamento medicamentoso de dor neuropática será abordado em capítulo específico neste livro.

Dor neuropática em diabetes *mellitus* e acupuntura

Caso clínico: sexo masculino, 67 anos. Aos 42 anos, identificou alterações laboratoriais de aumento de glicemia, sem sintomas. Manteve descontrole alimentar e etílico, sem atividade física regular. Aos 46 anos, começou a reparar perda de sensibilidade nos dedos dos pés e certo prurido na madrugada. Com acompanhamento endocrinológico, iniciou uso de antiglicemiante, sem controle alimentar. Vem observando aumento progressivo dessa perda de sensibilidade, ascendendo até região pélvica. Aumento do prurido agora em todo o pé na madrugada, associado a câimbras constantes, que o acordam. Não observa melhora com uso regular de medicação hipoglicemiante (insulina injetável à noite). O paciente, em nenhum momento, identifica aumento de sede ou micção, somente refere progressiva perda de força muscular e adinamia.

Diagnóstico segundo a clínica

A Medicina Tradicional Chinesa (MTC) tem como fundamento diagnóstico os sintomas, a história clínica dessa pessoa que procura cuidados médicos. A DM (diabetes *mellitus*), diagnóstico da medicina ocidental, tem correspondência na MTC com a síndrome Xiao Ke, "sedento e consumido" (Flaws, Kuchinski & Casanas, 2002). O Qi transborda para cima, provocando sede e esgotamento, levando à tendência de produzir calor, e os vasos sanguíneos perdem elasticidade. A fraqueza das cinco vísceras e a obesidade estão intimamente relacionadas ao distúrbio Xiao Ke.

O caso clínico apresentado nos mostra como a história clínica, associada às condições corporais do paciente, como exame da língua e pulso, são fundamentais para o diagnóstico em MTC. Atentar ao fato que, em nenhum momento, o paciente observou sede ou aumento de micção. A clínica principal focou-se na perda de força muscular e perda de sensibilidade dos membros inferiores, de progressão ascendente, ou seja, aumento do fogo ascendente. Sendo assim para a MTC, não há diferenciação entre a diabetes tipo 1 ou 2.

Fisiopatologia

O enfraquecimento ancestral do Yang dos rins leva a uma deficiência do Yin que permite a ascendência do Yang. Uma síndrome de calor relativa. O vazio do Yin suscita um fogo interno que arde sem contenção (Lavalée, 2019). A predisposição hereditária de deficiência do Qi de Shen abre fragilidade orgânica para que outras síndromes de disfunção dos vários órgãos e vísceras (Zang Fu), possam, em um ciclo patológico de dominância e contradominância, aflorar a síndrome Xiao Ke.

A cultura chinesa tem como base ser integrativa. O céu faz girar os seis sopros, frio e calor, secura e umidade, vento e fogo e os envia à terra e aos seres que ela abriga ao ritmo do tempo que passa e do tempo que faz. A harmonia desses sopros é necessária tanto para a fertilidade do solo, como para a manutenção da vida com o mínimo de organização e saúde.

Essa linha de raciocínio que fundamenta as bases para a identificação de descritores de diagnóstico clínico, aparentemente obsoletos, permite sua aplicabilidade dentro de uma lógica clínica muito particular. Se abordarmos esses conceitos com mente aberta, perguntaremos antes de qualquer coisa o que um cientista moderno usaria para substituir a terra, o fogo, o ar e a água como qualidades básicas do universo. Por exemplo, se perguntarmos a um bioquímico de que são compostos os músculos, ele responderá que os músculos contêm substâncias como a actina, a creatinina, as enzimas, os ácidos nucleicos e assim por diante. Mas, admitirá, ao mesmo tempo, que essas palavras são, na verdade, códigos ou cifras para descrever determinadas espécies de estrutura moleculares. Sendo assim, a coleta de inúmeros descritores clínicos que compõem a anamnese clínica da MTC, nos leva aos fatores predisponentes e desencadeantes do distúrbio clínico e queixa do indivíduo adoentado (Fulder, 1986).

A síndrome Xiao Ke leva a um distúrbio na distribuição de líquidos, provocando a estagnação da circulação de sangue como um todo, fator fisiopatológico do distúrbio neuropático com aparecimento de dor em queimação nos membros, perda de sensibilidade, sensação de peso e muitas vezes lesões cutâneas (Pop-Busui, 2016) (Macleod & Sonksen, 1996).

Sendo assim, se faz especial atenção aos Zang Fu que regem o sangue. Os possíveis comprometimentos desses órgãos devem ser analisados seguindo a regra de dominância e contra dominância, para identificação da raiz e localização do possível fator desencadeante.

Todos os órgãos participam da boa condição do sangue. O coração é o mestre do sangue, comanda o seu fluxo ritmado pelas circulações vitais. O sangue flui em todo lugar e tece a unidade do vivente. O fígado entesoura o sangue e o libera, no momento oportuno, para os músculos de modo a garantir os movimentos. O baço controla o sangue, lhe dá forma pela elaboração dos líquidos. Mantém o sangue em suas vias, evitando sangramentos e hemorragias. Os rins, base da essência do YIN verdadeiro, apoiam todos os líquidos, em qualidade e quantidade. O pulmão, mestre dos sopros, estimula o fluir do sangue e regula todas as suas circulações.

"A MTC reconhece três tipos de origem para a síndrome Xiao Ke: danos ao baço (Pi) e estomago (Wei), alimentação inadequada e danos ao fígado (Gan) devido a alterações de origem emocional" (Vectore, 2005) apud NECA *et al.*, 2021, p.4 (Neca & Ribeiro, 2021). Segundo Gusmão, Lima e Paiva (Gusmão, Lima & Paiva, 2015), a acupuntura atua de modo complementar à dietoterapia e fitoterapia – medicina integrativa – prevenindo complicações comuns nesse distúrbio como nefropatias, gastroparesias e no caso do tema em foco, as neuropatias.

Estudos randomizados em camundongos em jejum, demonstrou diminuição, no nível plasmático, de glicose quando realizados estimulação com agulha dos pontos Suzanli (ST36) e Pishu (BL20) por 15 minutos em quatro sessões semanais, completando 12 sessões (Shou, 2019).

Outro estudo randomizado demonstrou que aplicação de acupuntura no CV12 (quatro distâncias acima do umbigo) por 30 minutos com coleta de sangue antes e após esse procedimento, promoveu redução dos níveis de glicose sanguínea (Kumar, 2017).

A obesidade é fator de risco que contribui para o aumento da disfunção na síndrome Xiao Ke. Estudo de Zhong *et al.* demonstrou que estimulação por acupuntura nos pontos Tianshu (ST25), Daheng (SP15), Daimai (GB26), Qihai (VC6), Zhongwan (CV12) e Zusanli (ST36) associado a auriculoterapia nos pontos Shenmem, baço e estômago, foram eficazes na redução de peso nesses pacientes (Zhong, 2016).

Existem outros trabalhos importantes com metodologias bem formuladas que trazem real contribuição para o entendimento dos benefícios da acupuntura para os pacientes com neuropatia por síndrome Xiao Ke. Em metanálise de 2021, Bin Yu *et al.* compararam 54 trabalhos selecionados no PubMed e base de dados chinesa para o tratamento da neuropatia diabética com acupuntura. Desses 54 trabalhos, 18 comparam resultados de trabalhos com e sem acupuntura, incluindo acupuntura em pacientes que estavam em uso de drogas convencionais. Porém, desses 18 trabalhos, somente três foram considerados metodologicamente adequados, justificando a necessidade de novas avaliações.

A tradição recomenda para todo quadro doloroso a utilização de pontos fixos segundo suas características. Pontos para fortalecer, movimentar e regularizar QI e sangue:

- LR3, LR13, LR14.
- TE6/PC6.
- LU9, LU7.

- BL13, BL17, BL20, BL21, BL23.
- HT5/KI4, KI6, KI17.
- SP4, SP10, ST36.

A utilização de pontos Ashi no meridiano ou conjunto de meridianos acometidos pela dor, também se inclui como regra de ouro, segundo experiência clínica. Ainda segundo a tradição da MTC o uso da técnica punho tornozelo se coloca como de grande utilidade nos quadros de dor neuropática. Na década de 1960, Dr. Xin Shu Chang relatou os efeitos analgésicos por meio da estimulação dos canais cutâneos Pi-Bu, com especial resultado nos distúrbios neuropáticos.

Eletroacupuntura na dor neuropática por diabetes *mellitus*

Existem estudos que mostram a eficácia da eletroacupuntura no tratamento da dor neuropática diabética. Kyung-Min Shin *et al.*, em 2018, encontraram resultados relevantes, identificando o tratamento com eletroacupuntura para a queixa neuropática com nível de evidência B, segundo o *guideline* da academia americana de neurologia, sendo um nível de credibilidade alto. Trata-se de um estudo multicêntrico da Coreia do Sul, com 126 participantes e desse total, 106 completaram as oito semanas de tratamento e após isso os resultados foram acompanhados por mais oito semanas. A evidente melhora da intensidade da dor e sono pontuam importante papel da eletroacupuntura para a referida queixa.

Conclusão

Com relação à acupuntura médica, em um estudo de revisão sistemática feita em 2020, já citado, ficou evidenciado cientificamente que a acupuntura tem efeito na DNP, melhorando efetivamente a condução nervosa e os sintomas clínicos, mas ainda existe a necessidade de estudos mais aprofundados sobre a patogênese da DNP, assim como para o desenvolvimento de um padrão unificado de tratamento, com seleção de acupontos e efeitos colaterais reportados. As práticas tradicionais chinesas, como acupuntura, devem adotar uma abordagem baseada em evidências, para fornecer maior confiança em seu uso.

Bibliografia consultada

- Acupuncture treatment of diabetic peripheral neuropathy: an overview of systematic reviews.
- Cavalcanti IL, Maddalena ML (2003). Dor. Rio de Janeiro: SAERJ.
- Flaws, B., Kuchinski, L. M., & Casanas, R. (2002). The treatment of Diabetes Mellitus with chinese Medicine: A textbook and clinical manual. Colorado.
- Fulder, S. (1986). O TAO da Medicina.
- Gusmão, E., Lima, M., & Paiva, P. (2015). Diabetes mellitus: dimensões psicoemocionais à luz da MTC.
- Kraychette, D. C. (2011). Neuropatias periféricas dolorosas.
- Kumar, R. M. (2017). Immediate effect of needling at CV-12 acuppuncture point in patients with DM2.
- Lavallée, E. R. (2019). Os 101 conceitos-chave da Mrdicina Chinesa pag.376. São Paulo.
- Macleod, A., & Sonksen, P. (1996). Diabetic Neuropatic.
- Maher, R. (2019). Treatment of diabetic peripheral neuropathy: a review. Jerusalem.
- Nascimento, O. M. (2016). Diabetic neuropathy.
- Neca, C., & Ribeiro, W. e. (2021). O uso da acupuntura como prática complementar para o tratamento de pacientes com DM2: uma visão integrativa da literatura.
- Pop-Busui, R. e. (2016). Diabetic Neuropathy: a position statement by the american diabetes association.

- Sakata, R. K. (2008/2005). Figura adaptada de Guias de medicina ambulatorial e dor e Atlas de neurociencia.
- Schhreiber, A. N. (2015). Diabetic meiropathic pain:physiopathogy and treatment.
- Shin, K.-M. e. (2018). Eletroacupuncture for painful diabetic peripheral neuropathy: a multicenter, randomized, assessor-blinded, controlled trial.
- Shou, Y. e. (2019). Dtermination of eletroacupuncture Effects on circ RNAs in plasma exosomes in diabetic mice.
- Speciali, J. G., do, Serrano, S. C., & Siqueira, S. R. (2012). Dor neuropática; avaliação e tratamento. São Paulo: CASA- Leitura Médica - SBED.
- Toniolo, E. (2015). Caracterização da hemopressina na neuropatia diabética experimental. São Paulo.
- Vectore, C. (2005). Psicologia e acupuntura: primeiras aproximações.Yu, B. e. (2021).
- Zhong, L. L. (2016). The combination effects of body acupuncture and auricular acupressure compared to sham acupuntre for body weight control: study protocol for a randomized controlled trial.

20

Neuralgia Pós-Herpética

Adriana Sabbatini da Silva Alves
Eline Rozária Ferreira Barbosa
José Carlos Albuquerque

Introdução

A neuralgia pós-herpética (NPH) é a complicação mais comum da herpes-zóster. Geralmente é definida como uma dor neuropática intensa, que perdura por mais de 90 dias após a cura do episódio agudo da herpes-zóster.[1,2] A herpes-zóster, popularmente conhecida como cobreiro, é causada pelo vírus varicela-zóster, o herpesvírus humano tipo 3, mesmo vírus causador da varicela.

Menos de 4% dos pacientes com herpes-zóster experimentam outro episódio. Porém, muitos pacientes, em particular idosos, apresentam dor persistente ou recorrente no dermátomo envolvido (neuralgia pós-herpética), que pode persistir por meses ou anos, ou de modo permanente.[3] Aproximadamente, 5,8% a 17,6% dos indivíduos com herpes-zóster desenvolvem NPH e esse risco é aumentado em indivíduos na faixa etária entre os 50 e os 79 anos.[3] Acima dos 70 anos, quase a metade dos pacientes que tiveram um episódio agudo de herpes-zóster desenvolvem NPH.[4] Isso aparentemente está relacionado à queda natural da imunidade que ocorre com o processo de envelhecimento.[3,4] Aproximadamente 60% dos casos ocorrem em mulheres.[5] Outros fatores de risco incluem a presença da síndrome do vírus da imunodeficiência humana adquirida, doenças neoplásicas, transplante de órgãos, uso de drogas imunossupressoras e outras condições que causem um declínio da imunidade celular.

Por se tratar de uma dor crônica geralmente de forte intensidade e por ser mais prevalente em faixas etárias mais avançadas, a importância epidemiológica da NPH resulta do fato de que compromete a qualidade de vida dos indivíduos nas dimensões física, emocional e social. Os custos financeiros relacionados ao tratamento da NPH são significativamente maiores do que aqueles relacionados ao tratamento da herpes-zóster simplesmente.[6]

Fisiopatologia da neuralgia pós-herpética

A fisiopatologia da NPH ainda não é totalmente compreendida e diferentes processos parecem estar envolvidos na herpes-zóster e na NPH. A replicação do vírus da varicela-zóster

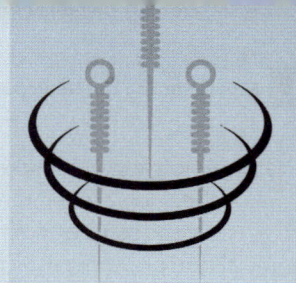

latente no gânglio sensorial da raiz dorsal da medula espinhal é o evento inicial, que resultará nas lesões no sistema nervoso periférico e central.

Há estudos que mostram que na herpes-zóster aguda existe um processo inflamatório inicial que pode persistir por semanas e até meses, com a liberação de mediadores químicos como bradicinina, Substância P, histamina e íons H+ que após a lesão tissular fazem com que a pele seja parcialmente desnervada e contribuem para o processo de ativação dos nociceptores e redução do limiar de dor, tendo início o processo de sensibilização periférica.[7,8]

Já no gânglio da raiz dorsal observa-se necrose hemorrágica e perda neural, sobretudo de fibras C localizadas nas lâminas I,II e V de Rexed, responsáveis pela transmissão dos estímulos de dor. Como consequência, no lugar das conexões aferentes dessas fibras C perdidas (fenômeno conhecido como desaferentação) surgem fibras A-beta (tato), ampliando o campo receptivo do neurônio e predispondo a interpretação de estímulos mecânicos periféricos inócuos como sendo nocivos – a chamada alodinia. Isso ocorre porque as fibras A-beta, que estão relacionadas primariamente à sensação de tato, uma vez surgindo no lugar de fibras que transmitiriam um estímulo álgico, em uma tentativa de reorganização da rede neural lesada, fazem com que qualquer estímulo de tato possa ser interpretado pelo organismo como sendo uma informação de dor. Acredita-se que a alodinia e a perda sensitiva no dermátomo afetado estejam relacionadas ao fenômeno da desaferentação resultante dessa modificação na rede de fibras da raiz dorsal. Além disso, acredita-se que ocorra também perda de neurônios GABAérgicos e a lesão de elementos que compõem o sistema inibitório descendente da dor.[5,7]

Quadro clínico e diagnóstico

Herpes-zóster

Tipicamente o episódio agudo de herpes-zóster é unilateral, não ultrapassa a linha média e está localizado em um único dermátomo, observando-se o acometimento de dermátomos adjacentes em 20% dos casos.[2] Os dermátomos mais comumente acometidos são aqueles da região torácica e lombar, seguido pelo ramo oftálmico do nervo trigêmeo. A princípio surgem sintomas prodrômicos que incluem mal-estar, dor de cabeça, fotofobia, sensações anormais na pele (como queimação e hiperestesia) e ocasionalmente febre. A intensidade

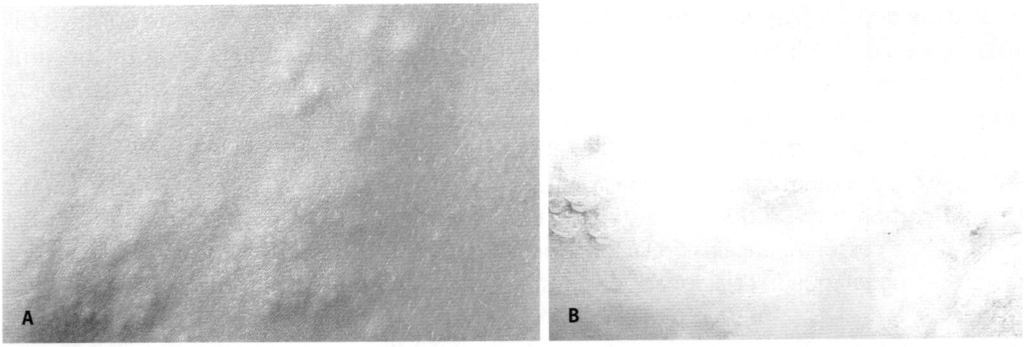

FIGURA 20.1. A: O *rash* tem início como lesões maculopapulares unilaterais na distribuição do dermátomo. **B:** As lesões progridem para vesículas claras antes de formarem crostas e cicatrizarem (Fonte: Fashner J, Bell AL. Herpes zoster and postherpetic neuralgia: prevention and management. Am Fam Physician. 2011 Jun 15;83(12):1432-7. PMID: 21671543.

da dor pode levar a diagnósticos equivocados como cólica renal e infarto do miocárdio, dependendo da localização.[5]

Após alguns dias, aparecem as erupções cutâneas no dermátomo comprometido, que se caracterizam por lesões maculopapulares, que progridem para vesículas claras, antes de se transformarem em crostas e evoluírem para a resolução. Uma vez reveladas, as lesões comumente continuam se formando por três a cinco dias e o processo de resolução pode durar de duas a quatro semanas, podendo deixar cicatrizes e alteração na pigmentação da pele.[5]

O diagnóstico da herpes-zóster é eminentemente clínico, com base no reconhecimento das lesões com as características descritas acima tanto na forma como na distribuição. Testes laboratoriais, incluindo PCR (*polymerase chain reaction*) podem confirmar os casos atípicos, detectando a reativação do vírus da varicela-zóster. Também pode ser realizada biópsia de pele e cultura do líquido das vesículas, mas todos esses testes têm pouca aplicabilidade clínica.[5,7]

Neuralgia pós-herpética

A NPH pode persistir de 30 dias até mais de seis meses após a cicatrização das lesões e a maioria dos casos tem resolução espontânea.[5]

A NPH pode manifestar-se de diferentes maneiras, embora, nenhuma seja patognomônica. A dor pode ser constante ou intermitente e ter como relato dor tipo queimação, dor latejante, dor cortante, dor penetrante ou dor em choque. Ela pode ser evocada por estímulos táteis, o que caracteriza o fenômeno de **alodinia** (estímulo não doloroso que é percebido como tal). Esse é muitas vezes debilitante, comprometendo a qualidade de vida do paciente.[7] Também pode ocorrer **disestesia** (sensações anormais sem nenhum estímulo) e **hiperalgesia ou hiperpatia** (estímulos levemente dolorosos percebidos como muito dolorosos), inclusive hiperalgesia térmica. Em revisão, 31% dos pacientes com NPH apresentaram hiperalgesia térmica.[7]

Dor musculoesquelética pode ocorrer em pacientes com NPH, como resultado de proteção excessiva da área afetada. Pontos-gatilhos miofasciais, atrofia e reduzida amplitude de movimento articular têm sido observados.[7]

Alguns pacientes apresentam prurido crônico, o qual persiste ou aparece após o HZ, comprometendo a qualidade de vida do indivíduo.[5,7]

Ao exame físico evidenciam-se áreas de hiperpigmentação, hipopigmentação ou cicatrizes nos dermátomos afetados previamente pelo HZ. Vermelhidão e tonalidade acastanhada da pele também têm sido descritas.[7]

Pode observar-se infecção bacteriana secundária por estreptococos ou estafilococos, que devem ser adequadamente tratadas.

O diagnóstico da NPH é eminentemente clínico. Histórico de HZ e dor persistente no dermátomo acometido define essa entidade clínica. É importante enfatizar que o diagnóstico completo da NPH envolve a observação do seu impacto na qualidade de vida do indivíduo. Sabe-se que a NPH tem o potencial de comprometer o desempenho físico, emocional e social do paciente, levando inclusive a comorbidades psiquiátricas.

Tratamento da neuralgia pós-herpética

O tratamento da neuralgia pós-herpética (NPH) é considerado desafiador e deve ser baseado em abordagem multidisciplinar. A terapia medicamentosa abrange analgésicos: adesivos de lidocaína, adesivo ou creme de capsaicina, paracetamol, anti-inflamatórios não esteroides (AINEs), analgésicos opioides. Também são utilizadas outras classes de medicamentos visando à analgesia do sistema nervoso central: gabapentina e pregabalina (anticonvulsivantes) e antidepressivos tricíclicos.[9] São considerados de primeira linha: gabapentina, pregabalina, antidepressivos tricíclicos e adesivos de lidocaína 5%.[10]

Os adesivos de lidocaína 5% e a gabapentina têm aprovação da Food and Drug Administration (FDA) para a NPH e fazem parte do tratamento de primeira linha. O adesivo de lidocaína (Toperma® no mercado brasileiro) pode ser usado aderindo-se até três adesivos por vez durante 12 horas, a cada 24 horas. Como vantagem principal, há a incidência de poucos efeitos adversos (locais, como eritema e erupção cutânea), com absorção sistêmica mínima. Uma boa estratégia é deixar o paciente com o adesivo no período de maior dor (12 horas), pois há o descanso obrigatório de 12 horas até a próxima administração.[10,11] Quando o uso de medicação única não promove analgesia completa, deve ser usada associação de medicamentos para o melhor controle da dor.[11]

A gabapentina pode ser usada em doses de 1.200-3.600 mg/dia, durante 4-12 semanas, com número necessário a tratar (NNT) = 8 (IC – inibição do composto – 95% 5-14), comparado a um NNT = 4 da pregabalina (IC 95% 3-9), para atingir 50% de redução de dor.[11] A pregabalina é semelhante à gabapentina quanto ao mecanismo de ação (bloqueadores dos canais de cálcio) e efeitos adversos (sedação, tontura, tempo prolongado para titulação[10-12] e em doses maiores, ao ganho de peso e edema periférico.[11] Pode ter um início de ação mais rápido, aliviando a dor em um a dois dias antes do início de ação da gabapentina. A desvantagem da pregabalina é o custo maior. Deve-se iniciar a posologia de 75 mg, duas vezes ao dia ou 50 mg, três vezes ao dia, podendo ser aumentada após uma semana para 100 mg, três vezes ao dia, conforme necessidade. A dose máxima da pregabalina é de 600 mg por dia.[10,11]

Os antidepressivos tricíclicos (ADT) são muito eficazes, apresentando uso limitado em doses maiores por seus efeitos anticolinérgicos (constipação, boca seca, retenção urinária, taquicardia, sedação, além de hipotensão postural e arritmias), principalmente em idosos. A amitriptilina e a nortriptilina são comumente usadas em nosso meio. Recomenda-se um eletrocardiograma antes do uso dessas drogas em pacientes com mais de 40 anos. Inicia-se a nortriptilina com 10 mg/noite, podendo-se aumentar 10 mg, a cada três a cinco dias, se necessário, até uma dose máxima de 150 mg. A imipramina pode ser iniciada a partir de 25 mg e aumentada para 100 a 200 mg. A dose máxima é de 300 mg.[9-11]

Como terapia adjuvante, podem ser usados paracetamol ou AINEs para dor leve[1] e tramadol para dor moderada.[9-11] Os opioides de ação prolongada (oxicodona, morfina e metadona) são utilizados na dor intensa e são mais eficazes que o tramadol, porém com maior incidência de efeitos adversos.[5] Entre os efeitos adversos comuns dos opioides, estão: constipação, náuseas e sedação, além do risco de dependência, se utilizados por tempo prolongado.[10-12]

A neuralgia pós-herpética pode ocorrer mesmo se o herpes-zóster for tratado de maneira adequada, portanto, a prevenção da infecção por zóster e consequentemente da NPH deve ser feita por meio de vacinas.[12] A vacina contra herpes-zóster é aprovada para todas as pessoas acima de 50 anos. A vacina recombinante (Shingrix®) apresenta maior eficácia que a de vírus vivo atenuado (Zostavax®),[14,15] sendo que essa não deve ser usada em imunossuprimidos.[15] A vacina Shingrix já apresenta autorização para seu uso pela Anvisa, mas não está disponível para compra no mercado brasileiro, sendo administrada em duas doses, via intramuscular, com intervalo de dois a seis meses entre elas. A Zostavax é feita em dose única, via subcutânea. Erupção cutânea no local da injeção é uma das reações adversas documentadas da Zostavax. Na Shingrix, são relatados sintomas flu-like (mialgia, febre, cefaleia), além de dor no local da injeção, que pode ocorrer em ambas as vacinas.[16]

Outros tratamentos

Entre as opções para neuralgia pós-herpética refratária, há poucos estudos randomizados, placebo-controlados que sugerem efetividade da toxina botulínica tipo A subcutânea, triancinolona subcutânea, estimulação elétrica nervosa transcutânea (TENS), estimulação nervosa periférica (invasiva, em que é feito o implante de eletrodos com estimulação elétrica contínua ou alternada) e o bloqueio do gânglio estrelado. Na NPH intratável (dor persistente por mais de um ano), são opções terapêuticas: bloqueio paravertebral com bupivacaína contínuo por três a quatro semanas, injeção intratecal de midazolam e/ou metilprednisolona e radiofrequência. Se após esses procedimentos houver persistência de dor intensa, a destruição dos gânglios da raiz dorsal e estimulação da medula espinhal podem ser consideradas. Não há evidências suficientes para indicar maior efetividade de um procedimento isolado, mas, pela facilidade de acesso, são mais utilizadas a toxina botulínica e a triancinolona subcutâneas.[17,18]

Acupuntura e eletroacupuntura no tratamento da neuralgia pós-herpética

Como a NPH é um tipo de dor neuropática de difícil manejo, portanto terapias não farmacológicas são opções para potencializar o tratamento farmacológico. Opções cirúrgicas não são aplicáveis a todos os pacientes e algumas medicações apresentam efeitos colaterais que impossibilitam seu uso. A acupuntura e a eletroacupuntura (EA) podem reduzir a intensidade da dor, aliviar a ansiedade e depressão e melhorar a qualidade de vida em pacientes com NPH. Além disso, a acupuntura e a EA possuem baixo custo e efeitos colaterais insignificantes.[19,20] A eletroacupuntura é frequentemente utilizada no tratamento da NPH, mostrando-se segura e eficaz. Alguns ensaios clínicos randomizados, metanálises e revisões sistemáticas indicam redução da intensidade da dor (inclusive a longo prazo) e potenciais efeitos em evitar a hiperalgesia,[17,19-21] mas as evidências atuais não são conclusivas, por limitações metodológicas significativas nos trabalhos, pelo número insuficiente de estudos e potencial viés de publicação.[22]

Segundo a Medicina Tradicional Chinesa (MTC), a NPH ocorre por estagnação de Qi e fatores patógenos tóxicos (o efeito inflamatório do vírus no nervo), estagnação de sangue, fogo e calor internos e obstrução dos meridianos acometidos. A acupuntura pode estimular a circulação de Qi, ativar o sangue e erradicar os patógenos, por meio de pontos Huatuojiaji – ExB2 – (dermátomos acometidos, acima e abaixo da lesão). Os pontos Jiaji estão localizados na topografia dos gânglios sensitivos dorsais.

Além da apresentação típica, a síndrome pode envolver o calor-umidade do meridiano do baço (lesões em membros inferiores) ou ocorrer devido ao fator patogênico vento nos meridianos do fígado e da vesícula biliar (lesões cervicais e faciais).

Dentre as abordagens utilizadas, o agulhamento simultâneo (ponto Ashi central e outra agulha à direita ou à esquerda da área de maior dor), a técnica de "circular o dragão", moxabustão nos pontos Jiaji, a ventosaterapia, a técnica do agulhamento quente (*fire-needling*) também são descritas no tratamento da NPH, além da abordagem de agulhamento tradicional conforme o padrão de desarmonia e a eletroacupuntura em alguns dos pontos selecionados.[19,23-25]

TABELA 20.1. Localização e indicação de acupontos para tratamento da NPH

Pontos de acupuntura	Localização	Indicação
Pontos Ashi	Pontos mais dolorosos no local da lesão	Dispersar estagnação de Qi e Xue
Huatojiaji (EX-B2)	Selecionados de acordo com os gânglios afetados. Estão a 0,5 *cun* bilateralmente à linha média posterior na região dorsal torácica e lombar	Dispersar Qi e Xue Dispersar patógenos
Pontos – Fenda (Xi)		
Waiqiu (GB36)	Na face lateral da perna, 7 *cun* acima da extremidade do maléolo lateral, na borda anterior da fíbula, ao nível de GB35	Pontos dolorosos localizados principalmente no trajeto do meridiano da vesícula biliar
Liangqiu (ST34)	Quando o joelho é flexionado, na face anterior da coxa, na linha conectando a espinha ilíaca anterossuperior e a borda lateral inferior da patela, 2 *cun* acima da patela	Pontos dolorosos localizados principalmente no trajeto do meridiano do estômago
Jinmen (BL63)	Na face lateral do pé, diretamente abaixo da borda anterior do maléolo externo, lateral à borda inferior do osso cuboide	Pontos dolorosos localizados principalmente no trajeto do meridiano da bexiga
Wenliu (LI7)	Com o cotovelo flexionado, o ponto está no lado radial dorsal do antebraço, 5 *cun* acima da dobra do pulso	Pontos dolorosos localizados principalmente no trajeto do meridiano do intestino grosso
Acupontos suplementares		
Xingjian (LR2)	No dorso do pé, proximal à margem da membrana entre os 1º e 2º dedos, na junção da pele vermelha e branca	Dispersar o calor estagnado do meridiano do fígado
Yinlingquan (SP9)	Na face medial da perna, na depressão da borda inferior do côndilo medial da tíbia	Dispersar calor úmido do meridiano do baço
Geshu (B17)	Nas costas, 1,5 *cun* lateral à borda inferior do processo espinhoso da 7ª vértebra torácica	Desobstrução de estase de sangue nos vasos
Sanyinjiao (SP6)	Na face medial da perna, 3 *cun* acima do maléolo medial, na a borda posterior da face medial da tíbia	Nutrir deficiência de Yin do fígado e rim

Fonte: Adaptada de Hu *et al.*, Efficacy of Electroacupuncture Therapy in Patients With Postherpetic Neuralgia: Study Protocol for a Multicentre, Randomized, Controlled, Assessor-Blinded Trial. Front Med (Lausanne). 2021 May 21;8:62479.

Conclusão

A neuralgia pós-herpética é um tipo de neuropatia de difícil controle, no qual o diagnóstico e tratamento precoces podem aliviar o sofrimento do paciente. Devem ser levadas em consideração, não somente o controle da dor, na escolha das diversas modalidades existentes, mas, também, o impacto nas atividades diárias, sono, bem-estar físico e psicológico, os efeitos adversos das terapias e a necessidade de tratamento prolongado.[26]

A acupuntura e a eletroacupuntura mostram-se eficazes tanto na redução da dor da NPH como na melhora da qualidade de vida do paciente. Mais estudos randomizados com amostras maiores e de maior qualidade metodológica são necessários para confirmar esses resultados.

Referências bibliográficas

1. Zhao Y, Ling DY, Zhang J, Wu Q, Zhang ZW, Wang ZY. Effectiveness of acupuncture therapy for postherpetic neuralgia: na umbrella review protocol. BMJ Open. 2021;11(5):e043064. Published 2021 May 21. doi:10.1136/bmjopen-2020-043064.

2. Johnson RW, Rice ASC. Clinical practice. postherpetic neuralgia. N Engl J Med 2014;371:1526–33. 10.1056/NEJMcp1403062.
3. Forbes HJ, Bhaskaran K, Thomas SL, et al. Quantification of risk factors for postherpetic neuralgia in herpes zoster patients: a cohort study. Neurology 2016;87:94-102. Doi 10.1212/WNL.0000000000002808
4. Kost RG, Straus SE. Postherpetic neuralgia - pathogenesis, treatment, and prevention. N Engl J Med 1996;335:32–42. Doi 10.1056/NEJM199607043350107.
5. Fashner J, Bell AL. Herpes zoster and postherpetic neuralgia: prevention and management. Am Fam Physician. 2011 Jun 15;83(12):1432-7. PMID: 21671543.
6. Muñoz-Quiles C, López-Lacort M, Orrico-Sánchez A, et al. Impact of postherpetic neuralgia: a six year population-based analysis on people aged 50 years or older. J Infect 2018;77:131– doi 10.1016/j.jinf.2018.04.004.
7. Oliveira CA, Castro APCR, Miyahira SA. Neuralgia pós-herpética. Rev dor 17 (suppl 1), 2016. Acess Apr 27, 2022. www.scielo.br/j/rdor/a/YFbPSkSpPKCMFp4krg3rvzr/?lang=pt.
8. Kidd BL, Urban LA. Mechanisms of inflammatory pain. Br J Anaesth. 2001;87(1):3-11.
9. Mayhew MS. Herpes Zoster and Postherpetic Neuralgia Therapy. J Clin Nurs. 2009 (5): 616-17. doi:10.1016/j.nurpra.2009.07.007.
10. Argoff CE. Review of current guidelines on the care of postherpetic neuralgia. Postgrad Med. 2011 Sep;123(5):134-42. doi: 10.3810/pgm.2011.09.2469. PMID: 21904096.
11. Wiffen PJ, Derry S, Moore RA, et al. Antiepileptic drugs for neuropathic pain and fibromyalgia—an overview of Cochrane reviews. Cochrane Database Syst Rev. 2013;(11):CD010567.
12. Johnson P, Becker L, Halpern R, Sweeney M. Real-world treatment of post-herpetic neuralgia with gabapentin or pregabalin. Clin Drug Investig. 2013;33(1):35-44.
13. Raja SN, Haythornthwaite JA, Pappagallo M, et al. Opioids versus antidepressants in postherpetic neuralgia: a randomized, placebo-controlled trial. Neurology. 2002;59(7):1015-1021.
14. Center of Diseases Control – Shingrix recommendations- updated in Jan 24, 2022, acess in April 13, 2022, in: https://www.cdc.gov/vaccines/ vpd/shingles/hcp/shingrix/recommendations.html
15. Keating GM. Shingles (herpes zoster) vaccine (zostavax®): a review of its use in the prevention of herpes zoster and postherpetic neuralgia in adults aged ≥ 50 years. Drugs. 2013 Jul;73(11):1227-44. doi: 10.1007/s40265-013-0088-1. PMID: 23839657.
16. Shingrix. Highlights of Prescribing Information, updated in Jul, 2021 – acess in April, 2022, in: https://gskpro.com/content/dam/global/hcpportal/en_US/Prescribing_Information/Shingrix/pdf/SHINGRIX.PDF
17. Lin CS, Lin YC, Lao HC, Chen CC. Interventional Treatments for Postherpetic Neuralgia: A Systematic Review. Pain Physician. 2019 May;22(3):209-228. PMID: 31151330.
18. Aggarwal A, Suresh V, Gupta B, Sonthalia S. Post-herpetic Neuralgia: A Systematic Review of Current Interventional Pain Management Strategies. J Cutan Aesthet Surg. 2020 Oct-Dec;13(4):265-274. doi: 10.4103/JCAS.JCAS_45_20. PMID: 33911406; PMCID: PMC8061658.
19. Hu H, Shen Y, Li X, Tian H, Li X, Li Y, Cheng Y, Wu L, Han D. Efficacy of Electroacupuncture Therapy in Patients With Postherpetic Neuralgia: Study Protocol for a Multicentre, Randomized, Controlled, Assessor-Blinded Trial. Front Med (Lausanne). 2021 May 21;8:624797. doi: 10.3389/fmed.2021.624797. PMID: 34095161; PMCID: PMC8175774.
20. Pei W, Zeng J, Lu L, Lin G, Ruan J. Is acupuncture an effective postherpetic neuralgia treatment? A systematic review and meta-analysis. J Pain Res. 2019 Jul 16;12:2155-2165. doi: 10.2147/JPR.S199950. PMID: 31410050; PMCID: PMC6643066.
21. Garrido-Suárez B, Garrido G, Menéndex A, Hernández-Arteaga M, Delgado-Hernández R. Combination of low frequency electroacupuncture plus subdissociative doses of ketamine in post-herpetic neuralgia patients. A pilot study. J Pharmacy Pharmacognosy Res. (2017) 5:381-93.

22. Liu Y, Zhang QA, Wu YY, Shi Y, Fang JQ, Han DX. Efficacy and safety of electroacupuncture for postherpetic neuralgia: a systematic review and meta- analysis. J Guangzhou University Traditional Chinese Med. (2020) 37:2472–80. doi: 10.13359/j.cnki.gzxbtcm.2020.12.036.
23. Avijgan M, Hajzargarbashi ST, Kamran A, Avijgan M. Postherpetic Neuralgia: Practical Experiences Return to Traditional Chinese Medicine. J Acupunct Meridian Stud. 2017 Jun;10(3):157-164. doi: 10.1016/j.jams.2017.02.003. Epub 2017 Feb 28. PMID: 28712474.
24. Zhou Q, Wei S, Zhu H, Hu Y, Liu Y, Yang H, Zeng S, Chai S, Li J, Tao M. Acupuncture and moxibustion combined with cupping for the treatment of post-herpetic neuralgia: A meta-analysis. Medicine (Baltimore). 2021 Aug 6;100(31):e26785. doi: 10.1097/MD.0000000000026785. PMID: 34397828; PMCID: PMC8341313.
25. Wu Q, Hu H, Han D, Gao H. Efficacy and Safety of Moxibustion for Postherpetic Neuralgia: A Systematic Review and Meta-Analysis. Front Neurol. 2021 Aug 26;12:676525. doi: 10.3389/fneur.2021.676525. PMID: 34512502; PMCID: PMC8427698.
26. Centre for Clinical Practice at NICE (UK). Neuropathic Pain: The Pharmacological Management of Neuropathic Pain in Adults in Non-specialist Settings [Internet]. London: National InExcellence, (UK); 2013 Nov. PMID: 25577930.

21

Neuropatia Periférica Induzida pela Quimioterapia

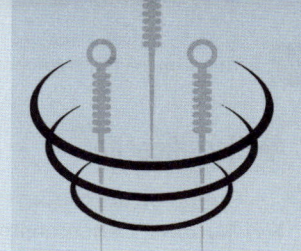

Eduardo Guilherme D'Alessandro
Helio Widson Alves Pinheiro

Introdução

A neuropatia periférica induzida por quimioterapia (NPIQ) é um efeito colateral de diversos quimioterápicos e suas consequências são, por vezes, incapacitantes. Frequentemente, o aparecimento de indícios de lesão nervosa periférica faz com que o tratamento seja modificado, por vezes, pela diminuição de velocidade de infusão, por outras com redução de doses e até permuta de agente quimioterápico. Tais modificações podem fazer com que o tratamento efetuado seja "subótimo" prejudicando o resultado final da terapêutica anti-câncer.[1]

A fisiopatologia dessa entidade é pouco conhecida, o que interfere na busca por mecanismos de prevenção e tratamento. Os sintomas são geralmente restritos a quadros sensoriais, porém quadros mais severos com acometimento motor e autonômico podem ocorrer. Estudos de condução nervosa geralmente identificam lesão sensorial axonal com redução da amplitude de potenciais de ação em nervos sensoriais. Assim como na dor neuropática, os sintomas podem estar presentes independentemente de estímulos externos.[2]

Características que podem diferenciar esse quadro de neuropatia de outros é a sua associação com quimioterapia, o envolvimento simétrico bilateral, a progressão de distal a proximal no padrão "luvas e botas", e severidade conforme a dose de quimioterapia.[3]

Os sintomas relacionados a essa entidade podem incluir:

- **Sintomas sensoriais:** dormência, formigamento, dor ou simplesmente "desconforto". A princípio nas mãos e pés, eventualmente com acometimento de antebraços, braços, pernas e coxas.
- **Sintomas motores:** dores articulares, cãibras musculares, fraqueza muscular, distúrbios de marcha.
- **Sintomas auditivos:** hipoacusia, *tinnitus*.
- **Sintomas funcionais:** dificuldade em lidar com botões (roupas, aparelhos eletrônicos), perda de sensibilidade discriminatória na lida com objetos pequenos.

Classificação

O grau de acometimento pode ser qualificado de diversos modos, um dos mais utilizados é o National Cancer Institute Common Toxicity Criteria (NCI-CTC) que gradua a neuropatia sensorial em cinco estágios:

- Grau zero (0) = normal.
- Grau um (1) = perda de reflexos de tendões profundos, parestesias (incluindo formigamento) porém sem interferir com a funcionalidade.
- Grau dois (2) = perda de sensibilidade ou parestesia que interfere com a funcionalidade, porém não afeta atividades da vida diária (AVDs).
- Grau três (3) = perda de sensibilidade ou parestesia que afeta as AVDs.
- Grau quatro (4) = lesão sensorial que provoca incapacidade.

Prevalência

Segundo metanálise, que reuniu 31 estudos, com 4.179 indivíduos estima-se que a prevalência de NPIQ seja de até 68,1% (IC 95% 57,7-78,4) no primeiro mês após o término da quimioterapia, 60% (36,4-81,6) após três meses e 30% (6,4-53,5) com seis meses ou mais de término de tratamento.[1]

A presença do distúrbio está fortemente relacionada ao tipo de quimioterápico utilizado, o que acaba por gerar uma associação com o tipo de tumor, pois os quimioterápicos são selecionados conforme o tipo de neoplasia a ser tratada. Os agentes quimioterápicos mais frequentemente implicados na ocorrência de neuropatia são as platinas (cisplatina e oxaliplatina), o paclitaxel, a vincristina, a talidomida e o bortezomibe.

A mesma metanálise mostrou acentuada heterogeneidade na população de pacientes com NPIQ o que poderia ser explicado, ao menos em parte, por diferentes etiopatogenias conforme o tipo de quimioterapia, infelizmente, até o momento, os estudos não focaram em grupos de indivíduos cujo quadro derivou de um só tipo de quimioterápico, o que contribuiria para a elucidação desse quesito.

Fatores de risco

O elemento mais bem identificado no aparecimento da neuropatia periférica induzida por quimioterapia é a ocorrência de alterações de sensibilidade durante o período de tratamento quimioterápico. Quadros de exacerbação álgica e hiperexcitabilidade neuronal são bem caracterizados e compatíveis com o entendimento da fisiopatologia de outros quadros de neuropatia periférica induzidos por alterações metabólicas e doenças sistêmicas em que a hiperexcitabilidade axonal e a sensibilização de nociceptores são implicadas.

Outros fatores de risco já identificados incluem o tabagismo, a presença prévia de quadro de neuropatia e a insuficiência renal, estudos buscando correlacionar fatores genéticos à uma maior propensão ao quadro ainda não atingiram uma uniformidade nos métodos utilizados impedindo que inferências sejam feitas.[1]

Impacto na capacidade laboral

As neoplasias, geralmente, acometem um grupo populacional que se encontra em plena atividade laboral e o tratamento visa não só diminuir a mortalidade como também permitir que os indivíduos retornem às suas atividades habituais.

A ocorrência de NPIQ influencia de modo considerável a capacidade de retornar ao trabalho. Estudo focado em sobreviventes de câncer de mama identificou que a presença de sintomas de neuropatia é associada a menor capacidade laboral já no primeiro mês após tratamento e que essa limitação pode se manter por ao menos um ano após.[4]

Aparentemente, a incapacidade está relacionada não somente à intensidade dos sintomas, mas também à quantidade de sintomas reportados. A combinação de dois sintomas acometendo as mãos, dois sintomas acometendo os pés ou então a combinação de sintomas auditivos com alterações sensoriais nas mãos é preditiva de limitações nas habilidades laborais.

Felizmente, após um ano de instalação da neuropatia seu impacto na capacidade laboral mostra uma diminuição, com 90% dos pacientes referindo que sentem-se "razoavelmente" capazes de retornar ao trabalho apesar da contínua presença de sintomas. Tal mudança pode estar relacionada tanto ao desenvolvimento de maior tolerância frente aos sintomas quanto à adaptação dos indivíduos à sua nova realidade com o desenvolvimento de estratégias para lidar com as limitações.

Prevenção e tratamento

Sobre a prevenção não há consenso sobre a efetividade de nenhum agente ou protocolo que possa evitar a ocorrência da NPIQ, há, no entanto, consenso sobre o que não deve ser oferecido nesse contexto:

Acetil-L-carnitina (ALC) • Amifostina • Amitriptilina • CaMg em vigência de oxaliplatina • Dietilditiocarbamato (DDTC) • Glutationa (GSH) em vigência de paclitaxel/carboplatina • Nimodipina • Org 2766 • Ácidos trans-retinóicos • rhuLIF • Vitamina E.

Farmacológico

Segundo guideline publicado pela sociedade de oncologia clínica americana (ASCO) o único agente que apresenta efetividade estabelecida na literatura é a **duloxetina** os demais agentes podem ser utilizados com base em sua efetividade em outros quadros de neuropatia, porém, não há estudos que comprovem sua validade no contexto específico da neuropatia induzida por quimioterapia.[3,6]

Podem ser opções à duloxetina:

- Antidepressivos tricíclicos (p. ex.: nortriptilina).
- Gabapentina.
- Agente tópico em gel contendo: baclofeno (10 mg), amitriptilina (40 mg) e cetamina (20 mg).

Métodos físicos

Scrambler therapy

Recentemente, há uma nova opção para quadros dolorosos de neuropatia por meio da chamada *scrambler therapy* que se utiliza de princípios de eletroanalgesia.

A teoria postulada por seu desenvolvedor é que o aparelho denominado *scrambler* alivia a dor, ao fornecer estímulos não dolorosos, por meio de nervos cutâneos que bloqueiam o efeito da informação sobre a dor, aproveitando-se, assim, do fenômeno de neuroplasticidade transformando a interpretação dos estímulos.[5,6]

O aparelho sintetiza 16 diferentes tipos de potenciais de ação semelhantes aos endógenos, agrupa-os em sequências e usa algoritmos para determinar uma eletroestimulação cutânea específica para cada paciente para reduzir a dor.

Usualmente, a intensidade da corrente elétrica é aumentada ao nível máximo que não provoca desconforto ao paciente e uma vez obtida a analgesia os estímulos são mantidos por 45 minutos em sessões repetidas diariamente por 10 dias.

Essa terapia ainda não se encontra disponível no Brasil, porém, já possui registro nos Estados Unidos e pesquisas iniciais indicam excelente tolerabilidade, baixo perfil de efeitos colaterais e alta efetividade no controle da dor neuropática.[7]

Acupuntura

A acupuntura tem sido utilizada como uma opção de tratamento minimamente invasivo, eficaz e seguro para vários sintomas relacionados ao câncer e ao tratamento antineoplásico (náusea e vômitos, fadiga, dispneia, dor etc.),[8-11] e o seu uso na NPIQ vem mostrando resultados promissores com evidências demonstrando que esse método terapêutico é significativamente eficaz e seguro no seu tratamento, reduzindo os scores de dor e trazendo ganho na funcionalidade dos pacientes.[12,13]

Apesar de pouco elucidada, acredita-se que a fisiopatologia da NPIQ ocorra por meio do estresse oxidativo dentro dos neurônios, desequilíbrio da homeostase intracelular do cálcio levando a degeneração axonal e neuroinflamação.[14] A neuroinflamação pode ser um dos mecanismos alvo da ação da acupuntura, que vem demonstrando ter um efeito anti-inflamatório, modulando citocinas e levando a aumento do peptídeo relacionado ao gene da calcitonina,[15] sendo possível que a acupuntura possa melhorar os sintomas da NPIQ por meio da redução da neuroinflamação, além disso pode reduzir a dor por inibição da ciclooxigenase-2,[16] liberação de opioides endógenos,[17,18] e modulação do controle inibitório difuso da dor,[17,19] podendo atuar por meio de uma combinação desses mecanismos.

Alguns estudos randomizados controlados sobre a ação da acupuntura e da eletroacupuntura na polineuropatia diabética e na síndrome do túnel do carpo, foram realizados. Exames neurofisiológicos encontraram melhora em várias medidas dos nervos motores (onda M, velocidade de condução motora e da latência motora distal), no entanto, nos parâmetros sensitivos foi observada mudanças limitadas à melhora da velocidade de condução sensitiva em relação ao grupo controle.[20] Recente metanálise publicada em 2019, avaliou a eficácia da acupuntura na NPIQ e conclui que a acupuntura pode reduzir a dor e melhorar a qualidade de vida.[21]

Para obtenção da melhor resposta ao tratamento por acupuntura é necessária uma seleção de pontos adequada a cada caso, idealmente personalizada e baseada nos fundamentos da MTC com base no padrão de desarmonia de cada paciente. Tal tipo de abordagem gera muitas variáveis que dificultam o desenho de ensaios clínicos que demandam padronização. Assim, a maioria dos estudos utiliza-se de generalizações e padronizações com base em meridianos mais frequentemente acometidos ou então critérios neuroanatômicos e funcionais.

Mesmo com as padronizações realizadas pelos estudos, observamos que a escolha dos pontos apresenta considerável variabilidade nos estudos randomizados controlados. No entanto, notamos consenso em diversos trabalhos revisados sobre a escolha de alguns pontos de acupuntura localizados nos meridianos do baço (SP6, SP10) e do fígado (LR4, LR11). Outro ponto importante, o ST36 (ZuSanLi), é famoso por aumentar a imunidade geral e vitalidade,[21] e foi aplicado consistentemente entre os estudos avaliados.

A seguir, a Tabela 21.1 com sugestão de esquema de pontos de acordo com a literatura revisada.

TABELA 21.1. Pontos de acupuntura na dor neuropática pós-quimioterapia

Pontos consensuais[21]	SP6, SP10, LR4, LR11, ST36
Pontos opcionais[21]	GB34, SI3, LR3, Ex-Huatuojiaji*
Pontos locais[21]	Ex-UE9 (Baxie), Ex-LE10 (Bafeng), Ex-LE12 (Qiduan)
Eletroestimulação DD 2/10 Hz 30 min[22]	TE5, Ex-UE9 (Baxie), SP6, LR3

*Nos níveis dos dermátomos acometidos.
Fonte: Autoria própria.

Não existe prescrição definitiva de pontos, sendo algo muito variável e foco de discussão para modelagem e padronização de ensaios clínicos, mas de modo importante é valido salientar que alguns artigos também discutem se o "De Qi" não é menos importante que os pontos de acupuntura selecionados.[23]

Quanto à frequência e duração do tratamento não há consenso entre os trabalhos avaliados existindo certa variabilidade nesses parâmetros, porém, a maioria dos estudos não ultrapassa 20 sessões no total. Levando isso em conta e dentro de um contexto prático assistencial e de disponibilidade de recursos é coerente a indicação de até duas sessões semanais chegando no mínimo a 10 até 20 aplicações, sendo prudente uma reavaliação do paciente ao término de 10 sessões para se avaliar os resultados obtidos e a validade da continuação do tratamento por mais 10 sessões.

Considerando a segurança e a falta de efeitos adversos graves associados à acupuntura e a falta de um tratamento definitivo e eficaz para NPIQ, a acupuntura pode ser considerada para o seu tratamento.

Referências bibliográficas

1. Seretny M, Currie GL, Sena ES, Ramnarine S, Grant R, Macleod MR, et al. Incidence, prevalence, and predictors of chemotherapy-induced peripheral neuropathy: A systematic review and meta-analysis. Pain [Internet]. 2014;155(12):2461-70. Available from: http://dx.doi.org/10.1016/j.pain.2014.09.020.
2. Szok D, Tajti J, Nyári A, Vécsei L. Therapeutic Approaches for Peripheral and Central Neuropathic Pain. Behav Neurol. 2019;2019.
3. Hershman DL, Lacchetti C, Dworkin RH, Lavoie Smith EM, Bleeker J, Cavaletti G, et al. Prevention and management of chemotherapy-induced peripheral neuropathy in survivors of adult cancers: American society of clinical oncology clinical practice guideline. J Clin Oncol. 2014;32(18):1941-67.
4. Zanville NR, Nudelman KNH, Smith DJ, Von Ah D, McDonald BC, Champion VL, et al. Evaluating the impact of chemotherapy-induced peripheral neuropathy symptoms (CIPN-sx) on perceived ability to work in breast cancer survivors during the first year post-treatment. Support Care Cancer [Internet]. 2016;24(11):4779-89. Available from: http://dx.doi.org/10.1007/s00520-016-3329-5.
5. Marineo G, Iorno V, Gandini C, Moschini V, Smith TJ. Scrambler therapy may relieve chronic neuropathic pain more effectively than guideline-based drug management: Results of a pilot, randomized, controlled trial. J Pain Symptom Manage [Internet]. 2012;43(1):87-95. Available from: http://dx.doi.org/10.1016/j.jpainsymman.2011.03.015.
6. AL-Atiyyat N, Obaid A. Management of peripheral neuropathy induced by chemotherapy in adults with cancer: A Review. International Journal of Palliative Nursing. 2017;23(1):13-7.

7. Rezende LF de, Vilas Boas VF, Carvalho RL, Lenzi J. Scrambler Therapy no Controle da Dor Oncológica Crônica: Revisão Integrativa da Literatura. Rev Bras Cancerol [Internet]. 2022 Mar 11;68(1):1-6. Available from: https://doi.org/10.32635/2176-9745.RBC.2022v68n1.1656.
8. J. Shen, N. Wenger, J. Glaspy et al., "Electroacupuncture for control of myeloablative chemotherapy-induced emesis," JAMA, vol. 284, no. 21, pp. 2755-2761, 2000.
9. A. J. Vickers, D. J. Straus, B. Fearon, and B. R. Cassileth, "Acupuncture for postchemotherapy fatigue: a phase II study," Journal of Clinical Oncology, vol. 22, no. 9, pp. 1731-1735, 2004.
10. A. Molassiotis, P. Sylt, and H. Diggins, ",e management of cancer-related fatigue after chemotherapy with acupuncture and acupressure: a randomised controlled trial," Complementary ?erapies in Medicine, vol. 15, no. 4, pp. 228-237, 2007.
11. H. Y. Chiu, Y. J. Hsieh, and P. S. Tsai, "Systematic review and meta-analysis of acupuncture to reduce cancer-related pain," European Journal of Cancer Care, vol. 26, no. 2, 2017.
12. Somayeh Iravani, Amir Hooman Kazemi Motlagh, Seyede Zahra Emami Razavi, Farhad Shahi, Jing Wang, Li Hou, Wenjun Sun, Mohammad Reza Afshari Fard, Mahdi Aghili, Mehrdad Karimi, Hossein Rezaeizadeh, Baixiao Zhao, "Effectiveness of Acupuncture Treatment on Chemotherapy-Induced Peripheral Neuropathy: A Pilot, Randomized, Assessor-Blinded, Controlled Trial", Pain Research and Management, vol. 2020, Article ID 2504674, 11 pages, 2020. https://doi.org/10.1155/2020/2504674.
13. Chien TJ, Liu CY, Fang CJ, Kuo CY. The Efficacy of Acupuncture in Chemotherapy-Induced Peripheral Neuropathy: Systematic Review and Meta-Analysis. Integr Cancer Ther. 2019 Jan--Dec;18:1534735419886662. doi: 10.1177/1534735419886662. PMID: 31833790; PMCID: PMC7242803.
14. Starobova H, Vetter I. Pathophysiology of chemotherapy induced peripheral neuropathy. Front Mol Neurosci 2017;10:17.
15. Greenlee H, Crew KD, Capodice J, et al. Randomized sham controlled pilot trial of weekly electro--acupuncture for the prevention of taxane-induced peripheral neuropathy in women with early stage breast cancer. Breast Cancer Res Treat 2016;156:453-64.
16. Lau WK, Chan WK, Zhang JL, Yung KK, Zhang HQ. Electroacupuncture inhibits cyclooxygenase-2 up-regulation in rat spinal cord after spinal nerve ligation. Neuroscience 2008;155:463-8.
17. Lin JG, Chen WL. Acupuncture analgesia: a review of its mechanisms of actions. Am J Chin Med 2008;36:635-45.
18. Kim JH, Min BI, Na HS, Park DS. Relieving effects of electroacupuncture on mechanical allodynia in neuropathic pain model of inferior caudal trunk injury in rat: mediation by spinal opioid receptors. Brain Res 2004;998:230-6.
19. Dong ZQ, Xie H, Ma F, Li WM, Wang YQ, Wu GC. Effects of electroacupuncture on expression of somatostatin and pre prosomatostatin mrna in dorsal root ganglions and spinal dorsal horn in neuropathic pain rats. Neurosci Lett 2005;385:189-94.
20. Dimitrova, A., Murchison, C., & Oken, B. (2017). Acupuncture for the Treatment of Peripheral Neuropathy: A Systematic Review and Meta-Analysis. Journal of alternative and complementary medicine (New York, N.Y.), 23(3), 164-179. https://doi.org/10.1089/acm.2016.0155.
21. Chien TJ, Liu CY, Fang CJ, Kuo CY. The Efficacy of Acupuncture in Chemotherapy-Induced Peripheral Neuropathy: Systematic Review and Meta-Analysis. Integr Cancer Ther. 2019 Jan--Dec;18:1534735419886662. doi: 10.1177/1534735419886662. PMID: 31833790; PMCID: PMC7242803.
22. Lu, W., Giobbie-Hurder, A., Freedman, R. A., Shin, I. H., Lin, N. U., Partridge, A. H., Rosenthal, D. S., & Ligibel, J. A. (2020). Acupuncture for Chemotherapy-Induced Peripheral Neuropathy in Breast Cancer Survivors: A Randomized Controlled Pilot Trial. The oncologist, 25(4), 310-318. https://doi.org/10.1634/theoncologist.2019-0489.
23. Yang XY, Shi GX, Li QQ, Zhang ZH, Xu Q, Liu CZ. Characterization of deqi sensation and acupuncture effect. Evid Based Complement Alternat Med. 2013;2013:319734. doi:10.1155/2013/319734.

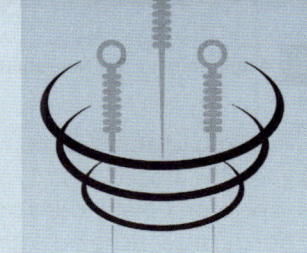

Acupuntura na Neuropatia Pós-Operatória

22

Luciano Ricardo Curuci de Souza
Lucília de Brito Tavares

Introdução

A dor pós-operatória é aquela que surge ou tem sua intensidade aumentada após um procedimento cirúrgico e se estende além do processo de cicatrização, com características de cronificação se persistir por mais de três meses. A localização da dor deve ser restrita à área da cirurgia ou no território de inervação do nervo nessa região ou referida em um dermátomo. Outras causas de dor como infecção, patologias preexistentes, complicações pós-operatórias e malignidade devem ser avaliadas e descartadas.[1]

A dor crônica pós-operatória resulta de um processo inflamatório contínuo e mais frequentemente de um componente neuropático devido à lesão de nervos periféricos principais durante uma cirurgia. Outros mecanismos envolvidos como sensibilização central, anormalidades sensoriais ou a associação desses fatores, constituem uma das principais causas de dor persistente pós-cirúrgica.[2]

O controle da dor neuropática aguda após cirurgia permanece um desafio, pois muitas vezes, o diagnóstico não é elucidado adequadamente e a gravidade desse tipo de dor é subestimada. Esses pacientes apresentam distúrbios do sono, piora da função física e consequente degradação na qualidade de vida.[1,3,4]

Certos procedimentos cirúrgicos têm maior probabilidade de desenvolver dor neuropática no pós-operatório, como as amputações de membros, cirurgias torácicas, artroscopias de joelho, mastectomia e herniorrafia.

A dor no membro fantasma é caracterizada por um fenômeno sensorial desagradável na parte do corpo ausente, que surge após uma amputação cirúrgica de algum membro ou partes dele, ou até mesmo em outras regiões como mama, língua, genitália, reto, órgãos internos e olho. Pode ocorrer no coto (ao redor da cicatriz cirúrgica) ou percebida no membro amputado (dor no membro fantasma). Esse tipo de dor, frequentemente tem características neuropáticas e sua intensidade é maior em pacientes que já apresentavam dor intensa antes da amputação.[7,10]

Cirurgias torácicas como toracotomia e cirurgia toracoscópica por vídeo assistida são alguns dos procedimentos com maior probabilidade de desenvolvimento de dor crônica pós-operatória. Nem todos os pacientes que são submetidos a esse tipo de cirurgia apresentam dor persistente no pós-operatório, apesar da lesão em tecidos e nervos. Um em cada quatro pacientes que realizam esses procedimentos evolui para dor persistente no pós-operatório e um terço desses desenvolvem dor neuropática.

Na artroscopia de joelho, a lesão nervosa pode envolver ramos infrapatelares do nervo safeno, nervo cutâneo femoral lateral (borda medial da patela), ramos cutâneos anteriores do nervo femoral, nervo fibular comum e/ou nervo tibial posterior. A possibilidade de lesão nervosa vai depender do tipo de abordagem cirúrgica.[6]

A dor persistente após mastectomia é uma complicação cirúrgica considerável e debilitante com envolvimento neuropático significativo. A síndrome da dor pós-mastectomia (anteriormente denominada de síndrome do aprisionamento do nervo intercostobraquial) é definida como dor crônica persistente com duração mínima de três meses, relacionada ao câncer de mama. Cursa com dor em queimação, sensação de entorpecimento no tórax, axila e extremidade superior homolateral.[11,12]

A dor pós-herniorrafia ocorre na região inguinal ipsilateral à cirurgia, com sensação de dor ou parestesia, podendo irradiar-se para genitália e coxa. A dor neuropática, nesses casos, está relacionada à lesão dos nervos ilioinguinal, ílio-hipogástrico e genitofemoral, relação com o tecido cicatricial ou até mesmo na formação de um neuroma e costuma ser incapacitante.[13]

Importância do diagnóstico

A identificação precoce da dor neuropática é fundamental, pois há maior probabilidade de aliviar a dor, uma vez que esse tipo de quadro não responde a analgésicos comuns e necessita de abordagens terapêuticas específicas.[1,6]

Alguns ensaios clínicos foram realizados para tentar prever a gravidade da dor no pós-operatório correlacionando um teste de estimulação nociceptiva antes da cirurgia e intensidade da dor após o procedimento cirúrgico, com a finalidade de identificar indivíduos com maior probabilidade de responder mal à dor pós-cirúrgica. Isso é importante, pois pacientes que apresentam tais riscos podem se beneficiar de abordagens preventivas. No entanto, mais estudos devem ser realizados para validação de protocolos para esse fim.[2]

Dados epidemiológicos

A prevalência da dor neuropática pós-operatória na população mundial é em torno de 2% a 3%.[9]

Cerca de 10% a 50% dos pacientes que são submetidos a cirurgias como herniorrafia inguinal, amputação de membro inferior, cirurgia de mama, toracotomia e revascularização do miocárdio evoluem para dor persistente, e desses, 2% a 10% podem cursar com dor crônica grave. A dor neuropática iatrogênica é considerada como o principal fator para a dor pós-operatória a longo prazo.[2]

Cirurgias torácicas como toracotomia e cirurgia toracoscópica são considerados procedimentos de risco para a evolução da dor crônica pós-operatória devido à possibilidade de lesão no nervo intercostal. A prevalência de dor crônica após cirurgia torácica varia em torno de 14% a 83% e esse mesmo tipo de dor com componente neuropático gira em torno de 22% a 66%. Peng *et al.* constataram que a presença de dreno torácico por mais de quatro dias foi um fator predominante para o desenvolvimento de dor crônica com componente neuropático.[4]

A Tabela 22.1 demonstra a incidência da dor crônica pós-operatória com características neuropáticas de acordo com o tipo de cirurgia.

TABELA 22.1. Incidência de dor crônica neuropática pós-operatória

Tipo de cirurgia	Incidência
Amputação	80%
Artroplastia de joelho	6%
Artroplastia de quadril	1%-2%
Cirurgia abdominal (intestino e colorretal)	Não reportado
Cirurgias dentárias	Não reportado
Colecistectomia	Não reportado
Craniotomia	Não reportado
Esternotomia	Não reportado
Herniotomia inguinal	80%
Mastectomia	65%
Parto cesárea	50%
Ressecção de melanoma	Não reportado
Toracotomia	45%
Vasectomia	Não reportado

Fonte: S.A. Schug *et al.* The IASP Taskforce for the Classification of Chronic Pain. The IASP classification of chronic pain for ICD-11: chronic postsurgical or posttraumatic pain. January 2019·Volume 160 p.46.

Fatores de risco

É importante salientar que nem todos os pacientes desenvolvem dor crônica com componente neuropático. No entanto, alguns fatores de risco predispõem ao desenvolvimento da dor neuropática pós-operatória.[2]

A dor crônica pré-cirúrgica pode estar relacionada ao desenvolvimento de dor neuropática crônica. Estudos demonstraram que pacientes com dor intensa em membros pré-amputação apresentaram dor no membro fantasma mais acentuada e persistente do que em amputados que referiam dor de menor intensidade antes da amputação. Outros estudos evidenciaram correlação entre intensidade da dor aguda pós-operatória e progressão para dor crônica após cirurgias como toracotomia, correção de hérnia inguinal e mama. No entanto, esse tipo de associação ainda não está bem esclarecido.[2]

Outro fator de risco é a própria suscetibilidade genética de cada indivíduo, a lesão nos nervos é um dos mecanismos causadores de dor pós-operatória. Essa lesão leva a um recrutamento de células imunes promovendo um processo inflamatório prolongado durante a fase aguda.[5]

Estudos de pacientes pós-mastectomia, com foco na dor neuropática demonstraram correlações entre dor mamária persistente e variações no receptor interleucina-1, tipo 2*IL1R2*, interleucina-10, *IL10*, e receptor purinérgico 7 (*P2RX7*).[5]

Outras variantes genéticas têm sido envolvidas diretamente na neurotransmissão, e também foram identificadas como fatores de risco para dor pós-operatória persistente, como o receptor μ-opioide, subunidades do canal de potássio dependentes de voltagem e outras.[5]

Estudos recentes sobre teorias para o desenvolvimento da dor crônica, consideram que a dor resulta de uma relação entre aspectos biológicos e psicológicos. Alguns fatores psicossociais como catastrofizão, medo da dor no pós-operatório, ansiedade antes da cirurgia, pessimismo excessivo contribuíram para um efeito negativo na percepção da dor no pós-operatório.[2]

Se levarmos em consideração a idade, verificamos que pacientes mais jovens têm maior probabilidade de desenvolver dor crônica com componente neuropático. Pacientes do sexo feminino têm dor mais intensa no pós-operatório do que pacientes do sexo masculino. A presença de algumas comorbidades como diabetes e artrite reumatoide também podem contribuir para maior gravidade da dor pós-cirúrgica.[2,4]

Fisiopatologia

Diferentemente da plasticidade induzida por um processo inflamatório, lesões em nervos periféricos podem ocasionar plasticidade mal adaptativa persistente. Há danos nos neurônios primários sensitivos e neurônios adjacentes não lesados iniciam disparos espontâneos de potenciais de ação devido a alterações na expressão de canais de sódio. Essa atividade propicia o aparecimento de dor espontânea, induz a sensibilização central, acentua a sensibilidade à dor causando alodinia ao toque. Há ainda modificações na expressão de transmissores e receptores sinápticos e vários genes capazes de modificar a transmissão e a resposta. Além disso, há uma regulação positiva na subunidade $\alpha 2\delta$ de voltagem, sítio de ligação da pregabalina e gabapentina, também relacionado com a sensibilização central provocada por lesão nervosa.[2]

Lesões em nervos periféricos implicam ainda em respostas neuro imunes. Quando um axônio é lesionado há degeneração da sua extremidade distal sendo absorvida por células inflamatórias. Com isso, substâncias envolvidas na sinalização de dor como, o fator de necrose tumoral alfa (TNF-α) são liberadas e atuam nos axônios para intensificar a atividade ectópica. A micróglia, células similares aos macrófagos centrais, é ativada intensamente na medula espinhal agindo diretamente nos neurônios do corno dorsal causando hipersensibilidade à dor.[2]

Há ainda alteração nas funções dos neurônios provocadas por variações na expressão gênica podendo ter duração relevante, porém algumas dessas modificações podem ser irreversíveis.[2]

Se a via de comunicação do axônio com o alvo não for restabelecida após dano ao nervo periférico, pequenos neurônios nociceptivos sensoriais e axônios não mielinizados morrem e uma alteração definitiva é percebida no fluxo sensorial para o sistema nervoso central com modificações no circuito sináptico e conectividade na medula espinhal. Neurônios sofrem apoptose no corno dorsal, incluindo interneurônios inibitórios que provocam redução e possível irreversibilidade na transmissão inibitória segmentar local no corno dorsal da medula. Essas alterações, além de ocorrer na medula espinhal, acontecem também em topografia funcional do córtex, com perda da substância cinzenta cortical. Há modificações nas conexões entre o cérebro e medula espinhal em razão do aumento das vias descendentes e redução das vias inibitórias.[2]

Diagnóstico

A diferenciação entre dor neuropática e não neuropática é fundamental para planejar opções eficazes de tratamento. O tratamento precoce é essencial para um melhor controle da dor.

Não há um teste, exame específico ou método diagnóstico para identificar precisamente a presença de dor neuropática, no entanto, para a investigação desse tipo de dor deve-se considerar a presença de todos os fatores a seguir: dor em região neuroanatômica correspondente a uma área de inervação central ou periférica; história pregressa de cirurgia, com possibilidade de lesão nervosa e relacionada à dor; algum grau de déficit sensorial na zona dolorosa e constatação de uma lesão ou patologia por análise específica, por meio de uma evidência cirúrgica, exames de imagem, biópsia e neurofisiologia clínica.

Após anamnese e exame físico detalhados devem-se identificar padrões inerentes à dor, como por exemplo: dor espontânea ou provocada por estímulos (alterações de temperatura ou toque) que podem aparecer conjuntamente ou de maneira isolada; relato de sensações de queimação, choque elétrico e/ou percepção de sensação de frio dolorosa. Há ainda outros tipos de sensações anormais percebidas por esses pacientes como: disestesia, parestesia, prurido e adormecimento na região. O exame neurológico deve incluir testes para verificar se há alodinia, perda de sensibilidade ao toque, frio, calor, picada de agulha, e hiperalgesia. Há vários tipos de questionários validados disponíveis para a triagem da dor neuropática. O questionário DN4 é uma ferramenta simples, de fácil e rápida execução e contempla todos os aspectos descritos anteriormente. Pode ser usado de rotina para auxiliar no diagnóstico de dor neuropática. Escores acima de 4/10 sugerem a presença de dor neuropática, com 82,9% de sensibilidade e 89,9% de especificidade. A zona de dor deve estar relacionada à lesão ou doença no sistema nervoso somatossensorial e a presença de sinais indicativos de distúrbios sensoriais na região da dor contribui para o esclarecimento do diagnóstico.[2,6,8]

Tratamento

Medidas preemptivas

A dor pós-operatória persistente resulta, frequentemente, de lesões no sistema nervoso periférico durante procedimentos cirúrgicos, conferindo caráter neuropático à dor.[10]

Alguns tipos de intervenções analgésicas realizadas de maneira preventiva possibilitam uma resposta efetiva no controle da dor pós-operatória ou diminuição no uso de analgésicos, especialmente opioides e consequentemente seus efeitos indesejáveis (náuseas, vômitos, prurido e sedação). Além de promoverem alívio da dor, as intervenções analgésicas possuem efeitos adversos mínimos e proporcionam uma melhor recuperação. É o caso da analgesia peridural contínua em cirurgias torácicas e abdominais de grande porte, que permite um melhor retorno da função intestinal, com diminuição da morbidade e até mesmo da mortalidade. Os bloqueios guiados por ultrassom aumentam as chances de sucesso.[7]

Evidências sugerem que a analgesia adequada na fase inicial da cirurgia pode promover redução significativa da dor no pós-operatório. A seguir, algumas medidas que podem auxiliar no controle da dor pós-operatória.[10]

Analgesia peridural antes de cirurgias torácicas e que se prolonga durante e após esse procedimento diminui consideravelmente o desenvolvimento de dor. Pacientes submetidos à ressecção de cólon apresentam redução da dor no pós-operatório com analgesia peridural contínua.

A infiltração na ferida cirúrgica com anestésico local diminui a dor persistente em pacientes submetidos à ressecção de tumor cerebral. Já o bloqueio do nervo periespinhal antes, durante e após a mastectomia reduz a dor persistente no período pós-cirúrgico. E a cetamina sendo utilizada em alguns tipos de intervenções analgésicas e provavelmente ligantes da subunidade $\alpha 2\delta$ do canal de cálcio (pregabalina e gabapentina) previne o aparecimento de dor pós-operatória persistente.[10]

Estudos demonstraram diminuição significativa da dor crônica com características neuropáticas, após cirurgia de mama, com a administração perioperatória de venlafaxina, gabapentina com mexiletina, mistura eutética de anestésicos locais (EMLA) e uma associação de gabapentina e EMLA.[1,2,10]

Tratamento farmacológico

A dor pós-cirúrgica persistente, uma vez instalada, deve ser diferenciada entre neuropática e não neuropática, principalmente para uma abordagem terapêutica eficiente, pois a dor neuropática pós-operatória é negligenciada ou tem sua gravidade subestimada com frequência. Esse tipo de dor necessita de um tratamento neuroprotetor, e por não apresentar respostas a analgésicos comuns, o uso de terapias combinadas para atuar tanto no nervo lesado quanto nas alterações neuroplásticas ocorridas no sistema nervoso central está recomendado.[1,2]

As medicações consideradas de primeira linha para o tratamento sistêmico da dor neuropática pós-operatória são os anticonvulsivantes gabapentinoides e os antidepressivos. A classe de medicamentos deve ser indicada considerando perfil de segurança, comorbidades, situação do paciente e preço. Os anticonvulsivantes (gabapentina e pregabalina) podem melhorar a qualidade do sono e a pregabalina também pode estar indicada para auxiliar em casos de transtorno de ansiedade.[6]

O tratamento farmacológico inclui anticonvulsivantes, antidepressivos, bloqueadores de NMDA, opioides e agentes tópicos. Além do tratamento medicamentoso, está indicada a associação com psicoterapia e reabilitação adequada. Nos pacientes com dor persistente não responsivos à farmacoterapia pode-se integrar intervenções para o controle da dor.[10]

O tratamento tópico com adesivos de lidocaína está recomendado para dor neuropática localizada, em diretrizes internacionais, principalmente em cirurgias de joelho. Adesivos de capsaicina de alta concentração, também podem ser considerados como opções terapêuticas quando os métodos convencionais não possibilitarem um controle álgico desejado em dores neuropáticas periféricas. Injeções intra-articulares de toxina botulínica em pacientes submetidos à artroplastia de joelho apresentaram resultados significativos tanto na melhora da dor como na função após dois meses, porém, mais estudos precisam ser realizados.[6]

O tramadol devido ao seu duplo mecanismo de ação, associando efeitos opioides e monoaminérgicos tem resultados benéficos na polineuropatia sensorial e está indicado na dor nociceptiva, podendo ser utilizado em pacientes que cursam com dor mista. Opioides como morfina, oxicodona e metadona possibilitam alívio da dor neuropática, porém, muitos pacientes necessitam de altas doses desses medicamentos, sendo necessária a titulação da dose para cada caso. Só devem ser utilizados quando houver falha nos outros tratamentos disponíveis, em associação com outras medicações e seguindo as precauções pertinentes.[6]

Terapias não farmacológicas

Medidas não farmacológicas como fisioterapia, incluindo exercícios de reabilitação, terapia manual, inativação de pontos-gatilhos miofasciais, TENS, utilização de ultrassom e laser, terapia cognitivo-comportamental e terapia por ondas de choque, podem promover diminuição dos espasmos musculares possibilitando uma melhor circulação sanguínea e dessa maneira proporcionando a regulação da atividade nervosa periférica com restauração do equilíbrio mecânico-funcional. A acupuntura também faz parte das terapias não farmacológicas e seus benefícios na dor neuropática pós-operatória serão melhor detalhados a seguir.[14]

Técnicas intervencionistas para dor

Bloqueio nervoso

De acordo com a região de dor pode ser realizado um bloqueio do nervo na área de inervação correspondente utilizando anestésicos locais e glicocorticoides frequentemente. A função do bloqueio é interromper a transmissão de sinais dolorosos, inibir o processo neuroinflamatório, promovendo assim a recuperação da função neural.[14]

Modulação nervosa

A radiofrequência pulsada (RFP) é um dos métodos de neuromodulação mais utilizados e possibilita a recuperação do nervo promovendo a regulação do sistema nervoso periférico, central e autônomo. A RFP do gânglio estrelado pode ser benéfica para reduzir a dor após cirurgia de mama, no gânglio da raiz dorsal de T2-T3 também pode melhorar a dor no pós-operatório de cirurgias de mama. Se realizada no gânglio da raiz dorsal torácica pode controlar a dor pós-toracotomia; no gânglio da raiz dorsal lombar possibilita a melhora da dor fantasma crônica pós-amputação e dor no coto. Além disso, a realização da RFP no nervo ilioinguinal e no ramo genital do nervo genitofemoral pode diminuir a dor na orquialgia crônica provocada por cirurgia em região inguinal.[14]

Outros procedimentos como liberação de drogas por via intratecal e estimulação magnética transcraniana também podem ser recomendados. A neurólise pode ser indicada em dores crônicas pós-cirúrgicas, porém é necessário conhecer precisamente o nervo acometido e não ter resposta à dor aos tratamentos habituais. Deve-se ter cautela na sua indicação pois há risco de recorrência da dor e o surgimento de uma nova dor após esse procedimento.[14]

Tratamento pela acupuntura

A acupuntura pode promover a melhora da dor no pós-operatório, diminuindo o uso de medicações e consequentemente seus efeitos adversos, possibilitando a recuperação funcional do paciente. Pode ser utilizada para tratar diversos tipos de dor pós-cirúrgica, especialmente na dor crônica pós-toracotomia, em cirurgias de coluna, cirurgias de mama, artroplastia e cirurgias de membro.[1,14]

Alguns estudos relatam diminuição da dor em membro fantasma, mas sem sucesso para a sensação fantasma. Os pontos foram aplicados no membro contralateral e as sessões duraram em média 5 minutos. Os pontos utilizados para amputação de membro inferior foram: LR3, SP6, ST32, ST36, ST37 e para membro superior: LI4, LI8, LI11, LI14 e GB21.[15]

Devido à presença frequente de alodinia e hiperalgesia na dor neuropática recomenda-se que a aplicação das agulhas de acupuntura seja feita nas áreas acima e abaixo da região de dor e no lado oposto, na região dos seguimentos equivalentes. O ideal é começar com uma estimulação mínima e aumentar gradativamente. Vale ressaltar, que o processo pode ser demorado e nenhuma medicação deve ser suspensa sem orientação do médico assistente do paciente.[15]

Resultados de uma revisão sistemática da literatura e metanálise demonstraram que a acupuntura teve ação relevante no alívio da dor pós-operatória após artroplastia total de joelho. Os principais pontos utilizados foram: SP10, ST34, ST35, EX-LE4, GB34 e ST36. A frequência da eletroacupuntura variou entre 2 e 100 HZ. A acupuntura auricular realizada um dia antes da cirurgia possibilitou redução na analgesia. Os pontos auriculares usados incluem: Shenmen, joelho, nervo simpático, pulmão, tálamo.[16]

A toracotomia está associada a dor neuropática pós-operatória em aproximadamente metade dos casos, podendo persistir por anos e impactando diretamente na qualidade de vida dos pacientes. Estudo randomizado demonstrou que pacientes que receberam acupuntura antes de uma toracotomia unilateral com cateter peridural pré-operatório obtiveram resultados expressivos no alívio da dor no pós-operatório. Foram aplicadas 18 agulhas semipermanentes nos pontos de BL12 a BL19 bilateralmente e no ponto extra Wei Guan Xia Shu (Ex-B8) que se localiza no dorso, abaixo do processo espinhoso da 8ª vértebra torácica, 1,5 *cun* lateral à linha média posterior. Tanto o cateter quanto as agulhas de acupuntura foram cobertos com curativo oclusivo. Agulhas foram inseridas, também, no ponto ST36 bilateralmente e no ponto Shenmen em cada orelha.[1,17]

Uma outra metanálise demonstrou que a eletroacupuntura pode aliviar a dor em pacientes submetidos à toracotomia, com redução na quantidade de analgésicos opioides, porém, com algumas limitações com relação à baixa qualidade e heterogeneidade dos estudos analisados.[19]

A síndrome pós-mastectomia é caracterizada por dor neuropática importante após cirurgia de mama, uma condição debilitante, muitas vezes, refratária ao tratamento convencional. Um estudo demonstrou alívio significativo da dor utilizando acupuntura nos pontos LU1, CV17, SP21, ST18 e SP17, inseridos obliqua e superficialmente com pouca ou nenhuma estimulação na área do tórax. Além disso, foram usados os pontos GV20 e LI4, SP6 e BL60 bilateralmente até obtenção da sensação de Qi.[20]

A dor na cicatriz pós-mastectomia é um relato frequente entre as pacientes submetidas a essa cirurgia, e muitas vezes está associada à hiperpatia na região da mama e parede torácica, podendo ser reduzida pela técnica de acupuntura denominada "cercar o dragão".[15]

Conclusão

É importante a utilização de técnicas cirúrgicas seguras para evitar lesões em nervos.

O controle ineficiente da dor no pós-operatório pode permitir o desenvolvimento de dor persistente após a cirurgia, interferir na qualidade de vida dos pacientes e aumentar o uso de analgésicos e opioides de maneira inadequada implicando no aparecimento de efeitos adversos, que muitas vezes, prejudicam a reabilitação no pós-operatório.

Fatores genéticos devem ser investigados pois uma parcela significativa dos pacientes que sofrem lesão nervosa intraoperatória apresenta dor crônica.

Tanto o diagnóstico correto quanto o tratamento adequado da dor neuropática aguda podem prevenir o aparecimento da dor crônica.

O emprego de técnicas minimamente invasivas e de procedimentos com o intuito de preservar os nervos diminui consideravelmente a probabilidade do desenvolvimento de dor neuropática.

Estudos recentes têm demonstrado que a acupuntura pode ser uma opção complementar para reduzir a dor neuropática pós-operatória, sem efeitos adversos significativos.

Referências bibliográficas

1. Schug SA, Palmer GM, Scott DA, Halliwell R, Trinca J. Acute pain management: scientific evidence, fourth edition, 2015. MJA. 2016; 204 (8): 315-1. e 1.
2. Kehlet H, Jensen TS, Woolf CJ. Persistent postsurgical pain: risk factors and prevention. The Lancet. 2006; 367:1618-25.
3. Haroutiunian S, Nikolajsen L, Finnerup NB, Jensen TS. The neuropathic component in persistent postsurgical pain: A systematic literature review. Pain. 2013; 154: 95-102.
4. Peng Z, Li H, Zhang C, Qian X, Feng Z, Zhu S. A Retrospective Study of Chronic Post-Surgical Pain following Thoracic Surgery: Prevalence, Risk Factors, Incidence of Neuropathic Component, and Impact on Qualify of Life. PLOS ONE. 2014; 9 (2): e90014.
5. Zorina-Lichtenwalter K, Parisien M, Diatchenko L. Genetic studies of human neuropathic pain conditions: a review. Pain. 2018; 159 (3): 583-594.
6. Vergne-Salle P. Management of neuropathic pain after knee surgery. Joint Bone Spine. 2016; 83 (6): 657-663.
7. Schug SA, Lavand'homme P, Barke A, Korwisi B, Rief W, Treeded RD, The IASP Taskforce for the Classification of Chronic Pain. The IASP classification of chronic pain for ICD-11: chronic postsurgical or posttraumatic pain. Pain. 2019; 160 (1): 45-52.
8. Scholz J, Finnerup NB, Attal N, Aziz Q, Baron R, Bennett MI, et al. The IASP classification of chronic pain for ICD-11: chronic neuropathic pain. Pain. 2019; 160(1): 53-59.
9. Shipton E. Post-surgical neuropathic pain. ANZ J. Surg. 2008; 78: 548-555.
10. Szczudlik A, Dobrogowski J, Wordliczek J, Stepien A, Krajnik M, Leppert W, et al. Diagnosis and management of neuropathic pain: Review of literature and recommendations of the Polish Association for the Study of Pain and the Polish Neurological Society - Part Two. Polish Journal of Neurology and Neurosurgery. 2014; 48 (6):423-435.
11. Chappell AG, Yuksel S, Sasson DC, Wescott AB, Connor LM, Ellis MF. Post-Mastectomy Pain Syndrome: An Up-to-Date Review of Treatment Outcomes. JPRAS Open. 2021; 30: 97-109.
12. Tait RC, Zoberi, K, Ferguson M, Levenhagen K, Luebbert RA, Rowland K, et al. Persistent Post--Mastectomy Pain: Risk Factors and Current Approaches to Treatment. J Pain. 2018; 19(12): 1367-1383.
13. Minossi JG, Minossi VV, Silva AL. Manejo da dor inguinal crônica pós-hernioplastia (inguinodinia). Rev. Col. Bras. Cir. 2011; 38 (1): 59-65.
14. Liu YM, Feng Y, Liu YQ, Lv Y, Xiong YC, Ma K, et al. Chinese Association for the Study of Pain: Expert consensus on chronic postsurgical pain. World J Clin Cases. 2021; 9(9): 2090-2099.
15. Filshie J, White A, Cummings M. Medical Acupuncture: A Western Scientific Approach. 2nd ed. Edinburgh: Elsevier; 2016.
16. Ko HF, Chen CH, Dong KR, Wu HC. Effects of Acupuncture on Postoperative Pain After Total Knee Replacement: Systematic Literature Review and Meta-Analysis. Pain Med. 2021; 22(9): 2117-2127.
17. Vickers AJ, Rusch VW, Malhotra VT, Downey RJ, Cassileth BR. Acupuncture is a feasible treatment for post-thoracotomy pain: results of a prospective pilot trial. BMC Anesthesiology. 2006; 6:5.
18. Beloeil H, Sulpice L. Peri-operative pain and its consequences. Journal of Visceral Surgery. 2016; 153(6): S15-S1.
19. Park S, Lyu YR, Park SJ, Oh MS, Jung IC, Lee EJ. Electroacupuncture for post-thoracotomy pain: A systematic review and meta-analysis. PLOS ONE. 2021; 16(7): e0254093.
20. Bauml J, Basal C, Mao JJ. Treatment of post-mastectomy pain syndrome with acupuncture: a case report. Acupunct Med. 2014; 32: 183-185.

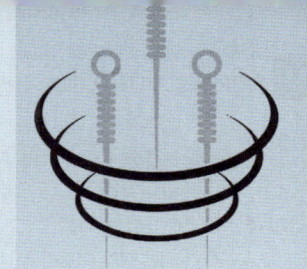

Acupuntura na Dor Central Pós-AVC

23

Leandro Ryuchi Iuamoto
Wu Tu Hsing

Introdução

O acidente vascular cerebral (AVC) é definido como um grupo de condições patológicas neurológicas caracterizadas por acidente vascular cerebral súbito, perda de função não convulsiva devido a isquemia cerebral ou hemorragia intracraniana.[1]

O AVC é a segunda maior causa de morte, e é responsável por 11% de todas as mortes no mundo, segundo a Organização Mundial da Saúde (OMS).[2] Além disso, representa um ônus econômico crescente em muitos países por conta de suas sequelas.

Entre as sequelas mais importantes do AVC está a dor central pós-AVC (ou CPSP abreviado do inglês *central post-stroke pain*): uma síndrome dolorosa neuropática que ocorre após um AVC e lesão vascular correspondente, que se caracteriza por lesões centrais do trato somatossensorial, as quais geram a dor neuropática de forma aguda ou crônica.

Foi estimado que 10% dos pacientes com AVC experimentará a dor central pós-AVC e a maioria dos pacientes com CPSP manifesta a dor no primeiro mês após o AVC. Em geral, a CPSP ocorre em um período de um a seis meses após o AVC. Entretanto, uma pequena parte dos pacientes pode sofrer CPSP mesmo 12 meses após o AVC. É caracterizada por dor espontânea ou evocada com anormalidades sensoriais, com interrupção de sensações somáticas. Algumas características da dor neuropática pós-AVC são: dor em queimação, pulsação, laceração, congelamento, picada ou compressão; parestesia ou alodinia; duração constante, intermitente ou evocada; varia em intensidade.[3] Apresenta impacto negativo no humor, qualidade do sono, reabilitação e qualidade de vida em pacientes com acidente vascular cerebral.

Dor central pós-acidente vascular cerebral sob a ótica da medicina tradicional chinesa

Sob a ótica da medicina tradicional chinesa (MTC), o AVC apresenta sintomas de instalação súbita, com evolução imprevisível e, portanto, são associados a "Zhong Feng" (lesão pelo vento).

Há variados graus de AVC e de acordo com a sua gravidade, a lesão pelo vento pode ser caracterizada como um ataque ao Zang Fu com maior gravidade e comprometimento do nível de consciência.

O AVC pode levar a um ataque aos meridianos e colaterais (Jing Luo), com um quadro clínico mais leve, representado pela hemiplegia e paralisia facial.

Após a fase aguda do AVC, podemos considerar que o sintoma de fadiga, cansaço físico e adinamia refletem a exaustão vital, conhecida como deficiência de Qi (Qi Xu). É possível pressupor que, corrigindo a deficiência de Qi, é possível melhorar a exaustão vital, além de reduzir o risco e a recuperação do quadro pós-AVC como um todo.

Diagnósticos diferenciais

A dor pós-AVC pode apresentar diversas etiologias e, portanto, é importante considerarmos alguns diagnósticos diferenciais que podem levar a dor no membro, muitas vezes confundindo com a CPSP. Para os diferentes diagnósticos diferenciais, há diversos tipos de tratamento que podem auxiliar. Entre eles, o diagnóstico mais comum, que gera dor no membro superior é o ombro doloroso do hemiplégico (ODH), que merece a reabilitação adequada, com uso de tipoia, fisioterapia, terapia ocupacional e uso de medicações analgésicas se necessário. Para avaliar a causa da dor, é possível realizar um bloqueio do nervo supraescapular para ver se a dor cessa com a injeção anestésica. Caso haja melhora do sintoma doloroso, o diagnóstico de ODH é facilitado.

Síndromes dolorosas miofasciais podem se fazer presentes nos pacientes pós-AVC, por conta da postura inadequada ou até por conta de déficits motores, gerando alterações posturais e na marcha. Nesses casos, o tratamento com intervenções como infiltrações de pontos-gatilhos, terapia por ondas de choque, agulhamentos, exercícios de alongamento e fortalecimento podem melhorar a queixa dolorosa.

Tratamento da dor central pós-AVC

O tratamento da CPSP visa o alívio da dor em vez do alívio completo da dor, e nenhum tratamento padrão ainda foi estabelecido. Os principais tratamentos atuais são de natureza farmacológica com antidepressivos tricíclicos e anticonvulsivantes, respectivamente, amitriptilina e lamotrigina.[4,5] No entanto, essas evidências provêm de pequenos estudos clínicos randomizados, sendo o tratamento insuficiente para aliviar a dor, mesmo com altas doses de diferentes medicamentos.

Há a perspectiva de se realizar estimulação magnética transcraniana repetitiva (EMTr) para o manejo da CPSP, porém, há ainda uma grande variação nos protocolos de tratamento utilizados.[6]

Além dessas intervenções, há intervenções mais invasivas como: infusão de fármacos analgésicos por via subaracnoidea, estimulação cerebral profunda (ECP), estimulação do córtex motor, mesencefalotomia, DREZotomia ou lesão do trato de Lissauer/corno posterior da medula espinhal (CPME), com resultados ainda desafiadores (alívio temporário ou ineficaz).

Apesar dos avanços dos estudos, ainda são poucas as opções de tratamento para pacientes com CPSP.

Acupuntura como proposta de tratamento

Além dos tratamentos medicamentosos, fisioterapia e reabilitação, outros métodos como a acupuntura, podem ser benéficos na recuperação dos pacientes que sofreram um acidente vascular cerebral. A acupuntura pode ser utilizada para tratamento de patologias neuromusculares, pois aumenta a circulação sanguínea periférica, aliviando a dor e diminuindo inflamação das partes moles. Muitos estudos evidenciaram a melhora clínica e funcional no acidente vascular cerebral isquêmico com técnicas de acupuntura. Entre essas técnicas, a acupuntura do couro cabeludo pode ser uma alternativa terapêutica importante, capaz de tratar doenças cerebrais ou viscerais relacionadas ao córtex cerebral. Trata-se da acupuntura escalpeana de Wen com a introdução de agulhas no tecido subcutâneo do couro cabeludo em áreas funcionais correspondentes do córtex cerebral.[7,8] Pela eficácia da técnica no tratamento de distúrbios do sistema nervoso central, houve um avanço na aplicação da técnica de acupuntura escalpeana para manejo da dor central pós-AVC.

Aplicações da acupuntura para tonificação do Yang

A deficiência de Qi pós-AVC e deficiência de Yang consequente ao AVC deve ser tratada. Para tanto, é importante o uso dos pontos He inferiores para tratar as afecções dos seis Fu. Entre eles, temos:

- Zusanli (ST36).
- He de Wei.
- Weizhong (BL40).
- He de Pang Guang.
- Yanglingquan (GB34).
- He de Dan.

Além disso, temos:

- Da Chang (LI) que se comunica com Shangjuxu (ST37).
- Shao Chang (SI) que se comunica com Xiajuxu (ST39).
- San Jiao (TE) que se comunica com Weiyang (BL39).
- Shangjuxu, Xiajuxu e Weiyang são He inferiores de LI, SI e TE respectivamente.

De acordo com um estudo conduzido por Fan *et al.*, pacientes com dor talâmica foram tratados com acupuntura e carbamazepina e os resultados analgésicos da acupuntura foram superiores. Os pontos utilizados para agulhamento foram: PC4, HT6, SP10 e KI6.[9]

Outros pontos podem ser utilizados no tratamento da dor neuropática utilizando a técnica do agulhamento espelhado, agulhando o membro contralateral ao hemiplégico de modo a estimular a sensação de "De Qi" para conseguirmos tonificar adequadamente.

Referências anatômicas específicas da superfície do escalpe e a sua correspondência ao córtex cerebral

A acupuntura escalpeana possui um esquema de distribuição funcional no córtex cerebral:

- **Linha mediana longitudinal anteroposterior:** do ponto médio entre as sobrancelhas, na região frontal até a margem inferior da protuberância occipital.
- **Protuberância parietal:** localiza-se traçando um ponto que está há mais ou menos 6 cm acima e 1,5 cm a 2 cm posteriormente do ápice das orelhas. Nessa localização há uma proeminência óssea em ambos os lados do crânio.
- **Tuberosidade occipital:** projeta-se uma área na região posterior do crânio, na proeminência óssea do osso occipital, na linha mediana.
- **Fissura de Sylvius:** de acordo com a localização neuroanatômica, pode-se delimitar essa fissura a partir de um ponto localizado a uma polegada e meia posterior e 5/8 polegadas rostralmente ("acima") do canto do olho até a protuberância parietal.

- **Sulco central:** o ponto médio encontra-se na linha mediana longitudinal anteroposterior. O ponto mais rostral do sulco central deve se localizar exatamente no ponto médio (MS5). O sulco pode ser localizado traçando uma linha do MS5 até o aspecto anterolateral do crânio, formando um ângulo de 67,5º com a linha mediana anteroposterior. A extremidade inferior do sulco central está localizada quando ele se encontra com a fissura de Sylvius.

Pode-se dividir o escalpe facilmente em diferentes áreas funcionais e utilizá-las para a aplicação clínica (Figura 23.1).

Método de agulhamento

Em relação ao método de agulhamento, deve-se:

- Inserir a agulha fazendo um ângulo de 15º com a pele.
- Empurrar a agulha com um movimento de rotação e leve pressão pela camada subcutânea – 2 cm a 4 cm ao longo da camada.

Tratamento por meio da localização das áreas de agulhamento

Área sensitiva

Está localizada a 1 cm posterior e ao longo do sulco central, inicia-se na linha mediana longitudinal anteroposterior até o sulco cerebral lateral (fissura de Sylvius). Utiliza-se essa área para o tratamento de distúrbios sensitivos do lado contralateral do corpo:

- O 1/5 superior é utilizado no tratamento da área cervical, tronco e extremidades inferiores.
- O 2/5 médio, para o tratamento do membro superior.

Área frontal

Essa é uma grande área localizada na região anterior à área do controle vascular. Pode também ser denominada de área das cinco agulhas frontais. A técnica é descrita a seguir:

- Inserir uma agulha na linha mediana longitudinal anteroposterior, cerca de 2 cm posterior à linha de inserção do cabelo, prolongando 3 cm em sentido posterior em direção a MS5.
- Inserir duas agulhas nas proeminências laterais do osso frontal, aproximadamente 2 cm posterior aos pontos ST8 (Tou-Wei 頭維) em sentido posterior em direção a MS5.
- As últimas duas agulhas são inseridas entre as duas áreas descritas anteriormente, em sentido posterior, em direção a MS5. Essa área é chamada de área da sedação, utilizada no tratamento de estresse, ansiedade, baixa concentração, insônia, dor refratária ao tratamento, além de outros problemas psíquicos.

Em casos de dores osteomioarticulares, é importante considerarmos as áreas mais utilizadas são: área motora (C), área sensitiva (D), banda frontoparietal, e banda parieto-occipital (Figuras 23.1 e 23.2).

Técnica punho-tornozelo

Devemos nos lembrar de que as técnicas de punho tornozelo, agulhando os seis meridianos Yang podem ser utilizadas para o tratamento de afecções do membro afetado.

Como exemplo, temos um paciente com dor na perna direita. Pode-se utilizar a técnica de agulhamento superficial punho-tornozelo para tratar o meridiano por qual passa o agulhamento, conforme a Figura 23.3.

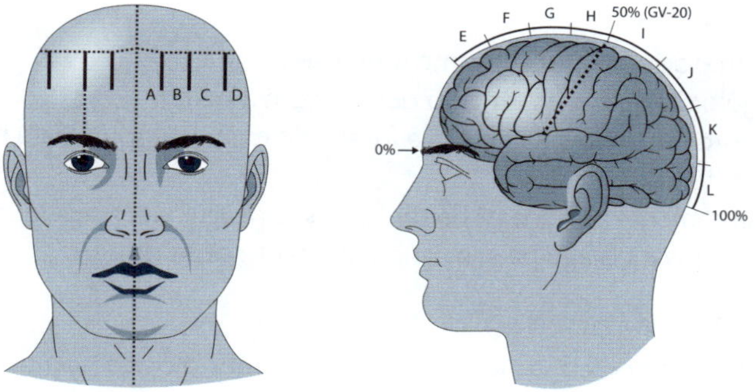

FIGURA 23.1. Áreas no couro cabeludo da acupuntura escalpeana de Wen. **A:** Área olfativa (linha central). **B:** Jiao superior (no meio entre A e C). **C:** Jiao médio (linha pupilar). **D:** Jiao inferior (ST-8); Banda frontoparietal (E. 1º¼ F. 2º¼ G. 3º¼ H. 4º¼); Banda parieto-occipital (I. 1º¼ J. 2º¼ K. 3º¼ L. 4º¼) (Fonte: Imagens originalmente cedidas da Disciplina de Telemedicina do Departamento de Patologia da Faculdade de Medicina da Universidade de São Paulo – FMUSP).

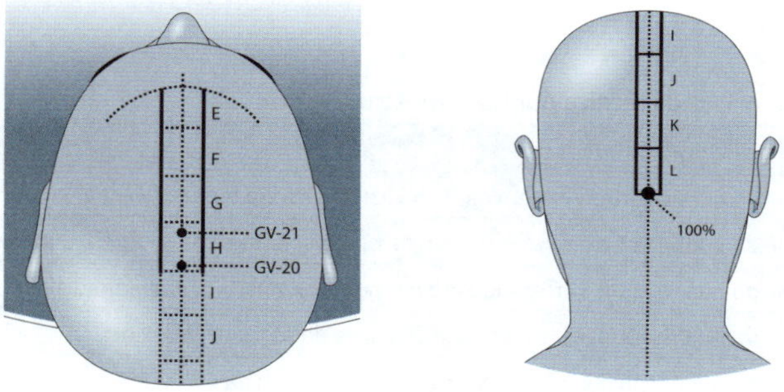

FIGURA 23.2. Áreas no couro cabeludo da acupuntura escalpeana de Wen. Banda Frontoparietal (E. 1º¼ F. 2º¼ G. 3º¼ H. 4º¼); Banda parieto-occipital (I. 1º¼ J. 2º¼ K. 3º¼ L. 4º¼) (Fonte: Imagens originalmente cedidas da Disciplina de Telemedicina do Departamento de Patologia da Faculdade de Medicina da Universidade de São Paulo – FMUSP).

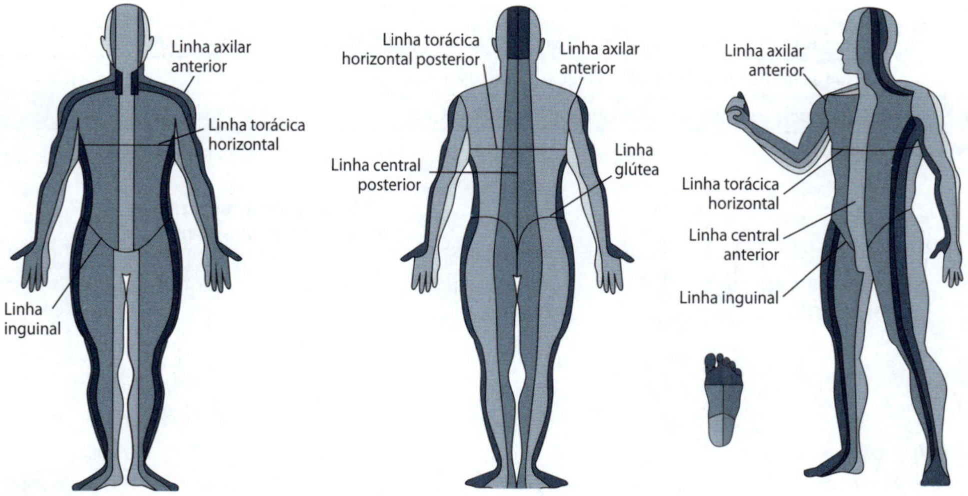

FIGURA 23.3. Meridianos do corpo que podem ser tratados com agulhamento superficial (Fonte: Imagens originalmente cedidas da Disciplina de Telemedicina do Departamento de Patologia da Faculdade de Medicina da Universidade de São Paulo – FMUSP).

Método de agulhamento

Em relação ao método de agulhamento, deve-se:

- Inserir a agulha fazendo um ângulo de 30º com a pele.
- Direcionar proximalmente a agulha e inserir de maneira rápida para minimizar a dor na região subcutânea.
- Inserir vagarosamente a agulha na derme, palpando a agulha sob a pele, com pouca rotação.
- É importante inserir a agulha sem que o paciente sinta dor.

Tratamento por meio da localização das áreas de agulhamento

A pele e o sistema nervoso central têm origem embriológica comum e os meridianos cutâneos são usados para o tratamento da dor e outros acometimentos neurológicos. A técnica punho-tornozelo pode ser utilizada para tratar o membro acometido em sua respectiva região dolorosa, de acordo com a Figura 23.4, seguindo o direcionamento das linhas definidas pelos meridianos.

Para localizar os pontos a serem agulhados, devemos considerar alguns parâmetros anatômicos (Tabela 23.1).

TABELA 23.1. Pontos e referências da técnica punho-tornozelo

Ponto	Localização dos pontos
U1	2 *tsun* acima do punho, entre a extremidade medial da ulna e o tendão flexor ulnar do carpo
U2	2 *tsun* acima do punho entre o tendão do músculo palmar longo e músculo flexor radial do carpo
U3	2 *tsun* acima do punho entre a artéria radial e o tendão do músculo braquiorradial
U4	2 *tsun* acima do punho, na face lateral do rádio na face dorsal do antebraço
U5	2 *tsun* acima do punho, no dorso do antebraço entre rádio e ulna
U6	2 *tsun* acima do punho entre ulna e tendão do músculo extensor ulnar do carpo
L1	3 *tsun* acima do maléolo medial, medial ao tendão calcâneo
L2	3 *tsun* acima do maléolo medial, na região central medial da perna
L3	3 *tsun* acima do maléolo medial, medial à crista anterior da tíbia
L4	3 *tsun* acima do maléolo lateral, lateral à crista da tíbia na projeção do músculo tibial anterior
L5	3 *tsun* acima do maléolo lateral, na região central da sua face lateral
L6	3 *tsun* acima do maléolo lateral, lateral ao tendão calcâneo

Fonte: Autoria própria.

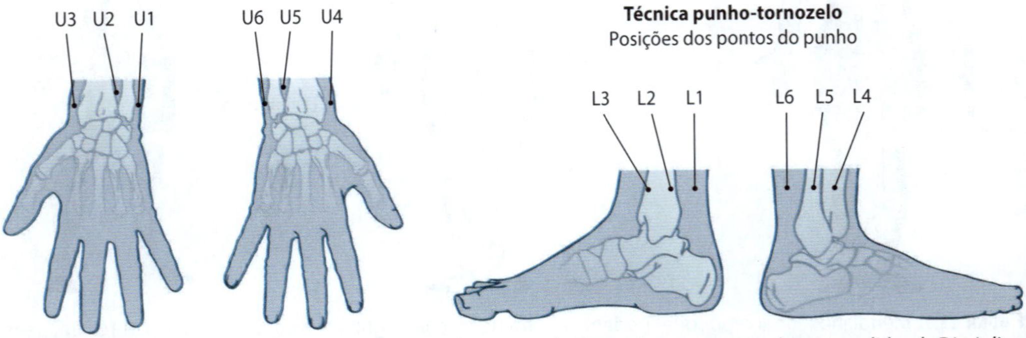

FIGURA 23.4. Pontos a serem agulhados na técnica punho-tornozelo (Fonte: Imagens originalmente cedidas da Disciplina de Telemedicina do Departamento de Patologia da Faculdade de Medicina da Universidade de São Paulo – FMUSP).

Conclusão

As sequelas da CPSP envolvem o tratamento multidisciplinar com associações entre o uso medicamentoso e terapias não farmacológicas. Nesse contexto, a acupuntura mostra-se uma alternativa viável para o tratamento dessa sequela, com a possibilidade de melhora da qualidade de vida sem os efeitos colaterais das medicações.

Referências bibliográficas

1. MeSH (Medical Subject Headings) - U.S. National Library of Medicine. 2012. (Accessed in 2022, at http://www.ncbi.nlm.nih.gov/mesh/68020521.)
2. World Health Organization (WHO) - The top 10 causes of death. 2020. (Accessed 2022, at https://www.who.int/en/news-room/fact-sheets/detail/the-top-10-causes-of-death.)
3. Klit H, Finnerup NB, Jensen TS. Central post-stroke pain: clinical characteristics, pathophysiology, and management. Lancet Neurol. 2009;8(9):857–868.
4. Chen CC, Chuang YF, Huang AC, et al. The antalgic effects of non-invasive physical modalities on central post-stroke pain: a systematic review. J Phys Ther Sci 2016;28:1368–73.
5. Xu XM, Luo H, Rong BB, Zheng XM, Wang FT, Zhang SJ, Li ZX. Nonpharmacological therapies for central poststroke pain: A systematic review. Medicine (Baltimore). 2020 Oct 16;99(42):e22611.
6. Liampas A, Velidakis N, Georgiou T, Vadalouca A, Varrassi G, Hadjigeorgiou GM, Tsivgoulis G, Zis P. Prevalence and Management Challenges in Central Post-Stroke Neuropathic Pain: A Systematic Review and Meta-analysis. Adv Ther. 2020 Jul;37(7):3278-3291. doi: 10.1007/s12325-020-01388-w. Epub 2020 May 23. PMID: 32451951; PMCID: PMC7467424.
7. Hsing WT, Imamura M, Weaver K, Fregni F, Azevedo Neto RS. Clinical effects of scalp electrical acupuncture in stroke: a sham-controlled randomized clinical trial. J Altern Complement Med. 2012 Apr;18(4):341-6.
8. Escalpeana de Wen na Síndrome Pós-COVID-19. In:Hsing, Wu Tu; Iuamoto, Leandro Ryuchi. Manual Clínico e de Acupuntura Médica para Tratamento da Síndrome Pós-COVID-19. São Paulo: Atheneu, 2021, p. 327-335.
9. Fan X-n, Zhang X, Wu L-z, et al. Clinical efficacy observation of thalamic pain treated with acupuncture under the guidance of evidence-based medicine. World J Acupuncture Moxibustion 2012;22:1-7.

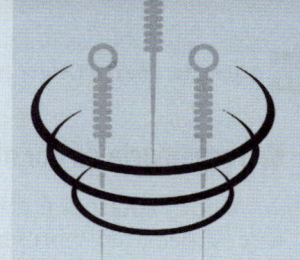

Abordagem Miofascial no Contexto da Dor Neuropática

24

Andrea Ruschel Träsel
Ari Ojeda Ocampo Moré
João Eduardo Marten Teixeira
João Paulo Bittar

Introdução e objetivos do capítulo

O tratamento da dor neuropática é um desafio para médicos de múltiplas especialidades. Seus fatores causais são muitas vezes imutáveis ou apenas controláveis, e seu manejo tem como principal objetivo o alívio sintomático e a melhora da funcionalidade. A dor neuropática advém de uma lesão ou doença do sistema nervoso somatossensorial.[1] Ela é uma descrição clínica, e não um diagnóstico. Para que se faça um diagnóstico de dor neuropática há três situações clínicas possíveis: (1) há uma lesão demonstrável por achados de imagem, neurofisiologia, biópsias ou testes laboratoriais, seja ela aguda ou crônica, traumática ou não; (2) há uma doença e uma causa básica conhecida (diabetes *mellitus*, AVE, anormalidades genéticas, esclerose múltipla, entre outros); (3) condições neurológicas específicas, não comprovadas por meio de testes diagnósticos objetivos, e sim, por apresentação e história clínica definidoras da condição (p. ex., neuralgia pós-herpética, neuralgia do trigêmeo).[1] Contudo, é comum que, ao investigar a dor neuropática, os testes diagnósticos possam fornecer resultados inconclusivos ou até inconsistentes. Nesses casos, o julgamento clínico a partir da totalidade dos achados é essencial para classificar a dor como neuropática.

Do ponto de vista clínico, é preciso reconhecer que a dor por outras origens coexiste frequentemente com quadros de dor neuropática. É comum que quadros degenerativos em tecidos articulares e periarticulares sejam causa de nocicepção. Tanto do ponto de vista etiológico da lesão em si (p. ex., radiculopatia causada por compressão foraminal de componentes posteriores da coluna), quanto do ponto de vista de somação de componentes, quando a própria condição degenerativa, como no caso de uma degeneração facetária, por exemplo, é origem, por si só, de nocicepção.

Outra possível fonte de nocicepção é a dor de origem miofascial.[5-10] Devido às suas características clínicas, muitas vezes descritas com pouca precisão durante a anamnese e o exame físico, muitas vezes a abordagem miofascial auxiliará inclusive no diagnóstico diferencial de um quadro doloroso suspeito de dor neuropática, uma vez que os padrões de dor referida de alguns músculos coincidem em parte com algumas das áreas de dor de condições neuropáticas comuns.

Prevalência da dor miofascial em condições de dor neuropáticas

A dor miofascial é diagnosticada pela identificação de bandas musculares tensas dolorosas à palpação e presença de pontos-gatilhos (PGs), os quais são zonas de hiperatividade nociceptiva nos músculos que se correlacionam com zonas de dor referida. Evidências advindas de estudos clínicos demonstram que são frequentes tanto a coexistência da dor miofascial associadas a patologias de origem neuropática, bem como a própria disfunção miofascial mimetizando sintomas de neuropatias.[5-10] Em estudo com trabalhadores de escritório, a principal causa de sintomas de parestesia nas mãos foi a dor miofascial. A frequência dessa condição como causa entre os mesmos foi de 68%, comparado a 27% de radiculopatia cervical e 5% de síndrome do túnel do carpo. Os músculos infraespinhal e trapézio superior foram os principais acometidos.[5] A literatura médica indica que muitos equívocos diagnósticos podem ocorrer em desordens dolorosas musculoesqueléticas, como por exemplo, na síndrome do túnel do carpo. Nesse sentido, é de fundamental importância reconhecer a dor miofascial como um dos principais diagnósticos diferenciais para uma abordagem efetiva desses pacientes.[7]

Pacientes com radiculopatia cervical parecem ter mais pontos-gatilhos miofasciais ativos quando comparados a controles saudáveis. Em estudo com pacientes com diagnóstico clínico de radiculopatia cervical, 51,2% dos pacientes com essa condição apresentaram PGs ativos em pelo menos um músculo.[9]

Mecanismos da gênese da dor miofascial em dor neuropática

Os mecanismos que regem as manifestações clínicas de dor miofascial correlacionadas à dor neuropática podem ser descritas em três grandes categorias:

Dor neuropática primária desencadeando a dor miofascial

Estudos experimentais evidenciam que no caso das neuropatias periféricas há uma alteração na transmissão e modulação da sinalização nociceptiva no segmento medular correspondente ao nervo afetado pela neuropatia.[11] Nesse caso, por meio de mecanismos medulares, ocorre uma alteração da atividade neuromuscular dos músculos inervados pelo mesmo metâmero espinhal afetado, propiciando assim a formação de pontos-gatilho miofasciais.[12] Além desse fator direto associado à sensibilização segmentar, pode haver um fator indireto na formação de pontos-gatilhos no paciente com dor neuropática. A neuropatia pode desencadear alterações biomecânicas compensatórias na mobilidade do paciente, como por exemplo, um paciente que forma PGs no músculo glúteo médio à direita por sobrecarga, devido a uma ciática à esquerda (que dificulta o apoio desse membro e aumenta a carga no membro contralateral).[13]

Componente compressivo-irritativo neural associado a dor miofascial

O autor Chan Gunn, discute em seu livro *Tratado de Dor Crônica*, que mudanças patológicas ou distúrbios funcionais nos nervos periféricos estariam relacionados à gênese das síndromes de dor músculoesqueléticas.[14] Nesse caso, a presença de espondilose nas vértebras poderia causar um componente irritativo nas raízes espinhais. Dessa maneira, por um mecanismo de sensibilização segmentar, ocorreria o aumento do tônus da musculatura paravertebral profunda (principalmente do multífidos) inervada pela raiz acometida e o consequente encurtamento/formação de pontos-gatilhos nesses músculos (gerando uma irritação ainda maior da raiz espinhal adjacente pelo estreitamento do espaço onde emerge essa raiz).[15] Além do componente de espondilose, outro mecanismo é o do próprio encurtamento do músculo acometido pela dor miofascial, causando uma neuropatia compressiva por um "aprisionamento" (*entrapment*) de nervos adjacentes (como o que pode ocorrer na síndrome do piriforme ou síndrome do pronador redondo).[16,17]

Sintomas de dor miofascial mimetizando características de dor neuropática

Como já discutido anteriormente, a dor miofascial pode gerar sintomas que mimetizam a dor neuropática, mesmo sem a presença de uma lesão direta no nervo periférico. Um dos principais sintomas discutidos na literatura é a sensação de hipoestesia que ocorre nas áreas de dor referida dos pontos-gatilho miofasciais.[18] Como o músculo é um tecido somático profundo, a percepção de fontes de nocicepção muscular tem um padrão de percepção *sui generis* e que difere estruturas somáticas superficiais (como a pele, por exemplo). Assim, a dor muscular pode muitas vezes provocar sintomas que mimetizam quadros descritos de dor neuropática.[19]

Abordagem diagnóstica e fluxograma

Abordagem da dor neuropática

A avaliação da dor neuropática baseia-se hoje em história e exame físico, incluindo testes sensoriais. Sinais objetivos de desordem sensorial na distribuição da dor aumentam a certeza diagnóstica. Esses sinais podem incluir um déficit sensorial ou respostas exageradas a estímulos normalmente dolorosos (hiperalgesia) ou mesmo dor devido a um estímulo que normalmente não a provoca (alodinia). São descritores verbais comuns em quadros de dor neuropática: queimação, choque (paroxismos), parestesia, disestesia e prurido. Além desse conjunto de sintomas e sinais, alguns achados clínicos negativos podem ser encontrados, constituindo potenciais sinais de alerta para condições ou quadros mais graves. Entre esses achados encontramos: paresia ou plegia e alteração de esfíncteres.

Uma ferramenta de triagem simples, útil e prática, e que pode ser utilizada por não especialista em dor, é o questionário DN4 (*Douleur Neuropathique en 4 Questions*).[2,3] O DN4 consiste em 10 itens no total e foi desenvolvido para a triagem de sintomas e sinais de dor neuropática, resultando em uma resposta sim/não para a presença de dor neuropática. Esse instrumento é dividido em duas perguntas da anamnese (faixa de pontuação 0-7) e duas perguntas de exame físico (faixa de pontuação 0-3) (Figura 24.1).

Um diagnóstico suspeito de dor neuropática em geral requer investigações específicas para verificar se a dor se origina no sistema nervoso. A distribuição da dor deve corresponder à lesão ou doença subjacente do sistema nervoso somatossensorial. A relação neuroanatômica com a causa subjacente ainda deve ser reconhecível, mesmo que a dor não seja sentida em todo o território de inervação de um nervo ou raiz periférica afetada, ou na representação somatotópica correspondente a uma lesão ou doença do sistema nervoso central, ou se a dor se estender um pouco fora desses limites.

A dor neuropática pode ser periférica ou central, a depender do nível do sistema nervoso acometido (Figura 24.2). São classificadas como quadros de dor neuropática periférica as lesões neurais de origem traumática, isquêmica, compressiva, hereditária, metabólica, tóxica, inflamatória, infecciosa, paraneoplásica, carencial, amiloidótica e vasculítica. A dor neuropática central em geral está associada a condições específicas como esclerose múltipla e AVC (Figura 24.2).

Por favor, nas quatro perguntas a seguir, complete o questionário marcando uma resposta para cada número:

Entrevista do paciente

Questão 1: A sua dor tem uma ou mais das seguintes características?

	Sim	Não
1 - Queimação		
2 - Sensação de frio dolorosa		
3 - Choque elétrico		

Questão 2: Há presença de um ou mais dos seguintes sintomas na mesma área da sua dor?

	Sim	Não
4 - Formigamento		
5 - Alfinetada e agulhada		
6 - Adormecimento		
7 - Coceira		

Exame do paciente

Questão 3: A dor está localizada em uma área onde o exame físico pode revelar uma ou mais das seguintes características?

	Sim	Não
8 - Hipoestesia ao toque		
9 - Hipoestesia à picada de agulha		

Questão 4: Na área dolorosa, a dor pode ser causada ou aumentada por:

	Sim	Não
10 - Escovação		

Escore

0 - Para cada item negativo; 1 - Para cada item positivo

Dor neuropática: Escore total a partir de 4/10.

( ) Dor nociceptiva ( ) Dor neuropática

FIGURA 24.1. Questionário DN4 (*Douleur Neuropathique en 4 Questions*).[2,3]

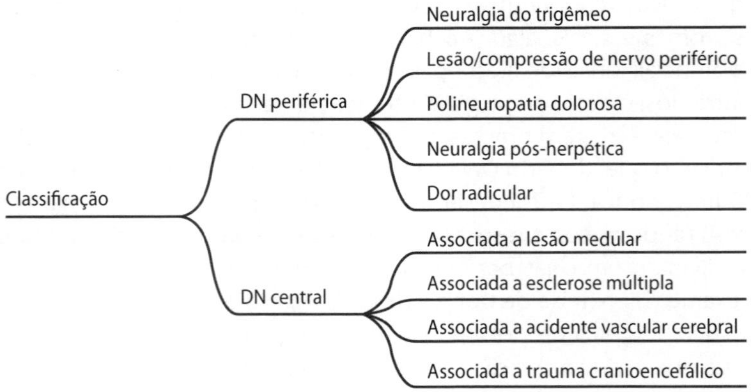

FIGURA 24.2. Classificação da dor neuropática crônica proposta para o CID-11.[4]

A abordagem miofascial é fundamental ao investigar e examinar o paciente com dor crônica. Uma abordagem sistematizada auxilia o médico no diagnóstico e no tratamento, visto que a dor referida de alguns músculos pode coincidir em parte com algumas áreas da dor neuropática, podendo mimetizá-la. É o caso, por exemplo, da miofascial do músculo glúteo mínimo, que pode coexistir ou mesmo simular uma dor radicular L5 ou S1. O mesmo acontece com a dor miofascial que acomete o músculo esternocleidomastóideo, que refere dor para a região da face. Nesse caso, é possível que se cogite o diagnóstico de uma neuralgia trigeminal. Se, contudo, a palpação do ECM referir dor até a face e se o tratamento do ponto-gatilho mudar radicalmente a história natural da dor, o diagnóstico de neuralgia trigeminal terá de ser revisto.

A acupuntura pode ser usada em qualquer situação de experiência de dor do paciente. Com isso, propõe-se um fluxograma de abordagem diagnóstica e terapêutica do paciente com dor neuropática, para a prática do médico acupunturiatra (Figura 24.3).

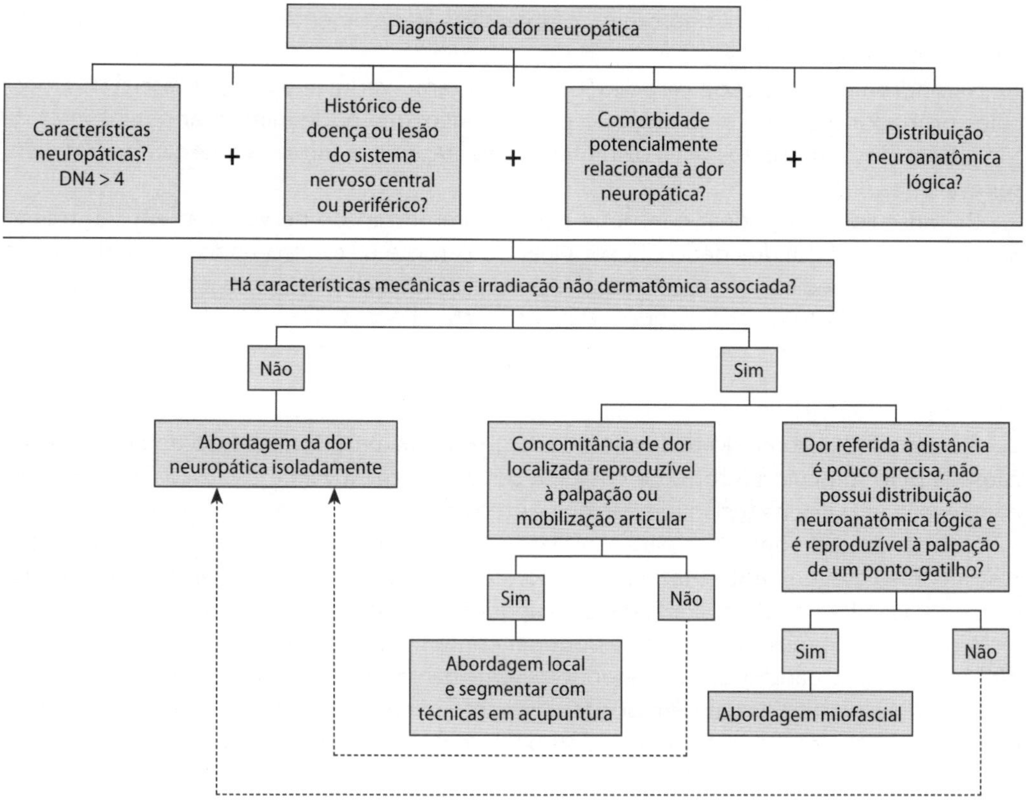

FIGURA 24.3. Fluxograma de abordagem do paciente com dor neuropática (Fonte: Adaptada da referência 23).

Abordagem da dor miofascial

Abordagem miofascial como ferramenta diagnóstica

A abordagem miofascial, além de ser uma ferramenta de tratamento útil e eficaz para casos em que há associação do componente miofascial no quadro álgico, também é uma ferramenta importante para a realização de diagnóstico diferencial.

Em algumas situações, como no exemplo já citado, a dor radicular de L5-S1, pode estar associada com dor miofascial do músculo glúteo mínimo. Ao exame, pode não ficar claro se a dor é devido ao componente miofascial, ao componente neuropático ou ambos. Dessa maneira, o tratamento do ponto-gatilho miofascial poderá elucidar qual dos componentes é responsável pelos sintomas.

Desenhar o padrão de dor descrito pelo paciente auxilia na elaboração diagnóstica, no exame físico, e na avaliação do resultado advindo do tratamento proposto.

Vamos adiante dar mais alguns exemplos de situações em que a sistematização e a abordagem miofascial podem ser muito úteis no tratamento e diagnóstico diferencial nos pacientes com dor.

Síndrome do túnel do carpo (STC) e compressão ulnar no cotovelo

A dor miofascial da musculatura flexora e pronadora do antebraço pode confundir o diagnóstico de síndrome do túnel do carpo. Além disso, a dor miofascial pode coexistir ou até mesmo contribuir para síndromes compressivas, não somente do nervo mediano, mas também do nervo ulnar.[21]

Na síndrome do túnel do carpo (STC), é importante verificar a dor miofascial dos músculos pronador redondo e do músculo palmar longo, que pode mimetizar os sintomas da STC. Além disso, músculos mais distantes como trapézio e infraespinhal também devem ser avaliados.[21]

Os músculos que podem contribuir para a compressão do nervo ulnar em seu trajeto são: flexor superficial dos dedos, flexor ulnar do carpo e flexor profundo dos dedos. Já no caso do nervo mediano, os músculos que precisam ser avaliados como possíveis fontes de compressão são: pronador redondo e flexor superficial dos dedos.[21]

Estudos de condução do nervo mediano e ulnar são úteis para a avaliação diagnóstica.[5-10,21]

Síndrome do músculo piriforme

A chamada síndrome do piriforme ocorre quando há uma compressão do nervo ciático causada pelo músculo piriforme e costuma ser um diagnóstico de exclusão. Sua clínica se manifesta como dor na região lombar, nos glúteos e na região posterior da coxa.

Não há um teste definitivo para a avaliação dessa síndrome, então podem ser utilizados testes como Lasegue, FABER (flexão, abdução, rotação externa do quadril) e FAIR (flexão, adução, e rotação interna do quadril), teste de abdução de PACE, entre outros.[20,21]

A síndrome do músculo piriforme pode ser confundida com a dor miofascial do músculo piriforme, pois o padrão de dor referido é semelhante ao descrito nessa síndrome. Além disso, as duas patologias também podem ser confundidas com dor radicular devido à compressão de raízes lombares e sacrais e síndrome de dor facetária.[20,21]

Considerações finais

A alta prevalência da dor miofascial associada (ou não) à dor neuropática, mostra-nos a importância de se conhecer e saber tratar a dor miofascial. Os médicos acupunturiatras tratam muitos pacientes com síndrome dolorosa em sua rotina. Esses pacientes devem ser avaliados e abordados de maneira ampla, tratando todo o conjunto. O conhecimento e o tratamento direcionado da dor miofascial diferencia o médico e aprimora sua abordagem terapêutica. A sistematização do conhecimento e sua aplicabilidade prática é a base para o tratamento bem-sucedido.

Referências bibliográficas

1. IASP Terminology - IASP, https://www.iasp-pain.org/terminology (accessed 5 October 2020).
2. Bouhassira D, Attal N, Alchaar H, et al. Comparison of pain syndromes associated with nervous or somatic lesions and development of a new neuropathic pain diagnostic questionnaire (DN4). Pain 2005;114:29-36.

3. Santos JG, Brito JO, de Andrade DC, et al. Translation to Portuguese and validation of the Douleur Neuropathique 4 questionnaire. J Pain 2010;11:484-490.
4. Nicholas M, Vlaeyen JWS, Rief W, et al. The IASP classification of chronic pain for ICD-11: chronic primary pain. Pain 2019;160:53-59.
5. Oh S, Kim HK, Kwak J, et al. Causes of Hand Tingling in Visual Display Terminal Workers. Ann Rehabil Med 2013;37:221-228.
6. Chiarotto A, Clijsen R, Fernandez-de-las-Penas C, et al. Prevalence of Myofascial Trigger Points in Spinal Disorders: A Systematic Review and Meta-Analysis. Arch Phys Med Rehabil 2016;97:316-337.
7. Lo JK, Finestone HM, Gilbert K, et al. Community-based referrals for electrodiagnostic studies in patients with possible carpal tunnel syndrome: What is the diagnosis? Arch Phys Med Rehabil 2002;83:598-603.
8. Qerama E, Kasch H, Fuglsang-Frederiksen A. Occurrence of myofascial pain in patients with possible carpal tunnel syndrome - a single-blinded study. Eur J Pain Lond Engl 2009;13:588-591.
9. Sari H, Akarirmak U, Uludag M. Active myofascial trigger points might be more frequent in patients with cervical radiculopathy. Eur J Phys Rehabil Med 2012;48:237-244.
10. Azadeh H, Dehghani M, Zarezadeh A. Incidence of trapezius myofascial trigger points in patients with the possible carpal tunnel syndrome. J Res Med Sci Off J Isfahan Univ Med Sci 2010;15:250-255.
11. Witting N, Svensson P, Jensen TS. Differential recruitment of endogenous pain inhibitory systems in neuropathic pain patients. PAIN®. 2003;103(1-2),75-81.
12. Woolf CJ, Mannion RJ. Neuropathic pain: aetiology, symptoms, mechanisms, and management. The lancet. 1999;353(9168),1959-1964.
13. Butts R, Dunning J, Perreault T, Mourad F, Grubb M. Peripheral and spinal mechanisms of pain and dry needling mediated analgesia: a clinical resource guide for health care professionals. Int J Phys Med Rehabil. 2016;4(2), 2-18.
14. Dommerholt J, Fernández-de-las-Peñas C. Trigger Point Dry Needling E-Book: An Evidence and Clinical-Based Approach. Elsevier Health Sciences. 2018.
15. Livingstone CCGC. The Gunn Approach to the Treatment of Chronic Pain.
16. Gunn CC. Radiculopathic pain: diagnosis and treatment of segmental irritation or sensitization. Journal of Musculoskeletal Pain, 1997;5(4):119-134.
17. The Gunn Approach to the Treatment of Chronic Pain. Intramuscular Stimulation for Myofascial Pain of Radiculopathic Origin. 2nd Edition - June 17, 1996.
18. Rempel DM, Diao E. Entrapment neuropathies: pathophysiology and pathogenesis. Journal of Electromyography and Kinesiology, 2004;14(1):71-75.
19. Moriwaki K, Shiroyama K, Yasuda M, Uesugi F. Reversible tactile hypoesthesia associated with myofascial trigger points: a pilot study on prevalence and clinical implications. Pain Reports, 2019;4(4).
20. MENSE Siegfried. Muscle pain: mechanisms and clinical significance. Deutsches Ärzteblatt International. 2008;105(12):214.
21. Probst D, Stout A, Hunt D. Piriformis Syndrome: A Narrative Review of the Anatomy, Diagnosis, and Treatment. PM R. 2019 Aug;11 Suppl 1:S54-S63. doi: 10.1002/pmrj.12189. Epub 2019 Jul 22. PMID: 31102324.
22. Travell, Simons & Simons' Myofascial Pain and Dysfunction: The Trigger Point Manual 3rd Edition.
23. Nijs J, Apeldoorn A, Hallegraeff H, Clark J, Smeets R, Malfliet A, Girbes EL, De Kooning M, Ickmans K. Low back pain: guidelines for the clinical classification of predominant neuropathic, nociceptive, or central sensitization pain. Pain Physician. 2015 May-Jun;18(3):E333-46. PMID: 26000680.

25

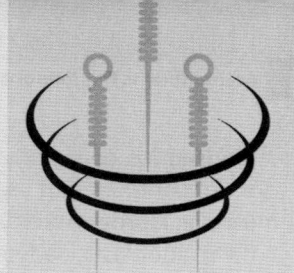

Dor Neuropática em Pediatria

Adriana Sabbatini da Silva Alves
Daniela Terumi Yoshida Tsai
Márcia Marques Leite

Introdução

A dor é um fenômeno multidimensional que envolve aspectos físicos, sensoriais e emocionais. A declaração da American Pain Society (*assessment and management of children with chronic pain*) em 2012, indica que a dor crônica pediátrica é o resultado de uma integração dinâmica de processos biológicos, fatores psicológicos e variáveis socioculturais, considerados dentro de uma trajetória de desenvolvimento.

Nos últimos 40 anos, a percepção e avaliação da dor pela comunidade científica na faixa etária pediátrica tem evoluído consideravelmente. Antes da década de 1980, agentes anestésicos e analgésicos eram pouco usados em recém-nascidos e crianças durante cirurgias e procedimentos.[1] Isso ocorria devido à escassez de evidências científicas para a existência de dor em lactentes, e devido ao temor de possíveis eventos adversos graves associados às drogas disponíveis. Porém, nos dias atuais, mitos como recém-nascido não sentir dor, crianças pequenas não se lembrarem da dor, crianças terem maior risco de depressão respiratória ainda permeiam nosso meio.[2]

A dor crônica pediátrica é um problema que afeta, a nível mundial, entre 20% e 35% das crianças e adolescentes. Sabe-se que nos hospitais pediátricos, apesar de comum, a dor nem sempre é identificada e tratada, com mais de 10% das crianças hospitalizadas apresentando características de dor crônica. Embora a dor crônica não seja debilitante para a maioria das crianças, cerca de 3% dos doentes pediátricos com dor crônica necessitam de reabilitação intensiva.

A prevalência específica de dor neuropática (DN) em criança é desconhecida e não pode ser extrapolada de estudos em adultos pois as causas mais comuns de DN são diferentes.[3] Pode ser responsável por 10%-30% dos pacientes atendidos em clínicas de dor pediátricas, mas esses números são influenciados pela variação nos critérios diagnósticos, padrões de referência e acesso a serviços especializados.[4,5] A incidência da dor neuropática em crianças é frequentemente subestimada devido ao desconhecimento sobre a existência e o diagnóstico dessa dor.

Indivíduos com dor neuropática são mais propensos a desenvolver medo associado à dor enquanto evitam usar a área afetada, resultando na exacerbação dos sintomas, atrofia muscular, e progressão para incapacidade relacionada à dor.[6]

A maior plasticidade neural em crianças pode ser responsável por diferenças entre a DN na criança e no adulto relativamente à sua prevalência (menor incidência), evolução (melhor recuperação da função), duração, recorrência, bem como a sua resposta a várias terapêuticas.[7]

Avaliação da dor neuropática em crianças

A dor neuropática é frequentemente mais debilitante que a dor nociceptiva, e seu diagnóstico e tratamento podem ser mais difíceis. O diagnóstico é com base na história, descritores sensoriais e exame físico, que podem ser influenciados pela idade do paciente e seu estágio de desenvolvimento.[3,8] Crianças mais novas ou com déficits cognitivos podem ter dificuldade/incapacidade de descreverem a dor como também não colaborarem com um exame físico adequado.

A história clínica é um elemento essencial, podendo ser obtida com a criança, pais ou cuidadores. Deve incluir uma caracterização adequada da dor, com particularidades como localização, descrição qualitativa, ritmo, frequência, irradiação, intensidade, fatores de piora e alívio, resposta à terapêutica e sintomas associados.

Os descritores sensoriais relatados pelas crianças incluem dor tipo queimação, formigamento, dormência, coceira, sensação de agulhamento. Crianças menores, com vocabulário limitado, podem descrever com linguagem literal e figurativa, comparar com animais tipo enguia elétrica, com sons, ou com adjetivos como esquisita, estranha, sendo possível diferenciar a dor neuropática e nociceptiva.[9] Adolescentes relataram dor sensível, cortante, tipo facada, tiro. Também descritores afetivos foram relatados como dor cansativa, cruel, assustadora e doentia.[5]

A repercussão da dor no sono, humor, qualidade de vida e funcionalidade é muito importante, devendo fazer parte da avaliação de qualquer tipo de dor crônica. Uma avaliação psicológica também é recomendada. Adolescentes com dor neuropática apresentam menor qualidade de vida, principalmente na função física. Incapacidade, ansiedade e depressão também estão aumentadas e inter-relacionados.[10]

A realização do exame físico deve ser em um ambiente calmo e tranquilo, de modo a obter a colaboração da criança e incluir um exame neurológico completo. A alteração de sensibilidade não será descrita claramente pelas crianças pré-verbais, mas observações comportamentais podem dar indicação de perda de sensorial (p. ex.: falta de consciência de estímulos nocivos) ou ganho sensorial (p. ex.: retraimento ou angústia ao tocar na área afetada).

Múltiplos instrumentos para avaliação da intensidade da dor têm sido validados na população pediátrica, como escala visual analógica, escalas numéricas, escalas de face. Entretanto, somente avaliar a intensidade é insuficiente para descrever a natureza multidimensional da dor. Por enquanto, não há guidelines sobre o uso de instrumentos de avaliação de dor em crianças com dor crônica.[11]

Adolescent pediatric pain tool é um instrumento de avaliação da dor multidimensional apropriado para crianças de 8 a 17 anos com dor aguda, hospitalizadas ou não. Avalia a intensidade, localização e qualidade da dor (afetiva, sensorial e temporal). Possui um desenho do corpo, escala de classificação gráfica e lista de 67 descritores de sintomas. Morgan considera a melhor escala para avaliação de dor (não screening).[12] Foi feita a adaptação cultural para crianças e adolescentes brasileiros com câncer, porém falta sua validação.[13]

Uma ferramenta de *screening* pode ser considerada altamente sensível e é capaz de diferenciar dor neuropática de não neuropática. A única validada na população pediátrica foca-se em DN induzida por quimioterápico.

Pediatric-modified total neuropathy score **(ped-m TNS)** foi desenhado especificamente para avaliar neuropatia periférica induzida por quimioterapia. Foi validado por Gilchrist e Tanner em 2009, em crianças de 5 a 18 anos.[14] Consiste em oito questões sobre sintomas sensoriais, dor, função motora e autonômica, em conjunto com exame neurológico. Esse inclui teste de toque suave, teste de força muscular, sensação de vibração, sensação de alfinete e reflexos tendíneos profundos. Para todos os itens no questionário e exame físico, o escore pode ser entre 0 (sem sintoma) a 4 (sintoma severo), com a soma variando de 0-32. Crianças com escore ≥ 5 são consideradas afetadas.

Segundo o autor, pode detectar e graduar a severidade da dor neuropática, sendo um instrumento de *screening* e avaliação. Uma versão mais curta (TNS-PV) foi criada especificamente para o uso em crianças em uso de quimioterapia com vincristina.

O **questionário painDETECT** é validado para detecção de dor neuropática em maiores de 14 anos, na língua inglesa e tem 85% sensibilidade, 80% especificidade e valor preditivo positivo de 83%.[15] Consiste em 12 questões, sete das quais avaliam a qualidade dos sintomas da dor neuropática, em escala de 0 (nunca) a 5 (muito forte). Foi realizada a adaptação transcultural desse questionário para o português brasileiro, mas falta sua validação.[16]

Teste quantitativo sensorial (QST)

Utiliza-se de um estímulo bem definido para provocar uma resposta quantificada e é baseada em medidas objetivas. Avaliam a sensibilidade do sistema somatossensorial ao calor, frio, pressão profunda, toque leve e estímulos pontuais (picada de alfinete). Pode detectar hiposensibilidade (perda sensorial) e hipersensibilidade aos estímulos físicos para identificar vias específicas que são lesadas e apoiar o diagnóstico de DN.

No entanto, requer equipamentos caros e pessoal treinado, o que pode limitar seu uso fora dos ambientes de pesquisa.

Testes confirmatórios

Vários exames diagnósticos são sugeridos para confirmar a lesão ou doença do sistema nervoso somatossensorial em adultos, como neuroimagem, biópsia de pele, testes neurofisiológicos como estudos de condução nervosa, potenciais evocados de calor, microneurografia e testes genéticos. Em crianças, o uso desses testes é limitado. São necessários mais estudos para avaliar a aplicabilidade, sensibilidade e utilidade clínica na prática pediátrica.[5]

Causas

Algumas causas de DN têm sido reconhecidas com maior frequência em crianças e adolescentes, como dor neuropática pós-cirúrgica, dor do membro fantasma, síndrome da dor regional complexa (SDRC), dor pós-lesão medular, dor pós-trauma, os transtornos relacionados a DN hereditários ou autoimunes, como a síndrome de Guillain-Barré e os efeitos do câncer e de sua terapêutica. Algumas síndromes de DN são raras e características da população pediátrica, como doenças metabólicas, neuropatias tóxicas (chumbo, mercúrio), doenças mitocondriais, eritromelalgia e doença de Fabry.

TABELA 25.1. Classificação e causas de dor neuropática

Classificação pelo CID-11	Mecanismo de dor	Exemplos/diferenças em crianças e adolescentes
Dor neuropática crônica periférica		
Lesão do nervo periférico	Cirurgia/trauma	Dor do membro fantasma: menos comum se amputação < 6 anos
	Compressão/infiltração associada a câncer	Tumor sólido Neurofibromatose
Polineuropatia dolorosa	Drogas neuro tóxicas	Neuropatia periférica induzida por quimioterápico
	Autoimune	Síndrome Guillain-Barré: menos comum em criança, mas dor neuropática em > 70% e pode ser o sintoma de apresentação
	Genética	Eritromelalgia: raro, mas grave. Doença de Fabry: DN sintoma de apresentação
Neuralgia pós-herpética	Infecção	Muito menos comum em criança, exceto imunocomprometido
Neuralgia trigeminal	Idiopático/compressão	Início antes dos 18 anos < 2% casos
Radiculopatia dolorosa	Trauma raiz nervosa	Cirurgia (p. ex.: escoliose)
	Tumor	Neuroblastoma
Dor neuropática crônica central		
Lesão medular	Trauma/tumor	Dor menos comum que em adultos
Lesão cerebral	Tumor	Tumor supra e infratentorial
Pós AVC	Lesão cerebrovascular, infarto ou hemorragia	Menos comum em criança
Esclerose múltipla		Início antes dos 16 anos em 2%-5%

Fonte: Adaptada de Walker SM 2020.[5]

Doença falciforme (DF)

A doença das células falciformes é causada por mutação na cadeia beta da hemoglobina, levando a eritrócitos anormais. Essa variante da hemoglobina normal adulta (HbA) provém da herança de ambos os pais (homozigose para o gene HbS) ou de um dos pais, juntamente com outra hemoglobina variante, como a hemoglobina C (HbC), ou com a betatalassemia (heterozigosidade composta). Estima-se que mais de 3 milhões de pessoas no mundo possuem doença falciforme e que aproximadamente 5% da população mundial carrega um gene de hemoglobinopatia.

A dor aguda é a maior causa de hospitalização dos pacientes com doença falciforme e os episódios de dor aguda são também um preditor independentemente de mortalidade. Além disso, a dor crônica pode contribuir na diminuição da qualidade de vida. A fisiopatologia da dor na doença falciforme é complexa e pode ser atribuída a mecanismos nociceptivos, inflamatórios e neuropáticos, incluem estresse oxidativo, vaso-oclusão, lesão de isquemia-reperfusão e inflamação.[17] Essa inflamação local é responsável por uma amplificação da mensagem nociceptiva e pode levar à hiperalgesia periférica (manifestada clinicamente por uma diminuição dos limiares nociceptivos ou alodinia) e pode levar à sensibilização central.

A DN é estimada em aproximadamente 19%-40% dos adolescentes e adultos com DF por estudos transversais e questionários como painDETECT e DN4. Idade, sexo feminino e uso de hidroxiureia foram relatados como positivamente associados com dor neuropática na DF, embora fatores de risco modificáveis para a prevenção da dor neuropática nessa população não foram identificados.[18-20]

A dor neuropática na DF tem sido relatada como dor crônica, descrita como dormência, formigamento, lancinante, espontânea, em tiro ou dor paroxística, e às vezes está associada a uma sensação de alfinetes e agulhas, hiperalgesia e alodinia.

Síndrome dolorosa regional complexa em crianças (SDRC)

Dor crônica intensa em um membro com características neuropáticas. As manifestações variam com o tempo de evolução do quadro e podem estar associadas a alterações sensoriais, motoras, tróficas, inflamatórias e autonômicas. Conforme a origem, pode ser do Tipo I, historicamente denominada distrofia simpático reflexa (sem evidência clara de lesão nervosa); Tipo II, também designada antigamente como causalgia (decorrente diretamente de lesão do nervo); Tipo III SDRC com remissão de algumas características.

Matles, em 1971, foi o primeiro a citar SDRC Tipo I, subtipo mais comum descrito nessa faixa etária. Afeta crianças entre 5 e 17 anos, com pico de incidência de 13 anos. As crianças com SDRC apresentam menor frequência de edema, maior envolvimento de membros inferiores (89% dos casos), maior prevalência no sexo feminino (70% dos casos), maior diferença de temperatura fria comparado aos adultos. Parece que a taxa de recorrência da SDRC é maior em crianças (30%) que adultos (10%).

Os sintomas incluem dor em membro, alodinia, hiperalgesia, edema e/ou alteração na cor da pele do membro afetado, pele ressecada e mosqueada, hiper-hidrose e alterações tróficas em unhas e cabelos. A dor pode ser constante mesmo em repouso e aumenta com a movimentação do membro. A maioria dos pacientes descreve a dor com queimação, tiro, facada e choque.[21]

O diagnóstico é clínico, com ajuda do critério de adulto para SDRC (critério de Budapeste). O atraso entre o início do quadro e diagnóstico pode durar anos, o que dificulta a padronização nos estudos. Fatores biopsicossociais e antecedentes patológicos são fatores de risco para a apresentação dos casos. A visão multidisciplinar torna-se necessária para a avaliação na população pediátrica.

A fisiopatologia multifatorial está associada a uma resposta inadequada e uma agressão tecidual. Mecanismos que desencadeiam inflamação neurogênica com degeneração de fibras nervosas finas, alteração da microvasculatura e disfunção do sistema nervoso autônomo (SNA) simpático e sistema nervoso central (SNC) estão associados a fatores que perpetuam e exacerbam a doença.

A primeira linha de tratamento é um programa de reabilitação física e terapia cognitivo comportamental. Quando não há resposta, o tratamento farmacológico (gabapentina ou amitriptilina) pode ser usado. Outras opções terapêuticas relatadas na literatura são bloqueio regional do nervo, bloqueio simpático, infusão de drogas intravenosas, anestesia regional contínua com cateter epidural ou periférico e neuromodulação elétrica.[22]

Dor neuropática em oncologia pediátrica

DN é encontrada com menos frequência do que dor não neuropática em crianças com câncer; no entanto, é mais difícil de tratar, exigindo maior tempo de acompanhamento, mais consultas clínicas, manejo farmacológico complexo e intervenções não farmacológicas mais frequentes.[23]

A dor neuropática em oncologia pediátrica resulta de diferentes causas de lesão ou processos da doença afetando o sistema somatossensorial e incluem lesão neuronal relacionada à quimioterapia, tumor sólido relacionado ao envolvimento de estruturas neurais, DN pós-

-cirúrgica, como dor do membro fantasma e dor pós-preservação do membro, e circunstâncias complexas da DN no final de vida.

O agente quimioterápico mais comumente associado a neurotoxicidade e DN é a vincristina. Estima-se que 35%-44% das crianças com leucemia linfoide aguda (LLA) apresentam dor neuropática durante o tratamento e algumas crianças continuam a ter neuropatia periférica ou dor neuropática durante a sobrevida. A neurotoxicidade da vincristina, na maioria das vezes, causa neuropatia sensório-motora mista (perda dos reflexos tendinosos profundos, parestesia, dor e pé ou punho caído) ou neuropatia autonômica (constipação, dor abdominal, íleo paralítico, atonia vesical com retenção de urina e hipotensão ortostática).[24] Crianças com LLA apresentam risco para alterações neurocognitivas durante e após o tratamento com quimioterápicos e eventos adversos comuns, como dor neuropática com uso de opioides para seu tratamento, podem ser fator de risco adicional para déficits neurocognitivos, particularmente nas medidas de aprendizado e memória.[25]

Eritromelalgia

Doença rara relacionada a mutação de *SCN9A* e aumento na ativação do canal de sódio Nav1.7. Resulta em dor episódica severa e vermelhidão em crianças, tipicamente nos pés, mãos e em alguns casos, orelhas. A dor é exacerbada pela temperatura ambiente e aliviada com resfriamento. O genótipo e a substituição específica do aminoácido influencia a severidade dos sintomas, idade de início, e em alguns casos pode predizer a resposta relativa aos agentes não específicos de canal de sódio (mexiletina ou carbamazepina).

Doença de Fabry

É uma doença recessiva ligada ao X, multissistêmica devida a variação do gene *GLA* que codifica a enzima lisossomal α-galactosidase A. O acúmulo de glicoesfingolipídeos nas células e tecidos resulta em disfunção de múltiplos sistemas, destacando-se rins, coração, sistema nervoso central e periférico. Dor é um sintoma de apresentação comum e pode ser o único sintoma em anos, com frequência de 50%-72% dos casos, com idade de início mediana reportada de 7-15 anos. A dor é episódica em queimação, em agulhamento, e a princípio pode estar restrita a mãos e pés. Evolui com o tempo para mais persistente e generalizada e pode ser desencadeada por alterações na temperatura corporal e do ambiente, exercício ou estresse emocional.[4] Outros sintomas são: hipoidrose ou anidrose, córnea verticillata, sintomas gastrintestinais, alterações renais como proteinúria, hiperfiltração, alterações cardíacas como de condução, disfunção valvar, arritmias, perda auditiva. A possibilidade de um tratamento específico com a terapia de reposição enzimática modificou a evolução dessa doença.[26]

Tratamento pela racionalidade ocidental

Diversos fatores contribuem para dificultar o entendimento de variadas entidades de dor neuropática e o desenvolvimento de estratégias de tratamento em crianças. Pacientes pediátricos com DN representam um grupo heterogêneo e os mecanismos causadores são distintos e variados. A natureza da DN como dor crônica e persistente pode estar em conflito com o fato de que a maioria da literatura reporta os *trials* de tratamento farmacológico com duração média de um a dois meses, o que pode limitar o entendimento do desfecho.

A literatura sobre tratamento de DN em crianças é majoritariamente representada por relatos de caso e série de casos, enquanto evidências robustas advindas de estudos randomizados e controlados ou estudos retrospectivos são limitadas.[27] Segundo o *guideline* da OMS, de 2020, de dor crônica em criança, o manejo farmacológico apropriado, adaptado às indicações e condições específicas, pode ser usado (recomendação condicional, baixa evidência de certeza).[28]

Gabapentinoides

Geralmente são bem tolerados e têm poucos efeitos colaterais. Embora tontura e sedação possam ocorrer, eles são dose-dependentes e podem ser evitados iniciando em dose baixa e titulando aos poucos.

A **gabapentina** evita a liberação de neurotransmissores agindo nos canais de cálcio. O uso é bem estabelecido para epilepsia em crianças, porém faltam estudos para a dor.[29] Apesar do uso *off-label*, é considerada droga de primeira linha para tratamento da DN moderada a severa em crianças e parece ser mais segura que a pregabalina em crianças.[8] A dose inicial é de 10 mg/kg/dia, sendo escalonada até 30 mg/kg/d, em dias a semanas. Dose até 45 mg/kg/d foi descrita em relato de caso. A literatura em geral reflete estratégia de dose mais baixa em crianças quando comparada com adultos (50-70 mg/kg/d até 3.600 mg/d).[27] Efeitos adversos relatados para epilepsia incluem náusea, tontura, sonolência, cefaleia e ganho de peso.

O uso de **pregabalina** em crianças é *off-label*. Dose de 5 mg/kg/dia. Se usada em associação com outras drogas, 2,5 mg/kg/dia.

Antidepressivos tricíclicos

Amitriptilina é um fármaco de primeira linha no tratamento da DN na criança maior de 6 anos. Dose 0,35-0,4 mg/kg/d.[27] A dose utilizada para dor crônica é menor em relação à necessária para alcançar efeito antidepressivo. O escalonamento da dose pode ser limitado pelos efeitos colaterais, incluindo sintomas anticolinérgicos, como boca seca, hipotensão ortostática, constipação, retenção urinária, e anormalidades na condução cardíaca, incluindo intervalo QT prolongado, risco de torsades de pointes e morte súbita.

Opioides

São vários os desafios no uso de opioides em crianças com DN devido à existência de poucos estudos nessa faixa etária e uso de dados extrapolados dos adultos. Há diferenças na etiologia, neurodesenvolvimento, comorbidades e farmacocinética e também há poucos estudos de segurança a longo prazo e eficácia. Apesar disso, os opioides são usados nas crianças devido a limitação de agentes terapêuticos disponíveis para tratar DN, especialmente agentes de início rápido e múltiplas vias de administração.[30]

A **codeína** apresenta sérios problemas de segurança e eficácia relacionados à variabilidade genética em sua biotransformação. A codeína é um pró-fármaco, ou seja, é convertida em seu metabólito ativo morfina pela enzima CYP2D6. No feto, a atividade dessa enzima é ausente ou inferior a 1% dos valores dos adultos, e aumenta conforme o crescimento, assim seu efeito analgésico é baixo em recém-nascidos e em crianças pequenas. A porcentagem de metabolizadores fracos pode variar em grupos étnicos de 1%-30%. Ao contrário, indivíduos que metabolizam a codeína de maneira rápida e em alta proporção apresentam risco variável de toxicidade, em função da conversão rápida e descontrolada de codeína em morfina.

Tramadol tem afinidade fraca por receptores opioides mu e propriedades de inibição da recaptação da serotonina e noradrenalina na medula espinhal. Tem apresentação em solução gotas (100 mg/mL) com dose 1-2 mg de cloridrato de tramadol por kg/peso, ou 4-8 gotas/kg.

Morfina é um opioide forte, utilizado em casos refratários ou final de vida. Sua segurança e eficácia em crianças ainda não foram definitivamente estabelecidas. Pode causar dependência física ou psíquica e o médico deve estar alerta para abuso, dependência e uso recreativo. Tem apresentação em solução gotas 10 mg/mL, sendo cada mL correspondente a 32 gotas e comprimidos de 10 mg e 30 mg. Dose recomendada 0,1-0,5 mg/kg.

Emplasto de lidocaína

É um anestésico local, que inibe de modo reversível a condução de impulsos neuronais bloqueando canais de sódio e estabilizando as membranas neuronais. O emplasto hidrogel também protege a área hipersensível. Relatos na literatura descrevem a utilização do emplastro de lidocaína 5% em crianças com DN localizada (SDRC, anemia falciforme, sequela de queimadura, dor pós-cirúrgica).[31,32] Pode ser recortado e é recomendado o máximo de um emplastro para < 30 kg, e dois, se 30-60 kg.[32] É bem tolerado na maioria dos pacientes. Efeitos adversos relatados são raros e restritos ao local de aplicação como dor, eritema transitório, prurido, sensação de queimação, irritação da pele. São necessários mais estudos para estabelecer a eficácia desse fármaco em pediatria.

TABELA 25.2. Idade mínima para uso de opioides e gabapentinoides

Droga	EMA (Europa)	FDA (EUA)	Anvisa (Brasil)
Codeína/paracetamol	12 anos	12 anos	12 anos α
Tramadol	1 ano e > 10 kg	12 anos	1 ano
Morfina	Neonato	Não autorizado	2 anos
Oxicodona	12 anos	11 anos (liberação lenta)	Não autorizado
Tapentadol	2 anos	Não autorizado	Não autorizado
Metadona	Não autorizado	Não autorizado	Não autorizado
Patch fentanil	2 anos	2 anos	2 anos β
Gabapentina	6 anos	3 anos δ	12 anos δ
Pregabalina	Não autorizado	1 mês δ	Não autorizado

α na bula escrita: não recomendado para adolescentes de 12 a 18 anos.
β deve ser administrado apenas em pacientes pediátricos tolerantes a opioides que já estejam recebendo o equivalente a pelo menos 45 mg de morfina oral ao dia.
δ como agente adjuvante para tratamento de convulsão parcial.
Fonte: Adaptada de Coluzzi F, 2020.[33] Acesso 10/05/2022 https://consultas.anvisa.gov.br/#/bulario/

O tratamento não farmacológico para dor neuropática deveria ser aplicado sempre que possível em adição ao tratamento farmacológico. São relatados para dor neuropática em pediatria, o uso de terapia do espelho para dor do membro fantasma, fisioterapia, terapia ocupacional, musicoterapia e *scrambler therapy* (dispositivo de eletroanalgesia em que aplica-se estímulos não dolorosos em eletrodos de superfície).

Uma abordagem interdisciplinar é indicada e deve combinar reabilitação, medicina integrativa/técnicas ativas mente-corpo, psicologia, buscando o controle/cura da dor com normalização da frequência escolar diária, da prática desportiva, da vida social e dos padrões de sono.

Tratamento pela acupuntura

Na literatura, o uso de acupuntura em dor neuropática em crianças é escasso, com poucos relatos de caso ou série de casos. Foi usada em SRCD, dor em doença falciforme, DN induzida por quimioterápico.[34,35]

Os estudos retrospectivos de acupuntura em pediatria na doença falciforme foram em dor não especificada. No estudo de Tsai, os pontos mais usados foram: ST36, SP6, LI3, LR3, KI3, *ear point* Shen Men, conforme Tabela 25.3.[36] Em outro estudo de caso controle em crianças hospitalizadas, a acupuntura mostrou-se bem aceita e tolerada e foi associada a redução de escore de dor.[37] Os pontos principais foram LI4 e LR3. Não foram observados efeitos adversos. Desse mesmo serviço, em estudo retrospectivo com 12 crianças, a acupuntura foi bem aceita por crianças com DN e houve melhora nos escores de dor.[38] No relato de caso de Marques, foi usado acupuntura laser para dor em criança de 6 anos com doença falciforme. Foram usados os seguintes pontos: KI6, HT7, ST36, LU9, LI4, LI11, LR3, LR14, CV4, CV6, CV12, SP3, SP6, SP9.[35]

No relato de caso, descrito por Marchetti, de uma adolescente com SRCD em membro superior foram usados pontos de acupuntura (TE4, TE5, LI5, SI4) para produzir calor e dissipar o vento devido à patologia de vento frio. Porém, a paciente não tolerou o agulhamento local após a segunda sessão. Depois, foi utilizada a acupuntura abdominal, "representação de tartaruga" de áreas somatossensoriais na região abdominal, nos seguintes pontos CV4, CV12, CV16, CV17, ST24, KI17, agulhamento superficial de 0,2 *cun*. Houve melhora completa da dor após oito sessões.[39]

Em um artigo de revisão de acupuntura e neuropatia periférica induzida por quimioterapia em adultos, os pontos de acupuntura no meridiano Yangming são geralmente usados para o tratamento da neuropatia induzida por quimioterapia porque "o tratamento da flacidez visa o meridiano Yangming" – é um princípio terapêutico da acupuntura pela MTC. Então pontos como LI4, LI11 e ST36 são frequentemente usados no tratamento da atrofia muscular e neuropatia periférica. Outros pontos mais utilizados foram Ex10 (Bafeng) e EX-UE9 (Baxie), pontos locais em extremidades.[40] No relato de caso de um adolescente de 14 anos, com tumor cerebral, que apresentou dor neuropática induzida por quimioterapia, sem resposta com tramadol, ibuprofeno, *patch* de lidocaína e pregabalina, evoluiu com resolução da alodinia e hiperalgesia nos pés, após acupuntura laser.[41]

TABELA 25.3. Uso de pontos de acupuntura de acordo com MTC e medicina ocidental

Pontos de acupuntura	Medicina Tradicional Chinesa	Medicina Ocidental
ST36	Tonifica Qi e sangue Dispersa estagnação do canal	Reforço imunológico Dor doença falciforme
SP6	Nutre sangue e Yin Tonifica rim Tonifica fígado	Doença falciforme Regula função adrenal Regula função hepática
LI4	Promove o movimento de Qi e sangue Remove obstrução do canal	Analgesia Alívio da dor
LR3	Promove o movimento de Qi e sangue Remove obstrução do canal	Analgesia Alívio da dor
KI3	Nutre a energia do rim	Regula função adrenal
Ear Point Shen Men	Acalma o espírito	Relaxamento e sedação Alívio da dor

Fonte: Adaptação Tsai SL, 2020.[36]

Conclusão

A DN pediátrica, apesar de pouco frequente em crianças e adolescentes deve ser considerada. Existem diferenças importantes na resposta sensitiva à lesão do SNC ou do SNP, que parecem estar relacionadas com a idade de desenvolvimento.

Existem poucos estudos de qualidade sobre a natureza, etiologia, diagnóstico, prognóstico e tratamento das principais causas de DN em idade pediátrica, por isso, é fundamental melhorar a abordagem dessa entidade nessa faixa etária tão importante no desenvolvimento do indivíduo.

A compreensão dos mecanismos envolvidos nas diferentes fases do desenvolvimento, a acuidade do diagnóstico clínico e uma abordagem terapêutica mais sistematizada e melhor documentada são necessárias para que a adoção de estratégias de intervenção terapêutica torne-se específicas para a população pediátrica.

A dor na infância subtratada, não reconhecida ou mal manejada pode levar a consequências negativas importantes e duradouras que continuam pela vida adulta, incluindo dor crônica continuada, incapacidade e angústia.[42]

Reafirmam-se os princípios orientadores do *guideline* no manejo de dor crônica em crianças lançado pela Organização Mundial de Saúde (OMS) em 2020: 1) O acesso ao manejo de dor é um direito humano fundamental. 2) As crianças têm o direito de gozar do mais alto padrão de saúde alcançável.

Referências bibliográficas

1. McGrath PJ. Science is not enough: the modern history of pediatric pain. Pain 2011; 152:2457-59.
2. Palladini MC, Castro APC, Pelloso LRC. Tratado de dor neuropática: Sociedade brasileira para estudo da dor. Rio de Janeiro: Atheneu; 2021.
3. Howard RF, Wiener S, Walker SM. Neuropathic pain in children. Arch Dis Child 2014;99:84-9.
4. Kachko L, Ben Ami S, Lieberman A et al. Neuropathic pain other than CRPS in children and adolescents: incidence, referral, clinical characteristics, management, and clinical outcomes. Paediatr Anaesth 2014; 24:608-13.
5. Walker SM. Neuropathic pain in children: steps towards improved recognition and management. Ebiomedicine 62(2020)103124.
6. Simons LE. Fear of pain in children and adolescents with neuropathic pain and CRPS. Pain 2016 February; 157(0 1):S90-S97.
7. Toste S, Palhau L, Amorim R. Dor neuropática em idade pediátrica. Rev Soc Portuguesa Med Fis e Reab 2015;27(1):22-29.
8. de Leew TG, van der Zanden T, Ravena S, Felisi M, Bonifasi D, Tibboel D, et al. and on behalf of the GAPP Consortium. Diagnosis and Treatment of Chronic Neuropathic and Mixed Pain in Children and adolescents: results of a survey study amongst practitioners. Children 2020,7 208; doi:10.3390/children7110208.
9. Yeung KK, Engle L, Rabel A, Adamson K, Schwellnus H, Evans C. It just feels weird!: a qualitative study of how children aged 10-18 years describe neuropathic pain. Disabil Rehabil 2017;39:1695-702.
10. Verriotis M, Peters J, Sorger C, Walker SM. Phenotyping peripheral neuropathic pain in male and female adolescent: pain descriptors, somatosensory profiles, conditioned pain modulation, and child-parent report disability. Pain 162 (2021)1732-1748.
11. Lee RR, Rashid A, Ghio D, Thomson W, Cordingley L. Chronic pain assessments in children and adolescents: a systematic literature review of the selection, administration, interpretation, and reporting of unidimensional pain intensity scales. Pain research and management. 2017, article ID 7603758, 17 pages. http://doi.org/101155/2017/7603758.
12. Morgan KJ, Anghelescu DL. A review of adult and pediatric neuropathic pain assessment tools. Clin J Pain 2017;33:844-852
13. De Bortoli PS, Jacob E, CAstral TC, dos Santos CB et al. Adaptação cultural do instrumento adolescent pediatric pain tool para crianças e adolescentes brasileiros com câncer. Texto Con-

texto enferm (internet). 2019 [acesso 01/05/2022]; 28:e20160108. Disponível em: http://dx.doi.org/10.1590/1980-265X-TCE-2016-0108.

14. Gilchrist L, Tanner L, Hooke M. Measuring chemotherapy-induced peripheral neuropathy in children:development of the Ped-m TNS and pilot study results. Rehabil Oncol. 2009; 27: 7-15.
15. Freynhagen R, Baron R, Gockel U, Tolle TR. painDETECT: a new screening questionnaire to identify neuropathic components in patients with back pain. Curr Med Res Opin. 2006; 22(10):1911-1920.
16. Rio JPM, Bittencourt JV, Corra LA, Freynhagen R, Reis FJJ, Melo TB, Galace D, Nogueira LAC. Adaptação transcultural do questionário painDETECT para o portugues brasileiro. Brazilian Journal Anesth 2022;72(1):44-48.
17. Sharma D, Brandow AM. Neuropathic pain in individuals with sickle cell disease. Neuroscience Letters 714 (2020) 134445. https://doi.org/10.1016/j.neulet.2019.134445
18. Brandow AM, Farley RA, Panepinto JA. Neuropathic pain in patients with sickle cell disease. Pediatr Blood Cancer. 2014;61(3): 512-517.
19. Cregan M, Puri L, Kang G, Anghelescu D. Prevalence of neuropathic pain in adolescents with sickle cell disease: a single-center experience. Pediatr Blood Cancer. 2022; 69: e29583.
20. Sigalla J, Duparc Alegria N, Le Roux E, Toumazi A, Thiollier A.-F, Holvoet L, et al. Neuropathic Pain in Children with Sickle Cell Disease: The Hidden Side of the Vaso-Occlusive Crisis. Children 2021; 8, 84. https://doi.org/10.3390/children8020084.
21. Weissmann R, Uziel Y. Pediatric complex regional pain syndrome: a review. Pediatric Rheumatology (2016) 14:29. doi:10.1186/s12969-016-0090-8.
22. Vescio A, Testa G, Culmone A, Sapienza M, Valenti F, Di Maria F, Pavone V. Treatment of Complex Regional Pain Syndrome in Children and Adolescents: A Structured Literature Scoping Review. Children 2020;7:245; doi:10.3390/children7110245.
23. Anghelescu DL, Faughnan LG, Popenhagen MP, Oakes LL et al. Neuropathic Pain Referrals to a Multidisciplinary Pediatric Cancer Pain Service. Pain Manag Nurs. 2014 March; 15(1):126-131. doi:10.1016/j.pmn.2012.07.006.
24. Anghelescu DL, Tesney JM, Jeha S, et al. Prospective randomized trial of interventions for vincristine-related neuropathic pain. Pediatr Blood Cancer. 2020; 67: e28539. https://doi.org/10.1002/pbc.28539.
25. Partanen M, Alberts NM, Conklin HM, Krull KR et al. Neuropathic pain and neurocognitive functioning in children treated for acute lymphoblastic leukemia. Pain 00 (2021) 1-8.
26. Vaisbich MH, Andrade LGM, Silva CAB, Barreto FC. Recomendações para o diagnóstico e manejo de pacientes pediátricos com doença de Fabry: documento do comitê de doenças raras da sociedade brasileira de nefrologia. J Bras Nefrol 2022. Ahead of print. doi:https://doi.org/10.1590/2175-8239-JBN-2021-0216.
27. Anghelescu DL, Tesney JM. Neuropathic pain in pediatric oncology - a clinical decision algorithm. Paediatr Drugs. 2019 April; 21(2):59-70. doi:10.1007//s40272-018-00324-4.
28. WHO guidelines on management of chronic pain in children. Geneva:World Health Organization; 2020 https://www.who.int/publications/i/item/9789240017870 (acesso 02/05/2022).
29. Egunsola O, Wylie EC, Chitty KM, Buckley AN. Systematic Review of the Efficacy and Safety of Gabapentin and Pregabalin for Pain in Children and Adolescents. Anesth Analg 2019; 128: 811-9.
30. Windsor RB, Tham SW, Adams TL, Anderson A. The use of opioids for treatment of pediatric neuropathic pain. a literature review. Clin J Pain 2019;35:509-514.
31. Rousseau V, Morelle M, Arriuberge C, Darnis S, Chabaud S et al. Efficacy and tolerance of lidocaine 5% patches in neuropathic pain and pain related to vaso-occlusive sickle cell crises in children: a prospective multicenter clinical study. Pain Practice 2018;18(6):788-797.
32. Godard JM, Reaney R. Lidocaine 5%- medicated plaster (Versatis) for localized neuropathic pain: results of a multicenter evaluation of use in children and adolescents. Brit J of pain 2018; vol 12(3):189-193.

33. Coluzzi F, Rocco M, Gladden RG, Persiani P, Thur LA, Milano F. Pain management in childhood leukemia: diagnosis and available analgesic treatments. Cancers 2020:12,3671; doi:10.3390/cancers12123671.
34. Lotito APN, Campos LMMA, Dias MHP, Silva CAA. Distrofia simpático-reflexa. J Pediatr 2004; 80(2):159-62.
35. Marques CVP. Laser acupuncture to manage pain in child with sickle cell disease. case report. Rev Dor. 2014 jan-mar; 15(1):70-3.
36. Tsai SL, Bombacie M, Licursi M, Qian Y, Stiles GM, Lee MT. Acupuncture for pediatric sickle cell pain management: a promising non-opioid therapy. Complement Ther Med 2020;49:102314.
37. Reece-Stremtan S, Mahmood L, Margulies S, Martin B, Rohatgi R et al. Acupuncture as an adjunctive treatment for pain in hospitalized children with sickle cell disease. J Pain and Symptom MAnagement 2021;62(6):1239-44.
38. Mahmood L, Reece-Stremtan S, Idiokitas R, Martin B, Margulies S, et al. Acupuncture for pain management in children with sickle cell disease. Complement Ther Med 2020; 49: 102287.
39. Marchetti G, Vittori A, Mascilini I, Francia E, Insalaco A et al. Somatic and abdominal acupuncture for pain treatment in adolescent complex regional pain syndrome (CPS) of the upper limb: a case report. Children 2021,8,1187. acesso https;//doi.org/10.3390/children8121187.
40. Jin Y, Wang Y, Zhang J, Xiao X, Zhang Q. Efficacy and safety of acupuncture against chemotherapy-induced peripheral neuropathy: a systematic review and meta-analysis. Evidence-based Complementary and Alternative Medicine. Vol 2020, Article ID 8875433, 10 pages. https://doi.org/10.1155/2020/8875433.
41. Butkovic D, Tot OK. Laser acupuncture treatment of neuropathic pain in a boy with brain tumor. Complement Ther Med 2017;35: 53-56.
42. Eccleston C et al. Delivering transformative action in pediatric pain: a Lancet Child & Adolescent Health Commission. published on-line october 13, 2020. https://doi.org/10.1016/52352-4642(20)30277-7.

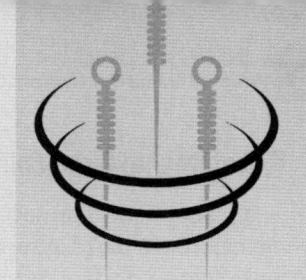

Acupuntura na Gestante com Dor Neuropática

26

Adriano Höhl
Luciano Ricardo Curuci de Souza
Mara Valéria Pereira Mendes
Telma Regina Mariotto Zakka

Introdução

A gestação é um período especial na vida da mulher onde ocorrem inúmeras mudanças do seu estado fisiológico, principalmente, com relação a alterações vasculares, hormonais, psicológicas e anatômicas para acomodar o feto em crescimento.[1]

A dor não tratada na gestação poderá resultar em depressão, ansiedade e aumento dos níveis pressóricos na mãe.[1]

O ganho de massa e peso nesse período gestacional e mal distribuído, acrescido de um acúmulo de líquidos nas partes moles, resulta em uma grande mudança no corpo da gestante, resultando em deslocamento de seu centro gravitacional em sentido anterior. O aumento da lordose lombar e sobrecarga da musculatura dorsal compensada por um aumento da cifose torácica e anteriorização da cabeça ocorre como compensação do ganho de massa abdominal pelo crescimento uterino e fetal.

Tem-se como consequência, um aumento significativo dos distúrbios musculoesqueléticos,[2] com dor pelo desenvolvimento de novos distúrbios neuromusculares ou a exacerbação de condições existentes, previamente assintomáticas.[3,4]

As neuropatias por aprisionamento são definidas como compressão de nervos periféricos devido a causas conhecidas ou desconhecidas, exigindo do médico um conhecimento detalhado da anatomia topográfica e manifestações clínicas.[5]

A gravidez aumenta o risco de compressão, estiramento ou aprisionamento de vários nervos, em decorrência das alterações fisiológicas, levando, geralmente, a uma neuralgia focal a partir do segundo trimestre gestacional e com agravamento no período de trabalho de parto e puerpério. Neuropatias preexistentes tendem a piorar nesse período.[6]

Dentre as neuropatias mais frequentes na gestante, temos a síndrome do túnel do carpo, as radiculopatias lombossacrais, as ciatalgias por compressão radicular ou pela compressão muscular do piriforme, a meralgia parestésica[7,8] e a síndrome do aprisionamento neural.[9-11]

Tratamento farmacológico da dor na gestação

O tratamento farmacológico das dores agudas e crônicas durante a gestação representa um capítulo à parte. Alterações associadas à gravidez na absorção, distribuição, metabolismo e eliminação podem resultar em níveis reduzidos de drogas.

A relação dose-efeito da droga é complexa, incluindo não apenas a variabilidade farmacocinética e farmacodinâmica interpessoal, mas também, a variabilidade genética que controla a tradução de proteínas envolvidas no metabolismo de enzimas transportadores de drogas e alvos de drogas.[8]

O aumento do volume plasmático, alteração na ligação proteica e menor proporção de músculo magro em relação ao tecido adiposo em gestantes podem resultar em maior volume de distribuição de fármacos para fármacos lipofílicos.[9] A depuração hepática de medicamentos psicotrópicos também é alterada, principalmente devido a alterações nas enzimas metabólicas associadas à gravidez.[12]

A segurança dos medicamentos tem a maior prioridade no tratamento de mulheres grávidas, pelos riscos potenciais ao desenvolvimento fetal e os danos resultantes podem ter consequências adversas ao longo da vida, devendo contemplar o binômio mãe-feto, a análise criteriosa e individual da fase gestacional, da placenta, do feto, da farmacocinética e farmacodinâmica das escolhas farmacológicas e as medidas instituídas.[7]

Na escolha dos medicamentos, é importante pesar, cuidadosamente, os benefícios e riscos de sua prescrição. Além dos rótulos e bulas, devemos nos reportar às classificações internacionais específicas de risco para a gravidez, sendo principais as da Food and Drug Administration (FDA), Farmaceutiska Specialiteter i Sverige e o Aurstralian Drug Evaluation Commite.[7,13]

Dor lombar e ciática

A dor nas costas é uma das causas mais comuns para os pacientes procurarem atendimento médico tanto na atenção primária quanto na emergência.[14] A hérnia de disco lombar (HDL) relacionada à ciatalgia é uma das condições mais tratadas durante a gestação, afetando 1 em cada 10 mil mulheres grávidas. Menos de 15% das mulheres diagnosticadas com a herniação discal sofrem de déficit neurológico grave ou síndrome da cauda equina (CES).[13] Outras causas possíveis incluem um canal lombar estreito, estenose foraminal, tumores e cistos.[15]

A escolha pela opção terapêutica durante a gravidez inclui a análise de fatores, como a intensidade da dor, o déficit neurológico (incluindo hipoestesia), parestesia e fraqueza, a presença de sintomas intestinais ou urinários visando a entrega bem-sucedida do bebê saudável.

O manejo interdisciplinar e o amplo conhecimento das patologias relacionadas à gravidez são cruciais para o melhor resultado tanto para a mãe quanto para a criança.[16]

Fisiopatologia

Durante a gestação, o aumento uterino e o desenvolvimento fetal são fatores de risco para o aparecimento da DN devido às alterações posturais, entre elas, a mutação da cintura pélvica, que facilita o desenvolvimento de lombalgia e neuropatias de aprisionamento.[16,18] Além disso, a partir da décima semana de gestação, a produção de relaxina favorece a frouxidão articular, aumentando a incidência de lombalgia, ciatalgia e dor pélvica posterio.[18]

Entre as causas de dor lombar, durante a gestação, têm-se o aumento da carga biomecânica, que altera o equilíbrio normal da coluna vertebral, a frouxidão ligamentar e a ação da relaxina nas articulações sacroilíacas, sínfise púbica e na coluna que determinam disfunções e hipermobilidade articulares.[19] Durante a gestação, a causa mais frequente de dor radicular lombar é a perda da função no amortecimento dos discos intervertebrais.[19,20]

Quadro clínico

A síndrome radicular ou ciatalgia pode ocorrer durante a gestação cursando com quadro de dor na região lombar e lombossacral que se irradia para a região glútea e membro inferior (território do nervo ciático) associada à dormência, fadiga, fraqueza e limitação dos movimentos.[15]

Distinguir os sinais e sintomas da dor nociceptiva (mecânica) da dor neuropática (radiculopatia) é um primeiro passo essencial no diagnóstico da dor nas costas. Testes especiais, como a elevação da perna esticada ou o teste de Patrick, podem ser usados para ajudar a diferenciar a origem da dor nas costas do paciente.[21]

Tratamento não farmacológico

As abordagens não farmacológicas têm crescido muito dentro da evolução da terapêutica multimodal para a dor. No caso das lombalgias nociceptivas ou neuropáticas podem ser utilizadas modalidades como massagem, exercícios, manipulação da coluna vertebral, terapia cognitivo-comportamental, acupuntura, ioga ou restauração funcional que têm por base a redução da dor por meio da plasticidade cortical devido à estimulação sensório-motora ou cognitiva.[22]

Acupuntura

A acupuntura pode ter um melhor efeito a curto prazo na redução da dor nas pernas em pacientes com ciatalgia discogênica, com um efeito clinicamente significativo no alívio da dor lombar mantido a partir de quatro semanas de tratamento, com melhora da dor nos membros inferiores.[23]

A eletroacupuntura tem sido cada vez mais indicada no tratamento da ciatalgia na gestação, pelos riscos e limitações do de uso de fármacos, desde a 1990.[24,25]

Vários estudos[26-28] relataram que a acupuntura pode ser mais eficaz do que as drogas no alívio da dor nas pernas e lumbago e melhorar a avaliação global da dor ciática com benefícios a curto e longo prazo para esse distúrbio comum, sendo um tratamento relativamente seguro e raramente associado a efeitos adversos graves e, também, melhora da dor lombar relacionada à gravidez, sem efeitos adversos da acupuntura em recém-nascidos após o nascimento.[29]

Correlação anatômica dos pontos

Na região lombar, destaca-se a fáscia toracolombar e os músculos eretor da espinha, iliocostal lombar, longuíssimo do tórax (porção lombar), multífidos, latíssimo do dorso, oblíquos, e quadrado lombar. Cobrindo esses músculos encontram-se os dois braços interno e externo do meridiano da bexiga (BL) e o meridiano extraordinário Du-Mai (GV) que ocupa a posição central, seguindo a coluna vertebral.[30]

Os pontos do Vaso Governador (GV) atuam na anatomia da linha média posterior e neuromodulam por meio do ramo medial do ramo primário dorsal do nervo espinhal relacionado. A linha BL interna tem a capacidade de influenciar os ramos medial e lateral dos ramos primários dorsais e, ao mesmo tempo, os músculos paravertebrais, enquanto a linha da bexiga (BL) externa impacta predominantemente o ramo lateral. Embora possam enviar estimulação aferente somática por meio de diferentes ramos, o resultado clínico final, muitas vezes, se sobrepõe porque as fibras sensoriais atingem os mesmos nervos espinhais e segmentos da medula espinhal.[30]

Os pontos extras Jiaji (Huatuojiaji Ex-B2) situam-se alinhados meia polegada do processo espinhoso inferior vertebral penetrando a fáscia toracolombar e os plano profundos, neuromodulando, preferencialmente, por meio do ramo medial e do ramo primário dorsal do nervo espinhal, sendo selecionados de acordo com o segmento do dermátomo afetado pela lesão e ou dor lombar.[30]

Acupuntura - escolha dos pontos

Nos protocolos da literatura destacam-se o uso dos pontos de acupuntura bilaterais de Dachangshu (BL25), Shenshu (BL23), Weizhong (BL40) e Chengshan (BL57), com evidência de melhora da dor e sem apresentar efeitos adversos.[31]

Nos casos de aprisionamento por parte do músculo piriforme podemos proceder ao agulhamento com agulha longa, nas proximidades do ponto BL54, com caneta de eletroestimulação monopolar usando-se sempre baixa frequência.

Pode-se usar ainda a auriculoacupuntura, com uso de agulhas ou sementes nos pontos da vértebra lombar, vértebra sacral, rim, suprarrenal, subcórtex e Shen Men.[32]

Síndrome do túnel do carpo (STC)

A síndrome do túnel do carpo representa a compressão do nervo mediano no túnel do carpo, que é definido pelos ossos do carpo nas faces lateral, medial e dorsal e o ligamento transverso do carpo na face anterior.[33] É uma complicação frequente da gravidez, com prevalência relatada de até 62% e que, comumente, apresenta-se durante o terceiro trimestre, mas pode ocorrer no primeiro trimestre.[33]

Fisiopatologia

Durante a gestação a flutuação hormonal favorece a retenção hídrica, determinando aumento da pressão no nervo mediano do túnel do carpo.[13,34] O aumento da pressão do ligamento transverso sobre o nervo mediano, particularmente, durante a extensão e flexão do punho e dedos, pode causar menor circulação local, gerando potenciais de ação ectópicos, desmielinização e dano axonal.[13]

Quadro clínico

As manifestações clínicas incluem formigamento, queimação, pontada e choque no território de distribuição do nervo mediano.[13] A dor ocorre, principalmente, no período noturno devido a estase linfática e circulatória.[13] O quadro pode progredir com a presença de dor diurna[6] e está associada à parestesia, irradiação para o membro superior e ombro, com sinal de Tinel e Durkan positivos.[13] Evolutivamente, pode ocorrer hipotrofia muscular da eminência tenar da mão, deformação, paralisia e distrofia ungueal (fase atrofia-paralisia).[13,34]

Na gestação, geralmente se opta pelo tratamento conservador, compreendendo reabilitação física, com medidas ergonômicas adequadas, uso de órteses, analgesia e lidocaína local.[9,13] O uso de acupuntura e eletroacupuntura da síndrome sintomática do túnel do carpo (STC) podem melhorar os sintomas e ajudar no reparo do nervo, além de melhorar as funções sensoriais e motoras.[35]

Acupuntura na síndrome do túnel do carpo

A acupuntura para a STC apresenta melhorias duradouras tanto para os sintomas quanto para as latências de condução nervosa, a qual persiste três meses após a interrupção da terapia sugerindo a neuroplasticidade cerebral após a terapia.[36]

Estudos têm demonstrado resultados clínicos após o tratamento com acupuntura, com um aumento significativo da força de preensão no lado sintomático e diminuição significativa do sinal de Tinel. A melhora clínica é reforçada pelo aumento da amplitude motora mediana distal do segmento palma-punho, evidenciando-se uma melhora da sintomatologia, força de preensão e da função eletrofisiológica.[35]

Podemos utilizar a técnica da acupuntura com agulhamento simples ou associada à eletroacupuntura, com evidência de melhora dos resultados.

Correlações anatômicas com acupuntura

O aprisionamento do nervo mediano a nível do ligamento transverso do carpo, levando à dor neuropática e comprometendo a funcionalidade da mão pode ser abordado por meio da acupuntura por meio dos meridianos Yin, sendo o principal correlacionado ao feixe vásculo-nervoso, o pericárdio – PC. Os pontos desse canal estão relacionados tanto ao nervo quanto ao grupo de músculos flexores-pronadores do antebraço e a maior parte da musculatura presente na porção radial da mão, controlando a abdução do polegar, flexão da mão no punho e flexão da falange digital dos dedos, juntamente com os meridianos do pulmão – LU e coração – HT.[30]

Os pontos principais de PC-7 a PC-4 em ordem de importância, relacionam-se com os nervos mediano (C6-T1) e cutâneo lateral do antebraço (C6-T1).

O ponto PC7 localiza-se no topo do ligamento transverso do carpo, onde se conecta da fáscia palmar ao trapézio, entre o tendão do flexor radial do carpo e o túnel, topografia de maior espaço para o conteúdo do túnel, em contraste com a região distal.[30]

Os pontos PC4 a PC6 além das relações com os nervos citados, como também aos músculos e tendões dos músculos flexores profundo e superficial dos dedos, músculo palmar longo, músculo flexor radial do carpo, além do pronador quadrado (PC4).[30]

Acupuntura - escolha dos pontos

Os pontos locais de acupuntura PC-7 (Daling) e PC-6 (Neiguan) têm sido muito indicados e utilizados ao longo do meridiano do pericárdio compatível com o trato do nervo mediano.

Outros pontos e técnicas como o tratamento combinado da técnica de acupuntura regular, nos pontos Laogong (PC8), Daling (PC7), Neiguan (PC6), Yuji (LU10) e Hegu (LI4) no lado afetado e a técnica de agulhamento contralateral em pontos de acupuntura distais Taichong (LR3) e Zhongfeng (LR4) evidenciam efeitos terapêuticos, aparentemente superiores à técnica de agulhamento regular.[37]

Nos casos de estímulo dos grupos musculares com caneta monopolar de acupuntura para neuromodulação, indicamos o grupo dos músculos flexores superficiais dos dedos de inervação pelo nervo mediano, diminuindo a dor.

Meralgia parestésica

A meralgia parestésica (MP) é uma mononeuropatia por aprisionamento do nervo cutâneo femoral lateral, um nervo puramente sensorial que inerva a parte anterolateral da coxa.[38,39]

Sua etiologia tem sido relacionada à fatores como obesidade (IMC ≥ 30), gravidez, vestimentas apertadas como *jeans*, armaduras militares e uniformes policiais, cintos de segurança, trauma direto, espasmo muscular, escoliose, hematoma ilíaco e alterações no comprimento das pernas. Os fatores metabólicos relatados incluem diabetes *mellitus*, alcoolismo e intoxicação por chumbo.[40-45]

Na gestação, corroboram para o aprisionamento do nervo o aumento da retenção hídrica, associada ao aumento do volume e tensionamento da parede abdominal, podendo levar ao aprisionamento do nervo ao passar ao redor da espinha ilíaca anterossuperior ou por meio do ligamento inguinal.[46]

Quadro clínico

Apresenta-se clinicamente como uma sensação de dormência pouco perceptível na posição de repouso, exacerbada pela deambulação e frequentemente acompanhada de picadas curtas na superfície da pele com uma sensibilidade desagradável à fricção de roupas íntimas.[38]

Tratamento

Apesar do tratamento incluir o uso de AINEs, ablação por radiofrequência pulsada e bloqueio do nervo LCNT, bloqueios anestésicos do nervo LCNT e intervenções cirúrgicas como a neurólise e a ressecção do LCNT na gestação devemos optar pela conduta conservadora em benefício do binômio materno-fetal.

Os tratamentos não medicamentosos podem incluir técnicas de liberação ativa (ART), mobilização/manipulação para a pelve, terapia miofascial para o reto femoral e iliopsoas, massagem de fricção transversal do ligamento inguinal, exercícios de alongamento para o quadril e musculatura pélvica e exercícios de estabilização pélvica/core abdominal. Com base nas evidências disponíveis, as intervenções supracitadas podem ser eficazes e seguras no alívio dos sintomas em indivíduos que sofrem de MP.[47,48]

Acupuntura

A literatura disponível aponta que a acupuntura pode ser eficaz no tratamento da MP com o uso das técnicas de agulhamento e ventosaterapia.[39]

Correlações anatômicas com acupuntura

O nervo cutâneo lateral da coxa é composto de fibras do plexo lombar (L2-e L3), podendo se originar do nervo femoral ou constituir um ramo independentemente do plexo lombar (L2, ou L1 e L2). Sua origem extra-abdominal ocorre abaixo do ligamento inguinal medialmente à origem do músculo sartório, dividindo-se em um ramo glúteo e um ramo femoral que continua verticalmente até a patela, ramificando-se para inervar a pele da região anterolateral da coxa.[49]

O meridiano da vesícula biliar-GB relaciona-se com o nervo cutâneo lateral da coxa em sua parte extra-abdominal. É de grande importância sua relação com a banda iliotibial, sede de aprisionamento de nervos e de inflamações, causas de dores em atletas corredores. Entre os pontos mais importantes, citamos os pontos GB31 a GB33 por sua relação com a banda iliotibial, com os músculos bíceps femoral, vasto lateral e vasto medial, bem como com os nervos cutâneo lateral da coxa (L2-L3) femoral (L2-L4) e ciático (L4-S3).

Escolha dos pontos

Os pontos mais indicados nos protocolos têm sido BL25, GB30, GB34, GB31, GB32, Huatuojiaji e pontos Ashi da nádega e coxa, até uma profundidade de 7,5 cm, produzindo rápida melhora do quadro álgico, com apenas um ou duas sessões.

Importante salientar que o ponto GB31 encontra-se doloroso à palpação em quase todos os casos, auxiliando, assim, no diagnóstico.[50]

O uso da eletroestimulação com agulhas ou eletrodos, têm sido muito indicado no tratamento das neuropatias e pode ser aplicado aqui, também, dando preferência a correntes com baixa frequência.[51,52]

Conclusão

A gravidez, por suas alterações fisiológicas, aumenta o risco de neuropatias no período gravídico e pós-parto, destacando-se a neuralgia ciática, síndrome do túnel do carpo e meralgia parestésica. A acupuntura destaca-se entre os tratamentos não farmacológicos, promovendo alívio da dor, e segurança ao binômio materno-fetal.

Referências bibliográficas

1. Haddox AG, Hausselle J, Azoug A. Changes in segmental mass and inertia during pregnancy: A musculoskeletal model of the pregnant woman. Gait Posture. 2020 Feb;76:389-395. doi: 10.1016/j.gaitpost.2019.12.024. Epub 2019 Dec 23. PMID: 31927359.
2. Yadav, N., Meena, M.L., Dangayach, G.S., Gupta, Y. (2022). A Review on Musculoskeletal Disorders and Design of Ergonomics Aids with Relevance to Lower Back and Lumbopelvic Pain in Pregnant Women. In: Sachdeva, A., Kumar, P., Yadav, O.P., Tyagi, M. (eds) Recent Advances in Operations Management Applications. Lecture Notes in Mechanical Engineering. Springer, Singapore. https://doi.org/10.1007/978-981-16-7059-6_12.
3. Edmundson C, Guidon AC. Neuromuscular Disorders in Pregnancy. Semin Neurol. 2017 Dec;37(6):643-652. doi: 10.1055/s-0037-1608785. Epub 2017 Dec 21. PMID: 29270937.
4. Jarrell J. Pregnancy-Related Pain. J Obstet Gynaecol Can. 2017 Sep;39(9):769-771. doi: 10.1016/j.jogc.2017.05.029. Epub 2017 Jul 18. PMID: 28733064.
5. Malek E, Salameh JS. Common Entrapment Neuropathies. Semin Neurol. 2019 Oct;39(5):549-559. doi: 10.1055/s-0039-1693004. Epub 2019 Oct 22. PMID: 31639838.
6. Rosier C, Camdessanché JP. Neuropathy and pregnancy: An overview. Rev Neurol (Paris). 2021 Mar;177(3):220-224. doi: 10.1016/j.neurol.2020.04.024. Epub 2020 Jul 8. PMID: 32653214.
7. Weimer LH. Neuromuscular disorders in pregnancy. Handb Clin Neurol. 2020;172:201-218. doi: 10.1016/B978-0-444-64240-0.00012-X. PMID: 32768089; PMCID: PMC7402655.
8. Castro A, Fonseca, Palladini M, Pelloso L: 2021 in Tratado de Dor Neuropática; Editora Atheneu 2021.
9. Zakka TRM, Teixeira MJ, Yeng LT.Dor no período gestacional e durante a lactação. In: Tratado de Dor. Publicação da Sociedade Brasileira para Estudo da Dor/ Irimar de Paula Posso, et al. 1 ed-Rio de Janeiro: Atheneu, 2017;102(1):1327-1336.
10. Kennedy D. Classifying drugs in pregnancy. Aust Prescr. 2014; 37:112-114.
11. Gooding MS, Evangelista V, Pereira L. Carpal Tunnel Syndrome and Meralgia Paresthetica in Pregnancy. Obstet Gynecol Surv. 2020 Feb;75(2):121-126. doi: 10.1097/OGX.0000000000000745. PMID: 32105336.
12. Flockhart, D. A. "Drug interactions: cytochrome P450 drug interaction table." Indiana University School of Medicine 2010 (2007).
13. Zakka TRM, Fernandes DTRM, Reixeira MJ, Yeng LT. Dor neuropática na gestação. In: Tratado de dor neuropática. Palladini MC et al. 2021, 6;(35):333-340.

14. Casiano VE, Sarwan G, Dydyk AM, Varacallo M. Back Pain. 2022 Feb 22. In: StatPearls [Internet]. Treasure Island (FL): StatPearls Publishing; 2022 Jan-. PMID: 30844200.
15. Koes BW, Tulder MWV, et al. Diagnosis and treatment of sciatica. BMJ 2007;334:1313-7. PMC - PubMed.
16. Di Martino A, Russo F, Denaro L, Denaro V. How to treat lumbar disc herniation in pregnancy? A systematic review on current standards. Eur Spine J. 2017 Oct;26(Suppl 4):496-504. doi: 10.1007/s00586-017-5040-8. Epub 2017 Apr 20. PMID: 28429143.
17. Grøvle L, Haugen AJ, Natvig B, et al. The prognosis of self-reported paresthesia and weakness in disc-related sciatica. Eur Spine J 2013;22:2488-95. - PMC - PubMed.
18. Uher T, Bob P. Neuropathic pain, depressive symptoms, and C-reactive protein in sciatica patients. Int J Neurosci 2013;123:204-8. - PubMed.
19. Konstantinou K, Dunn KM. Sciatica: review of epidemiological studies and prevalence estimates. Spine 2008;33:2464-72. - PubMed.
20. Valat JP, Genevay S, Marty M, et al. Sciatica Best Pract Res Clin Rheumatol 2010;24:241-52. - PubMed.
21. Casiano VE, Sarwan G, Dydyk AM, Varacallo M. Back Pain. 2022 Feb 22. In: StatPearls [Internet]. Treasure Island (FL): StatPearls Publishing; 2022 Jan-. PMID: 30844200.
22. Chou R, Huffman LH, American Pain Society, American College of Physicians. Nonpharmacologic therapies for acute and chronic low back pain: a review of the evidence for an American Pain Society/American College of Physicians clinical practice guideline. Ann Intern Med. 2007;147: 492-504. [PubMed] [Google Scholar].
23. Qaseem A, Wilt TJ, McLean RM, Forciea MA. Noninvasive treatments for acute, subacute, and chronic low back pain: A clinical practice guideline from the American College of Physicians. Ann Intern Med 2017;1667:514-30.Google ScholarCrossrefPubMed.
24. Zhan WZ, Liang XW. Different methods for the treatment of 2100 cases of sciatica. J Gansu College TCM 1993;10:47.(in Chinese) [Google Scholar].
25. Chen MR, Wang P, Cheng G, et al. A clinical observation on acupuncture for 30 cases of sciatica. J Tradit Chin Med 2007;48:238-40 (in Chinese).
26. Ji M, Wang X, Chen M, et al. The efficacy of acupuncture for the treatment of sciatica: a systematic review and meta-analysis. Evid Based Complement Alternat Med. 2015;2015:192808.
27. Qin Z, Liu X, Wu J, et al. Effectiveness of acupuncture for treating sciatica: a systematic review and meta-analysis. Evid Based Complement Alternat Med. 2015;2015:425108.
28. Zhang X, Wang Y, Wang Z, et al. A randomized clinical trial comparing the effectiveness of electroacupuncture versus medium-frequency electrotherapy for discogenic sciatica. Evid Based Complement Alternat Med. 2017;2017:9502718.
29. He BS, Li Y, Gui T. Preliminary Clinical Evaluation of Acupuncture Therapy in Patients With Postpartum Sciatica. J Midwifery Womens Health. 2018 Mar;63(2):214-220. doi: 10.1111/jmwh.12681. Epub 2018 Mar 23. PMID: 29569351.
30. N. G. Robinson in Interactive Medical Acupuncture Anatomy, 2016 by Tenton New Media.
31. Efficacy and Safety of Acupuncture for Chronic Discogenic Sciatica, a Randomized Controlled Sham Acupuncture Trial Ziling Huang, MD, Sixing Liu, Jing Zhou, MD, Qin Yao, MD, Zhishun Liu, MD, PhD Author Notes.
32. Wang, Liu Gong; Pai HJ. Tratado contemporaneo de acupuntura e moxibustao. CEIMEC, editor. Sao Paulo; 2005.
33. Moghtaderi AR, Moghtaderi N, Loghmani A. Evaluating the effectiveness of local dexamethasone injection in pregnant women with carpal tunnel syndrome. J Res Med Sci. 2011 May;16(5):687-90. PMID: 22091293; PMCID: PMC3214382.
34. Ibrahim I, Khan WS, Goddard N, Smitham P. Carpal tunnel syndrome: a review of the recent literature. Open Orthop J. 2012; 6: 69-76.
35. Clinical Effectiveness of Acupuncture for Carpal Tunnel Syndrome Chien-Yi Ho, Hsiu-Chen Lin, Yu-Chen Lee, Li-Wei Chou, Ta-Wei Kuo, Heng-Wei Chang, Yueh- Sheng Chen and Sui-Foon Lo.

36. Maeda Y, Kim H, Kettner N, Kim J, Cina S, Malatesta C, Gerber J, McManus C, Ong-Sutherland R, Mezzacappa P, Libby A, Mawla I, Morse LR, Kaptchuk TJ, Audette J, Napadow V. Rewiring the primary somatosensory cortex in carpal tunnel syndrome with acupuncture. Brain. 2017 Apr 1;140(4):914-927. doi: 10.1093/brain/awx015. PMID: 28334999; PMCID: PMC5837382.
37. Clinical research on mild and moderate carpal tunnel syndrome treated with contralateral needling technique at distal acupoints and acupuncture at local acupoints] [Article in Chinese] Ling Chen, Li Xue, Shumao Li, Tao Kang, Hong Chen, Chunguang Hou.
38. Van Slobbe AM, Bohnen AM, Bernsen RM, Koes BW, Bierma-Zeinstra SM. Incidence rates and determinants in meralgia paresthetica in general practice. J Neurol. 2004 Mar;251(3):294-7. doi: 10.1007/s00415-004-0310-x. PMID: 15015008.
39. Cheatham SW, Kolber MJ, Salamh PA. Meralgia paresthetica: a review of the literature. Int J Sports Phys Ther. 2013 Dec;8(6):883-93. PMID: 24377074; PMCID: PMC3867081.
40. Parisi TJ, Mandrekar J, Dyck PJ, et al. Meralgia paresthetica: relation to obesity, advanced age, and diabetes mellitus. Neurology. 2011;77(16):1538-1542 [PMC free article] [PubMed] [Google Scholar].
41. Grossman MG, Ducey SA, Nadler SS, et al. Meralgia paresthetica: diagnosis and treatment. J Am Acad Orthop Surg. 2001;9(5):336-344 [PubMed] [Google Scholar].
42. Beresford HR. Meralgia paresthetica after seat-belt trauma. J Trauma. 1971;11(7):629-630 [PubMed] [Google Scholar].
43. Sax TW, Rosenbaum RB. Neuromuscular disorders in pregnancy. Muscle Nerve. 2006;34(5):559-571 [PubMed] [Google Scholar].
44. Yi TI, Yoon TH, Kim JS, et al. Femoral neuropathy and meralgia paresthetica secondary to an iliacus hematoma. Ann Rehabil Med. 2012;36(2):273-277 [PMC free article] [PubMed] [Google Scholar].
45. Korkmaz N, Ozcakar L. Meralgia paresthetica in a policeman: the belt or the gun. Plast Reconstr Surg. 2004;114(4):1012-1013 [PubMed] [Google Scholar]
46. Van Diver T, Camann W. Meralgia paresthetica in the parturient. Int J Obstet Anesth. 1995 Apr;4(2):109-12. doi: 10.1016/0959-289x(95)83002-y. PMID: 15636988.
47. Kadel RE, Godbey WD, Davis BP. Conservative and chiropractic treatment of meralgia paresthetica: review and case report. J Manipulative Physiol Ther. 1982;5(2):73-78 [PubMed] [Google Scholar].
48. Skaggs CD, Winchester BA, Vianin M, et al. A manual therapy and exercise approach to meralgia paresthetica in pregnancy: a case report. J Chiropr Med. 2006;5(3):92-96 [PMC free article] [PubMed] [Google Scholar].
49. da Rocha RP, Fernandes GJ, Vengjer A, Mongon ML, Ribeiro FP, Longuinho e Silva RB. Distribuição do nervo cutâneo lateral da coxa na área de injeção intramuscular [Distribution of the lateral cutaneous nerve of the thigh in the area of intramuscular injection]. Rev Assoc Med Bras (1992). 2002 Oct-Dec;48(4):353-6. Portuguese. Epub 2003 Jan 28. PMID: 12563466.
50. Alexander RE. Clinical effectiveness of electroacupuncture in meralgia paraesthetica: a case series. Acupunct Med. 2013;31(4):435-439. doi:10.1136/acupmed-2013-010395.
51. Houle S. Chiropractic management of chronic idiopathic meralgia paresthetica: a case study. J Chiropr Med. 2012;11(1):36-41 [PMC free article] [PubMed] [Google Scholar].
52. Han, J.S. (2003) Acupuncture: neuropeptide release produced by electrical stimulation of different frequencies. Trends in Neurosciences 26,17-22.

27

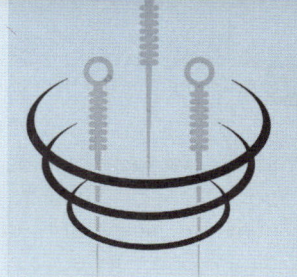

Auriculoterapia Francesa na Dor Neuropática

Fernando Mendes Sant'Anna
Yves Rouxeville

Resumo

Este capítulo tem por objetivo descrever sucintamente a técnica de auriculoterapia francesa (ATF) e como essa técnica pode ser aplicada no tratamento das dores neuropáticas. Iniciamos por uma breve descrição da técnica, da anatomia e inervação da orelha, do diagnóstico e tratamento do ponto e da cartografia mais utilizada, a de Paul Nogier. A seguir, revisamos alguns estudos envolvendo a utilização da auriculoterapia (AT) nas dores neuropáticas e finalizamos propondo protocolos de tratamento para algumas das manifestações mais comuns dessas dores.

Introdução

Auriculoterapia (AT) é a utilização de pontos nas orelhas para tratamento de diversos sinais e sintomas comuns em diferentes patologias. Trata-se de um microssistema da acupuntura. Os pontos podem ser tratados por agulhas (o mais habitual), laser, infravermelho, moxabustão, sementes etc.[1] A AT, como a acupuntura, atua no âmbito físico, mental e emocional do paciente.

As origens da auriculoterapia se perdem na noite dos tempos e fica difícil determinar de onde vieram os primeiros registros. Mas, foi somente em 1951, que um médico francês de nome Paul Nogier[2], residente em Lyon, começou a compreender e explicar a técnica que, no Brasil, passou a ser conhecida por **auriculoterapia francesa (ATF)**. Ele havia observado em seu consultório, vários pacientes que se haviam curado de uma nevralgia ciática, após a cauterização de um ponto da orelha, na região da anti-hélice.[3,4] Dono de espírito empreendedor e investigativo, Nogier passa a pesquisar sistematicamente em seu consultório e, a partir da localização desse primeiro ponto, descobre que toda a coluna vertebral estava representada naquela região da orelha. Nogier publica então várias cartografias, cada vez mais aperfeiçoadas, a última em 1987, onde ele fala mais em "zonas" do que em "pontos".[5]

Os pontos da escola francesa se baseiam na reflexologia e na imagem de um feto de ponta-cabeça, um microssistema que pode refletir todas as mudanças fisiológicas do corpo humano.[6] Nesse caso, quando ocorre uma desarmonia em qualquer parte do corpo, essa desarmonia é refletida na orelha com reações de caráter e localidade específicos, relacionada a cada enfermidade em particular. A escola francesa está amparada pelos fundamentos da neurofisiologia, mais recentemente, confirmados por estudos de ressonância magnética funcional.[3]

Anatomia e inervação da orelha

Existem algumas estruturas importantes de se reconhecer na orelha, pois são referências topográficas para a localização dos pontos (Figura 27.1).

A orelha recebe uma inervação rica e múltipla.[7] Os principais nervos envolvidos na mesma são: trigêmeo (5º par craniano), ramo auricular do nervo vago (RANV – 10º par craniano) e grande nervo auricular (GNA) formado pelas raízes de C1-C2-C3. O RANV inerva a concha (superior e inferior), boa parte da anti-hélice (muro) e a porção interna do tragus.

Toda essa inervação, particularmente as áreas do trigêmeo e os nervos cervicais, frequentemente se confunde e seus limites são variáveis.[8] O estudo de Peukers *et al.*, que envolveu dissecção de 14 orelhas de sete cadáveres,[7] evidenciou o curso completo da inervação das mesmas (Tabela 27.1).

TABELA 27.1. Padrão de inervação da superfície lateral da orelha

	RANV	GNA	NAT
Ramo ascendente da hélice	20%	-	80%
Joelho da hélice	-	9%	91%
Cauda da hélice	-	100%	-
Fossa escafoide	-	100%	-
Antihélice	73%	9%	18%
Antitragus	-	100%	-
Tragus	45%	46%	9%
Concha cimba (superior)	100%	-	-
Concha cava (inferior)	45%	55%	-
Lóbulo	-	100%	-

RANV: ramo auricular do nervo vago; GNA: grande nervo auricular; NAT: nervo auriculotemporal.

Nota: interessante lembrar que a orelha é o único local do organismo, em que o vago se exterioriza, e onde podemos acessá-lo de maneira simples e não invasiva.

Fonte: Adaptada de Peuker *et al.* (2002).[7]

Mecanismos de ação

Muito se tem estudado, nos últimos anos, sobre os mecanismos de ação da auriculoterapia. Didaticamente, para melhor compreensão dos leitores, resolvemos dividi-los em quatro tópicos. Sendo assim, os efeitos da auriculoterapia podem ser compreendidos com base nas seguintes características:

- Inervação da orelha.
- Ação reflexa subcortical.
- Ação no sistema nervoso central (SNC) e *feedback* hormonal.
- Neuromodulação vagal.

Não é objetivo deste capítulo detalhar cada um desses mecanismos, uma vez que não teríamos espaço para fazê-lo com relação à inervação da orelha, o item anterior, sobre anatomia e inervação da orelha, já deixou bem claro que a rica inervação da mesma e sua íntima relação com o tronco cerebral por meio dos pares cranianos, explicam sua ação suprassegmentar mais rápida e intensa, assim como sua ação poderosa sobre o sistema nervoso autônomo (SNA).[1,3]

No que se refere aos demais itens, referimos os leitores para as principais referências nas quais poderão encontrar explicações mais detalhadas sobre cada um.[1,3,9-13]

Cartografias da orelha[3,14]

Paul Nogier[4] e René Bourdiol[15] fizeram mapas mostrando a localização dos órgãos em um indivíduo saudável (Figura 27.1). Os chineses examinaram milhões de pessoas com doenças crônicas; suas cartografias são diferentes. Ambos têm razão, pois a metodologia era diferente. Isso se explica facilmente do ponto de vista fisiopatológico: pela plasticidade cerebral.

Assim como a plasticidade cerebral é bem aceita, a plasticidade auricular é um eco da primeira, encontrada nas doenças complexas, crônicas ou multifatoriais.

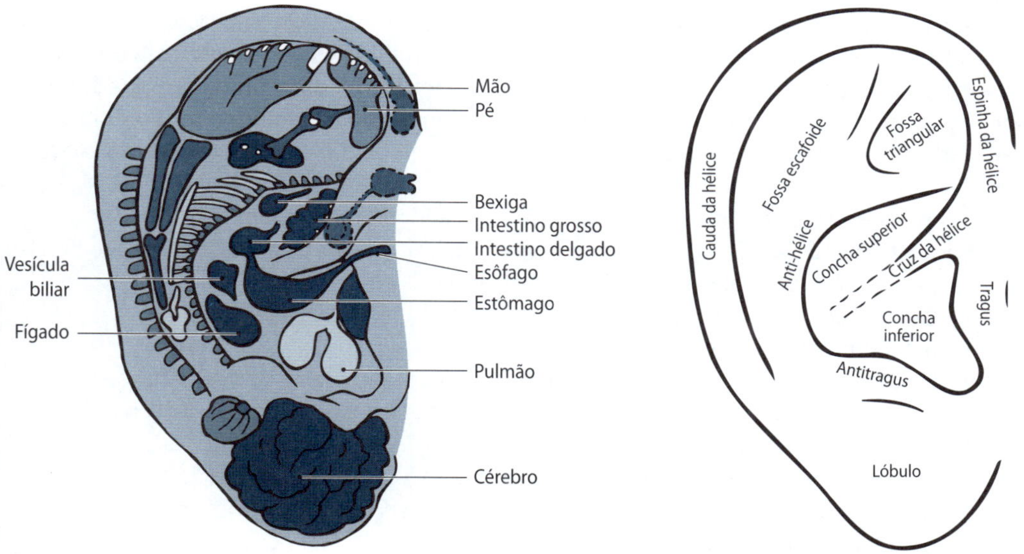

FIGURA 27.1. Representação dos órgãos na orelha e das diferentes estruturas do pavilhão auricular (Fonte: Autoria própria).

Diagnóstico e tratamento do ponto da orelha[3,5]

Paul Nogier mostrou que a aplicação de um estímulo nociceptivo (p. ex., um pinçamento doloroso) em um lugar preciso do corpo de um indivíduo leva ao aparecimento de uma zona pontual detectada no pavilhão da orelha desse indivíduo. Trata-se de um "ponto" reflexo revelado, provocado pela dor do pinçamento.

O exame auricular será precedido de anamnese e exame físico geral, a fim de estabelecer um diagnóstico clássico. Em seguida, vem a pesquisa auricular precisa:

1. Para casos simples e recentes, o médico pode ficar satisfeito com a abordagem sintomática *a priori*, baseada no diagnóstico clássico estabelecido e aplicado de acordo com as cartografias.

2. A palpação dolorosa de pequenas áreas entre o polegar e o indicador permite uma explicação inconsciente dessa pressão dolorosa.
3. Finalmente, é possível para o médico analisar variações sutis na amplitude do pulso do paciente, ocorrendo por alguns segundos (RAC-VAS – reação autonômica circulatória ou *vascular autonomic signal*), decorrentes de diferentes estímulos, e percebidas pela palpação cuidadosa do pulso radial.[5,16]
4. Todos os pontos e áreas específicas podem ser detectados por detecção elétrica diferencial. Os dados instrumentais devem ser entendidos como a diferença entre duas medições (aquela do ponto, de 1 mm^2), *versus* a média da medição do ambiente próximo (um círculo de raio de 2 mm centrado pelo ponto). A anomalia está ligada a uma diferença entre as duas medições elétricas finas e codificadas; uma é inferior a outra (é uma queda na impedância do ponto ou de seu ambiente). Pode-se comparar com uma balança na qual um prato é mais alto, enquanto o outro é mais baixo.

Em problemas simples e recentes, o ponto é detectado geralmente em **baixa impedância**. Na dor crônica e em pacientes vagotônicos, a área ao redor do ponto é mais frequentemente encontrada em baixa impedância em relação ao ponto. Logo, o ponto em si é detectado em **alta impedância**.

Nos últimos cinco anos, a explicação para esse fenômeno tem sido associada a distúrbios vasomotores de origem autonômica: a queda da impedância do ponto está associada à vasoconstrição arteriolar simpática tipo alfa 1 ($\alpha 1$); enquanto a diminuição da impedância da área ao redor do ponto (também conhecida como "aumento da impedância" do ponto, para facilitar), está ligada a uma reação simpática do tipo beta 2 ($\beta 2$), que não provoca vasoconstrição do ponto.

Os principais tipos de tratamento utilizados em auriculoterapia são:

- Com invasão cutânea: agulhas (em geral utilizamos, no Brasil, as de 0,25 × 15 mm), agulhas semipermanentes (ASP), cauterização.[3,14]
- Eletroacupuntura auricular.[17,18]
- Bioestimulação a laser.[3,5]
- Fisioterapia auricular: eletricidade transdérmica, vários campos magnéticos.[1,3]
- Projeção de luzes coloridas de filtros cromáticos transportados por fótons.[3,19]
- Acupressão auricular.[1,3]

A sessão de auriculoterapia pode ser repetida com a seguinte frequência:

- Dores agudas: semanal ou mesmo duas vezes na semana, até se obter controle da dor.
- Dores crônicas: a cada 15 dias ou mesmo mensal, principalmente se usamos ASP.
- Distúrbios funcionais, doenças crônicas, doenças psicossomáticas: quinzenal ou mensal.

Complicações ligadas ao tratamento por auriculoterapia são raríssimas, sendo a mais comum a reação vaso-vagal, que costuma ocorrer se o paciente se levanta subitamente da maca com as agulhas na orelha.[1,6] Deve ser tratada retirando-se as agulhas, deixando-se o paciente deitado e, eventualmente, elevando os membros inferiores. É muito raro necessitar de medidas farmacológicas.

Revisão da literatura científica

Existem poucos estudos sobre a utilização da auriculoterapia, especificamente, nas dores neuropáticas. Chao *et al.*[18] publicaram recentemente artigo sobre a utilização de um novo tipo de estimulação elétrica, a frequência randômica ou aleatória, para tratamento de dor neuropática induzida por constrição do nervo ciático em ratos.

- Um dos grupos de tratamento foi o da acupuntura auricular (AA), no qual esses animais tiveram o ponto zero (na concha, no início da raiz da hélice) e o ponto L5-S1 (na anti-hélice) agulhados e estimulados com frequências de estímulo variando aleatoriamente de 2-10 Hz, durante 20 minutos.
- O grupo AA apresentou diminuição significativa da dor em relação ao grupo Sham, com valores semelhantes aos do grupo controle (não operado) e esses efeitos duraram, respectivamente, 24 horas, > 8 horas e > 4 horas, para hiperalgesia, alodinia e dor espontânea.

Esse foi o primeiro estudo a testar esse tipo de estimulação (aleatória) para tratamento da dor neuropática, tanto em pontos de acupuntura clássicos quanto auriculares!

Um estudo clássico foi publicado, em 2004, pelo grupo da Dra. Sator-Katzenschlager[17], na Áustria, envolvendo 61 pacientes, com dor lombar crônica, 82% dos quais, apresentavam características neuropáticas. Os pacientes foram randomizados em dois grupos:

- Um recebeu acupuntura tradicional, em pontos da orelha, detectados por detector elétrico diferencial, de acordo com a cartografia francesa.
- Outro recebeu estimulação elétrica, nesses mesmos pontos, durante 48 horas (agulhas deixadas na orelha) utilizando o equipamento P-Stim (Biegler GmbH, Mauerbach, Áustria).

Ambos os grupos foram tratados durante seis semanas consecutivas, uma vez por semana, e acompanhados por três meses após o término do tratamento. Nos dois grupos houve redução importante da frequência das dores neuropáticas e nociceptivas antes e após o tratamento, **sendo essa redução muito mais importante no grupo eletroacupuntura auricular em relação ao grupo acupuntura auricular convencional (82% vs. 54%)**. O mais interessante é que esse efeito continuou mesmo depois da interrupção do tratamento, sendo observado durante todo o período de acompanhamento.

Alimi *et al.*[20,21] investigaram a eficácia da acupuntura auricular (AA) nas dores decorrentes do câncer, no Instituto Gustave Roussy, em Paris. Em um estudo piloto,[20] eles investigaram a evolução de 20 pacientes insuficientemente aliviados da dor por farmacoterapia convencional, nos quais a intensidade da dor permanecia 7/10, pela escala visual analógica (EVA). O tratamento foi realizado com agulha semipermanente (ASP), uma única sessão, tendo havido 18 melhoras em 20 casos, com uma queda absoluta dos escores da EVA de 3,4 ffl 2,2. Isso motivou um segundo estudo,[21] esse sim randomizado, envolvendo 90 pacientes divididos em três grupos:

- O primeiro recebendo ASP em pontos detectados eletricamente.
- O segundo recebendo agulhas em pontos não detectados.
- E o terceiro recebendo sementes em pontos não detectados.

Cada grupo de pacientes recebeu duas sessões de tratamento. A média da dor pela EVA nos grupos era de 58 mm (em 100) e, após dois meses, reduziu 36% no grupo com pontos que foram detectados e tratados e apenas 2% nos outros dois grupos ($p < 0{,}0001$).

Chama a atenção que praticamente todos os pacientes recrutados nesse estudo apresentavam dor neuropática e a maioria já se encontrava em uso de opioides.

Estores *et al.* conduziram um estudo randomizado, piloto, sobre a utilização da AA para o tratamento de dores neuropáticas relacionadas à lesão medular.[22]

- Vinte e quatro pacientes foram randomizados para receber o protocolo denominado *battlefield acupuncture* (BA),[23] que consta da inserção de até 10 ASP no total (em ambas as orelhas), por oito semanas consecutivas (uma vez por semana).

- Um grupo controle permanecia em uma lista de espera para receber a BA durante esse mesmo período.

O grupo BA mostrou maior redução na intensidade da dor em relação ao grupo de espera.

Infelizmente, não são muitos os estudos dedicados ao tratamento das dores neuropáticas com auriculoterapia ou mesmo acupuntura, o que torna esse campo particularmente aberto a novos ensaios clínicos.

Um trabalho interessante foi apresentado no X Simpósio Internacional de Auriculoterapia (4 a 6 de junho de 2021, em Lyon). O Dr. Jean-Pierre Graziana, urologista, analisou 106 pacientes com dor crônica, que tratou com algum benefício por AT (o efeito de cada sessão com duração de dois a três meses apenas).[24] Por outro lado, ele havia tratado 20 pacientes com dor após cirurgia urológica (dor cicatricial, dor perineal, dor uretral após ressecção endoscópica ou após colocação de fita suburetral para incontinência): todos os 20 experimentaram desaparecimento da dor após uma ou duas sessões de auriculoterapia. Foram todos tratados precocemente, com manejo rápido antes de três meses de dor, ou seja, durante a fase ativa de cicatrização, evitando que a dor se tornasse crônica e adquirisse características neuropáticas.

A seguir, mostraremos alguns protocolos que podem ser utilizados no tratamento dessas dores, seja por meio de acupuntura auricular tradicional, apenas com agulhas, seja pela superposição de estímulos elétricos ou mesmo pela utilização do laser.

Protocolos de tratamento[3,6]

Dor do tipo neuropática em membros inferiores

Exame clínico auricular: palpação dolorosa (interdigital e apalpador de pressão de 250 g/mm²), detecção elétrica diferencial.

Zonas auriculares (Figura 27.2): borda (raio), gânglios autonômicos lombossacrais (raio), tálamo, decussação, ponto zero. Os pontos devem ser pesquisados em ambas as orelhase tratar o que for detectado. Trata-se dos órgãos envolvidos (é a **anatomia**).

O raio corresponde a uma linha que sai do ponto zero e é direcionada à borda da orelha. Os pontos detectados naquela linha, particularmente aqueles próximos à borda, podem ser usados para tratamento.

O raio do ponto zero corresponde ao dermátomo. É a **fisiologia**, o **funcionamento**.

Objetivo: obter alívio da dor nos próximos três dias subsequentes ao tratamento.

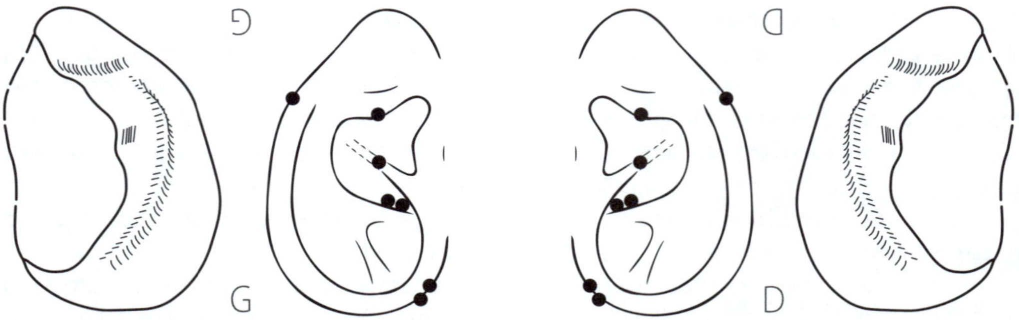

FIGURA 27.2. Sugestões de pontos a pesquisar em dores neuropáticas de membros inferiores (Fonte: Autoria própria).

Dor do tipo neuropática em membros superiores

Exame clínico auricular: palpação dolorosa (interdigital e apalpador de pressão de 250 g/mm²), detecção elétrica diferencial.

Zonas auriculares (Figura 27.3): borda (raio), C1, gânglio estrelado, tálamo, decussação, ponto zero, Shen Men. Os pontos devem ser pesquisados em ambas as orelhas e tratar o que for detectado.

Objetivo: obter alívio da dor nos próximos três dias subsequentes ao tratamento.

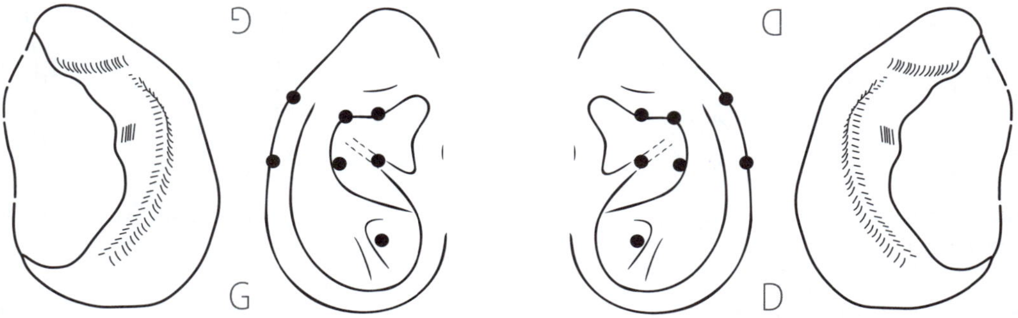

FIGURA 27.3. Sugestões de pontos a pesquisar em dores neuropáticas de membros superiores (Fonte: Autoria própria).

Dor ciática

Exame clínico auricular: palpação dolorosa (interdigital e apalpador de pressão de 250 g/mm²), detecção elétrica diferencial.

Zonas auriculares (Figura 27.4): coluna lombar (L5-S1, L4), gânglios autonômicos lombossacrais, músculos lombares, borda (raio), tálamo, ponto zero, zero linha, Shen Men. Os pontos devem ser pesquisados em ambas as orelhas e tratar o que for detectado.

Objetivo: obter alívio da dor nos próximos três dias subsequentes ao tratamento.

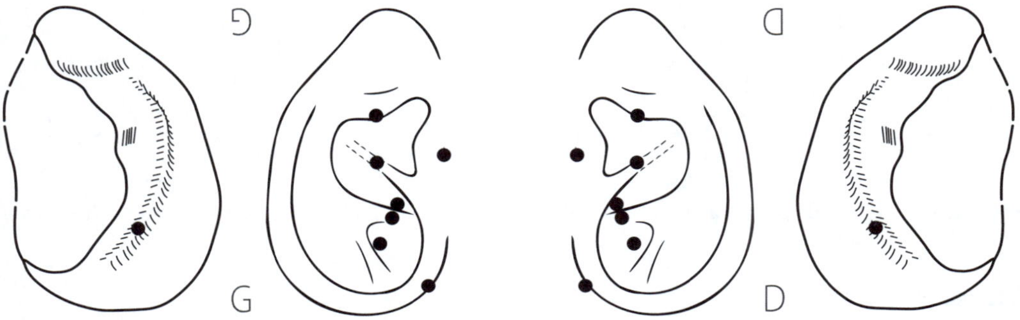

FIGURA 27.4. Sugestões de pontos a pesquisar na lombociatalgia (Fonte: Autoria própria).

Herpes-zóster

Exame clínico auricular: palpação dolorosa (interdigital e apalpador de pressão de 250 g/mm²), detecção elétrica diferencial.

Zonas auriculares (Figura 27.5): raio do dermátomo correspondente (ponto zero, muro da concha, borda da hélice). Os pontos devem ser pesquisados em ambas as orelhas e tratar o que for detectado.

Objetivo: obter alívio da dor nas próximas 24 horas, principalmente se for agudo, e de 2 a 7 dias, caso seja dor mais antiga.

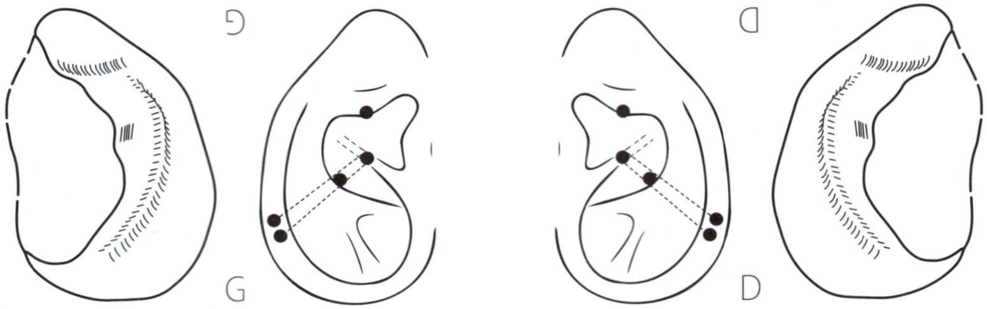

FIGURA 27.5. Sugestões de pontos a pesquisar neuropatia herpética (no esquema a seguir, zóster torácico) (Fonte: Autoria própria).

Algodistrofia simpática reflexa

Exame clínico auricular: palpação dolorosa (interdigital e apalpador de pressão de 250 g/mm^2), detecção elétrica diferencial.

Zonas auriculares (Figura 27.6): borda da hélice e muro da concha do metâmero correspondente, ponto zero bilateral, paratireoide contralateral, tálamo. Os pontos devem ser pesquisados em ambas as orelhas.

Objetivo: obter alívio da dor nas próximas 72 horas.

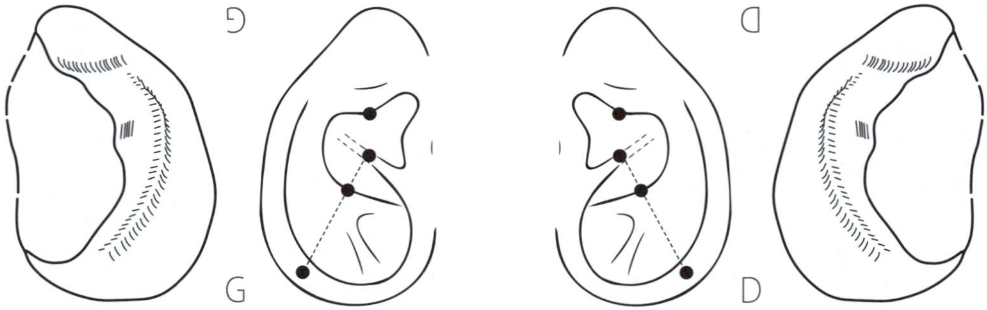

FIGURA 27.6. Sugestões de pontos a pesquisar na algodistrofia simpática reflexa (no esquema, em punho e mão) (Fonte: Autoria própria).

Neuralgia do trigêmeo

Exame clínico auricular: palpação dolorosa (interdigital e apalpador de pressão de 250 g/mm^2), detecção elétrica diferencial.

Zonas auriculares (Figura 27.7): ponto maxilar (ou da ATM), tálamo, zona do trigêmeo contralateral, gânglio estrelado.

Objetivo: obter alívio da dor nas próximas 48 horas.

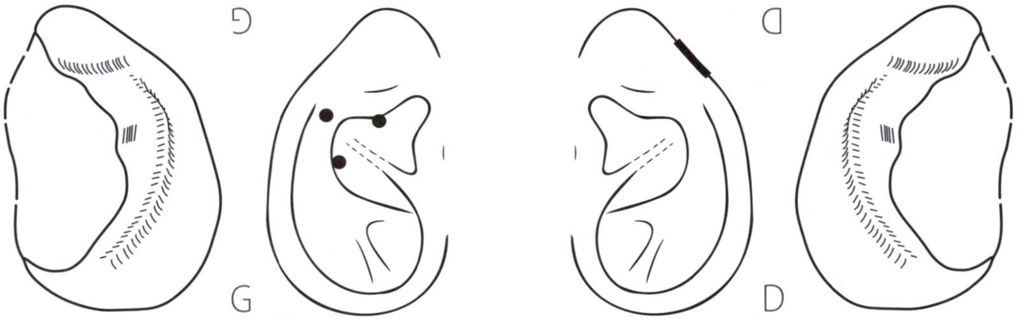

FIGURA 27.7. Sugestões de pontos a pesquisar na neuralgia do trigêmeo à direita (Fonte: Autoria própria).

Pontos gerais para todos os casos

Em todos os casos, não esquecer de pesquisar (Figura 27.8): pontos de adaptação ao estresse (particularmente ACTH), sistema límbico e córtex pré-frontal.

Dores crônicas, como as dores neuropáticas, têm importante impacto psicoemocional e se não conseguirmos equilibrar esse aspecto do paciente o tratamento dificilmente terá sucesso.

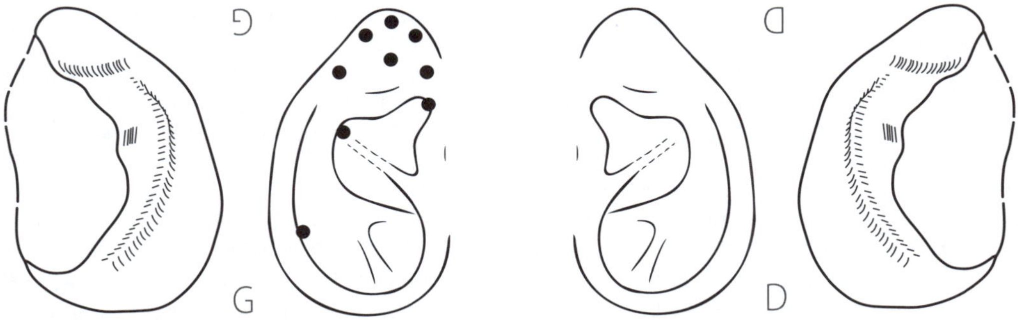

FIGURA 27.8. Pontos a pesquisar em todos os casos (em ambas as orelhas) (Fonte: Autoria própria).

Conclusões

Na **dor nociceptiva**, a localização da dor é bem definida por todo o seu trajeto, incluindo sua representação cortical. O órgão sofre e transmite a sensibilidade anormal. Nesses casos, o tratamento correto por auriculoterapia inclui ASP e/ou agulhas convencionais nos pontos com queda de impedância, ou mesmo eletroacupuntura. Acalma-se uma dor que é sentida como um "excesso"!

Por outro lado, na **dor neuropática**, não é o órgão que sofre, são as estruturas localizadas no local de transmissão da dor, bem como o córtex receptor. Ocorre em geral, uma desaferentação, ou seja, os impulsos nervosos são transmitidos difusamente pelo córtex. Logo, não é necessário tratar a zona onde a dor é sentida: já está demasiado estimulada e os controles inibitórios estão ativos. São dores que devem ser tratadas concentrando-se mais no dermátomo ou no metâmero acometidos, de modo a se restabelecer a fisiologia, o funcionamento. Em auriculoterapia, consegue-se isso por meio do raio, da geometria da orelha.

Quanto ao tratamento em si, muito se tem pesquisado com relação à neuromodulação vagal e, mais recentemente, a frequência randômica (ou aleatória), que parecem produzir efeitos mais intensos e duradouros.

Com toda a certeza, muitos estudos ainda virão, e a auriculoterapia segue como método de tratamento promissor em desordem de tão difícil controle!

Referências bibliográficas

1. Rouxeville Y. Auriculotherapie: acupuncture auriculaire [Internet]. Paris: Springer; 2007 [citado 9 de maio de 2018]. Disponível em: http://site.ebrary.com/id/10210895.
2. Nogier PFM. Traité d'auriculothérapie. Sainte-Ruffine: Maisonneuve; 1973.
3. Rouxeville Y. Les clés de l'auriculothérapie: clinique et pratique. Bruxelles: Satas; 2016.
4. Nogier PMF. Introduction pratique à l'auriculothérapie. S.l.: Maisonneuve; 1980.
5. Rouxeville Y, Méas Y. Panorama de l'auriculothérapie et de l'auriculomédecine [Internet]. Paris; New York: Springer; 2011 [citado 9 de maio de 2018]. Disponível em: http://site.ebrary.com/id/10494269.
6. Nogier R, Nogier R. Auriculotherapy. Stuttgart ; New York: Thieme; 2009. 176 p.
7. Peuker ET, Filler TJ. The nerve supply of the human auricle. Clin Anat. janeiro de 2002;15(1):35-7.
8. He W, Wang X, Shi H, Shang H, Li L, Jing X, et al. Auricular Acupuncture and Vagal Regulation. Evidence-Based Complementary and Alternative Medicine. 2012;2012:1-6.
9. Bossy J. Bases neurobiologiques des réflexothérapies. Paris: Masson; 1983.
10. Moskovets ON, Reshetniak VK, Durinian RA. [Electroacupuncture inhibition of nociceptive responses in the caudal trigeminal nucleus]. Biull Eksp Biol Med. 1980;89(1):7-9.
11. Pavlov VA, Wang H, Czura CJ, Friedman SG, Tracey KJ. The cholinergic anti-inflammatory pathway: a missing link in neuroimmunomodulation. Mol Med. agosto de 2003;9(5-8):125-34.
12. Rosas-Ballina M, Tracey KJ. Cholinergic control of inflammation. J Intern Med. junho de 2009;265(6):663-79.
13. Senelar R, Auziech O. Histophysiologie du point d'acupuncture. Em: Encyclopédie des Médecines Naturelles. 1a. Paris, France: Les Martres-de-Veyre; 1989. p. 1-7. (Acupuncture et Médecine Traditionnelle Chinoise; vol. 1).
14. Nogier R. La santé par l'oreille: comprendre et utiliser l'auriculothérapie. Paris: Mango; 2018.
15. Bourdiol RJ. Éléments d'auriculothérapie. Moulins-lès-Metz: Maisonneuve; 1980.
16. Nogier PFM, Magnin. De l' auriculothérapie à l'auriculomédecine. Paris: Maisonneuve; 1981.
17. Sator-Katzenschlager SM, Scharbert G, Kozek-Langenecker SA, Szeles JC, Finster G, Schiesser AW, et al. The short- and long-term benefit in chronic low back pain through adjuvant electrical versus manual auricular acupuncture. Anesth Analg. maio de 2004;98(5):1359-64, table of contents.
18. Chao L, Gonçalves AS, Campos ACP, Assis DV, Jerônimo R, Kuroki MA, et al. Comparative effect of dense-and-disperse versus non-repetitive and non-sequential frequencies in electroacupuncture--induced analgesia in a rodent model of peripheral neuropathic pain. Acupunct Med. 10 de novembro de 2021;9645284211055752.
19. Magnin P, Vidal P, Bécu P. De la chromothérapie à la médecine photonique: un arc-en-ciel de santé. Escalquens: Dangles; 2017.
20. Alimi D, Rubino C, Leandri EP, Brulé SF. Analgesic effects of auricular acupuncture for cancer pain. J Pain Symptom Manage. fevereiro de 2000;19(2):81-2.
21. Alimi D, Rubino C, Pichard-Léandri E, Fermand-Brulé S, Dubreuil-Lemaire M-L, Hill C. Analgesic effect of auricular acupuncture for cancer pain: a randomized, blinded, controlled trial. J Clin Oncol. 15 de novembro de 2003;21(22):4120-6.
22. Estores I, Chen K, Jackson B, Lao L, Gorman PH. Auricular acupuncture for spinal cord injury related neuropathic pain: a pilot controlled clinical trial. J Spinal Cord Med. julho de 2017;40(4):432-8.
23. Niemtzow RC. Battlefield Acupuncture. Medical Acupuncture. dezembro de 2007;19(4):225-8.
24. Graziana J-P, Rouxeville Y. Traitement des douleurs en uro-andrologie et en périnéologie par l'auriculothérapie: mythe ou réalité ? Em: Actes du X° Symposium International d'Auriculothérapie. Lyon, France: GLEM; 2021. p. 45-418.

Acupuntura na Síndrome Dolorosa Neuropática e Neuroceptiva Pós-Tratamento Cirúrgico do Câncer de Mama

28

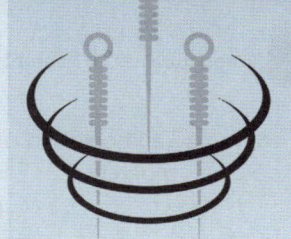

Dinamara Kran Rocha
Fernando Cláudio Genschow
Juliana Alencar da Silva Rezende

Introdução

A cada ano, milhares de pessoas são diagnosticadas com câncer e precisam se submeter ao tratamento oncológico e enfrentar suas possíveis complicações. O câncer de mama é a segunda neoplasia maligna de maior incidência no mundo, mas, entre as mulheres é o tipo de câncer de maior incidência e a causa mais comum de morte por câncer nessa população. Embora raro, também pode acometer homens, representando 1% do total de casos da doença.[1]

Seguindo a tendência mundial, o Brasil também tem o câncer de mama como o mais incidente e o de maior mortalidade entre as mulheres. De acordo com a última estimativa, de 2020, o número de novos casos é de 66.280, chegando a um número estimado de mortes de 18.295, sendo 18.068 mulheres e 227 homens.[2]

O tratamento preconizado para o câncer de mama pode ser dividido em duas categorias: tratamento local ou sistêmico. O tratamento local inclui cirurgia e/ou radioterapia e o tratamento sistêmico contempla quimioterapia, hormonioterapia e terapia biológica. Dependendo do estadiamento da doença, terapias locais e sistêmicas podem ser combinadas.[3]

A abordagem cirúrgica costuma ser o tratamento mais indicado na maioria dos casos, porém, não é inócuo e possui complicações inerentes à própria intervenção. Dentre as várias complicações relatadas, a depender do tipo de cirurgia estabelecida, podemos destacar o linfedema, infecção da ferida operatória, dor, alteração de sensibilidade e força muscular, além da restrição da amplitude de movimento (ADM) do membro ipsilateral à cirurgia, impactando negativamente e podendo comprometer a qualidade de vida dos pacientes operados.[4]

A dor persistente após o tratamento cirúrgico do câncer de mama, comumente chamada de síndrome dolorosa pós-mastectomia (SDPM), é bastante frequente, chegando a acometer 50% dos pacientes[5], e parece ter a dor neuropática como destaque em sua etiopatogenia.[4-6]

A experiência dolorosa persistente tem implicações complexas e significativas não só nas condições físicas, mas com impacto negativo na qualidade de vida e bem-estar, além de estar associada ao desenvolvimento de desordens cognitivas, emocionais e psicológicas.[5] Portanto, torna-se imperativo o manejo álgico adequado para minimização desses sintomas e suas possíveis repercussões clínicas.

Nesse contexto, a acupuntura é uma terapêutica intervencionista que vem ganhando destaque nos últimos anos, com o surgimento de evidências científicas que corroboram seus efeitos neuromodulatórios, anti-inflamatórios e de promoção da analgesia, tornando-se mais uma abordagem importante no manejo da dor neuropática que tem início após a cirurgia para a retirada do câncer de mama.

Neste capítulo abordaremos a dor neuropática na síndrome dolorosa pós-tratamento cirúrgico do câncer de mama, os fatores envolvidos em sua etiopatogênese e como a acupuntura poderia auxiliar no manejo da dor e suas possíveis complicações, contribuindo para a reabilitação dos pacientes tratados cirurgicamente.

Conceito e etiopatogenia da síndrome dolorosa pós-tratamento cirúrgico da mama

A dor persistente secundária à intervenção cirúrgica para tratamento do câncer de mama geralmente é mista, tanto nociceptiva quanto neuropática. Pode ser nociceptiva, devido a lesão de músculos e ligamentos, estando mais relacionada à problemas do sistema musculoesquelético;[8] ou neuropática, em decorrência da lesão de nervos ou disfunção do sistema nervoso. Essa última tem sido mais estudada e definida como uma das principais causas da dor crônica após essa modalidade de intervenção cirúrgica,[4,6,7] sendo a lesão do nervo intercostobraquial a lesão mais relacionada à síndrome dolorosa pós-mastectomia.[7-10]

A princípio foi chamada de síndrome dolorosa pós-mastectomia (SDPM) e definida pela IASP (Associação Internacional para o Estudo da Dor) como sendo uma dor crônica de início imediatamente após a mastectomia ou quadrantectomia, localizada na face anterior do tórax, axila e/ou metade superior do braço e que tem duração de pelo menos três meses após a cirurgia.[7-9]

Essa denominação, embora oficialmente ainda seja a mais utilizada, tem sido bastante questionada, pois a dor persistente poderia acontecer após qualquer cirurgia mamária e não necessariamente só após a mastectomia. Por isso, mais recentemente, foi proposta uma nova terminologia: síndrome dolorosa pós-cirurgia da mama (SDPCM).

A síndrome dolorosa pós-cirurgia mamária (SDPCM) seria então caracterizada por dor que ocorre após qualquer cirurgia da mama; no mínimo de moderada intensidade; possuir características neuropáticas; estar localizada na mama/tórax, axila e/ou braço ipsilateral; duração de no mínimo seis meses; ocorrer em pelo menos 50% do tempo; e ser exacerbada por movimentos do ombro.[8-10]

Os fatores de risco associados ao desenvolvimento da dor persistente após a intervenção cirúrgica são amplos e variáveis, mas no geral estão relacionados às características do paciente e do ato cirúrgico propriamente dito.[7]

Dentre os fatores de risco relacionados ao paciente, podem ser citados a presença de dor pré-operatória, fatores psicossociais, idade, sexo, fatores genéticos[5,9,10] e índice de massa corporal elevado (IMC > 26).[7,9,10]

Em relação à idade, pacientes mais jovens teriam maior probabilidade de desenvolver a síndrome dolorosa devido ao aumento da sensibilidade do nervo, menor tolerância à ansiedade e natureza mais agressiva tanto do tumor quanto do procedimento cirúrgico nesse grupo etário.[7,10]

Dentre os fatores de risco relacionados ao ato cirúrgico, podemos citar a dor no pós-operatório e o tipo de cirurgia realizada.[7]

A intensidade da dor vivenciada após o procedimento cirúrgico e o consumo de analgésicos está relacionada ao maior risco de desenvolvimento de dor neuropática; daí a importância do adequado manejo e controle da dor no pós-operatório imediato.[5,7,9]

Embora a mastectomia radical tenha sido elencada como sendo o maior fator de risco ao desenvolvimento da síndrome dolorosa, quando comparada com técnicas mais conservadoras (como é o caso da quadrantectomia), alguns trabalhos têm mostrado que, na verdade, o maior risco está relacionado à linfadenectomia axilar e não à mastectomia ou quadrantectomia propriamente dita.[7] Sendo uma técnica mais invasiva, a linfadenectomia axilar também tem sido associada à maior morbidade em relação à linfadenectomia axilar seletiva, onde apenas o linfonodo sentinela é retirado para biópsia.[5,7,9] Nesse caso, a morbidade aumentada se daria pelo maior risco de lesão do nervo intercostobraquial e por maior incidência de sintomas no membro superior ipsilateral à cirurgia.[5,7,9,10]

Outro fator causal relacionado à SDPCM é a ocorrência de hematoma[7,10] e seroma[9] no pós-operatório, já que poderiam causar a compressão de alguns nervos.[7,9] Corroborando essa ideia, alguns trabalhos têm mostrado justamente que a aspiração agressiva de seromas e hematomas em pacientes após a mastectomia podem tratar e prevenir a dor adequadamente.[9]

Em alguns pacientes, a radioterapia é indicada como tratamento adjuvante, e está implicada na maior ocorrência de dor crônica. Os mecanismos algogênicos atribuídos à radiação ainda não estão completamente esclarecidos, mas parecem envolver dermatite, neurite, lesão de fibras nervosas, fibrose peri e intraneural, plexopatia braquial ou desenvolvimento de linfedema causando dor.[5,9,10]

A dor crônica secundária ao tratamento cirúrgico da mama, apesar de não ter uma etiopatogenia completamente estabelecida, parece ser multifatorial e estar intimamente relacionada à lesão nervosa durante a intervenção e/ou envolvimento do nervo no processo cicatricial[5,7] ou também por lesão indireta do nervo no momento intraoperatório (mal posicionamento do braço e consequente compressão de nervos periféricos) e também no pós-operatório (em decorrência de hematoma, seroma e linfedema e, em alguns casos, radiação).[5,9,10]

A dor neuropática em decorrência desse procedimento cirúrgico pode, então, ser dividida da seguinte maneira:[5,7,8,10]

- Dor na mama fantasma.
- Neuralgia do nervo intercostobraquial.
- Dor secundária à formação de neuroma.
- Dor por lesão de outros nervos.

Desse modo, podemos inferir que, tanto o tipo e a extensão da abordagem cirúrgica para a retirada da neoplasia quanto as terapias adjuvantes instituídas, parecem ser preditores de risco importantes para o desenvolvimento de dor crônica após o procedimento.

Considerações anatômicas

A SDPCM, geralmente, cursa com dor e/ou alteração de sensibilidade no sítio operatório, na região anterolateral do tórax, axila e face medial do braço homolateral à intervenção, podendo estar associada à perda de força, diminuição da amplitude de movimento (ADM) e, nos casos de linfadenectomia axilar, linfedema.[4,6,7,11] Esses sintomas clínicos ocorrem a depender de que nervos são lesionados durante a cirurgia, sendo os mais implicados no processo os seguintes: intercostais, intercostobraquial, peitoral medial e lateral, torácico longo, toracodorsal e, em alguns casos, o plexo braquial.[7-10]

A retirada cirúrgica da mama pode cursar com alterações de sensibilidade na região amputada, dando a sensação de mama fantasma, que é a percepção da presença do tecido removido. Quando essa sensação cursa também com dor, dizemos que é a dor da mama fantasma, experiência sensorial dolorosa da mama removida com a sensação do tecido mamário ainda estar presente,[7,8,10] podendo ocorrer em até 40%-50% dos casos.[8]

A inervação do parênquima mamário e da pele sobrejacente da parede torácica se dá pelos ramos cutâneos anterior e lateral do ramo ventral dos nervos intercostais de T3 a T6.[8,10] (Figura 28.1). É uma região que está bastante suscetível à lesão direta durante o procedimento e formação de neuroma após a cirurgia de mama. Os neuromas são formados quando nervos periféricos são lesionados e não cicatrizam adequadamente. Qualquer lesão nessa área, comumente abordada na cirurgia mamária, pode levar a sintomas de dor neuropática ao longo do nervo afetado, estando o sítio doloroso geralmente próximo ou na cicatriz cirúrgica. Além disso, o paciente pode apresentar sensibilidade focal e sinal de Tinel positivo ao longo do trajeto do nervo.[8]

O nervo intercostobraquial (NICB) geralmente se deriva do ramo cutâneo lateral do segundo nervo intercostal (T2), cruza a região axilar para inervar a face posteromedial e superior do braço e a parede torácica anterolateral, daí a justificativa de seu nome "intercostobraquial".[8,10] É um nervo sensitivo responsável, principalmente, pela sensibilidade do ombro e da parte proximal do braço[7] e é, justamente, o nervo mais lesionado nas abordagens cirúrgicas na região da axila, como no caso da linfadenectomia axilar indicada no câncer de mama.[7,8,10] Assim sendo, a injúria do NICB justifica as queixas de dor neuropática mais comuns referidas pelas pacientes, que incluem: sensação de queimação, formigamento, dormência e choque acometendo a face medial proximal do membro e da região anterolateral do tórax ipsilateral à cirurgia.[8]

De maneira geral, e sem levar em consideração as diversas possibilidades de variações anatômicas, o nervo intercostobraquial (T2) seria responsável pela inervação da axila, face medial e proximal do braço e uma pequena porção da parede torácica anterolateral. O nervo intercostal proveniente de T3 inerva a região superolateral do tórax e a parte superior da mama tanto lateralmente quanto medialmente (ramos laterais e anteriores). O complexo aréolo-mamilar é inervado pelo ramo lateral de T4 e sua lesão pode cursar com alodinia e alteração da sensibilidade nessa região,[10] inervando também a região anterior e central da mama e parte parede lateral do tórax. Os nervos intercostais de T5 e T6 inervam a parte inferior medial e lateral da mama e parede lateral do tórax[10] (Figura 28.1 e Tabela 28.1).

Os outros nervos mais implicados em lesão durante o procedimento cirúrgico mamário são: nervo peitoral medial e peitoral lateral, torácico longo e toracodorsal.[7-11]

Esses nervos são primariamente motores e, portanto, a injúria de um deles resultaria principalmente em lesão motora, com paralisia, fraqueza e perda de função muscular. Apesar de não terem inervação cutânea direta, lesões a esses nervos podem gerar dor referida em territórios da pele relacionados às suas raízes nervosas, bem como desencadear dor miofascial e musculoesquelética na musculatura associada, espasmos e distonia e, em alguns casos, mimetizar uma dor neuropática.[8,10]

O nervo torácico longo tem origem de C5 a C7 (deriva do tronco superior e médio do plexo braquial) e descende pela linha axilar para inervar o músculo serrátil anterior, responsável pela estabilização da escápula.[12] Durante a abordagem axilar na cirurgia para tratamento do câncer de mama, se houver a lesão desse nervo, a paciente pode apresentar paralisia do músculo serrátil anterior e, consequentemente, escápula alada e ombralgia[7,8,10,12] (Figura 28.1 e Tabela 28.1).

TABELA 28.1. Localização da lesão e possíveis sítios de intervenção acupunturiátrica

Nervo periférico/ região acometida	Localização da dor/alterações	Zonas neurorreativas (ZNRs) para abordagem por acupuntura
T2 (intercostobraquial)	Axila, face posteromedial e superior do braço, e parede torácica anterolateral	ANMS[1] em nível vertebral de T2 ACN[2] em dermátomo de T2 (na linha axilar posterior)
T3	Região anterior, central e superior da mama (parte superior dos quadrantes superomedial e superolateral da mama) e parede superior lateral do tórax	ANMS[1] em nível vertebral de T3 ACN[2] em dermátomo de T3 (na linha axilar posterior)
T4	Região anterior e central da mama, parede lateral do tórax e complexo aréolo-mamilar	ANMS[1] em nível vertebral de T4 ACN[2] em dermátomo de T4 (na linha axilar posterior)
T5	Região inferior da mama (parte superior dos quadrantes inferomedial e inferolateral da mama) e parede lateral do tórax	ANMS[1] em nível vertebral de T5 ACN[2] em dermátomo de T5 (na linha axilar posterior)
T6	Região inferior da mama (parte inferior dos quadrantes inferomedial e inferolateral da mama) e parede lateral do tórax	ANMS[1] em nível vertebral de T6 Cutâneo-neural em dermátomo de T6 (na linha axilar posterior)
Cicatriz cirúrgica	Dor local (na própria cicatriz cirúrgica) ou em região muito próxima	ACN[2] margeando a cicatriz cirúrgica
Nervo peitoral medial (C8-T1)	Paralisia do músculo peitoral menor (dificuldade para deprimir e protrair a escápula) Paralisia do músculo peitoral maior (dificuldade para flexão, adução e rotação interna do braço)	ANMS[1] em níveis vertebrais de C8 a T1 ANF[3] no m. peitoral menor ANF[3] no m. peitoral maior ANF[3] no plexo braquial
Nervo peitoral lateral (C5-C7)	Paralisia do músculo peitoral maior	ANMS[1] em níveis vertebrais de C5 a C7 ANF[3] no plexo braquial
Nervo torácico longo (C5-C7)	Paralisia do músculo serrátil anterior Escápula alada	ANMS[1] em níveis vertebrais de C5 a C7 ANF[3] em m. serrátil anterior ANF[3] no plexo braquial
Nervo toracodorsal (C6-C8)	Paralisia do músculo latíssimo do dorso Dificuldade para extensão, adução e rotação interna do braço	ANMS[1] em níveis vertebrais de C6 a C8 ANF[3] em m. latíssimo do dorso ANF[3] no plexo braquial

[1]ANMS – acupuntura neuromiossegmentar; [2]ACN – acupuntura cutâneo-neural; [3]ANF – acupuntura neurofuncional.
Fonte: Autoria própria.

O nervo toracodorsal emerge do ramo posterior do plexo braquial (C6 a C8), desce pela axila e é responsável pela inervação do músculo latíssimo do dorso e, portanto, sua injúria pode ocasionar paralisia e disfunção desse músculo, gerando dificuldade para o paciente executar a extensão, adução e rotação interna do úmero[7,8,12] (Tabela 28.1).

O nervo peitoral medial também tem origem no plexo braquial (C8 a T1) e é responsável pela inervação dos músculos peitoral menor e peitoral maior. Porém, o músculo peitoral maior também tem inervação adicional do nervo peitoral lateral, que também vem do plexo braquial (C5 a C7). Portanto, lesão no nervo peitoral medial pode cursar com disfunção dos músculos peitoral maior e menor, enquanto a lesão do nervo peitoral lateral cursa com disfunção somente do músculo peitoral maior. Pacientes que apresentem alteração do músculo peitoral menor podem ter alteração na cinética da escápula, já que ele deprime e protrai a escápula. Pacientes com disfunção do músculo peitoral maior podem apresentar dificuldade para realização de flexão, adução e rotação medial do braço e ombro[12] (Figura 28.1 e Tabela 28.1).

Essas considerações anátomo-fisiológicas são importantes, pois é o conhecimento da anatomia fisiológica e das variações de procedimentos cirúrgicos que nos permitem desenvolver distintas maneiras de intervenções acupunturiátricas, mais cirurgicamente acuradas e topograficamente precisas, para promover com eficiência o processo de reabilitação dos pacientes submetidos ao tratamento cirúrgico do câncer de mama e também auxiliar no manejo das complicações inerentes às terapias adjuvantes locais, como é o caso da radioterapia.

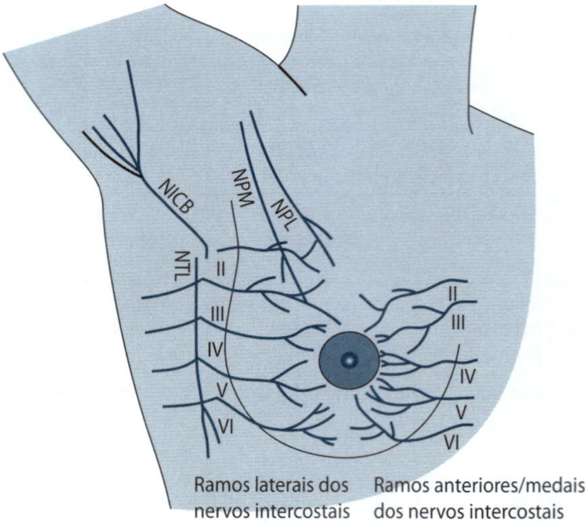

FIGURA 28.1. Inervação da mama. NICB – nervo intercostobraquial; NTL – nervo torácico longo; NPM – nervo peitoral medial; NPL – nervo peitoral lateral; II (NICB); III, IV, VI, VI – nervos intercostais (Fonte: Autoria própria).

Acupuntura baseada em neuroanatomia e possíveis zonas neurorreativas (ZNRs) de intervenção

A acupuntura é um procedimento intervencionista com utilização crescente nas últimas décadas, devido a evidências científicas cada vez mais robustas que demonstram sua importante ação na promoção da analgesia, seus efeitos anti-inflamatórios e seu papel na modulação miofascial; vem contribuindo cada vez mais para o manejo de situações complexas, nas quais as modalidades de tratamento convencionais ainda se encontram limitadas.

Embora não trate o câncer propriamente dito, a intervenção de acupuntura tem indicação em todos os momentos da doença, desde o impacto psicocognitivo do diagnóstico até o processo de reabilitação e de controle de efeitos colaterais adversos em decorrência do tratamento usualmente instituído. Essa situação de alta complexidade, e que envolve principalmente o nível de atenção terciário à saúde, exige, portanto, uma abordagem mais especializada e daí a relevância do conhecimento médico em relação ao tratamento do paciente oncológico.

É imprescindível conhecer os riscos da intervenção por acupuntura em pacientes portadores de câncer e ter consciência dos limites de atuação do médico acupunturiatra. O conhecimento dos diversos tipos de tratamento e abordagens cirúrgicas e suas implicações clínicas e efeitos colaterais, além do conhecimento profundo de anatomia cirúrgica, permite que o acupunturiatra atue de maneira mais precisa e assertiva, no sentido de minimizar riscos e contribuir para a melhora clínica e qualidade de vida do paciente.

Uma das principais implicações da linfadenectomia axilar, além de ser um preditor para o desenvolvimento de neuropatia e SDPCM, é a possibilidade de linfedema, já que a circulação e drenagem linfática do membro ficam prejudicadas. Qualquer trauma ou procedimento invasivo (como é o caso da acupuntura), no membro superior homolateral ao esvaziamento axilar, seria um risco a mais para surgimento de linfedema e infecção. Com essa limitação, uma das técnicas acupunturiátricas recomendadas para a reabilitação de pacientes pós-cirurgia mamária pelo câncer é a acupuntura neuromiossegmentar (ANMS).[4,6]

A ANMS é derivada da neuromioterapia segmentar (NMTS), uma técnica desenvolvida pelo fisiatra Andrew Fischer, e caracterizada pelo bloqueio paraespinhal com infiltração de agentes anestésicos (geralmente lidocaína a 1%).[4,6,13] No caso da ANMS, trata-se de um agulhamento seco, sem a injeção de nenhuma substância, podendo ser ou não associada à eletroestimulação (EE)[4,6] (Figuras 28.2 a 28.4).

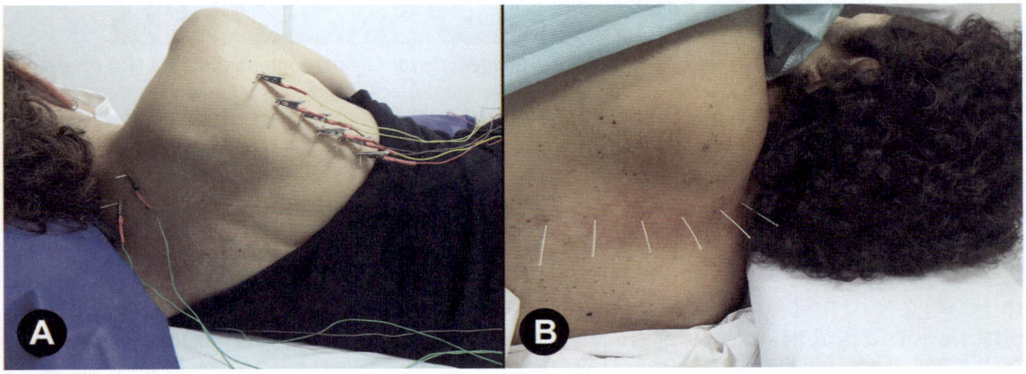

FIGURA 28.2. Diferentes modalidades de tratamento em pacientes submetidas à cirurgia do câncer de mama. **A:** Técnica de acupuntura neuromiossegmentar (ANMS) em nível de T2 associada à técnica de acupuntura cutâneo-neural em dermátomos de T2 a T7, com uso de eletroestimulação, em paciente submetida à mastectomia bilateral com esvaziamento axilar à direita e reconstrução imediata. **B:** Técnica de acupuntura neuromiossegmentar (ANMS), sem eletroestimulação, em níveis de C6 a T4, em paciente submetida à mastectomia total com esvaziamento axilar à esquerda (Fonte: Arquivo da equipe do Serviço de Acupunturiatria e Fisiatria do HBDF).

A ANMS consiste em um agulhamento paraespinhal, lateral e bem próximo ao processo espinhoso da vértebra, perpendicularmente, até quase tocar o processo transverso ipsilateral ao lado que se quer tratar, com o objetivo de estimular o ramo posterior do nervo espinhal dorsal correspondente e, consequentemente, todo o segmento relacionado[4,6,13,14] (Figuras 28.3 e 28.4).

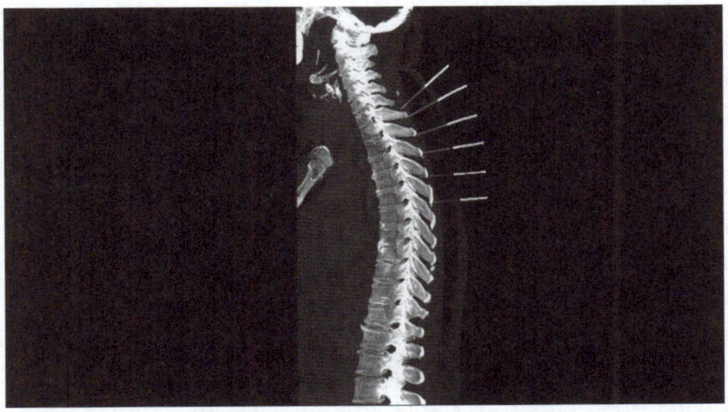

FIGURA 28.3. Acupuntura neuromiossegmentar (ANMS). Imagem de tomografia computadorizada (TC) do agulhamento paravertebral em níveis de C6 a T4 (Fonte: Arquivo da equipe do Serviço de Acupunturiatria e Fisiatria do HBDF).

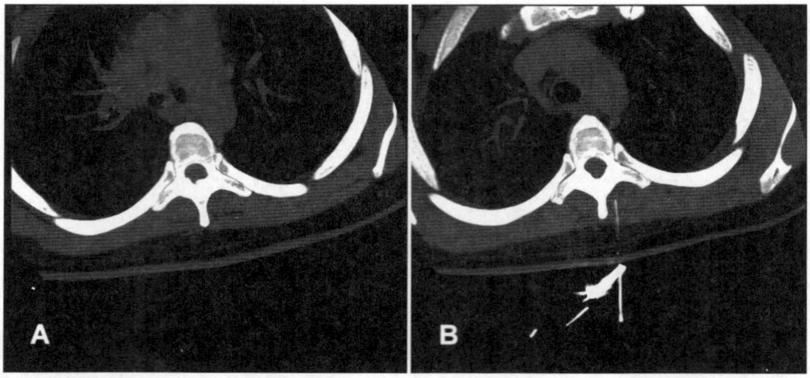

FIGURA 28.4. Acupuntura neuromiossegmentar (ANMS). Imagem de tomografia computadorizada (TC) mostrando a região antes da inserção (A) e inserção da agulha de acupuntura perpendicular e lateralmente ao processo espinhoso, quase tocando o processo transverso da vértebra (B) (Fonte: arquivo da equipe do Serviço de Acupunturiatria e Fisiatria do HBDF).

O mecanismo de ação terapêutica que embasa esse procedimento é o de que qualquer fator estressor periférico (nesse caso uma cirurgia mamária com lesões neurais e musculares) provoca estímulos nociceptivos que bombardeiam e sensibilizam os neurônios espinhais daquele segmento no corno dorsal da medula, gerando um estado hiperativo da medula espinhal, podendo potencializar a dor crônica pela sensibilização do sistema nervoso central. Esse fenômeno foi denominado de sensibilização segmentar espinhal (SSE), e tem como resultantes alterações nos dermátomos, esclerótomos e miótomos nos segmentos correspondentes, podendo cursar com dores musculoesqueléticas e presença de pontos-gatilho miofasciais associados.[13,14] Outro possível resultado da SSE é a contração da musculatura paraespinhal local, com estreitamento do espaço intervertebral e compressão de raízes nervosas.[13,15]

A execução da ANMS necessita que se faça, antes da intervenção, a identificação, pela avaliação semiológica e exame físico, dos níveis sensibilizados e segmentos afetados. Ao fazer a manobra de pinçamento e rolamento na região dorsal paraespinhal, o tecido subcutâneo fica mais aderido, dificultando o deslizamento dos dedos, e a pele pode ficar hiperemiada e assumir a característica de casca de laranja, tudo isso associado à maior sensibilidade dolorosa local nos níveis acometidos[4,6] (Figuras 28.2 a 28.4).

Tendo em mente as considerações anátomo-fisiológicas descritas anteriormente, bem como os principais nervos e/ou músculos lesados durante a abordagem cirúrgica para o tratamento do câncer de mama, deve-se pesquisar a sensibilização medular principalmente nos níveis de C5 a T6 (Tabela 28.1).

Como o nervo intercostobraquial tem origem em T2 e a inervação do parênquima mamário e da pele da parede torácica têm origem, principalmente, a partir dos nervos intercostais de T3 a T6, e sendo essas áreas bastante acometidas durante o processo cirúrgico, e exatamente por isso, geralmente, se apresentando com alteração de sensibilidade, pode também, ser feito o agulhamento subcutâneo dos dermátomos correspondentes, técnica que adotamos em nosso Serviço sob a denominação de "acupuntura cutâneo-neural" (ACN). Seu efeito pode ser explicado pela teoria do "portão da dor" e que tem por objetivo, além da analgesia, a dessensibilização local e segmentar (Figura 28.2 e Tabela 28.1).

Como vimos anteriormente, o processo alterado de cicatrização e a presença de neuroma, também contribui para a sensibilidade dolorosa. Normalmente, são relatados sintomas como eritema, endurecimento/aderência local, ardência, dormência, prurido, alteração de pigmentação e dor, às vezes lancinante, que pode ser agravada pelo movimento e situações que estiram a cicatriz.[16] Nesses casos, podemos abordar a região localmente, com agulhamento subcutâneo, com as agulhas inseridas paralelas à superfície, margeando bilateralmente longitudinalmente toda a extensão da cicatriz cirúrgica, técnica que adotamos em nosso Serviço sob a denominação de "acupuntura cutâneo-neural margeando a cicatriz" (Tabela 28.1).

A lesão de nervos motores implica em disfunção muscular e miofascial, que repercutem diretamente sobre a dinâmica e funcionamento do sistema musculoesquelético. A acupuntura neurofuncional (ANF) é uma importante abordagem nessas situações, pois ela atua por meio de estímulo elétrico em placas motoras ou troncos nervosos e promove a neuromodulação e reabilitação das redes miofasciais.

Mencionamos que os principais nervos motores lesados durante a cirurgia mamária para a retirada do câncer são os nervos peitoral medial e peitoral lateral, torácico longo e toracodorsal, com repercussão funcional nos músculos peitoral menor e maior, serrátil anterior e latíssimo do dorso. Portanto, o estímulo neurofuncional nas placas motoras desses músculos específicos, ou sobre os próprios nervos mencionados, bem como no tronco nervoso do qual os nervos correspondentes se originaram (no caso o plexo braquial), está indicado (Tabela 28.1).

A lesão nervosa que causa alteração muscular pontual pode ser um fator de sensibilização segmentar espinhal, promovendo alterações disfuncionais em todo o segmento relacionado. Por isso, a importância de se pesquisar a presença de bandas tensas e pontos-gatilho miofasciais em todos os segmentos acometidos, não sendo rara a presença de alterações em grupos musculares diferentes do músculo lesionado identificado a princípio. Em pacientes submetidos ao tratamento cirúrgico da mama é muito comum a presença de síndrome miofascial com comprometimento dos músculos trapézio, supra e infraespinhal, subescapular e romboide, sendo mandatório um minucioso exame físico que propicie correta identificação das alterações e a consequente intervenção precisa por acupuntura.

Síndrome dolorosa pós-cirurgia da mama segundo a MTC

A racionalidade da antiga medicina chinesa tem por referência imagética e discursiva a interpretação de fenômenos, sejam cósmicos ou no corpo humano, conforme um característico paradigma funcional, sistêmico, cíclico e multidirecionado simultâneo, que utiliza analogias com o comportamento de fenômenos naturais e com a administração de um reino; é de natureza empírica e baseada fundamentalmente em coleção de minuciosas, sistemáticas e persistentes observações clínicas, que se estende organizativamente por muitas dezenas de séculos. Assim, na singularidade da conceituação clássica clínica da MTC, a sintomatologia apresentada na síndrome dolorosa pós-cirurgia da mama (SDPCM), que inclui sensibilidade dolorosa, dormência, disestesia, limitação de mobilidade e sensação de peso, é compatível com uma síndrome obstrutiva (Bi Zheng), que é caracterizada por obstrução de Qi e Xue nos canais afetados devido a invasão dos patógenos vento, frio e umidade (que podem gerar calor por estagnação). Na maioria dos casos há o predomínio de umidade, favorecendo uma síndrome Bi Fixo (Zhua Bi), sendo a sensação de dormência e peso (às vezes com a presença de linfedema) bem característica. Nesses casos, os princípios de tratamento seriam drenar a umidade, fazer circular Qi e Xue nos canais, eliminar o frio e dissipar o vento. Além disso, é muito comum a associação com síndromes interiores vulnerabilizantes, como Gan Yu, com consequente estagnação de Xue (presença de massas ou tumorações, caso das neoplasias), e Shen Yin Xu com deficiência do Yin geral, muitas das pacientes apresentando lombalgia e/

ou dorsalgia, fogachos (climatério induzido pela quimioterapia e hormonioterapia) e artralgias (pelo uso dos inibidores de aromatase). Por essas considerações diagnósticas disfuncionais, as principais zonas neurorreativas (ZNRs) indicadas seriam: síndrome Bi (Fixo): SP9, ST36; Gan Yu e Xue Yu: LR3, SP10; Shen Yin Xu: SP6, KI3, KI6. No entanto, cada caso deve ser avaliado individualmente para a exata definição do padrão disfuncional conforme o referencial característico da MTC e para a consequente prescrição específica, podendo ser associada à prescrição de acupuntura baseada em neuroanatomia.

Discussão

A acupuntura apresenta uma base de evidências cada vez mais sólida no manejo de condições crônicas enfrentadas pelos pacientes sobreviventes ao câncer. Embora o número de artigos científicos envolvendo acupuntura e câncer, e acupuntura e efeitos adversos do tratamento oncológico tenham aumentado muito nos últimos anos, esses trabalhos ainda encontram diversos problemas metodológicos que afetam a interpretação adequada. Quando se fala em câncer de mama, a maioria dos trabalhos avalia a eficácia da intervenção por acupuntura nos casos de síndrome vasomotora, náuseas e vômitos induzidos pela quimioterapia, linfedema, dores articulares induzidos pelos inibidores de aromatase (IAs), leucopenia, ansiedade, fadiga e dor pós-operatória.[4,6,8,17]

Quando se pesquisa o efeito da acupuntura na síndrome dolorosa pós-mastectomia (SDPM) ou mesmo quando se estende a busca para síndrome dolorosa pós-cirurgia da mama (SDPCM), pouquíssimos trabalhos são encontrados. Encontramos apenas três revisões sistemáticas[8,17,18] e um relato de caso[19], e mesmo assim, todos com prescrição terapêutica conforme parâmetros da MTC e não da acupuntura baseada em neuroanatomia.

Chang *et al.*[8] concluem que a acupuntura tem aumentado seu nível de evidência para situações como náuseas e vômitos induzidos pela quimioterapia, ansiedade e fadiga pós-tratamento, mas que para a dor implicada aos sobreviventes do câncer de mama, como a dor miofascial, mais trabalhos são necessários. Chao *et al.*[17] avaliaram a estimulação de acupontos no manejo de eventos adversos em pacientes com câncer de mama e encontraram apenas três trabalhos que analisaram a dor pós-mastectomia, porém com resultados inconsistentes. Dois estudos apontaram efeitos positivos da estimulação de acupontos sobre a intensidade da dor, mas o outro, de alta qualidade, não encontrou diferença significativa entre o grupo intervenção e o grupo controle. O ponto LI4 foi coincidente em todos os trabalhos.

Kannan *et al.*[18] fizeram uma revisão sistemática para avaliar as terapias físicas na severidade da dor em pacientes pós-mastectomia, e encontraram apenas dois trabalhos, com baixa qualidade metodológica e baixo grau de evidência ao comparar o efeito da acupuntura ao tratamento usual. Um deles usou sessões de 30 minutos com eletroacupuntura, alternando frequências de 2-10 Hz, e os participantes receberam um total de 18 sessões em oito semanas. O outro não forneceu nenhuma informação relacionada à intervenção (acupontos utilizados, profundidade de inserção da agulha, presença ou não de sensação "De Qi"). Mesmo assim, mostraram redução significativa da intensidade da dor no grupo acupuntura em relação ao grupo controle.

Bauml *et al.*[19] fizeram um relato de caso, no qual uma paciente de 47 anos, submetida a mastectomia bilateral com colocação de expansores, apresentava dor intensa e, após oito sessões de acupuntura, teve remissão completa do quadro álgico. O tratamento com base em MTC adotou os seguintes acupontos: LU1, CV17, ST18, SP21, SP17, além dos acupontos GV20, LI4, SP6 e BL60.

Como mencionamos anteriormente, pacientes submetidos ao tratamento cirúrgico do câncer de mama, principalmente aqueles com adenectomia axilar, têm maior risco de linfedema e infecção (linfangite), estando contraindicados procedimentos invasivos no membro homolateral à cirurgia. Ao realizar acupuntura nesses locais, submetemos os pacientes a um risco adicional que poderia ser completamente evitado. Daí a importância fundamental de se deter o devido conhecimento médico sobre a etiopatogenia envolvida para que se possa estabelecer uma intervenção específica e intrinsecamente relacionada às bases neuroanátomo-fisiológicas implicadas no processo patológico.

Conclusão

O tratamento do câncer de mama evoluiu muito nas últimas décadas e as potenciais complicações da abordagem cirúrgica têm mudado o paradigma do tratamento cirúrgico da neoplasia mamária. Isso fica evidente devido ao uso crescente de abordagens conservadoras, como a quadrantectomia e biópsia de linfonodo sentinela, em detrimento da mastectomia total e esvaziamento axilar, justamente pelo maior risco de lesão neural. Conhecendo as principais e mais prováveis injúrias decorrentes da cirurgia mamária para a retirada do câncer (lesão dos nervos intercostais, intercostobraquial, peitoral medial e lateral, torácico longo e toracodorsal), é possível uma precisa intervenção acupunturiátrica baseada em neuroanatomofisiologia, o que facilita o entendimento, tanto por pacientes quanto por outros especialistas, do papel da acupuntura como uma técnica de neuromodulação por meio da ativação do sistema nervoso periférico, gerando benéficas repercussões mais amplas e sistêmicas.

Referências bibliográficas

1. Instituto Nacional de Câncer José Alencar Gomes da Silva [www.inca.gov.br]. Estimativa 2020: incidência do Câncer no Brasil [acesso em 2 de abril de 2022]. Disponível em: https://www.inca.gov.br/sites/ufu.sti.inca.local/files//media/document//...
2. Instituto Nacional de Câncer José Alencar Gomes da Silva [www.inca.gov.br]. Atlas da mortalidade [acesso em 2 de abril de 2022]. Disponível em: https://www.inca.gov.br/app/mortalidade
3. Instituto Nacional de Câncer José Alencar Gomes da Silva [www.inca.gov.br]. A situação do câncer de mama no Brasil: Síntese de dados dos Sistemas de Informação [acesso em 2 de abril de 2022]. Disponível em: https://www.inca.gov.br/sites/ufu.sti.inca.local/files/media/document/a_situacao_ca_mama_brasil_2019.pdf.
4. Rocha DK, Genschow FC. Câncer de mama - Mastectomia. In: Bittar, JP, More AOO (eds). Manual Clínico de Acupuntura. São Paulo: Atheneu; 2014. p. 26-31.
5. Chen VE, Greenberger BA, Shi Z, Gajjar S, Shi W, Mourad WF, Yan W. Post-mastectomy and post--breast conservation surgery pain syndrome: a review of etiologies, risk prediction, and trends in management. Transl Cancer Res. 2020 Jan;9 (Suppl 1):S77-S85. doi: 10.21037/tcr.2019.06.46. PMID: 33828953; PMCID: PMC8022993.
6. Rocha DK, Rezende JAS, Valente NF. Acupunturiatria em Oncologia. In: Fonseca PRB et al. (editores). Tratado de Dor Oncológica. 1a edição. Rio de Janeiro: Atheneu, 2019. p.475-490.
7. Couceiro TC, Menezes TC, Valênça MM. Post-mastectomy pain syndrome: the magnitude of the problem. Rev Bras Anestesiol. 2009 May-Jun;59(3):358-65. English, Portuguese. doi: 10.1590/s0034-70942009000300012. PMID: 19488550.
8. Chang PJ, Asher A, Smith SR. A Targeted Approach to Post-Mastectomy Pain and Persistent Pain following Breast Cancer Treatment. Cancers (Basel). 2021 Oct 16;13(20):5191. doi: 10.3390/cancers13205191. PMID: 34680339; PMCID: PMC8534110.

9. Chappell AG, Bai J, Yuksel S, Ellis MF. Post-Mastectomy Pain Syndrome: Defining Perioperative Etiologies to Guide New Methods of Prevention for Plastic Surgeons. World J Plast Surg. 2020 Sep;9(3):247-253. doi: 10.29252/wjps.9.3.247. PMID: 33329999; PMCID: PMC7734930.
10. Kokosis G, Chopra K, Darrach H, Dellon AL, Williams EH. Re-visiting post-breast surgery pain syndrome: risk factors, peripheral nerve associations and clinical implications. Gland Surg. 2019 Aug;8(4):407-415. doi: 10.21037/gs.2019.07.05. PMID: 31538066; PMCID: PMC6723018.
11. Brackstone M. A review of the literature and discussion: establishing a consensus for the definition of post-mastectomy pain syndrome to provide a standardized clinical and research approach. Can J Surg. 2016 Sep;59(5):294-5. doi: 10.1503/cjs.012016. PMID: 27668326; PMCID: PMC5042712.
12. Hansen JT. Netter's Clinical Anatomy. 3ª Edição. Filadélfia: Elsevier Saunders, 2014.
13. Ratmansky M, Defrin R, Soroker N. A randomized controlled study of segmental neuromyotherapy for post-stroke hemiplegic shoulder pain. J Rehabil Med. 2012 Oct;44(10):830-6. doi: 10.2340/16501977-1021. PMID: 22949162.
14. Suputtitada A. Myofascial pain syndrome and sensitization. Phys Med Rehabil Res. 2016 Dec;1(5): 1-4. doi: 10.15761/PMRR.1000127
15. Couto C, de Souza IC, Torres IL, Fregni F, Caumo W. Paraspinal stimulation combined with trigger point needling and needle rotation for the treatment of myofascial pain: a randomized sham-controlled clinical trial. Clin J Pain. 2014 Mar;30(3):214-23. doi: 10.1097/AJP.0b013e3182934b8d. PMID: 23629597.
16. Rozenfeld E, Sapoznikov Sebakhutu E, Krieger Y, Kalichman L. Dry needling for scar treatment. Acupunct Med. 2020 Dec;38(6):435-439. doi: 10.1177/0964528420912255. Epub 2020 Mar 30. PMID: 32228036.
17. Chao LF, Zhang AL, Liu HE, Cheng MH, Lam HB, Lo SK. The efficacy of acupoint stimulation for the management of therapy-related adverse events in patients with breast cancer: a systematic review. Breast Cancer Res Treat. 2009 Nov;118(2):255-67. doi: 10.1007/s10549-009-0533-8. PMID: 19760035.
18. Kannan P, Lam HY, Ma TK, Lo CN, Mui TY, Tang WY. Efficacy of physical therapy interventions on quality of life and upper quadrant pain severity in women with post-mastectomy pain syndrome: a systematic review and meta-analysis. Qual Life Res. 2022 Apr;31(4):951-973. doi: 10.1007/s11136-021-02926-x. Epub 2021 Jun 29. Erratum in: Qual Life Res. 2022 Feb 14;: PMID: 34185226; PMCID: PMC8960660.
19. Bauml J, Basal C, Mao JJ. Treatment of post-mastectomy pain syndrome with acupuncture: a case report. Acupunct Med. 2014 Apr;32(2):183-5. doi: 10.1136/acupmed-2013-010459. Epub 2013 Nov 15. PMID: 24240772.

29

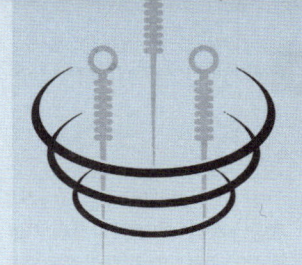

Estimulação Cerebral Não Invasiva na Dor Neuropática

Leandro Valiengo
Liaw Wen Chao
Luiz Eduardo Faria Coura

Introdução

A neuromodulação consiste de várias técnicas envolvendo eletricidade, que modificam a atividade cortical ou do sistema nervoso e que visam um desfecho clínico. Pode ser classificada como invasiva e não invasiva. A invasiva envolve técnicas cirúrgicas para se fazer a neuromodulação. Na neuromodulação não invasiva (NNI) não se usa cirurgia para se estimular o córtex cerebral ou sistema nervoso periférico. Nessa categoria podemos colocar a eletroconvulsoterapia, a estimulação magnética transcraniana (EMT) e a estimulação transcraniana por corrente contínua (ETCC). As áreas escolhidas como alvos terapêuticos, em geral, controlam outras áreas que, afinal, queiramos influenciar terapeuticamente, modular seu funcionamento, seja para tratar a dor, ou distúrbios do movimento ou distúrbios psiquiátricos. Acredita-se, que essa mudança transitória no comportamento elétrico causado pela modulação dos alvos possa transformar plasticamente o tecido neural influenciando em seu funcionamento elétrico bioquímico, e suas conexões.[1] A EMT faz essas modificações por intermédio de estímulos magnéticos repetitivos por meio de uma bobina que modificam a atividade neuronal (para mais ou para menos) e a ETCC permite a modulação reversível da atividade em determinadas regiões do cérebro tanto nas estruturas imediatamente abaixo dos eletrodos como à distância deles, envolvendo a emissão de uma corrente elétrica fraca, tradicionalmente pela colocação de dois eletrodos fixados sobre o escalpo do participante.[2-6] Ambas as técnicas conseguem efeitos a longo prazo com modificações da neuroplasticidade envolvendo potencialização a longo prazo ou depreciação a longo prazo.[7]

Procedimento

Ambas as técnicas envolvem escolhas de área de estimulação que podem ser feitas por meio de várias maneiras. O mais comum são medições no crânio e couro cabeludo, usando-se muito o sistema EEG 10/20. Outra maneira é usando neuronavegadores com neuroimagens prévias ou estimulando a área motora com o aparelho de EMT.

ETCC

Uma pequena quantidade de corrente elétrica contínua (1-2 mA) é aplicada na pele da região escalpeana por meio de dois eletrodos relativamente grandes: o primeiro é o eletrodo estimulador, também conhecido com ânodo, posicionado acima da área que deve ser estimulada, e o outro é o cátodo, localizado em alguma parte "silenciosa" da cabeça ou do corpo, como pescoço, ombro ou região mastoide.[8,9]

Os efeitos resultantes dependerão, além da localização topográfica, de outras características como tamanho dos eletrodos, polaridade, montagem dos sistemas, intensidade da corrente, duração e periodicidade do estímulo.[8,9]

Uma vez determinado o local de estimulação, os eletrodos já devidamente umedecidos com solução fisiológica devem ser posicionados e fixados com o auxílio de faixas elásticas, de modo a permitir a distribuição uniforme do estímulo elétrico por meio da superfície de contato entre a esponja e couro cabeludo. Antes de iniciar o procedimento, é mandatório verificar se a polaridade da conexão está correta, pois os efeitos do ETCC são altamente específicos com relação à polaridade: convencionalmente o eletrodo vermelho corresponde ao ânodo, e o preto ao cátodo.[8]

O trajeto partindo de um terminal do dispositivo, passando através do primeiro eletrodo, depois através do cérebro, segundo eletrodo e de volta ao segundo terminal do dispositivo, forma um circuito – cuja resistência total (soma dos eletrodos e resistência do corpo) pode ser medida (Figura 29.1a). De acordo com a primeira Lei de Ohm, a corrente elétrica que atravessa um dispositivo ou estrutura qualquer é sempre diretamente proporcional à diferença de potencial aplicada a esse dispositivo. Assim sendo, se as camadas corticais estiverem orientadas perpendicularmente à corrente, a corrente anodal fluirá ao longo dos dendritos apicais facilitando a despolarização (aumentando a excitabilidade) das células piramidais em sua membrana basal (Figura 29.1b), enquanto a corrente catódica produzirá o efeito oposto – hiperpolarizando (reduzindo a excitabilidade) os neurônios piramidais. Pode-se observar na Figura 29.1c que o efeito final no córtex depende do dobramento cortical para que a corrente anodal possa reduzir o limiar de despolarização, hiperpolarizar ou não alterar o potencial de base da célula piramidal.[10]

Caso o seu equipamento possua o recurso para medir resistência, esse indicará se o contato estabelecido pelo eletrodo está adequado. O objetivo ideal é manter a impedância abaixo de 5 kohms. O passo seguinte é o ajuste das configurações do aparelho de ETCC com os parâmetros com os quais se deseja estimular, por exemplo, intensidade e duração. Uma vez iniciado o programa, o fluxo da corrente deve ser aumentado, progressivamente, sob a forma de rampa de subida (*ramp up*), prevenindo-se assim o surgimento de alguns efeitos adversos. No início da estimulação, a maioria dos indivíduos perceberá uma leve sensação de coceira, que na maioria das vezes desaparece após alguns instantes. Isso também pode prevenir a tontura ou vertigem, ocasionalmente relatada quando a corrente é subitamente aumentada ou diminuída. Ao final da estimulação, o fluxo de corrente deve ser lentamente reduzido sob a forma de uma rampa de descida (*ramp down*).

Dentre as principais vantagens relacionadas a essa técnica podemos citar a praticidade, baixo custo da terapia, conforto do paciente e alta tolerabilidade. Além disso, os efeitos adversos são mínimos, sendo as mais relatadas: a irritação cutânea, sensibilização local, e em raros casos distúrbios emocionais. Em linhas gerais, a aplicação da ETCC pode apresentar resultados terapêuticos tanto quando utilizada isoladamente ou em associação com outras técnicas e/ou administração de fármacos. Conforme já foi citado, o posicionamento dos eletrodos[11] é crítico para a determinação do direcionamento do fluxo e distribuição da corrente.

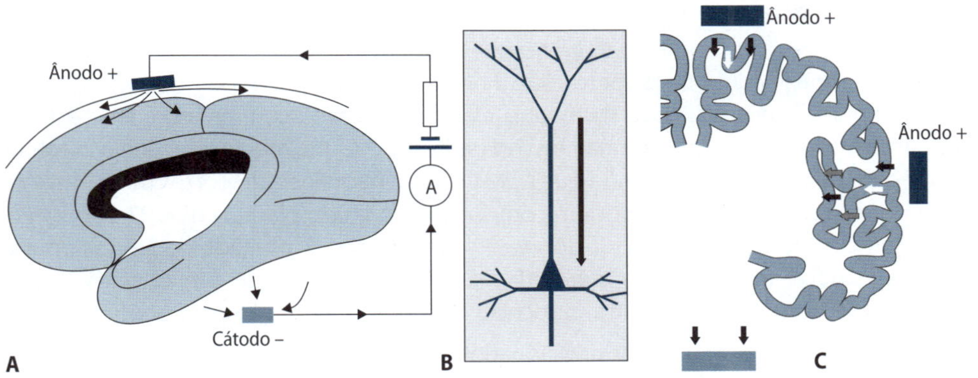

FIGURA 29.1. Estimulação transcraniana por corrente contínua. **A:** Esquema de ETCC: dois eletrodos, ânodo (+) e cátodo (–), são fixados à cabeça, a corrente elétrica é fornecida por um dispositivo a bateria que também inclui a ferramenta para medir a corrente (A). A corrente geralmente não ultrapassa 2 mA enquanto apenas uma pequena parte dela (cerca de 10%) passa pela substância cinzenta cortical. **B:** Nas camadas corticais orientadas perpendicularmente à corrente, a corrente anodal despolariza as células piramidais em sua membrana basal. **C:** Dependendo da localização do ânodo e do dobramento cortical, a corrente anodal pode despolarizar a célula piramidal na membrana basal (setas pretas), hiperpolarizar a célula piramidal (setas cinzas) ou não alterar o potencial médio (setas brancas) (Fonte: Adaptada de Kropotov, 2016).

Essa alteração de polaridade ocorre por um período relativamente curto, porém permite que se desenvolvam alterações neuronais que podem aumentar a eficiência de longo prazo dos circuitos cerebrais envolvidos.

EMT

Essa consiste na aplicação de um campo magnético sobre o couro cabeludo, ultrapassando as estruturas cranianas até chegar ao córtex cerebral. A EMT produz um potencial de ação nos neurônios estimulados. Um único pulso pode ser usado para criar apenas um potencial de ação, enquanto mais de um pulso podem ser usados para fins de medidas neurofisiológicas e ou de tratamento. A frequência de estímulos usada determinará as modificações que acontecem com a região estimulada. Quando se usam altas frequências ocorre estimulação da área e ocorre a inibição cortical ocorre quando são aplicadas baixas frequências.[12] Com a repetição das sessões esses efeitos podem durar meses com mecanismos de neuroplasticidade por potencialização de longo prazo e depreciação a longo prazo, respectivamente, com várias demonstrações com EMT em modelos animais.[13] Como efeito colateral mais comum na EMT tem-se a cefaleia. Essa costuma ser de duração limitada, ocorrendo mais nos primeiros três dias de EMTr e remitindo espontaneamente. Outros efeitos menos comuns consistem de náuseas, e mais raramente crises epilépticas.

Objetivos terapêuticos

EMT

O alvo principal com o uso de EMT em dor é a região M1. Uma revisão sistemática mostrou seis estudos em pacientes com dor crônica neuropática, com um total de 138 pacientes, relatando, consistentemente, a ausência de qualquer efeito analgésico significativo da baixa-frequência em M1 entregue contralateral ao lado da dor, enquanto a alta frequência teria efeitos significativos para a dor.[14] Importante dizer, que nesse mesmo estudo, quatro ensaios clínicos não tiveram resposta clínica com esses mesmos parâmetros.

Uma metanálise recente sugeriu que a EMTr pode ser mais eficaz no tratamento de condições de dor neuropática (dor em decorrência de uma lesão ou uma doença do sistema nervoso somatossensorial, como no diabetes, lesão nervosa traumática, acidente vascular cerebral, esclerose múltipla, epilepsia, lesão da medula espinhal e câncer) com uma origem central em comparação com a origem do sistema nervoso periférico.[15] Outra metanálise reuniu 21 estudos, com 505 participantes, demonstrando que a EMT de alta frequência do córtex motor teve uma medida de efeito de redução da dor em comparação ao grupo placebo de 0,37 pontos equivalente a uma alteração percentual da dor de 12% em relação ao resultado do grupo controle.[16]

Alguns estudos demonstraram que EMT em 10 Hz em M1 poderia prever o resultado da estimulação motora cortical invasiva, podendo se tornar uma opção para predizer resposta à cirurgia.[17,18]

Os efeitos analgésicos da EMT têm sido avaliados em conexão com várias síndromes de dor, de origem não neuropática, como: fibromialgia, enxaqueca e síndrome de dor regional complexa (SDRC) do tipo I.

Com relação à fibromialgia, diversos ensaios clínicos aleatorizados com amostras pequenas (10 a 30 participantes) demonstraram eficácia com uso de alta frequência ou em M1 à esquerda ou em córtex dorsolateral pré-frontal à esquerda[19-23]

Com relação à SDRC do tipo I, dois estudos ensaios clínicos obtiveram uma redução significativa da intensidade da dor, iniciando quase imediatamente durante a estimulação.[24,25] Em conjunto, esses dois estudos envolvem um total de 32 pacientes e relatam um possível efeito analgésico da EMT em M1 no SDRC tipo I.

Uma metanálise avaliou a eficácia da EMT em enxaqueca com diversos alvos: região pré-frontal dorsolateral esquerda córtex ou bilateral, córtex motor esquerdo, córtex motor direito, córtex occipital e sobre a área de dor percebida durante a crise. Todos os estudos mostraram ou redução da frequência ou da intensidade das crises.[26] Alguns estudos investigaram o uso de EMT de pulso único no tratamento da enxaqueca, demonstrando que o uso de 1 a 2 pulsos entregues na região occipital logo após iniciar a dor ou a aura aboliram o início das crises de enxaqueca.[27,28]

Lefacheur *et al.* publicou uma ampla revisão e recomendações de um grupo de especialistas europeus sobre a eficácia terapêutica do EMT em diversos contextos. Essa diretriz contempla a literatura sobre o tema publicada até o final de 2018.[29] Ele classificou o nível de evidência de A a C, sendo A, evidência de eficácia definida, B nível provável e C, eficácia possível. Dor neuropática contralateral a dor em M1 com alta frequência teve nível A, a fibromialgia nível B e SCDR tipo I nível C.

ETCC

Estudos recentes mostraram que ETCC pode ter um valor significativo no tratamento de distúrbios de dor crônica, agindo sobre a regulação das redes inibitórias talâmicas e intervindo nos contatos sinápticos córtico-corticais e córtico-subcorticais relacionados com a formação da dor.[30,31] Em indivíduos saudáveis foi observado uma melhor conectividade cerebral quando a ETCC anodal foi utilizada tanto sobre o córtex pré-frontal dorsolateral (DLPFC) como no córtex motor primário (M1).[9] Estudos envolvendo distúrbios neurais são mais complexos de serem conduzidos ao se tentar isolar um único evento em patologias que apresentam diversas áreas envolvidas, conceitos fisiopatológicos múltiplos e muitas vezes conflitantes.

Danos em estruturas neuronais podem decorrer de diversas condições como: agressões imunes, vasculares, disfunção de conectividade entre estruturas, patologias infecciosas e pós-traumáticas. Encontrar as causas e entender os conceitos fisiopatológicos são fundamentais para a implementação de estratégias terapêuticas. A importância da conectividade cerebral fica evidente quando avaliamos estudos que utilizam a ressonância nuclear magnética (RNM) funcional e eletroencefalografia (EEG) após uma determinada terapêutica. Pacientes com dor crônica apresentam alterações estruturais e conectivas quando avaliados por estudos de neuroimagem.[32]

Estudo feito em pacientes com desordem de consciência demonstrou uma melhora da conectividade cerebral pelo EEG bem como da escala de recuperação de coma após sessões de ETCC anodal sobre o DLPFC esquerdo.[33] Outro estudo, também realizado em pacientes com desordem de consciência utilizando-se ETCC sobre o DLPFC resultou em um salto para o conhecimento da neurociência pois, ao se analisar a alteração do EEG após 300 ms (P300) de estímulo externo observou-se uma melhor responsividade à técnica. Cabe salientar que o núcleo responsável por essa atividade no EEG é lócus *coeruleus*, estrutura cerebral com a maior densidade de neurônios noradrenérgicos. Observação semelhante foi relatada no artigo utilizando a RNM funcional.[34]

Um outro estudo interessante foi feito em paciente com doença de Parkinson submetido a ETCC anodal em Fpz (área pré-frontal) com ânodo em área Cz (occipital). Ao final de dez sessões, foi observado a melhora do controle motor, bem como o aumento de neuromelanina, pigmento escuro estruturalmente relacionado à melanina, encontrado na *substância nigra* e documentado pela RNM funcional. Essa abordagem vai de encontro ao conceito de que regiões frontais, como o córtex orbitofrontal exercem influência sobre núcleos pontinos que regulam a atividade cerebral.[35,36]

Em distúrbios de dor neuropática (DN), como a dor do membro fantasma, ocorrem diversas alterações plásticas mal adaptativas no sistema nervoso central. Em estudo com 30 pacientes com essa condição foi investigado se a ETCC anodal sobre a área motora (M1) contralateral ao membro afetado poderia contribuir com um melhor controle de dor, quando associado a técnica de reabilitação com espelho. Foram comparados três grupos: espelho, espelho + ETCC Sham, e espelho + ETCC anodal no tratamento por duas semanas. Como resultado, foi observado um efeito analgésico robusto e duradouro no acompanhamento de três meses.[37]

A fibromialgia tem sua etiologia multifatorial e as disfunções dos mecanismos de controle de dor são prevalentes nesses pacientes. A observação feita por Drummond *et al.* (2013) de que pacientes com fibromialgia apresentam piora da dor após o estímulo de sobressalto acústico (circuito neuronal envolvendo o lócus *coeruleus*) em comparação com pacientes com artrite reumatoide ampara a indicação de uma abordagem terapêutica em núcleos cerebrais específicos bem como a funcionalidade adequada dos circuitos cerebrais.[38] Esses pacientes têm uma conectividade funcional aumentada entre estruturas relacionadas com a afetividade (córtex cingulado e ínsula) e reduzida entre estruturas relacionadas com o controle inibitório de dor, como a substância cinzenta periaquedutal (SCPA).[39] Na fibromialgia os estudos habitualmente escolhem a estimulação anodal sobre córtex motor (M1) com melhora na escala de dor e qualidade de vida.[40] Como tal patologia tem um caráter multifatorial, uma abordagem integrativa pode surtir efeitos mais profundos na qualidade de vida dos pacientes ambulatoriais.

Duas revisões sistemáticas recentes abordam a eficiência da ETCC, em diversas patologias neurológicas e psiquiátricas. Para Yang *et al.* (2021), que avaliaram 34 publicações, os resultados melhoraram a DN em pacientes com dor pós-AVC, lesão medular, neuralgia do trigêmeo e esclerose múltipla.[41] Em revisão extensa sobre o uso de ETCC em distúrbios neurológicos e psiquiátricos, Fregni *et al.* (2021) relataram que tal técnica seria definitivamente útil em pacientes deprimidos e potencialmente útil em distúrbios neurológicos como fibromialgia, DN, doença de Parkinson, pós-AVC e epilepsia.[40]

ETCC e eletroacupuntura

Assim como o ETCC, a eletroacupuntura (EA) é reconhecida como um eficaz tratamento analgésico e anti-inflamatório não medicamentoso amplamente utilizado na abordagem da dor crônica. Seus efeitos centrais em diferentes frequências foram demonstrados em um estudo comparativo em que estímulos elétricos de baixa (2 Hz) e alta (100 Hz) frequências foram comparados à acupuntura manual, e a EA (particularmente em baixa frequência) produziu um aumento mais amplo do sinal de ressonância magnética funcional em comparação com a acupuntura manual e estimulação de controle tátil semelhante a placebo.[42] Haveria uma certa lógica em se pressupor que duas técnicas neuromodulatórias poderiam apresentar um efeito aditivo quando aplicadas simultaneamente, uma vez que elas já produzem efeitos positivos quando utilizadas individualmente.

Em um estudo prospectivo, envolvendo 80 pacientes portadores de osteoartrite, submetidos a artroplastia total do joelho, a ETCC associada à EA foi comparada à analgesia padrão pós-operatória com relação aos efeitos sobre a reabilitação e recuperação funcional (KOOS), escala de dor (VAS) e qualidade de vida (SF-36). O resultado do estudo mostrou um efeito analgésico significativo pela associação de ETCC e EA no período pós-operatório cirúrgico, além do aumento da amplitude de movimento – fatores que impactam positivamente na qualidade de vida do paciente.[43]

Entretanto, essa abordagem *top-down* (ETCC) e *bottom-up* (EA) ainda é pouco utilizada e mais estudos clínicos precisam ser realizados para determinar o benefício dessa associação.

Conclusão

A NNI produz efeitos terapêuticos ao induzir modificações sobre a plasticidade cerebral, dependentes dos parâmetros de localização e número de sessões. A ETCC envolve parâmetros como: polaridade, intensidade e duração do estímulo aplicado e a EMT como frequência e número de pulsos. A EA, por meio de seus efeitos neuromodulatórios periféricos, pode ser uma ferramenta útil quando utilizada paralelamente ou em associação à ETCC na abordagem da dor crônica ou persistente, oferecendo uma solução terapêutica não farmacológica. A EMT pode ser útil em alguns casos de dor neuropática e de fibromialgia. A NNI parece ser uma ferramenta adicional no controle dessas diversas síndromes, e os benefícios dessas técnicas são claramente superiores aos riscos. Entretanto, buscam-se a compreensão de seus mecanismos de atuação, as maneiras de aumentar seu efeito clínico com novos paradigmas de estimulação e novos alvos corticais. O avanço na utilização dessas técnicas possibilitará um maior conhecimento, e consequentemente um maior embasamento sobre os critérios para sua indicação e uso. A EMT e a ETCC surgem como ferramentas promissoras, apresentando bons resultados, os quais podem ajudar no tratamento dos pacientes com dor. Todavia, é necessário o desenvolvimento de mais estudos, para se padronizar e aperfeiçoar as abordagens dessas técnicas no tratamento de síndromes dolorosas crônicas.

Referências bibliográficas

1. Pascual-Leone A, Amedi A, Fregni F, Merabet LB. The plastic human brain cortex. Annu Rev Neurosci. 2005;28: 377-401.
2. Thair H, Holloway AL, Newport R, Smith AD. Transcranial Direct Current Stimulation (tDCS): A Beginner's Guide for Design and Implementation. Front Neurosci. 2017;11:641.

3. Lefaucheur J-P, Antal A, Ayache SS, Benninger DH, Brunelin J, Cogiamanian F, et al. Evidence-based guidelines on the therapeutic use of transcranial direct current stimulation (tDCS). Clin Neurophysiol. 2017;128:56-92.
4. Nitsche MA, Boggio PS, Fregni F, Pascual-Leone A. Treatment of depression with transcranial direct current stimulation (tDCS): A Review. Experimental Neurology. 2009. pp.14-19. doi:10.1016/j.expneurol.2009.03.038
5. Stagg CJ, Lin RL, Mezue M, Segerdahl A, Kong Y, Xie J, et al. Widespread modulation of cerebral perfusion induced during and after transcranial direct current stimulation applied to the left dorsolateral prefrontal cortex. J Neurosci. 2013;33:11425-11431.
6. Stagg CJ, Antal A, Nitsche MA. Physiology of Transcranial Direct Current Stimulation. J ECT. 2018;34:144-152.
7. Terranova C, Rizzo V, Cacciola A, Chillemi G, Calamuneri A, Milardi D, et al. Is There a Future for Non-invasive Brain Stimulation as a Therapeutic Tool? Frontiers in Neurology. 2019. doi:10.3389/fneur.2018.01146
8. DaSilva AF, Volz MS, Bikson M, Fregni F. Electrode positioning and montage in transcranial direct current stimulation. J Vis Exp. 2011. doi:10.3791/2744
9. Medeiros LF, de Souza ICC, Vidor LP, de Souza A, Deitos A, Volz MS, et al. Neurobiological Effects of Transcranial Direct Current Stimulation: A Review. Frontiers in Psychiatry. 2012. doi:10.3389/fpsyt.2012.00110.
10. Kropotov JD. Transcranial Direct Current Stimulation. Functional Neuromarkers for Psychiatry. 2016. pp. 273-280. doi:10.1016/b978-0-12-410513-3.00018-8.
11. Sankarasubramanian V, Cunningham DA, Potter-Baker KA, Beall EB, Roelle SM, Varnerin NM, et al. Transcranial Direct Current Stimulation Targeting Primary Motor Versus Dorsolateral Prefrontal Cortices: Proof-of-Concept Study Investigating Functional Connectivity of Thalamocortical Networks Specific to Sensory-Affective Information Processing. Brain Connect. 2017;7:182-196.
12. Wischnewski M, Schutter DJLG. Efficacy and Time Course of Theta Burst Stimulation in Healthy Humans. Brain Stimul. 2015;8:685-692.
13. Stafford J, Brownlow ML, Qualley A, Jankord R. AMPA receptor translocation and phosphorylation are induced by transcranial direct current stimulation in rats. Neurobiol Learn Mem. 2018;150:36-41.
14. Krieg SM. Navigated Transcranial Magnetic Stimulation in Neurosurgery. Springer; 2017.
15. Leung A, Donohue M, Xu R, Lee R, Lefaucheur J-P, Khedr EM, et al. rTMS for suppressing neuropathic pain: a meta-analysis. J Pain. 2009;10:1205-1216.
16. Hall BH. Evaluation and Management of Chronic Pain for Primary Care: A Pocket Guide for the Primary Care Provider. Springer Nature; 2020.
17. André-Obadia N, Mertens P, Lelekov-Boissard T, Afif A, Magnin M, Garcia-Larrea L. Is Life better after motor cortex stimulation for pain control? Results at long-term and their prediction by preoperative rTMS. Pain Physician. 2014;17:53-62.
18. Hosomi K, Saitoh Y, Kishima H, Oshino S, Hirata M, Tani N, et al. Electrical stimulation of primary motor cortex within the central sulcus for intractable neuropathic pain. Clin Neurophysiol. 2008;119:993-1001.
19. Short BE, Borckardt JJ, Anderson BS, Frohman H, Beam W, Reeves ST, et al. Ten sessions of adjunctive left prefrontal rTMS significantly reduces fibromyalgia pain: a randomized, controlled pilot study. Pain. 2011;152:2477-2484.
20. Baudic S, Attal N, Mhalla A, Ciampi de Andrade D, Perrot S, Bouhassira D. Unilateral repetitive transcranial magnetic stimulation of the motor cortex does not affect cognition in patients with fibromyalgia. J Psychiatr Res. 2013;47:72-77.
21. Mhalla A, Baudic S, de Andrade DC, Gautron M, Perrot S, Teixeira MJ, et al. Long-term maintenance of the analgesic effects of transcranial magnetic stimulation in fibromyalgia. Pain. 2011;152:1478-1485.
22. Passard A, Attal N, Benadhira R, Brasseur L, Saba G, Sichere P, et al. Effects of unilateral repetitive transcranial magnetic stimulation of the motor cortex on chronic widespread pain in fibromyalgia. Brain. 2007;130:2661-2670.
23. Lee SJ, Kim DY, Chun MH, Kim YG. The effect of repetitive transcranial magnetic stimulation on fibromyalgia: a randomized sham-controlled trial with 1-mo follow-up. Am J Phys Med Rehabil. 2012;91:1077-1085.

24. Pleger B, Janssen F, Schwenkreis P, Völker B, Maier C, Tegenthoff M. Repetitive transcranial magnetic stimulation of the motor cortex attenuates pain perception in complex regional pain syndrome type I. Neurosci Lett. 2004;356: 87-90.
25. Picarelli H, Teixeira MJ, de Andrade DC, Myczkowski ML, Luvisotto TB, Yeng LT, et al. Repetitive Transcranial Magnetic Stimulation Is Efficacious as an Add-On to Pharmacological Therapy in Complex Regional Pain Syndrome (CRPS) Type I. The Journal of Pain. 2010. pp. 1203-1210. doi:10.1016/j.jpain.2010.02.006.
26. Stilling JM, Monchi O, Amoozegar F, Debert CT. Transcranial Magnetic and Direct Current Stimulation (TMS/tDCS) for the Treatment of Headache: A Systematic Review. Headache. 2019;59:339-357.
27. Lipton RB, Pearlman SH. Transcranial magnetic simulation in the treatment of migraine. Neurotherapeutics. 2010;7:204-212.
28. Clarke BM, Upton ARM, Kamath MV, Al-Harbi T, Castellanos CM. Transcranial magnetic stimulation for migraine: clinical effects. J Headache Pain. 2006;7:341-346.
29. Lefaucheur J-P, Aleman A, Baeken C, Benninger DH, Brunelin J, Di Lazzaro V, et al. Evidence-based guidelines on the therapeutic use of repetitive transcranial magnetic stimulation (rTMS): An update (2014-2018). Clin Neurophysiol. 2020;131:474-528.
30. Pinto CB, Teixeira Costa B, Duarte D, Fregni F. Transcranial Direct Current Stimulation as a Therapeutic Tool for Chronic Pain. J ECT. 2018;34:e36-e50.
31. Castelo-Branco L, Uygur Kucukseymen E, Duarte D, El-Hagrassy MM, Bonin Pinto C, Gunduz ME, et al. Optimised transcranial direct current stimulation (tDCS) for fibromyalgia-targeting the endogenous pain control system: a randomised, double-blind, factorial clinical trial protocol. BMJ Open. 2019;9:e032710.
32. Apkarian AV, Bushnell MC, Treede R-D, Zubieta J-K. Human brain mechanisms of pain perception and regulation in health and disease. Eur J Pain. 2005;9:463-484.
33. Zhang X, Liu B, Li Y, Duan G, Hou J, Wu D. Multi-Target and Multi-Session Transcranial Direct Current Stimulation in Patients With Prolonged Disorders of Consciousness: A Controlled Study. Front Neurosci. 2021;15:641951.
34. Cavaliere C, Aiello M, Di Perri C, Amico E, Martial C, Thibaut A, et al. Functional Connectivity Substrates for tDCS Response in Minimally Conscious State Patients. Front Cell Neurosci. 2016;10:257.
35. Aston-Jones G, Cohen JD. An Integrative Theory of lócus Coeruleus-Norepinephrine Function: Adaptive Gain and Optimal Performance. Annual Review of Neuroscience. 2005. pp. 403-450. doi:10.1146/annurev.neuro.28.061604.135709
36. Rosso ALZ, Nicaretta DH, Mattos JP de. Correlações anatomoclínicas na doença de parkinson. Revista Brasileira de Neurologia. 2008;44:41-47.
37. Segal N, Pud D, Amir H, Ratmansky M, Kuperman P, Honigman L, et al. Additive Analgesic Effect of Transcranial Direct Current Stimulation Together with Mirror Therapy for the Treatment of Phantom Pain. Pain Med. 2021;22:255-265.
38. Drummond PD, Willox M. Painful effects of auditory startle, forehead cooling and psychological stress in patients with fibromyalgia or rheumatoid arthritis. J Psychosom Res. 2013;74:378-383.
39. González-Roldán AM, Muñoz MA, Cifre I, Sitges C, Montoya P. Altered psychophysiological responses to the view of others' pain and anger faces in fibromyalgia patients. J Pain. 2013;14:709-719.
40. Fregni F, El-Hagrassy MM, Pacheco-Barrios K, Carvalho S, Leite J, Simis M, et al. Evidence-Based Guidelines and Secondary Meta-Analysis for the Use of Transcranial Direct Current Stimulation in Neurological and Psychiatric Disorders. Int J Neuropsychopharmacol. 2021;24:256-313.
41. Transcranial Direct Current Stimulation for the Management of Neuropathic Pain: A Narrative Review. Pain Physician. 2021. pp. E771-E781. doi:10.36076/ppj.2021.24.e771.
42. Napadow V, Makris N, Liu J, Kettner NW, Kwong KK, Hui KKS. Effects of electroacupuncture versus manual acupuncture on the human brain as measured by fMRI. Hum Brain Mapp. 2005;24:193-205.
43. Li X, Yu W, Li H, Wang B, Xu J. Prospective, Single-Center Comparison of Transcranial Direct Current Stimulation Plus Electroacupuncture and Standard Analgesia in Patients After Total Knee Arthroplasty: Effect on Rehabilitation and Functional Recovery. Med Sci Monit. 2021;27: e930363.

Antidepressivos para Dor Neuropática

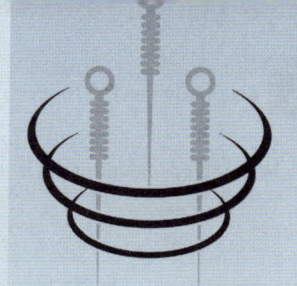

30

Breno Jardim Grossi

Introdução

Dor neuropática é uma síndrome dolorosa causada por lesão ou doença, que afeta o sistema somatossensitivo, gerando dor crônica.[1] A base do tratamento farmacológico da dor neuropática são as drogas antidepressivas e anticonvulsivantes, ou seja, drogas desenvolvidas para serem usadas em condições completamente diferentes.[2]

A história dos antidepressivos na dor é similar à dos anticonvulsivantes. A partir de 1960, observou-se que a imipramina, um antidepressivo tricíclico, apresentava eficácia analgésica na dor neuropática e na dor reumatológica e que sua ação analgésica era independente da ação antidepressiva. A dose analgésica era inferior à dos transtornos de humor. Desde então, tem sido muito utilizada para tratamento de neuropatia. Sua ação nos distúrbios de humor e nas alterações do sono tornaram os antidepressivos tricíclicos os fármacos mais prescritos para dor, após os anti-inflamatórios e os opioides.[3]

Para a maioria dos pacientes com dor neuropática crônica, o tratamento inicial envolve os antidepressivos selecionados, antidepressivos tricíclicos (ADT) ou inibidores de recaptação de serotonina-norepinefrina (ISRSN) (Tabela 30.1).[4-8]

Antidepressivos

Antidepressivos são fármacos que agem no sistema nervoso central (SNC), sua ação clássica consiste em bloquear um ou mais dos transportadores de monoamina (serotonina, noradrenalina e/ou dopamina).[1]

Problemas psicológicos desempenham papel importante na dor crônica. A dor prolongada causa ansiedade, acompanhada por um estado depressivo progressivo e sensações de dor aumentadas. Portanto, os medicamentos antidepressivos podem ser eficazes contra a dor crônica por seus efeitos na melhora do estado depressivo. Os antidepressivos inibem a dor neuropática, no entanto, mesmo quando o paciente não está em estado depressivo. Além disso, os efeitos dos antidepressivos na depressão caracteristicamente levam cerca de

TABELA 30.1. Antidepressivos na dor neuropática crônica

Antidepressivos		
Inibidores de recaptação de serotonina-noradrenalina		
Duloxetina	IR: 30 a 120 mg por via oral uma vez ao dia	
Venlafaxina	ER: 75 a 225 mg por via oral uma vez ao dia	
Antidepressivos tricíclicos (TCAs)		• Inicie o tratamento com uma dose baixa, aumente lentamente em intervalos semanais • Pode levar de 6 a 8 semanas, incluindo 2 semanas na dose mais alta tolerada, para o ensaio adequado
Nortriptilina	25 a 75 mg por via oral uma vez ao dia	• Preferido entre os ADTs devido a menos sedação e menos efeitos anticolinérgicos
Amitriptilina	25 a 125 mg por via oral uma vez ao dia	• ADT mais sedativo

Fonte: Adaptada de Tauben & Stacey.[9]

duas a quatro semanas para serem observados a partir do momento em que a droga é tomada pela primeira vez, enquanto os efeitos analgésicos na dor crônica se manifestam em apenas alguns dias a uma semana. Portanto, os efeitos analgésicos dos antidepressivos na dor crônica, provavelmente, envolvem um mecanismo diferente daquele que medeia seus efeitos antidepressivos.[2]

Algumas categorias específicas de antidepressivos são usadas no tratamento de primeira linha para muitos distúrbios neuropáticos da dor. Antidepressivos são um grupo heterogêneo de medicações aprovadas para tratar os principais transtornos depressivos. Ambos os antidepressivos tricíclicos (ADT) e os inibidores de recaptação de serotonina-norepinefrina (ISRSN) possuem qualidades analgésicas. A evidência da eficácia de inibidores altamente seletivos de recaptação de serotonina (ISRS) é mais fraca para dor musculoesquelética; eles não são considerados tratamento de primeira linha para qualquer condição de dor crônica.[10]

ADT ou ISRS são indicados para o tratamento de dor, mesmo na ausência de distúrbio de humor. Antidepressivos analgésicos fornecem alívio da dor separado de seus efeitos antidepressivos, com efeitos analgésicos conhecidos em pacientes não deprimidos.

Os efeitos farmacológicos dos antidepressivos envolvem a ligação aos transportadores de noradrenalina e serotonina (5-HT). A recaptação desses neurotransmissores é inibida, levando ao aumento dos níveis de noradrenalina e 5-HT na fenda sináptica. De acordo com um relatório de Finnerup *et al.*[4], o NNT do ADT para inibir a dor neuropática periférica é de aproximadamente 2–3. O NNT de ADTs de tipo duplo (p. ex., amitriptilina, imipramina, clomipramina), que inibem a recaptação de noradrenalina e 5-HT, é 2,1. O NNT para inibidores da recaptação de noradrenalina (nortriptilina, desipramina) é de aproximadamente 2,5. O NNT para ISRSN é 5,0 e para ISRS é 6,8 na polineuropatia dolorosa. Com base nesses resultados, um antidepressivo que inibe a recaptação de noradrenalina e 5-HT tem efeitos analgésicos mais fortes do que uma droga que inibe seletivamente a recaptação de apenas um desses neurotransmissores, e a noradrenalina desempenha um papel maior que a 5-HT na ação analgésica.[6]

O lócus *coeruleus* (LC) compreende um grupo de células nervosas, contendo noradrenalina, localizadas bilateralmente no cérebro. O LC possui a maior quantidade de noradrenalina no sistema nervoso central e localiza-se à direita e à esquerda do tronco encefálico posterior voltado para o quarto ventrículo. As fibras nervosas noradrenérgicas projetam-se virtualmente por todo o sistema nervoso central e desempenham um papel no sono, vigília, cognição, aprendizado e estresse no cérebro. Na medula espinhal, as fibras nervosas noradrenérgicas regulam a analgesia endógena, a postura e o movimento, o sistema nervoso autônomo e outras funções vitais.[5]

O LC recebe entradas de vários locais do sistema nervoso central e sua atividade é controlada tanto pela noradrenalina quanto pela 5-HT. Os antidepressivos aumentam a noradrenalina ao redor do LC e inibem a atividade do LC por meio dos receptores alfa-2-adrenérgico.[5]

Os antidepressivos são eficazes para uma ampla gama de condições de dor, incluindo dor lombar, vários tipos de dor neuropática e fibromialgia.[11-14] Antidepressivos com o maior efeito sobre a norepinefrina parecem ter o maior efeito analgésico.[11,12] A resposta analgésica da reabsorção da norepinefrina resulta da subsequente regulação das vias de dor inibitória descendentes.[15,16]

Efeitos analgésicos (e antidepressivos) perceptíveis podem exigir de duas a quatro semanas de terapia antidepressiva, possivelmente devido ao tempo necessário para aumentar a produção de proteínas neuroprotetoras, como fator neurotrófico derivado do cérebro.[17] Na experiência dos autores, muitas supostas falhas de tratamento são resultado de uma dose muito baixa e/ou muito curta para que ocorra uma melhora clinicamente significativa.

Reduzir e descontinuar antidepressivos pode ser um desafio. Parar ou reduzir abruptamente pode causar uma variedade de sintomas, incluindo agitação, ansiedade, calafrios, diaforese, tontura, disforia, fadiga, dor de cabeça, insônia, irritabilidade, mialgias, náuseas, parestesias, rinorreia e tremor. Recomenda-se um cronograma de redução paulatina ao longo de duas a quatro semanas, embora os autores tenham adicionado às vezes uma dose moderada baixa da fluoxetina de longa duração (LA) ISRS (p. ex., 10 a 20 mg) enquanto descontinuam o antidepressivo inicial ao longo de duas a quatro semanas, e depois descontinuam a fluoxetina.

Antidepressivos tricíclicos

A amitriptilina e a nortriptilina são os fármacos mais utilizados desse grupo. Eles bloqueiam a recaptação da serotonina e noradrenalina, a hiperalgesia induzida pelo agonista NMDA, e bloqueiam os canais de sódio.[3]

Os ADTs são um pilar do tratamento para uma variedade de estados de dor crônica, com ou sem depressão coexistindo, apesar de nenhum dos ADTs ter uma indicação primária pelo FDA dos EUA como principal indicação para o tratamento da dor. A maioria dos estudos que apoiam seu uso é menor e mais antigo do que os estudos de ISRSN.

Os ADTs podem ser divididos em aminas terciárias e seus derivados de amina secundárias desmetiladas. Além disso, a maprotilina (Ludiomil®) é frequentemente considerada nessa classe de medicamentos, embora seja um antidepressivo tetracíclico. A amitriptilina tem sido a ADT mais estudada em dor crônica.[18,19] Uma série de outros, incluindo doxepina, imipramina, nortriptilina e desipramina também têm sido usados efetivamente. A amitriptilina é o único ADT com eficácia comprovada de prevenção da enxaqueca, embora outros sejam amplamente utilizados.

Os ADTs têm efeitos analgésicos independentes, além de aliviar os sintomas depressivos associados à dor crônica.[20] A maioria dos ADTs tem efeitos colaterais anti-histamínicos que podem ser desejáveis em pacientes que têm problemas com iniciação e manutenção do sono. Efeitos anticolinérgicos não podem contribuir para a analgesia, são comuns e podem levar à limitação da dose e descontinuação.

- **Dosagem:** os ADTs devem ser iniciados em baixa dose, com a dosagem gradualmente aumentada conforme tolerada. Como exemplo, a nortriptilina pode ser iniciada a 10 mg/dia, aumentando a dose em intervalos semanais em incrementos de 10 a 25 mg com base na resposta e tolerabilidade a uma dose máxima de 75 a 150 mg, por dia, na hora de dormir. Pode levar de 6 a 12 semanas, incluindo duas semanas na dose mais alta tolerada, para um teste adequado de tratamento com ADT. Embora a analgesia ineficaz tenha sido relatada em doses menores do que as necessárias para o tratamento da depressão,[7] não há evidências fortes para apoiar essa abordagem. Os autores às vezes prescrevem doses em níveis mais altos de antidepressivos quando alvos analgésicos não são atendidos em doses mais baixas e efeitos adversos não são limitadores de dose. Os autores observaram que muitas supostas falhas no tratamento são resultado de uma dose muito baixa e/ou uma duração excessiva para que uma melhora clinicamente significativa ocorra.

As doses iniciais de tricíclicos devem ser reduzidas pela metade para pacientes de mais idade, que devem ser observados cuidadosamente para efeitos desagradáveis à medida que as doses são reescaladas lentamente. Note que os critérios da American Geriatrics Society Beers para uso potencialmente inadequado de medicamentos em idosos inclui ADTs.[21]

- **Efeitos colaterais:** os ADTs estão associados a múltiplos efeitos adversos indesejáveis que variam dependendo do agente individual. Os efeitos adversos estão relacionados à dose, e incluem efeitos anticolinérgicos, efeitos anti-histamínicos, bloqueio do receptor adrenérgico alfa-1 e efeitos cardíacos (ou seja, aumento da condução intraventricular, intervalo QT prolongado, condução prolongada através do nó atrioventricular). Os ADTs são relativamente contraindicados em pacientes com doença cardíaca grave, particularmente distúrbios de condução. Embora historicamente recomendados,[7] os autores não obtêm rotineiramente um ECG pré e pós-tratamento, a menos que haja um histórico de doenças cardíacas ou arritmias, ou se o ADT será coprescrito com drogas antiarrítmicas.

Entre os ADTs, a amitriptilina é a mais sedativa, e também possui efeitos anticolinérgicos mais potentes. Assim, raramente prescrevemos amitriptilina como a primeira escolha para dor crônica, a menos que a iniciação e manutenção do sono seja uma queixa problemática. Nortriptilina é o nosso ADT inicial preferido, uma vez que é menos sedativo e com menos efeitos colaterais anticolinérgicos do que a amitriptilina. Efeitos adversos anticolinérgicos, incluindo boca seca, hipotensão ortostática, constipação e retenção urinária podem ser reduzidos começando com baixas doses administradas na hora de dormir e com titulação lenta para maior dose.

Inibidores de recaptação de norepinefrina-serotonina

Entre os ISRNS, a venlafaxina e a duloxetina têm sido utilizadas para o tratamento de dor periférica, duloxetina e milnaciprano têm sido utilizadas para o tratamento da fibromialgia, e a duloxetina tem as melhores evidências de eficácia para dor crônica musculoesquelética. Milnaciprano é um inibidor mais potente de recaptação de norepinefrina do que os outros ISRSN e, portanto, seria esperado ser um analgésico mais potente, mas a resposta analgésica não foi diretamente comparada entre as drogas dessa classe.

Duloxetina

De todos os antidepressivos, a duloxetina tem a maior base de evidências para suportar a eficácia analgésica, e é eficaz e aprovada pela FDA para o tratamento da neuropatia diabética dolorosa, fibromialgia, dor lombar crônica e osteoartrite.[22-24] Além dessas indicações, a duloxetina é aprovada pela FDA para tratamento de depressão grave, ansiedade e incontinência urinária por estresse.

Os efeitos colaterais mais comuns incluem náusea, boca seca, insônia, sonolência, constipação intestinal, fadiga e tontura. Os efeitos colaterais são induzidos pela administração de duloxetina 30 mg, oralmente, uma vez por dia, durante uma semana, antes de aumentar para a dose usual de 60 mg, uma vez por dia. Os autores ocasionalmente aumentam a dose até 120 mg, por dia, para maximizar a analgesia do aumento da recaptação de norepinefrina que ocorre em doses mais altas, com atenção ao potencial de efeitos colaterais da serotonina.

A duloxetina deve ser evitada em pacientes com insuficiência renal hepática ou grave. Redução gradual é recomendada na descontinuação para evitar sintomas de abstinência.

Milnaciprano

Milnaciprano é um novo ISRSN aprovado pela FDA para fibromialgia, e na Europa e Japão como um antidepressivo. Inibe a recaptação da norepinefrina mais do que a inibição da serotonina, e, portanto, pode ser mais potente para o gerenciamento de condições de dor neuropática e centralizada.

Venlafaxina

A venlafaxina pode ser usada para tratar dor neuropática aguda e crônica.[25] Em doses muito baixas, a venlafaxina tem atividade semelhante ao ISRS, mas suas propriedades de recaptação de norepinefrina prevalecem à medida que a dose é aumentada.

Anormalidades de condução cardíaca foram relatadas em um pequeno número de pacientes, e aumentos da pressão arterial podem ocorrer; portanto, a venlafaxina deve ser prescrita com cautela em pacientes com doença cardíaca. Os sintomas de descontinuação são particularmente prováveis com a interrupção da venlafaxina devido à sua meia-vida curta.

Conclusão

Os antidepressivos oferecem uma alternativa para o tratamento de certas dores crônicas e condições comórbidas a essa condição dolorosa, especialmente depressão, ansiedade e insônia.[1]

O principal mecanismo dos antidepressivos que inibem a dor neuropática é, primeiro, aumentar a noradrenalina na medula espinhal e, segundo atuar no lócus *coeruleus*, inibindo diretamente a dor e ativando o sistema inibitório noradrenérgico descendente comprometido. A dopamina e a 5-HT também aumentam no sistema nervoso central e podem potencializar os efeitos inibitórios da noradrenalina de maneira auxiliar.[5]

Deve-se notar, de maneira importante, que o tratamento farmacológico é apenas uma parte do sucesso potencial no controle da dor crônica. O esforço combinado de uma equipe multidisciplinar provavelmente produzirá o resultado mais desejável para o paciente.[1]

Referências bibliográficas

1. Palladini MC, Castro APCR, Pelloso LRCA, Fonseca PRB, Raffaini AT, Gonçalves AC et al. Tratado de dor neuropática. Sociedade Brasileira para o Estudo da Dor. São Paulo: Editora Atheneu; 2021.
2. Sindrup SH, Otto M, Finnerup NB, Jensen TS. Antidepressants in the treatment of neuropathic pain. Basic & clinical pharmacology & toxicology [online], 2005 [acesso em 2022 mar. 20], 96(6):399-409. https://doi.org/10.1111/j.1742-7843.2005.pto_96696601.x
3. Hennemann-Krause L, Sredni S. Systemic drug therapy for neuropathic pain. Revista Dor [online]. 2016 [acesso em 2022 mar. 20], 17(1):91-94. https://doi.org/10.5935/1806-0013.20160057.

4. Finnerup NB, Attal N, Haroutounian S, McNicol E, Baron R, Dworkin RH et al. Pharmacotherapy for neuropathic pain in adults: a systematic review and meta-analysis. The Lancet. Neurology [online], 2015 [acesso em 2022 mar. 22], 14(2): 162-173. https://doi.org/10.1016/S1474-4422(14)70251-0.
5. Obata H. Analgesic Mechanisms of Antidepressants for Neuropathic Pain. International journal of molecular sciences [online], 2017 [acesso em 2022 mar. 22], 18(11):2483. https://doi.org/10.3390/ijms18112483.
6. Gilron I, Baron R, Jensen T. Neuropathic pain: principles of diagnosis and treatment. Mayo Clin Proc [online], 2015 [acesso em 2022 mar. 22], 90(4):532-545. https://doi.org/10.1016/j.mayocp.2015.01.018.
7. Dworkin RH, O'Connor AB, Backonja M, Farrar JT, Finnerup NB, Jensen TS et al. Pharmacologic management of neuropathic pain: evidence-based recommendations. Pain [online], 2007 [acesso em 2022 mar. 22], 132(3):237-251. https://doi.org/10.1016/j.pain.2007.08.033.
8. McNicol ED, Midbari A, Eisenberg E. Opioids for neuropathic pain. The Cochrane database of systematic reviews [online], 2013 [acesso em 2022 mar. 23], 2013(8):CD006146. https://doi.org/10.1002/14651858.CD006146.pub2.
9. Tauben D, Stacey BR. Summary and recommendations. In: Pharmacologic management of chronic non-cancer pain in adults. Waltham (MA): UpToDate, 16 Dec. 2021 [acesso em 2022 mar. 23]. Disponível em: https://www.uptodate.com/contents/pharmacologic-management-of-chronic-non-cancer-pain-in-adults.
10. Saarto T, Wiffen PJ. Antidepressants for neuropathic pain: a Cochrane review. Journal of neurology, neurosurgery, and psychiatry [online], 2010 [acesso em 2022 mar. 23], 81(12):1372-1373. https://doi.org/10.1136/jnnp.2008.144964.
11. Salerno SM, Browning R, Jackson JL. (2002). The effect of antidepressant treatment on chronic back pain: a meta-analysis. Archives of internal medicine [online], 2002 [acesso em 2022 mar. 24], 162(1):19-24. https://doi.org/10.1001/archinte.162.1.19.
12. Onghena P, Van Houdenhove B. (1992). Antidepressant-induced analgesia in chronic non-malignant pain: a meta-analysis of 39 placebo-controlled studies. Pain [online], 1992 [acesso em 2022 mar. 24], 49(2):205-219. https://doi.org/10.1016/0304-3959(92)90144-Z.
13. Mease PJ, Dundon K, Sarzi-Puttini P. Pharmacotherapy of fibromyalgia. Best practice & research. Clinical rheumatology [online], 2011 [acesso em 2022 mar. 24], 25(2):285-297. https://doi.org/10.1016/j.berh.2011.01.015.
14. Stanos S, Brodsky M, Argoff C, Clauw DJ, D'Arcy Y, Donevan S et al. Rethinking chronic pain in a primary care setting. Postgraduate medicine [online], 2016 [acesso em 2022 mar. 24], 128(5):502-515. https://doi.org/10.1080/00325481.2016.1188319.
15. Verdu B, Decosterd I, Buclin T, Stiefel F, Berney A. Antidepressants for the treatment of chronic pain. Drugs [online], 2008 [acesso em 2022 mar. 25], 68(18):2611-2632. https://doi.org/10.2165/0003495-200868180-00007.
16. Dharmshaktu P, Tayal V, Kalra BS. Efficacy of antidepressants as analgesics: a review. Journal of clinical pharmacology [online], 2012 [acesso em 2022 mar. 25], 52(1): 6-17. https://doi.org/10.1177/0091270010394852.
17. Ninan I. Synaptic regulation of affective behaviors; role of BDNF. Neuropharmacology [online], 2014 [acesso em 2022 mar. 25], 76(1):684-695. https://doi.org/10.1016/j.neuropharm.2013.04.011.
18. Pilowsky I, Hallett EC, Bassett DL, Thomas PG, Penhall RK. A controlled study of amitriptyline in the treatment of chronic pain. Pain [online], 1982 [acesso em 2022 mar. 26], 14(2):169-179. https://doi.org/10.1016/0304-3959(82)90097-5.
19. Jaeschke R, Adachi J, Guyatt G, Keller J, Wong B. Clinical usefulness of amitriptyline in fibromyalgia: the results of 23 N-of-1 randomized controlled trials. The Journal of rheumatology [online], 1991 [acesso em 2022 mar. 26], 18(3):447-451. Disponível em: https://pubmed.ncbi.nlm.nih.gov/1856813/.
20. Max MB, Culnane M, Schafer SC, Gracely RH, Walther DJ, Smoller B, Dubner R. Amitriptyline relieves diabetic neuropathy pain in patients with normal or depressed mood. Neurology [online], 1987 [acesso em 2022 mar. 26] 37(4):589-596. https://doi.org/10.1212/wnl.37.4.589.

21. By the American Geriatrics Society 2015 Beers Criteria Update Expert Panel. American Geriatrics Society 2015 Updated Beers Criteria for Potentially Inappropriate Medication Use in Older Adults. Journal of the American Geriatrics Society [online], 2015 [acesso em 2022 mar. 26], 63(11), 2227-2246. https://doi.org/10.1111/jgs.13702.
22. Duloxetine (Cymbalta) for diabetic neuropathic pain. The Medical letter on drugs and therapeutics [online], 2005 [acesso em 2022 mar. 26], 47(1215-1216):67-68. Disponível em: https://pubmed.ncbi.nlm.nih.gov/16103866/.
23. Wright CL, Mist SD, Ross RL, Jones KD. Duloxetine for the treatment of fibromyalgia. Expert review of clinical immunology [online], 2010 [acesso em 2022 mar. 26], 6(5):745-756. https://doi.org/10.1586/eci.10.64.
24. Smith HS, Smith EJ, Smith BR. Duloxetine in the management of chronic musculoskeletal pain. Therapeutics and clinical risk management [online], 2012 [acesso em 2022 mar. 27], 8(1):267-277. https://doi.org/10.2147/TCRM.S17428.
25. Aiyer R, Barkin RL, Bhatia A. Treatment of Neuropathic Pain with Venlafaxine: A Systematic Review. Pain medicine (Malden, Mass.), 2017 [acesso em 2022 mar. 27], 18(10):1999-2012. https://doi.org/10.1093/pm/pnw261.

31

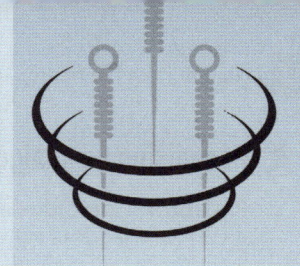

Opioides na Dor Neuropática

Gustavo de Moura Peixoto

Introdução

Os opioides são medicamentos utilizados amplamente em vários tipos de dor, principalmente em casos de dor aguda e oncológica, de moderada a forte intensidade. Apresentam melhor perfil de atuação em dores nociceptivas.[1,2]

Na dor neuropática, a sua utilização é reservada a casos específicos e não deve ser rotineiramente prescrito como medicação de primeira linha ou em monoterapia. Dentre os motivos, citamos o desenvolvimento de tolerância, maior predisposição ao vício e efeitos colaterais importantes.[1-5]

É considerado medicamento de terceira linha no tratamento da dor neuropática, e seu uso a longo prazo deve ser evitado.[5-12]

Os opioides podem ser divididos em:

- Opioides naturais (derivados do ópio) = morfina, codeína, ópio, tebaína.
- Opioides semissintéticos (modificações parciais) = heroína, oxicodona, hidromorfona, oximorfona, hidrocodona, buprenorfina.
- Opioides derivados sintéticos = metadona, fentanil, meperidina, propoxifeno.

Receptores opioides:

Os receptores opioides estão presentes por todo o corpo, não apenas no sistema nervoso central (SNC), mas, também, no sistema nervoso periférico (SNP). Os principais receptores opioides estão listados a seguir:[1,2]

- μ (mu) = presentes em todo SNC, proporcionando analgesia espinhal e supraespinhal. Causam depressão respiratória, dependência física e tolerância, sedação, inibem as secreções do trato gastrintestinal (TGI) e o peristaltismo e tem efeito sobre o humor, causando euforia.
- κ (kappa): proporcionam analgesia espinhal e periférica. Causam redução das secreções do TGI, retenção urinária, sedação. Não geram depressão respiratória.
- δ (delta): presentes no cérebro, com estudos evidenciando analgesia pelo efeito modulador do receptor μ (mu).

Mecanismo de analgesia

Receptores opioides atuam ligados à proteína G, atuando via segundo mensageiro, alterando a condução de íons nos canais de potássio e cálcio. A abertura dos canais de potássio e o fechamento dos canais de cálcio inibem a liberação de neurotransmissores pré-sinápticos, incluindo a substância P e glutamato pré-sinapticamente. Com isso, haverá diminuição da descarga neuronal por hiperpolarização da célula.[2,5]

Neste capítulo, iremos abordar os principais opioides, que atuam no tratamento da dor neuropática, enfatizando possíveis cenários de utilização, bem como efeitos colaterais mais comuns.

Tramadol

Opioide fraco utilizado em dores de leve a moderada intensidade. Proporciona analgesia em quadros de dores nociceptivas, neuropáticas e mistas.[1-5]

Seu mecanismo de ação se dá pelo efeito agonista μ (mu) opioide de ação central e inibidor da recaptação da noradrenalina e serotonina em nível espinhal e supraespinhal. O seu benefício na dor neuropática se dá pelo seu duplo mecanismo de ação.[13]

Após ingesta VO, atinge pico de ação em 90 minutos e elevada biodisponibilidade de até 75%. Dose-teto de 400 mg/dia, não devendo ser utilizado em doses superiores à essa.

Esse fármaco necessita do metabolismo hepático para que seu composto ativo proporcione efeito no controle da dor. Contudo, alguns indivíduos podem não atingir a analgesia adequada, em virtude do polimorfismo genético no citocromo que metaboliza essa droga. Estima-se que cerca de 20% dos indivíduos não sejam capazes de metabolizar total ou parcialmente essa droga.

Apresenta eliminação renal e deve ser utilizado com cautela em nefropatas.

Pode causar constipação, sonolência e náuseas e redução do limiar convulsivo.

Existem apresentações orais de liberação imediata e liberação controlada, bem como em associação com analgésicos comuns.

Apresentações:

- Liberação imediata: 50 mg e 100 mg de tramadol.
- Liberação imediata em associação: 37,5 mg de tramadol + 325 mg de paracetamol.
- Liberação controlada: 50 mg e 100 mg de tramadol.

Sugestão de uso:

- Iniciar nas doses de 37,5 a 50 mg, a cada 4 a 6 horas na apresentação de liberação imediata. Após estabelecida dose analgésica eficaz, pode-se substituir para apresentação de liberação controlada a cada 12 horas, na dose equivalente diária.

Morfina

A morfina é considerada opioide forte e serve de base na comparação com todos os outros opioides.

Apresenta maior afinidade pelos receptores μ (mu) opioides, mas também exerce efeitos em todos os outros receptores opioides, como o delta e kappa.

Atua inibindo as vias nociceptivas que conduzem o estímulo doloroso diante da lesão aguda.

Quando infundido por via endovenosa (EV), atinge concentração plasmática máxima em 6 minutos, enquanto pela via subcutânea (SC) em 30 minutos e pela via oral (VO) em 60 minutos.

Apresenta biodisponibilidade após ingesta oral de 30% a 50%, em virtude da sua baixa lipossolubilidade e da lenta passagem pela barreira hematoencefálica. Metabolismo hepático e eliminação renal, portanto, deve ser usado com cautela em hepatopatas e nefropatas.

Seu uso na dor neuropática não é recomendado de rotina, pois a evidência na literatura é limitada. Além disso, não existem estudos que comprovem segurança e eficácia na utilização a longo prazo.[1-12]

Fentanil

Opioide sintético com potência cem vezes maior que a morfina. Amplamente utilizado na anestesia e analgesia no perioperatório, principalmente por via EV. Por ser agonista μ (mu) potente, apresenta melhor perfil de utilização na dor nociceptiva. Na dor neuropática tem seu uso limitado a casos específicos, principalmente quando associados ao uso de adjuvantes no tratamento da dor neuropática e em pacientes usuários crônicos de opioides.

Quando administrado em infusão contínua EV ou em *bolus* intermitentes EV, pode ocasionar a hiperalgesia induzida por opioides (HIO), desenvolvendo tolerância importante ao fármaco. Com isso, o aumento da dose do fentanil irá resultar em piora da dor e adicionar efeitos colaterais importantes, como depressão respiratória, constipação, sonolência e alteração da cognição.

Apresenta metabolização hepática e excreção renal.

Para uso ambulatorial, o fentanil deve ser utilizado, preferencialmente, pela via transdérmica. No Brasil, existem os adesivos transdérmicos de fentanil que liberam as seguintes doses: 12,5 mcg/h; 25 mcg/h; 50 mcg/h; 75 mcg/h e 100 mcg/h.

Para cálculo da dose inicial, deve-se utilizar a tabela de conversão de opioides.

Recomendamos iniciar o fentanil transdérmico à noite, em virtude de sua latência de cerca de 12 horas. Portanto, caso essa medicação venha a causar efeitos colaterais mais pronunciados, serão observados no período da manhã do dia seguinte e melhor avaliados.

Alguns fatores que alteram a perfusão da pele, como febre, aumentam a absorção do fármaco. Fatores que diminuem a perfusão da pele, como caquexia, hipovolemia e vasoconstrição, diminuem sua absorção. A caquexia avançada em pacientes oncológicos pode diminuir a absorção do fármaco em até 50% quando comparada a pacientes com IMC normal.

Tapentadol

Opioide mais recente, introduzido no Brasil, no ano de 2021, é utilizado em casos de dores moderadas a intensas. Age em receptor opioide μ (mu) e também como inibidor da recaptação de noradrenalina. Por apresentar esse duplo mecanismo de ação, tem sido muito usado para vários tipos de dores crônicas neuropáticas, sejam oncológicas ou não. Além disso, existe benefício na sua utilização em dores nociceptivas e mistas.

O receptor μ (mu) é o responsável por promover analgesia na dor nociceptiva, principalmente por meio do bloqueio da via ascendente da dor e modulação da via descendente inibitória de transmissão da dor. Por meio da atuação também na recaptação da noradrenalina, o tapentadol atua na via descendente inibitória da dor, diminuindo a sensibilização central e com benefício de seu uso na dor neuropática. Estudos demonstram que o tapentadol tem ação noradrenérgica similar à da venlafaxina (antidepressivo utilizado na dor neuropática) e maior ação noradrenérgica que o tramadol.[14]

Apresenta bom perfil de uso em pacientes idosos por causar menos constipação quando comparado a outros opioides e por não apresentar efeitos cardiovasculares limitantes.

Existe evidência que comprova segurança na utilização do tapentadol por dois anos. Recomenda-se utilizar essa medicação de horário, e não apenas "se necessário".

Atinge concentração máxima sanguínea em 3 a 6 horas após dose VO em comprimidos de liberação prolongada. Apresenta metabolização hepática e excreção renal.

Possui apresentação no Brasil em comprimidos de liberação prolongada nas doses de 50, 100, 150, 200 e 250 mg.

Sugestão de uso:

- Iniciar o tapentadol na dose de 50 mg, de 12 em 12 horas. A cada três dias deve ser reavaliado e aumentar a dose até para 100 mg, de 12 em 12 horas, até controle analgésico e boa tolerabilidade.

Metadona

Atua principalmente como agonista dos receptores μ (mu) opioides. Atua também como inibidor do receptor NMDA (N-metil-D-aspartato) e como inibidor da recaptação da serotonina e noradrenalina. Útil em quadros de dores moderadas a intensas, atuando não apenas em quadros de dores nociceptivas, mas com potencial benefício em dores neuropáticas.[15]

Apresenta rápida absorção, com efeito em até 30 minutos após ingesta VO e pico plasmático em até 3 horas. Quando comparado à morfina, apresenta menos efeitos colaterais, como constipação, sonolência, náuseas e menor grau de dependência e tolerância. Além disso, é útil em casos de desintoxicação de usuários crônicos de opioides.

Entretanto, alguns detalhes farmacocinéticos e farmacodinâmicos devem ser conhecidos, visando não ocasionar danos ao paciente. Apresenta meia-vida prolongada, podendo chegar até a 60 horas e produzir sedação e depressão respiratória, sobrepondo os efeitos analgésicos, que, geralmente, duram até 8-12 horas. Possui alto grau de ligação proteica, podendo ocasionar efeitos adversos limitantes, principalmente em pacientes em polifarmácia e com múltiplas comorbidades. Não necessita de ajuste de dose em pacientes nefropatas, pois não apresenta metabólitos ativos e sua eliminação se dá por meio das fezes.

Sugestão de uso:

- Iniciar com doses diárias de 2,5-10 mg/dia. Na dor neuropática, pode ser utilizado em regime "se necessário" a cada 3-4 horas ou em regime "de horário" a cada 6-12 horas. A posologia deve ser ajustada conforme o paciente e o quadro de dor associado. Essas recomendações de uso devem levar em conta interações e sinergismos medicamentosos, idade do paciente e comorbidades associadas, dentre outros fatores.

Oxicodona

Agonista μ (mu) opioide com potência analgésica até duas vezes maior em comparação à morfina, sendo indicado para casos de dor de forte intensidade, tanto neuropáticas, como nociceptivas.

Elevada biodisponibilidade de 60% a 87% após uso VO. Apresenta perfil bifásico de pico de absorção (0,6 horas e 6,9 horas). Seu efeito analgésico é atingido após 40 minutos. Apresenta metabolização hepática e excreção renal.

É superior à morfina em casos de dor visceral, polineuropatia diabética e neuralgia pós-herpética.[16]

No Brasil, existem apresentações apenas em comprimidos de liberação controlada nas doses de 10, 20 e 40 mg. Devem ser utilizados a cada 12 horas.

Os comprimidos devem ser deglutidos inteiros e não devem ser triturados, devido ao risco de superdose e morte. Não recomenda-se a utilização como analgésico de resgate ("se necessário").

Buprenorfina

A buprenorfina age como um agonista opioide parcial no receptor μ (mu) e antagonista kappa-delta. Está indicado no tratamento da dor de moderada a forte intensidade do tipo nociceptiva ou neuropática. Atua reduzindo a sensibilização central e a hiperalgesia, mecanismos importantes da dor neuropática.[17]

Apresenta melhor perfil de segurança e menor potencial de abuso e vício, em virtude de seu efeito antagonista kappa-delta. Não apresenta tolerância cruzada quando comparados com opioides agonistas μ (mu), sendo, portanto, útil na rotação de opioides. Além disso, apresenta menor risco de depressão respiratória, mesmo em doses mais altas. Apresenta elevada lipossolubilidade.

Metabolizada no fígado e eliminada pela via gastrintestinal, principalmente. Portanto, é segura em pacientes renais, sem a necessidade de ajuste da dose. Pouco efeito cardiovascular sobre o intervalo QT.

No mercado brasileiro existem apresentações transdérmicas de baixa e alta dosagem. Atentar para o fato de que as doses liberadas por hora são em microgramas por hora (mcg/h). Já a dose total do *patch* é em miligramas (mg) e pode ser diferente da dose liberada por hora. Para cálculo da dose ideal, deve ser utilizada a dose liberada por hora (mcg/h). Veja a seguir o comparativo:

- Adesivos de baixa dosagem: trocar a cada sete dias:
  - 5 mcg/h; 10 mcg/h; 20 mcg/h.
- Adesivos de alta dosagem: trocar a cada três a quatro dias:
  - 20 mg/*patch* (libera 35 mcg/h); 30 mg/*patch* (libera 52,5 mcg/h) e 40 mg/*patch* (libera 70 mcg/h).

TABELA 31.1. Apresentações da buprenorfina TD em dose baixa e alta, seus nomes no Brasil e suas posologias

	Dose total do adesivo em miligramas (mg)	Dose liberada em microgramas/hora (mcg/h)	Posologia
Buprenorfina baixa dosagem (Restiva®)	5 mg	5 mcg/h	Trocar a cada 7 dias
	10 mg	10 mcg/h	Trocar a cada 7 dias
	20 mg	20 mcg/h	Trocar a cada 7 dias
Buprenorfina alta dosagem (Transtec®)	20 mg	37,5 mcg/h	Trocar a cada 3 a 4 dias
	30 mg	52,5 mcg/h	Trocar a cada 3 a 4 dias
	40 mg	70 mcg/h	Trocar a cada 3 a 4 dias

Fonte: Adaptada de O'Brien T, Ahn JS, Chye R, Le B, Lu H, Olarte G, Palladini M, Salti A, Shao YY, Yaakup H, Buemio KC, Colin CG, Hadjiat Y. Understanding transdermal buprenorphine and a practical guide to its use for chronic cancer and non-cancer pain management. J Opioid Manag. Mar/Apr 2019;15(2):147-158. doi: 10.5055/jom.2019.0496. PMID: 31343716.

Importante destacar que a buprenorfina transdérmica pode demorar até 48 horas para atingir nível sérico ideal.

Sugestão de uso:

- Em pacientes virgens de opioide, iniciar com adesivos de baixa dosagem nas doses de 5 mcg/h, a cada sete dias. Reavaliar e aumentar conforme necessidade.
- Em pacientes em uso de opioide, deve-se utilizar a tabela de equivalência de opioides, iniciando com doses de 50%-75% do valor calculado e aumentando conforme necessidade. Para esses casos, pode-se utilizar tanto os adesivos de baixa dosagem ou de alta dosagem. Atentar para o fato de que há diferença entre os períodos de troca do adesivo.

Obs.: o adesivo deve ser aplicado em pele seca, não irritada, intacta, sem pelos, distante das regiões de dobras e articulações. O local da aplicação pode ser repetido após intervalo de pelo menos três semanas.

Conclusão

Os opioides na dor neuropática não devem ser utilizados como medicamentos de primeira linha ou em monoterapia. Contudo, tem seu espaço em casos selecionados, como em dores neuropáticas de difícil controle; dores crônicas agudizadas de forte intensidade e dores neuropáticas oncológicas. Quando utilizados, sugere-se usar em associação com adjuvantes, como antidepressivos e anticonvulsivantes no tratamento da dor.[1-12]

Alguns fatores devem ser levados em conta antes de se iniciar o opioide para tratamento da dor neuropática, como idade, comorbidades associadas, obesidade, risco de adição, dependência, depressão respiratória e interações medicamentosas, dentre outros.

Dentre os opioides com melhor perfil de uso na dor neuropática, destacamos a metadona e tapentadol.[14,15] A buprenorfina apresenta resultados inconclusivos de evidência na dor neuropática.

TABELA 31.2. Tabela de equivalência de doses de opioides. Dose total diária em 24 horas

Morfina oral	20 mg	30 mg	40 mg	50 mg	60 mg	70 mg	80 mg	100 mg
Tramadol oral	200 mg	300 mg	400 mg	–	–	–		
Tapentadol oral	50 mg	75 mg	100 mg	125 mg	150 mg	175 mg	200 mg	250 mg
Oxicodona oral	10 mg	20 mg	20 mg	20 mg	40 mg	40 mg	50 mg	60 mg
Metadona oral	7,5 mg	10 mg	12,5 mg	17,5 mg	20 mg	22,5 mg	27,5 mg	30 mg
Fentanil transdérmico	12,5 mcg/h	12,5 mcg/h	12,5 mcg/h	12,5 mcg/h	25 mcg/h	25 mcg/h	25 mcg/h	25 mcg/h
Buprenorfina transdérmica	10 mcg/h	10 mcg/h	20 mcg/h	20 mcg/h	20 mcg/h	20 mcg/h	35 mcg/h	35 mcg/h

Fonte: Adaptada de www.aliviareldolor.cl/medicos e disponível pela Sociedade Brasileira de Estudo da Dor (SBED).

Referências bibliográficas

1. Palladini MC, Castro APCR, Pelloso LRCA, Fonseca PRB, Raffaini AT, Gonçalves AC et al. Tratado de dor neuropática. Sociedade Brasileira para o Estudo da Dor. São Paulo: Editora Atheneu; 2021.
2. Posso IP, Grossmann E, Fonseca PRB, Perissinotti DMN, Oliveira Junior JO, Souza JB, Serrano SC, Vall J et al. Tratado de dor. Sociedade Brasileira para o Estudo da Dor. Rio de Janeiro: Editora Atheneu; 2017.
3. Finnerup NB, Attal N, Haroutounian S, McNicol E, Baron R, Dworkin RH et al. Pharmacotherapy for neuropathic pain in adults: a systematic review and meta-analysis. The Lancet. Neurology [online], 2015, 14(2): 162-173. https://doi.org/10.1016/S1474-4422(14)70251-0.
4. McNicol ED, Midbari A, Eisenberg E. Opioids for neuropathic pain. The Cochrane database of systematic reviews [online], 2013, 2013(8):CD006146. https://doi.org/10.1002/14651858.CD006146.pub2.
5. Moisset X, Bouhassira D, Avez Couturier J, Alchaar H, Conradi S, Delmotte MH, Lanteri-Minet M, Lefaucheur JP, Mick G, Piano V, Pickering G, Piquet E, Regis C, Salvat E, Attal N. Pharmacological and non-pharmacological treatments for neuropathic pain: Systematic review and French recommendations. Rev Neurol (Paris). 2020 May;176(5):325-352. doi: 10.1016/j.neurol.2020.01.361. Epub 2020 Apr 7. PMID: 32276788.
6. Gilron I, Baron R, Jensen T. Neuropathic pain: principles of diagnosis and treatment. Mayo Clin Proc 2015, 90(4):532-545. https://doi.org/10.1016/j.mayocp.2015.01.018.

7. Hennemann-Krause L, Sredni S. Systemic drug therapy for neuropathic pain. Revista Dor [online]. 2016, 17(1):91-94. https://doi.org/10.5935/1806-0013.20160057.
8. Tauben D, Stacey BR. Summary and recommendations. In: Pharmacologic management of chronic non-cancer pain in adults. Waltham (MA): UpToDate, 16 Dec. 2021. Disponível em: https://www.uptodate.com/contents/pharmacologic-management-of-chronic-non-cancer-pain-in-adults.
9. Sumitani M, Sakai T, Matsuda Y, Abe H, Yamaguchi S, Hosokawa T, Fukui S. Executive summary of the Clinical Guidelines of Pharmacotherapy for Neuropathic Pain: second edition by the Japanese Society of Pain Clinicians. J Anesth. 2018 Jun;32(3):463-478. doi: 10.1007/s00540-018-2501-0. Epub 2018 May 8. PMID: 29737410; PMCID: PMC5973958.
10. Dworkin RH, O'Connor AB, Backonja M, Farrar JT, Finnerup NB, Jensen TS et al. Pharmacologic management of neuropathic pain: evidence-based recommendations. Pain [online], 2007, 132(3):237-251. https://doi.org/10.1016/j.pain.2007.08.033.
11. American Geriatrics Society Panel on Pharmacological Management of Persistent Pain in Older Persons. Pharmacological management of persistent pain in older persons. J Am Geriatr Soc 2009; 57:1331.
12. Dowell D, Haegerich TM, Chou R. CDC Guideline for Prescribing Opioids for Chronic Pain- -United States, 2016. JAMA 2016; 315:1624.
13. Duehmke RM, Derry S, Wiffen PJ, Bell RF, Aldington D, Moore RA. Tramadol for neuropathic pain in adults. Cochrane Database Syst Rev. 2017 Jun 15;6(6):CD003726. doi: 10.1002/14651858.CD003726.pub4. PMID: 28616956; PMCID: PMC6481580.
14. Santos J, Alarcão J, Fareleira F, Vaz-Carneiro A, Costa J. Tapentadol for chronic musculoskeletal pain in adults. Cochrane Database Syst Rev. 2015 May 27;2015(5):CD009923. doi: 10.1002/14651858.CD009923.pub2. PMID: 26017279; PMCID: PMC7205027.
15. McNicol ED, Ferguson MC, Schumann R. Methadone for neuropathic pain in adults. Cochrane Database Syst Rev. 2017 May 17;5(5):CD012499. doi: 10.1002/14651858.CD012499.pub2. PMID: 28514508; PMCID: PMC6353163.
16. Gaskell H, Derry S, Stannard C, Moore RA. Oxycodone for neuropathic pain in adults. Cochrane Database Syst Rev. 2016 Jul 28;7(7):CD010692. doi: 10.1002/14651858.CD010692.pub3. PMID: 27465317; PMCID: PMC6457997.
17. O'Brien T, Ahn JS, Chye R, Le B, Lu H, Olarte G, Palladini M, Salti A, Shao YY, Yaakup H, Buemio KC, Colin CG, Hadjiat Y. Understanding transdermal buprenorphine and a practical guide to its use for chronic cancer and non-cancer pain management. J Opioid Manag. 2019 Mar/Apr;15(2):147-158. doi: 10.5055/jom.2019.0496. PMID: 31343716.

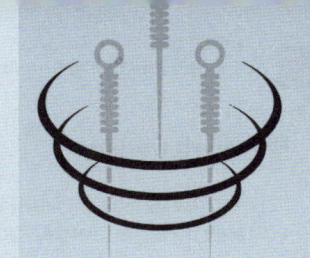

Anticonvulsivantes na Dor Neuropática

32

Frederico Barra de Moraes
Frederico Rodrigues da Cunha Ferro

A dor neuropática é caracterizada por lesão no sistema nervoso periférico somatossensorial, ou no sistema nervoso central. Apresenta ampla manifestação clínica e distintos mecanismos fisiopatológicos, o que a torna uma patologia de difícil tratamento.[1,2]

Os anticonvulsivantes são medicamentos que atuam no sistema nervoso, e desde meados do século passado tornaram-se opções importantes no tratamento farmacológico da dor neuropática.[1-4] Sua ação no controle álgico ocorre por meio da modulação da atividade nos canais de sódio voltagem-dependente, canais de cálcio e sistema gabaérgico.[5,6]

Entre os anticonvulsivantes utilizados, destacam-se: carbamazepina, oxcarbazepina, gabapentina, pregabalina, lamotrigina, topiramato e fenitoina.[5,6]

Carbamazepina

Na dor neuropática há hiperexcitabilidade dos neurônios pré-sinápticos na medula espinhal e nas regiões sinápticas do encéfalo, desencadeada pelo aumento da atividade dos canais de sódio voltagem-dependentes.[7]

A carbamazepina atua bloqueando esses canais, reduzindo os potenciais de ação transmembrana, com menor liberação de glutamato nas sinapses. O que resulta em menor condução do estímulo álgico ao encéfalo.[8,9]

Apesar de seu mecanismo de ação favorecer o controle da dor neuropática, os estudos recentes não têm demonstrado sua eficácia. Muitas vezes apresenta com pouco efeito terapêutico, em detrimento de seus inúmeros efeitos colaterais: sonolência, náuseas, vômitos, diarreia, alteração na visão, tontura, tremor, erupções cutâneas, leucopenia benigna.[8,10]

A carbamazepina encontra-se bem indicada, sendo padrão-ouro, no tratamento da neuralgia do trigêmeo.[7] Sua dosagem terapêutica varia de 200 mg a 1.200 mg/dia.[8]

Oxcarbazepina

A oxcarbazepina é uma droga semelhante a carbamazepina, com ação nos canais de sódio voltagem-dependente, modula canais de Ca+ e inibe liberação de glutamato.[11] Tem sua principal indicação na neuralgia do trigêmeo quando paciente não tolera uso da carbamazepina.[12,13]

Os principais efeitos colaterais são: tontura, sedação, cefaleia, náusea, vômitos, confusão mental.[11] A dosagem varia entre 300 mg e 1.800 mg/dia.[11]

Gabapentina

A gabapentina é um anticonvulsivante pertencente ao subgrupo dos gabapentinoides.[14] Sua molécula foi desenvolvida a partir do neurotransmissor GABA com adição de um radical (cicloexano) em sua estrutura química.[15] Apesar de sua semelhança molecular não apresenta atividade sobre os receptores GABA. A sonolência provinda de seu uso se deve a atividade anti-histamínica e anti-colinergica.[16]

A gabapentina apresenta grande aplicabilidade clínica. Tem como mecanismo de ação a ligação à subunidade alfa-2-delta do canal de cálcio voltagem-dependente, reduzindo o influxo de cálcio nos neurônios pré-sinápticos hiperexcitados e, por consequência, inibição da liberação de substância P e glutamato na fenda sináptica.[15-17] O que favorece a modulação do estímulo doloroso.[17]

Apresenta-se como tratamento de primeira linha, com evidência A, na neuralgia pós-herpética, polineuropatia dolorosa e dor neuropática de origem central.[18] Possui melhor resposta terapêutica quando associado a antidepressivos (tricíclicos ou duais – inibidores seletivos da recaptação de serotonina e noradrenalina).[17] Quando associado aos opioides, apresenta efeito poupador.[17]

Como efeito colateral, destaca-se: sedação, tontura, fadiga, náuseas, ganho de peso, constipação, visão borrada.[14] Quando comparada a pregabalina, a gabapentina apresenta menos efeitos colaterais, sendo mais bem tolerada, especialmente, em idosos.[15-17]

Sua dosagem varia de 300 mg a 1.800 mg/dia.[14] É indicado iniciar tratamento com 300 mg à noite e incrementar as doses de maneira paulatina, conforme a condição clínica do paciente. A posologia pode ser mantida uma vez ao dia ou em até de 8/8 horas, a fim de reduzir os efeitos colaterais e melhorar a adesão do paciente.[14-17]

Pregabalina

A pregabalina também é um anticonvulsivante gabapentinoide. Apresenta estrutura molecular semelhante a gabapentina.[15,16]

Sua ação ocorre na subunidade alfa-2-delta do receptor de cálcio voltagem dependente.[19] O fármaco limita o influxo desse cátion nos neurônios pré-sinápticos hiperexcitados (medula espinhal e encéfalo). Assim, reduz a liberação de neurotransmissores excitatórios como glutamato e substância P.[15,16,19]

A pregabalina apresenta rápida absorção pelo trato gastrintestinal, com tempo máximo de uma hora. Atinge nível terapêutico em poucos dias, de uma a duas semanas.[20] Possui alta biodisponibilidade (90%), podendo ser consumido com alimentos sem comprometimento em sua absorção.[20] Com a farmacocinética linear, incrementos na dose possibilita aumento na resposta clínica.[20] A posologia recomendada é de uma a duas vezes ao dia, e não tem metabolização hepática, sendo segura para o hepatopata.[20] Possui excreção renal, 98% em forma não modificada, sendo necessário ajuste da dose conforme função renal.[20] Sua dosagem diária varia de 25 mg a 600 mg/dia.[19]

Em alguns estudos a pregabalina se mostrou eficaz no controle da dor em pacientes com radiculopatia da coluna vertebral.[15,16,21] Segundo a Federação EFNS (Federação Europeia de Sociedades Neurológicas), a pregabalina permanece como terapia de primeira linha (evidência nível A) para polineuropatia dolorosa, neuralgia pós-herpética e dor neuropática de origem central.[18]

Na literatura, a pregabalina ainda apresenta outras indicações clínicas, como: fibromialgia, dor orofacial, profilaxia de migrânea, transtornos de ansiedade, insônia, adição ao álcool, opioides e benzodiazepínicos.[19,22]

Apresenta como efeito colateral: tontura, náuseas, sonolência, edema de tornozelos, fadiga, ganho de peso.[19] Como já foi relatado, é menos tolerada em idosos quando comparada a gabapentina.[15-17]

Lamotrigina

Lamotrigina tem ação bloqueadora dos canais de sódio voltagem-dependentes.[23] Não apresenta melhor resposta clínica na dor neuropática quando comparada aos demais anticonvulsivantes.[24] Mais utilizado quando não há tolerância aos outros medicamentos dessa classe.[24]

Segundo EFNS, a lamotrigina é classificada como tratamento de segunda linha, evidência nível B, para polineuropatia dolorosa, neuralgia pós-herpética e dor neuropática de origem central.[18] Também é indicado como estabilizador do humor e profilaxia de migrânea.[23]

Os efeitos colaterais relacionados, são: sonolência, tontura, náuseas, tremor, fadiga, ataxia.[24] Sua posologia varia de 25 a 600 mg/dia.[24]

Topiramato

O topiramato possui diferentes sítios de ação, entre elas destaca-se: bloqueio dos canais de sódio voltagem dependentes e receptores AMPA; e ação agonista nos receptores $GABA_A$.[6,25] Assim, apresenta, sonolência, perda de concentração, fadiga, náuseas, fadiga, perda de peso, como efeitos colaterais.[25]

Mais utilizado como profilaxia para migrânea, sua utilização na dor neuropática é muito restrita, havendo pouca evidência que corrobore sua utilização.[25] Sua posologia varia de 200 a 800 mg/dia.[25]

Fenitoína

A fenitoína possui sua ação anticonvulsivante por meio do bloqueio dos canais de sódio voltagem dependentes.[6,26] Esse mecanismo explica sua ação, também, como ansiolítico e estabilizadora do humor.[6,26]

Apresenta pouca evidência sobre sua utilização na dor neuropática, restringindo sua aplicabilidade, principalmente, como antiepiletico.[27]

A posologia varia de 25 a 100 mg/dia, tendo como efeitos colaterais: sonolência, ataxia, vertigem, prurido, parestesia, náuseas.[27]

Conclusão

A dor neuropática, sem dúvida, é um grande desafio para os médicos que atuam em centros de dor. Possui ampla forma de apresentação clínica e diferentes mecanismos fisiopatológicos. Com isso o tratamento multimodal dessa condição se torna fundamental.

A associação do tratamento farmacológico e não farmacológico, também, deve ser priorizado a fim de obter uma melhor resposta terapêutica. Dentre os tratamentos medicamentosos, os adjuvantes anticonvulsivantes são imprescindíveis. Pode-se observar na experiência clínica seu importante papel no controle álgico e melhora na qualidade de vida dos pacientes.

Referências bibliográficas

1. Posso IP, et al. Mecanismos Neurais e Modulação da Dor. Tratado da Dor. Publicação da Sociedade Brasileira para o Estudo da Dor. 2017; 20:235-264.
2. Posso IP, et al. Dor Neuropática. Tratado da Dor. Publicação da Sociedade Brasileira para o Estudo da Dor. 2017; 49:639-650.
3. Dosenovic S, Kadic AJ, Miljanovic M, Biocic M, Bioric K, et al. Interventions for neuropathic pain: an overview of systematic reviews. Chronic Pain Medicine. 2017 Aug;125(2):643-652.
4. Finnerup NB, Sindrup SH, Jesen TS. Management of painful neuropathies, In: Handbook of clinical neurology. Elsevier; 2013. Chap.17, p. 279-290.
5. Alles SRA, Smith PA. Etiology and pharmacology of neuropathic pain. Pharmacological Reviews. 2018;70(2):315-347.
6. Corrigan R, Derry S, Wiffen PJ, Moore RA. Clonazepam for neuropathic pain and fibromyalgia in adults (review). Cochrane Database of Systematic Reviews. 2012;5:CD009486.
7. Wiffen PJ, Derry S, Moore RA, Kalso EA. Carbamazepine for chronic neuropathic pain and fibromyalgia in adults. Cochrane Database Syst Rev. 2014 Apr 10;(4):CD005451.
8. Smith HS, Pappagallo M. Carbamazepine. Essencial Pain Pharmacology, The Prescriber's Guide 2012;12: 55-59.
9. Wiffen PJ, Derry S, Moore RA. Kalso EA. Carbamazepine for Chronic neuropathic pain and fibromyalgia in adults (review). Cochrane Database of Systematic Reviews. 2014;4:CD005451.
10. Wiffen PJ, Derry S, Moore RA, McQuay HJ. Carbamazepine for acute and chronic pain in adults. Cochrane Database Syst Rev. 2014,4:CD005451.
11. Smith HS, Pappagallo M. Oxcarbazepine. Essential Pain Pharmacology, The Prescriber's Guide 2012;80:370-373.
12. Gomez-Arguilles JM, Dourado R, Sepúlveda JM, Herrera A, Arrojo FG, Aragón E, Huete CR, Terrón C, Anciones B. Oxcarbazepine monotherapy in carbamazepine unresponsive trigeminal neuralgia. J Clin Neurosci. 2008 May; 15(5):516-9.
13. Zhou M, Chen N, He L, Zhu C, Wu F. Oxcarbazepine for neuropathic pain. Cochrane Database of Systematic Reviews. 2017;12:CD007963.
14. Smith HS, Pappagallo M. Gabapentine. Essential Pain Pharmacology, The Prescriber's Guide 2012;45:201-204.
15. Kremer M, Salvat E, Muller A, Yalcin I, Barrot M. Antidepressants and gabapentinoids in neuropathic pain: Mechanistic insights. Neuroscience. 2016; 338:183-206.
16. Moisset X, Bouhassira D, Couturier JA, Alchaar H, Conradi S et al. Pharmacological and non-pharmacological treatments for neuropathic pain: systematic review and French recommendations. Rev. Neurologique. 2017(176):325-352.
17. Moore A, Derry S, Wiffen P. Gabapentin for chronic neuropathic pain. JAMA. 2018; 319(8):818.
18. Attal N, Cruccu G, Baron R et al. EFNS guidelines on the pharmacological treatment of neuropathic pain: 2010 revision. Eur J Neurol 2010, 17: 1113-1123.
19. Shneker BF, McAuley JW. Pregabalin: a new neuromodulator with broad therapeutic indications. Ann Pharmacotherapy 2005; 39(12):2029-37.
20. Sills GJ Curr Op Pharmacol 2006; 6(1); 108-113.
21. D'Arcy Y, McCarberg B, Parsons B, Behar R, Thorpe A et al. Pregabalin for the treatment of neuropathic pain: a narrative review for primary care providers. Curr. Med. Research and Opinions. 2017 Aug;33(8):1353-1359.

22. Bates D, Schultheis BC, Hanes MC, Jolly SN, Chakravarthy KV, Deer TR et al. A comprehensive algorithm for management of neuropathic pain. Pain Medicine. 2019; 20:2-12.
23. Smith HS, Pappagallo M. Lamotrigine. Essential Pain Pharmacology, The Prescriber's Guide 2012;88: 417-419.
24. Wiffen PJ, Derry S, Moore RA. Lamotrigine for neuropathic pain and fibromyalgia in adults: review. Cochrane Database of Systematic Reviews. 2013;12:CD006044
25. Wiffen PJ, Derry S, Lunn MPT, Moore RA. Topiramate for neuropathic pain and fibromyalgia in adults (review). Cochrane Database of Systematic Reviews. 2013:12:CD008314.
26. Smith MD, Metcalf CS, Wilcox KS, Pharmacology of the epilepsies. In: Good man and Gilman's - The Pharmacological basis on the therapeutics, 3rd ed. McGraw-Will Education;2018, p. 329-338.
27. Birse F, Derry S, Moore RA, Phenytoin for neuropathic pain and fibromyalgia in adults: review. Cochrane Database of Systematic Reviews. 2012;5:CD009485.

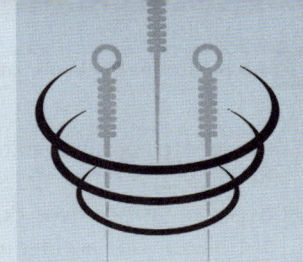

Neurolépticos e Cetamina na Dor Neuropática

33

Anita Perpétua Carvalho Rocha de Castro
Jedson dos Santos Nascimento

Introdução

Dor neuropática (DN) é difícil de tratar, representando um desafio para toda a equipe de saúde. Decorrente de danos nos nervos, invasão tumoral ou padrões desregulatórios no sistema nervoso central e periférico, o tratamento da DN é único. Diferentes *guidelines* têm sido propostos para facilitar a sua condução, porém, os fármacos e procedimentos propostos, geralmente, não se mostram plenamente efetivos. Recomendações da EFNS (Federação Europeia de Sociedades Neurológicas) e da IASP (Associação Internacional para o Estudo da Dor) trazem o uso de antidepressivos de ação dual, antidepressivos tricíclicos, gabapentinoides, anestésicos locais e fármacos opioides fracos como medicações de primeira e segunda linhas na condução da DN, destacando a lidocaína e capsaicina tópicas para a DN localizada.[1] Entretanto, os resultados ainda são insatisfatórios em muitos contextos, o que permite que a busca contínua pela medicação ideal ainda persista.

A melhor compreensão da fisiopatologia da DN, trouxe novas estratégias de controle de dor, dentre elas, destaca-se a utilização de antigos fármacos como os neurolépticos (Np) e a cetamina (Ct), os quais foram aplicados inicialmente com outros fins, porém, tem sido proposto como estratégias de terceira e quarta linha para o controle da DN. O objetivo deste capítulo é fazer uma revisão sobre os aspectos farmacológicos desses medicamentos, dando ênfase ao seu papel no tratamento da DN.

Desenvolvimento

Neurolépticos

Os Np ou fármacos antipsicóticos têm sido utilizados desde a década de 1950, para o tratamento de psicose aguda e para o controle de transtornos psicóticos crônicos, presentes na esquizofrenia e o transtorno bipolar, principalmente para o tratamento de sintomas: positivo (delírio, alucinação, pensamento e comportamento desorganizado, distúrbio de percepção e emoção inadequada), negativo (afeto plano, pobreza de pensamento, desmotivação e retraimento social), cognitivo (distração, memória de trabalho prejudicada e função executiva prejudicada) e sintomas afetivos (mania e depressão). No entanto, os Np são mais eficazes nos sintomas positivos do que nos sintomas negativos. Os sintomas de humor são melhor controlados por antidepressivos, e nenhum tratamento medicamentoso provou ser eficaz em déficits cognitivos. Tem por efeito adicional a inibição de delírio, alucinações, pensamento e comportamento desorganizado, distúrbios de percepção e emoção inadequada. Apesar de serem utilizados com outros fins que não o tratamento da dor, são considerados adjuvantes importantes para os pacientes portadores de quadros álgicos de diferentes etiologias, principalmente nas situações de DN refratária, uma vez que alteram a percepção da dor e apresentam efeito ansiolítico, antiemético e sedativo. Promovem a chamada neuroleptoanalgesia, um estado de quiescência, consciência alterada e analgesia.

Aspectos farmacológicos

Os Np são representados por fármacos de primeira e de segunda geração. Os Np de primeira geração ou típicos têm por característica principal a sua afinidade pelos receptores dopaminérgicos, particularmente pelo receptor da dopamina tipo D_2. Já os Np de segunda geração, são assim denominados por apresentarem um padrão de tolerância maior, uma vez que também atuam em receptores serotoninérgicos, noradrenérgicos e muscarínicos (Tabela 33.1). Estudos recentes não confirmaram superioridade em eficácia dos atípicos em relação aos Np típicos, por isso esses ainda possuem importante papel na prática clínica na atualidade. Apenas o perfil benéfico sobre os efeitos extrapiramidais foi confirmado no grupo dos atípicos. Mas para além desses efeitos, deve ser levado em consideração o custo-benefício e disponibilidade do fármaco na hora da prescrição.

TABELA 33.1. Antipsicóticos típicos e atípicos

Típicos	Fenotiazinas	Alifáticos	Clorpromazina, levomepromazina, metotrimeprazina, triflupromazina
		Piperidinas	Mesoridazina, tioridazina
		Piperizinas	Flufenazina, perfenazina, proclorperazina, trifluoperazina
	Butirofenonas	Haloperidol, trifluperidol, penfluridol, benperidol	
	Tioxantenas	Flupentixol, chlorprothixena, clopentizol, tiothixena, zuclopentixol	
	Outros heterociclicos	Pimozide, loxapina	
Atípicos	Clozapina, risperidona, olanzapina, quetiapina, ziprasidona, amizulprida, aripiprazole, paliperidona, asenapina, iloperidona, lurasidona, brexpiprazole, cariprazina, sertindole		

Fonte: Adaptada da referência 2.

Os Np são lipofílicos, altamente ligados a proteínas e tecidos como uma classe com grandes volumes de distribuição. Quando administrados por via oral, apresentam um pico plasmático em 1-4 horas, sendo o pico de ação alcançado mais rapidamente com o uso de concentrados líquidos. A maioria dos Np é metabolizada no fígado por meio do sistema do citocromo P450, embora difiram quanto a quais e quantas enzimas estão envolvidas, o que lhes confere suscetibilidade um pouco diferente à insuficiência hepática e interações medicamentosas.

Uma preocupação em relação aos Np é a observação de que eles não são isentos de efeitos colaterais, podendo causar distonia aguda, pseudoparkinsonismo, acatisia e discinesia tardia. Outros efeitos indesejados são os efeitos anticolinérgicos, representados por hipotensão ortostática, convulsão e elevação da prolactina.

Neurolépticos na dor neuropática

Apesar de controversa, a aplicação de Np para o tratamento de dor intratável tem sido proposta, principalmente como adjuvante nos casos de DN, entretanto, as incertezas em relação ao benefício clínico e a ocorrência de reações adversas, como os citados acima, tem limitado o seu uso.

Vários fármacos têm sido utilizados nesse contexto. Dentre esses, destacam-se a clorpromazina (CPZ) e o haloperidol, os quais foram escolhidos para serem explorados neste capítulo. A CPZ é um dos derivados fenotiazínicos que foi originalmente desenvolvida durante o desenvolvimento do coquetel lítico para a prevenção de choque cirúrgico. Foi o primeiro Np clássico, estando associada a diminuição da atividade motora e indiferença afetiva. As fenotiazinas têm em comum uma estrutura de três anéis, com dois anéis benzênicos ligados por átomos de S e N. No sistema nervoso central, a CPZ atua nas células pós-sinápticas como antagonista da dopamina, principalmente no sistema límbico e nos gânglios da base. Tem um efeito particular na zona de gatilho quimiorreceptora da formação reticular e, portanto, é um poderoso antiemético. Foi inicialmente denominado Np, porque induzia uma indiferença à dor. Além da função antidopaminérgica, a CPZ atua em outros sistemas de neurotransmissores. É um potente antagonista adrenérgico com algumas propriedades anticolinérgicas e atua em alguns receptores serotoninérgicos e histaminérgicos.[3] A CPZ é bem absorvida por via oral e parenteral, sendo o seu uso intramuscular desencorajado no controle da dor. A CPZ está fortemente ligada a albumina e as membranas celulares. As concentrações no sistema nervoso central são dez vezes maiores que a observada no sangue. A CPZ é metabolizada no fígado, após conjugação com o ácido glicurônico, tendo excreção bastante variável.[3]

O haloperidol, da classe das butirofenonas, foi um subproduto da meperidina, sintetizado em 1958, durante a busca por um analgésico mais potente. Verificou-se que tem o efeito de reduzir uma crise emocional ao estado de sedação. O haloperidol possui muitas propriedades terapêuticas e tem sido utilizado para diminuir o vômito após cirurgias ou prescrição de opioides,[2] para controle de enxaqueca, agitação psicótica aguda, dor facial de origem neuropática e nos casos de gastroparesia. Existem relatos de uso bem-sucedido de haloperidol entre médicos de emergência no alívio de vários tipos de dor. Honkaniemi J. *et al.* demonstraram que o tratamento da enxaqueca aguda com 5 mg de haloperidol intravenoso mostrou-se significativamente superior ao placebo (diferença média: -4,05 [intervalo de confiança de IC 95% -5,61 a -2,49]).[4] Entretanto, o uso de haloperidol na DN está associado a resultados contraditórios.

Cetamina

A Ct foi sintetizada, pela primeira vez, em 1962, e desde então, tem sido usada na prática clínica como anestésico e analgésico, por possuir propriedades broncodilatadoras, sedativas e amnésicas, preservando os reflexos das vias aéreas e o tônus do sistema nervoso simpático. Baixas doses de Ct produzem forte analgesia em estados de DN, presumivelmente pela inibição do receptor N-metil-D-aspartato (NMDA), embora outros mecanismos estejam possivelmente envolvidos, incluindo aumento da inibição descendente e efeitos anti-inflamatórios em locais centrais.[5]

Desde a descoberta da Ct, essa tem sido alvo de inúmeras discussões, uma vez que seu uso não é isento de efeitos colaterais. Pacientes em uso de Ct podem apresentar "fenômeno de emergência", caracterizado por alucinações, déficit de memória e ataques de pânico. Há ainda relato de náusea, vômito, sonolência, estimulação cardiovascular e, menos frequentemente, hepatotoxicidade. Outra preocupação é o seu uso como substância de abuso. O uso recreativo da Ct tem sido crescente e está associado a complicações no trato urinário, comprometimento da memória e alterações psíquicas persistentes. Esses dados são preocupantes, pois a Ct tem se tornado popular em ambientes pré-hospitalares, cuidados intensivos, medicina de emergência, serviços de dor aguda e crônica, como adjuvante em técnicas de anestesia regional. A solução para essa questão é o conhecimento, o qual só será possível por meio da revisão de publicações anteriores e da realização de novos estudos.

Aspectos farmacológicos

A Ct é um derivado da fenilpiperidina estruturalmente relacionado à fenciclidina, que atua como antagonista não competitivo do receptor NMDA, produzindo efeito modulatório profundo na via ascendente de transmissão do estímulo nociceptivo. Tem o centro quiral no átomo C-2 do anel cicloexano de Ct, o qual dá origem a dois estereoisômeros, S(+)- e R(-)-cetamina. Comercialmente, há duas formas diferentes de Ct disponíveis: a mistura e o enantiômero S(+) (S-cetamina). O início de ação irá depender da via de administração: 1 a 5 minutos após aplicação intravenosa; 15 a 30 minutos com uso subcutâneo e 30 minutos quando utilizada por via oral. Após administração de *bolus* único, sua meia-vida de redistribuição é de 7 a 15 minutos e eliminação é de 2 a 3 horas, embora os efeitos analgésicos possam se prolongar por dias a semanas. Após administração de 100 horas de *S*-cetamina na vazão de 20 a 30 mg/h em pacientes com síndrome dolorosa complexa regional tipo 1 (SDRC-1), a meia-vida analgésica foi de onze dias.[5]

A Ct tem elevada lipossolubilidade e devido a essa propriedade, tem sido utilizada por via intravenosa, intramuscular e subcutânea. Vias alternativas são a via transdérmica, a transmucosa e a oral, embora a sua biodisponibilidade oral seja de 17% a 29%, devido ao intenso metabolismo de primeira passagem hepático.

O fármaco em questão é dependente do citocromo P450. É metabolizada no fígado em norcetamina e posteriormente em hidroxinorcetamina. A eliminação da norcetamina e das hidroxinorcetaminas ocorre após a glicuronidação no fígado, por meio do rim e da bile, porém 4% da Ct é eliminada na forma inalterada e menos de 5% por meio das fezes. Após o término da administração intravenosa de Ct, as concentrações de Ct caem rapidamente e as concentrações de norcetamina excedem a concentração de Ct.[5] A concentração plasmática de norcetamina pode exceder a de Ct após infusões prolongadas, possivelmente contribuindo para o perfil analgésico da Ct.

A Ct não é isenta de efeitos colaterais. Muitos pacientes que fazem uso desse fármaco, mesmo que de forma aguda desenvolvem efeitos psicomiméticos, caracterizados pela alteração da imagem corporal e do humor, pela presença de sonhos, alucinações e pesadelos; delírio, tontura, lacrimejamento, nistagmo, alteração da pressão arterial e da pressão intraocular, hipersialorreia, taquicardia, náusea, vômito e aumento da pressão intracraniana. Seu uso frequente está associado a alteração da memória, cistite ulcerativa e alteração do perfil hepático. Outra preocupação é a dependência química, a qual tem sido alvo de discussões.

Cetamina na dor neuropática

A evidência inicial para o tratamento da DN com Ct foi derivada de relatos de casos clínicos sobre o manejo de lesão nervosa no contexto de doença oncológica. Desde então, a infusão de Ct tem sido aplicada em diferentes contextos de DN.[6] Sabe-se que nos pacientes com DN, os neurotransmissores e sinapses aberrantes envolvidos nas vias da dor são difusos. Após lesões de nervos periféricos, sinapses regenerativas aberrantes podem ocorrer atividade espontânea dos neurônios, alodinia e/ou hiperalgesia. Danos nos nervos periféricos induzem as células gliais a liberar citocinas pró-inflamatórias e glutamato, um agonista do receptor NMDA. Com lesão crônica do nervo, a redistribuição dos canais de sódio e cálcio pode resultar em disparo espontâneo do neurônio considerado sensibilização periférica. A perda de sinais aferentes e a sensibilização periférica podem induzir alterações funcionais no corno dorsal levando à sensibilização central. Acredita-se que a ativação e regulação positiva dos receptores NMDA excitatórios do corno dorsal desempenham um papel central na DN, alodinia e hiperalgesia. O antagonismo do receptor NMDA resulta em analgesia, prevenindo a sensibilização central nos neurônios do corno dorsal.[7] A Ct é um potente antagonista não competitivo do receptor NMDA, que desempenha um papel importante na cronificação e amplificação da DN. A Ct reduz o fenômeno de *wind-up* e a somação temporal, que são medidas substitutas da sensibilização central.[8] Essa propriedade possibilitou que a Ct passasse a ser utilizada para o tratamento da dor, principalmente para o controle da dor com componente neuropático. No entanto, observa-se que esse mecanismo isoladamente não explica o controle da dor, uma vez que o alívio da dor parece durar mais do que a meia-vida do fármaco. Acredita-se que a Ct também promova a modulação das vias descendentes inibitórias da dor.

Pacientes com dor crônica, geralmente, têm um defeito em sua capacidade de ativar a via descendente da dor. Há evidência de que a Ct promova ativação de áreas envolvidas na regulação da dor, localizadas em sítios supraespinhais, como o córtex cingulado anterior, o córtex frontal orbital, insula e tronco cerebral em voluntários saudáveis.[9] Segundo Velzen MV *et al.* há alteração do fenótipo da dor a partir de mudanças na conectividade entre os vários centros cerebrais relacionados à dor, além de um efeito anti-inflamatório restaurador nos níveis espinhal e/ou central a partir da ativação de vários sistemas de receptores.[8] Alguns receptores estão envolvidos nesse processo, a exemplo do receptor da citocina CD131, do receptor do propionato de α-amino-3-hidroxi-5-metil-4-isoxazol, receptores de cainita, e receptores de ácido γ-aminobutírico, canais de cálcio tipo L, receptores μ-opioides e receptores muscarínicos e monoaminérgicos. Os efeitos analgésicos da Ct também podem ser derivados da inibição do óxido nítrico sintase induzível e da inibição da recaptação da noradrenalina e da serotonina.

Sabe-se que a Ct tem eficácia documentada em doses subanestésicas (< 1 mg/kg ou alternadamente definidas como doses que causam níveis mínimos aceitáveis de sedação) no controle da dor pós-operatória, diminuindo a necessidade de analgésicos opioides pós-operatórios e diminuindo náuseas e vômitos, com mínimos efeitos adversos.[6]

Protocolos existentes para administração endovenosa de cetamina

Apesar de a Ct ser aplicada em pacientes com diagnóstico de síndrome dolorosa complexa regional, dano da medula espinhal, neuralgia pós-herpética, dor de membro fantasma, fibromialgia neuralgia do trigêmeo, enxaqueca aguda e crônica e disfunção da articulação temporomandibular, DN de origem oncológica, os quais representam diferentes contextos de DN aguda e crônica, não existe um consenso quanto ao protocolo ideal de administração. Há diferentes publicações disponíveis com esse tema. Maer DP *et al.*, realizaram uma revisão sistemática no intuito de identificar os pontos comuns dos protocolos associados à melhor controle da DN e tolerância, buscando observar a quais situações de DN eles se aplicam.[6] Com base nas evidências disponíveis, eles concluíram que um protocolo de infusão de Ct bem-sucedido para o tratamento da DN crônica deve incluir vários componentes: (1) aplicar a duração de infusão mais longa possível que seja logisticamente viável usando várias consultas ambulatoriais, se necessário; (2) utilizar uma dose de cetamina entre 0,1 e 0,5 mg/kg/h para evitar sedação excessiva na maioria dos pacientes; e (3) utilização de medicamentos adjuvantes como o midazolam para diminuir a incidência de efeitos colaterais psicomiméticos e possivelmente melhorar o grau de alívio da dor. Todas as infusões devem ser feitas em um ambiente controlado com monitores padrão designados pela Sociedade Americana de Anestesiologia sob supervisão médica. Embora uma dose de Ct entre 0,1 e 0,5 mg/kg/h não elimine a necessidade de monitoramento do risco de sedação, o uso seguro e eficaz dessa faixa foi relatado no ambiente ambulatorial monitorado, fora da UTI. Possíveis desfechos adversos, como sedação excessiva, disforia e complicações cardiovasculares, devem ser monitorados durante e após a infusão. Ainda não foi estabelecido se diferentes protocolos são mais adequados para diferentes diagnósticos de DN ou diferentes níveis de gravidade.

O uso de Ct associado a magnésio, também tem sido proposto. O sulfato de magnésio, um bloqueador fisiológico do receptor NMDA, modula esse receptor e por isso tem sido utilizado no tratamento da DN, em estudos pré-clínicos e clínicos, incluindo dor oncológica, cefaleia e dor pós-operatória. Pickering G. *et al.*, desenvolveram um estudo randomizado, duplo-cego, cruzado e placebo controlado, incluindo 20 pacientes com DN. Os pacientes não haviam experienciado Ct anteriormente e receberam uma única infusão em ordem aleatória de Ct (0,5 mg/kg)/placebo ou Ct (0,5 mg/kg)/sulfato de magnésio (3 g) ou placebo/placebo. O desfecho primário foi a área sob a curva de intensidade diária da dor por um período de 35 dias após a infusão. Os desfechos secundários incluíram dor (aos 7, 15, 21 e 28 dias) e questionários relacionados à saúde, emocionais, sono e qualidade de vida. A intensidade da dor diária não foi significativamente diferente entre os três grupos ao longo de 35 dias. Não houve diferenças significativas nas medidas emocionais, de sono e de qualidade de vida. Os resultados desse estudo em DN refutaram a hipótese de que a Ct forneceu alívio da dor em cinco semanas e benefício cognitivo-emocional *versus* placebo e que uma combinação com magnésio teve algum efeito analgésico adicional.[10] Uma reflexão interessante nesse contexto é que a eficácia da Ct na dor crônica está relacionada à duração do tratamento (ou seja, dose única *versus* doses múltiplas ou infusão contínua), enquanto outros fatores, como dose ou etiologia dos sintomas neuropáticos, foram considerados menos importantes.[8] Esses dados demonstram o quanto a literatura é controversa em relação a esse tema.

Outras vias de administração

Kannan TR *et al.* avaliaram a utilização de Ct oral na dose de 0,5 mg/kg, três vezes ao dia, como adjuvante no tratamento de pacientes com DN associada ao câncer e concluíram que baixas doses de Ct oral é benéfica no manejo da DN intratável em pacientes oncológicos, embora o seu uso tenha sido inviável em alguns pacientes devido a presença de efeitos colaterais como sedação, náusea, vômito e alucinações.[11] Uma revisão simples realizada no Medline, Embase e na Biblioteca Cochrane, selecionou 22 artigos relevantes. Como a maioria dos artigos recuperados era de natureza descritiva (p. ex., relatos de casos e séries de casos), não foi possível uma análise quantitativa. Não houve relação dose-resposta consistente. Uma dosagem inicial recomendada em pacientes virgens de Ct é 0.5 mg/kg de Ct racêmica ou 0,25 mg/kg de S-cetamina em dose oral única. A dosagem é aumentada na mesma quantidade, se necessário. A solução para uso parenteral pode ser tomada por via oral. Quando a Ct parenteral é alterada para administração oral, a dosagem diária pode ser mantida igual e, dependendo do efeito clínico e/ou efeitos adversos, é aumentada lentamente. Embora haja controvérsia em função da biodisponibilidade da cetamina após administração oral e parenteral, segundo Blonk MI *et al.* um miligrama de Ct por via intravenosa equivale a 1 mg de Ct por via oral. Para um efeito analgésico contínuo, geralmente é administrado 3-4 vezes ao dia. Titula-se a Ct por via parenteral por 48-72 horas e faz-se a conversão da dosagem consumida em 24 horas para via oral. Tipicamente a dose inicial de Ct é de 10-30 mg, a cada 8 horas, com dose máxima diária de 800 mg. Apesar de descrições de casos clínicos demonstrarem que a Ct oral promove alívio da dor em pacientes portadores de neuralgia pós-herpética, neuralgia do glossofaríngeo, neuropatia periférica dolorosa e dor de membro fantasma, faltam evidências sobre a eficácia e segurança que suportem o uso rotineiro de Ct oral no tratamento da dor crônica. A Ct oral pode ter um lugar limitado como terapia complementar em pacientes com dor crônica complexa se outras opções terapêuticas falharem.[12]

Carr DB *et al.* avaliaram a eficácia e segurança da Ct intranasal para *breakthrough pain* (BTP) em um estudo cruzado, randomizado, duplo-cego, controlado por placebo. Vinte pacientes com dor crônica e pelo menos dois episódios de BTP diariamente autoadministraram até cinco doses de Ct intranasal ou placebo no início de um episódio de BTP (intensidade da dor ≥ 5 em uma escala de 0-10). Dois episódios de BTP com pelo menos 48 horas de intervalo foram tratados com Ct ou placebo. Os pacientes relataram intensidade de BTP significativamente menor após a Ct intranasal do que após o placebo ($p < 0,0001$) com alívio da dor dentro de 10 minutos após a administração e duração de até 60 minutos. Nenhum paciente no grupo de Ct necessitou de sua medicação de resgate habitual para tratar o episódio de BTP, enquanto 7, dos 20 (35%) pacientes do grupo placebo o fizeram ($p = 0,0135$). A Ct intranasal foi bem tolerada sem eventos adversos graves.[13] Em 2012, Huge *et al.* administraram 0,2 ou 0,4 mg/kg de S-cetamina intranasal a 16 pacientes com DN crônica. A redução máxima da dor foi observada 60 minutos após a administração, com redução de 70 ffl 10% no grupo de 0,2 mg/kg e redução de 61 ffl 13% no grupo de 0,4 mg/kg. Os pacientes foram submetidos a testes sensoriais quantitativos antes e após a administração do medicamento. No entanto, não foram observadas alterações significativas.[14] Em 2019, o *spray* da Ct, na dose de 100 mg/mL foi aprovado nos Estados Unidos para o tratamento de transtornos psiquiátricos como depressão maior, pensamentos e tendências suicidas, transtorno do estresse pós-traumático, transtorno bipolar e transtorno obsessivo compulsivo. Esse fato trouxe a possibilidade da utilização desse fármaco para o tratamento de DN, com administração de uma a duas doses por semana.

A Ct também tem sido usada topicamente. Desde meados da década de 1990, foi reconhecido que os receptores de glutamato estão localizados nas terminações nervosas periféricas e podem contribuir para a sinalização da dor. Relatos de casos clínicos da eficácia da Ct tópica para aliviar a dor começaram a aparecer. As abordagens tópicas de analgesia têm o potencial de produzir alívio da dor com efeitos sistêmicos adversos mínimos devido aos baixos níveis plasmáticos e, à medida que os mecanismos envolvidos na sinalização da dor periférica passaram a ser mais bem compreendidos, tem havido um interesse considerável na exploração de novos agentes tópicos como analgésicos.[15] Lynch *et al.*, observaram o uso de Ct tópica a 1% com amitriptilina a 2% para tratar doentes com DN. Noventa e dois pacientes foram randomizados para receber placebo, 2% de amitriptilina, 1% de Ct ou uma combinação de 2% de amitriptilina e 1% de Ct três vezes ao dia por três semanas. 10% dos pacientes que receberam Ct exibiram uma redução de 50% ou mais no escore de dor após três semanas em comparação com 18% para placebo (X^2 [3] = 1,1, $p = 0,76$).[14]

Conclusão

Os Np e a Ct representam um tratamento de terceira e quarta linha para a DN crônica. A compreensão atual da fisiopatologia da DN destaca o potencial desses fármacos para tratar essa doença difícil. No entanto, embora os estudos clínicos sejam geralmente positivos, as evidências são principalmente limitadas a pequenos ensaios clínicos randomizados, com grande variabilidade na população de pacientes, dose, via de administração e duração do tratamento. Mais evidências clínicas de alta qualidade são necessárias para afirmar definitivamente se esses fármacos são benéficos no tratamento da DN crônica.

Referências bibliográficas

1. Cruccu G, Truini A. A review of neuropathic pain: from guidelines to clínica practice. Pain Ther 2017; 6(1): S35-S42.
2. Shin SW, Lee JS, Abdi S, Lee SJ, Kim KH. Antipsychotics for patients with pain. Korean J Pain 2019; 32(1): 3-11.
3. Bigal ME, Bordini CA, Speciali. Intravenous Chlorpromazine in the acute treatment of episodic tension-type headache. Arq Neuro-psiquiatr 2002; 60(3A): 537-541.
4. Honkaniemi J, Liimatainen S, Rainesalo S, Sulavuori S. Haloperidol in the acute treatment of migraine: a randomized, double-blind, placebo controlled study. Headache. 2006; 46: 781-787.
5. Niesters M, Martini C, Dahan A. Ketamine for chronic pain: risk and benefits. Br J Clin Pharmacol, 2014; 77(2): 357-367.
6. Maher DP, Chen L Mao J. Intravenous ketamine infusion for neuropathic pain management: a promising therapy in need of optimization. Anestehsia & Analgesia. 2017; 124(2): 661-674.
7. Quibell R, Prommer EE, Mihalyo M, Twycross R, Wilcock A. Ketamine*. J. Pain Symptom Manag. 2011; 41(3), 640-649.
8. Velzen MV, Dahan JDC, Van Dorp ELA; Mogil JS, Hooijmans CR, Dahan A. Efficacy of ketamnine in relieving neuropathic pain: a systematic review and meta-analysis of animal studies. Pain 2021; 162(9): 2320-2330.
9. Niesters M, Khalili-Mahani N, Martini C, et al. Effect of subanesthetic ketamine on intrinsic functional brain connectivity: a placebo-controlled functional magnetic resonance imaging study in healthy male volunteers. Anesthesiology. 2012; 117: 868-877.
10. Pickering G, Pereira B, Morel V, Corriger A, Giron F, Marcaillou F, Bidar-Beauvallot A, et al. Ketamine and magnesium for refractory neuropathic pain. Anesthesiology 2020; 133:154-164.
11. Kannan TR, Saxena A, Bhatnagar S, Barry A. Oral Ketamine as an adjuvant to oral morphine for neuropathic pain in cancer patients. J Pain Symptom Manage. 2002; 23(1): 60-65.
12. Blonk MI, Koder BG, Bemt TMLAVD, Huygen FJPM. Use of oral ketamine in chronic pain management: a review. Eur J Pain 2010; 14(5): 466-72.
13. Carr DB, Goudas L, Denman W, Brookoff. Safety and efficacy of ketamine for the treatment of breakthrough pain in patients with chronic pain: a randomized, double-blind, placebo-controlled, crossover study. Pain 2004; 108 (1-2): 17-27.
14. Shteamer JW, Callaway MA, Patel P, Singh V. How effective is ketamine in the management of chronic neuropathic pain? Pain Manag 2019; 9(6): 517-519.
15. Jana S. Topical and peripheral ketamine as na analgesic. Anesthesia & Analgesia 2014; 119(1): 170-178.

34

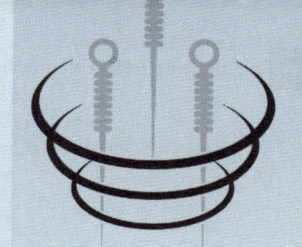

Canabinoides na Dor Neuropática

Beatriz Jalbut Jacob Milani
Maria Teresa Rolim Jalbut Jacob
Mariana Camargo Palladini

Introdução

Os relatos sobre o uso medicinal da Cannabis *sp.* são seculares. O primeiro relato documentado sobre o uso da planta, com fins medicinais, data de 2800 a.C., de autoria do Imperador chinês Shen Nung. As indicações medicinais são mencionadas, também, em textos, hindus, assírios, gregos e romanos. Entre as diferentes indicações citadas na época, existem vários relatos referentes ao tratamento da dor.[1]

Em 2017, a National Academy of Sciences americana publicou o resultado de uma revisão realizada por 16 *experts* de mais de 10 mil artigos científicos, para avaliar a eficácia da cannabis no uso medicinal. Com relação ao tratamento da dor, os *experts* concluíram que existem evidências substanciais da eficácia da cannabis no tratamento da dor crônica em adultos.[2]

Importância do SEC na fisiopatologia da dor neuropática

A dor neuropática (DN) afeta cerca de 7% a 10% da população mundial. Diferentes etiologias estão envolvidas na fisiopatológico da DN (doenças metabólicas, quimioterapia, acidente vascular cerebral, lesões de nervos periféricos etc.). A incidência da DN tem aumentado tanto pelo aumento da longevidade, como pelo aumento do número de pacientes oncológicos que respondem positivamente aos tratamentos. O desbalanço entre os sistemas ascendente e inibitório descendente somatossensitivo, as alterações nos canais iônicos, e a neuroplasticidade do sistema nervoso central são importantes na gênese dessa síndrome dolorosa.

A dificuldade de controle da DN está relacionada à complexidade dos sintomas neuropáticos, à resposta insatisfatória a tratamentos preconizados e à dificuldade de se estabelecer um esquema terapêutico adequado. A DN compromete de maneira significativa a qualidade de vida e é responsável por um ônus econômico importante ao indivíduo e à coletividade. Apesar dos progressos no conhecimento da fisiopatologia dessa síndrome, da abordagem multidisciplinar e do desenvolvimento de novas alternativas de tratamento, a DN continua sendo um desafio na prática clínica diária.[3]

A necessidade de novas opções terapêuticas para o tratamento da DN representa uma prioridade mundial. Os tratamentos preconizados até o momento apresentam limitações tanto quanto à eficácia quanto aos efeitos adversos indesejáveis.

Um dos sistemas de neurotransmissores que participam no controle da dor neuropática, que recentemente suscitou um interesse particular, é o sistema endocanabinoide (SEC). O SEC é altamente expresso nos neurônios e nas células imunes, e apresentarem papel crucial no desenvolvimento da DN. Estudos pré-clínicos têm demonstrado os efeitos analgésicos de agonistas canabinoides em diferentes modelos de DN e, têm identificado alvos específicos dentro do SEC, para o desenvolvimento de compostos analgésicos mais efetivos e seguros. Contudo, apesar de diferentes estudos sugerirem que os canabinoides reduzem significativamente a DN, eles falham quanto à qualidade do estudo, e a diversidade de pacientes incluídos nas diversas revisões sistemáticas, dificultam uma conclusão adequada.[4]

Fitocanabinoides - mecanismo de ação na fisiopatologia da DN

Os astrócitos expressam diferentes elementos do SEC (endocanabinoides, enzimas de síntese e degradação, e receptores canabinoides). Nessas células, a expressão dos receptores CB2 é maior que a dos receptores CB1 e sua modulação está ligada a produção e secreção de diferentes citocinas. Os fitocanabinoides modulam o SEC por meio de muitos alvos. O THC (Δ 9 tetracanabinol) e o THCV (tetrahidrocanabivarin) são agonistas dos receptores CB1. O CBD (canabidiol), o CBDV (canabidivarin), o CBG (canabigerol) e o THCV (tetrahidrocanabivarin) são agonistas TRPV1. Os canabinoides CBD, CBDV, CBG, e THCV tem, também, como alvo do tratamento o transportador de membrana endocanabinoide.

Além das ações citadas, os fitocanabinoides também atuam na atividade enzimática. O CBD inibe a FAAH e o CBDA (ácido canabidiólico) a COX-2. O CBDV, o CBDA, o THCVA (ácido tetraidrocanabivarinico) e o CBDVA (ácido canabidiólico) inibem a DAGL. Desse modo, podemos modular o sistema, reequilibrando as alterações responsáveis pela fisiopatologia da DN (Figura 34.1).[5]

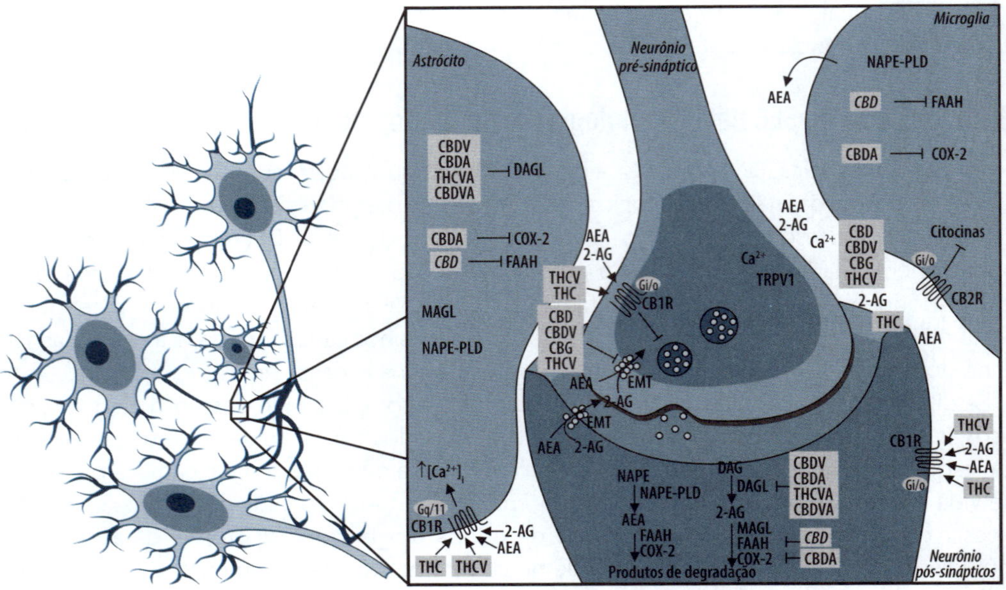

FIGURA 34.1: Local de ação dos diferentes fitocanabinoides. Adaptada de Campos R *et al.*[5]

Diferentes pesquisas demonstram que um dos mecanismos analgésicos centrais dos canabinoides se deve à ligação com receptores CB1, e que a ação analgésica periférica ocorre pela ligação a receptores CB1 e CB2 nos neurônios e nociceptores periféricos. A ação anti-inflamatória por sua vez, se deve à ligação com receptores CB1 e CB2 de células neuronais e não neuronais, porém, a inibição das ciclooxigenases não pode ser descartada.

Existem evidências da atuação dos canabinoides tanto no sistema ascendente da dor como no sistema descendente (inibitório) da dor. Um dos principais locais de ação é o sistema ascendente tanto nas terminações das fibras aferentes como nos neurônios do corno posterior, porém, os receptores canabinoides estão presentes, também, no corpo das fibras aferentes e nos nociceptores das fibras C. Ocorre também interação com os receptores canabinoides presentes em estruturas cortinais superiores, como tálamo e córtex.

A analgesia espinhal ocorre por ativação indireta, isso é, pela desinibição das fibras descendentes dos neurônios da substância cinzenta periaquedutal e, da medula rostral centro medial, com consequente ativação das vias serotoninérgicas e noradrenérgicas pontinas descendentes. Estudos *in vivo* demonstram que os canabinoides inibem a atividade neuronal do sistema nociceptivo ascendente, impedindo os disparos a estímulos evocados, sem alterar os estímulos não nociceptivos, além, de inibir também o fenômeno de *wind-up*.[6]

O Special Interest Group on Neuropathic Pain (NeuPSIG – grupo de estudo de dor neuropática da IASP – Associação Internacional para o Estudo da Dor) considera fracas as evidências para o uso da cannabis, porém, a Canadian Pain Society recomenda a cannabis como terceira linha de tratamento, quando as terapias tradicionais não são efetivas.[7]

Diferentes estudos realizados nas últimas décadas têm avaliado a eficácia da cannabis em diferentes modelos de DN. Abrams *et al*., avaliaram a cannabis fumada com 3,56% de THC comparada a placebo, em pacientes portadores de DN em síndrome da imunodeficiência adquirida. Nesse estudo, 56% dos pacientes do grupo com THC referiram melhora maior que 30% nos escores de dor, resultado referido por 24% dos pacientes do grupo controle.[8]

Outro estudo avaliou THC fumado, em concentrações variando de 0% a 9,4% para tratamento de DN pós-traumática ou pós-cirúrgica. Os pacientes referiram melhora na dor e no sono, porém, não referiram melhora no humor, e na qualidade de vida.[9]

Outros estudos apresentaram resultados promissores, porém, apresentam limitações e resultados inconsistentes.

Mais de 125 canabinoides foram identificados na planta cannabis até o momento. Desses, os mais estudados são o CBD e o Δ 9 THC, porém outros estão sendo utilizados com finalidades terapêuticas, como o CBDV, THCV e suas formas ácidas.[10]

A International Asssociation for the Study of Pain (IASP Presidential Task Force on Cannabis and Cannabinoid Analgesia, 2021) avaliou, de maneira desfavorável, o uso de canabinoides para o tratamento da dor, devido a qualidade dos estudos publicados até o momento. Porém, os relatos positivos e as vantagens sobre outros medicamentos utilizados com essa finalidade, têm estimulado estudos clínicos e pesquisas em animais. Abraham *et al*. demonstraram que ratos portadores de DN respondem bem à morfina, porém, após 22 dias, ocorre resistência a droga, o que não se observa em animais tratados com THC e CBD.[11]

Até o momento, o THC é considerado o composto mais analgésico presente na cannabis.[12]

Além de ser agonista CB1 e CB2, com consequente diminuição da liberação de neurotransmissores, especialmente glutamato, o THC atua também como antagonista TRPM8 e agonista TRPA1 e inibe a COX2.[13,14] Outros estudos demonstram que o CBD aumenta significativamente o limiar para alodinia mecânica e térmica.[15]

O CBD também diminui a expressão do receptor CB1 em regiões onde esses receptores estão hiper-regulados em modelos de dor crônica neuropática.[16]

Além dos efeitos individuais do THC e do CBD, a combinação CBD e THC representa um sinergismo positivo com diminuição dos efeitos adversos do THC.[17]

O cannabinol (CBN) agonista do receptor CB2 e o cannabichromene (CBC) inhibitor da ciclooxigenase também contribuem para os efeitos analgésicos da cannabis. Os terpenos presentes na planta tem importância no controle da dor. O β-cariofileno modula os endocanabinoides por sua ação como agonista do receptor CB2. Ele diminui a hiperalgesia e a alodinia mecânica pela diminuição da hiperatividade das células da glia.[18]

O β-mirceno aumenta o limiar térmico e nociceptivo em modelos de dor inflamatória, o alfa-pineno também atua em dor inflamatória, provavelmente, pela diminuição da ciclooxigenase.[16] Os flavonoides presentes na planta tem efeito anti-inflamatório, diminuindo a liberação de citocinas pró-inflamatórias dos astrócitos e da micróglia.[19]

Existe também, um efeito sinérgico entre as substâncias presentes na cannabis, tanto de compostos ativos entre si, como de substâncias inativas, que potencializam as substâncias ativas, com aumento do potencial farmacológico (efeito *entourage*), comprovado em diversos estudos.[16]

A administração de compostos com CBD:THC, na proporção 1:1, tem demonstrado modular positivamente os linfócitos CD4+ no baço e no timo, em modelos animais de DN, sugerindo uma modulação imunológica importante na gênese da DN.[20]

Os estudos realizados em animais, têm demonstrado que a utilização de compostos de amplo espectro com concentração 1:1 de CBD: THC, são mais eficazes do que produtos com THC sintético isolado.[21]

Um estudo realizado recentemente na Alemanha por meio da plataforma digital German Pain e-Registry coletou informações anônimas sobre as opções terapêuticas utilizadas para tratamento da dor. Os pacientes foram agrupados segundo o tipo de dor (nociceptiva, mista e dor crônica neuropática). Os pacientes foram medicados com CBD: THC 1:1 (Sativex®) por 12 semanas. Após três meses de tratamento, a intensidade da dor diminuiu pelo menos em 50%, em 67,5% dos pacientes. O melhor efeito foi nos portadores de dor mista ou neuropática. Foi avaliado também, o bem-estar do paciente após o tratamento com a *Cannabis* sp. Por meio do questionário ASR-9 (*Aggregated 9-Factor Symptom Relief*). Nos grupos de dor mista e DN, 15% dos pacientes referiram melhora de pelo menos 50% em todos os fatores e 56% dos pacientes melhoraram em pelo menos cinco fatores (p. ex., depressão, bem-estar, ansiedade, estresse).[22]

Uma vantagem importante da associação de produtos derivados da *Cannabis* sp. em pacientes portadores de dor crônica é a possível diminuição de outras drogas e as vezes, até a eliminação de algumas. Como descrito por Ueberall *et al*., um número considerável de pacientes consegue suspender o uso de opioides fortes após 12 semanas de tratamento, quando tratados com produtos à base de cannabis. Outros estudos apresentaram resultados semelhantes.[23]

Com relação aos efeitos adversos, a maioria é de intensidade leve a moderada e normalmente relacionada a dose de THC presente no produto. Os efeitos adversos mais comuns incluem distúrbios gastrintestinais, aumento de apetite, sedação, fadiga, tontura e náuseas.[16]

Conclusão

A dor neuropática crônica é uma patologia que afeta muitos indivíduos em todo o mundo. Os opioides são usados como abordagem farmacoterapêutica para reduzir os sintomas,

mas, existem relatos de seu potencial de induzir dependência e aumentar a mortalidade. Os opioides não ajudam no tratamento da dor neuropática, mas sim, para controle de sintomas. Opioides atípicos como tramadol, metadona e tapentadol agem em receptores modificando a dor neuropática e se mostram mais benéficos. A fim de evitar efeitos colaterais semelhantes aos induzidos pelos opioides e aumentar o sucesso no controle da dor, novos alvos moleculares estão sendo continuamente investigados para o tratamento da dor crônica neuropática.[24]

O SEC modula o processamento fisiopatológico da dor, estudos com modelos animais de dor neuropática crônica e ensaios clínicos foram realizados como o uso de agonistas de receptores canabinoides sintéticos e inibidores de enzimas de degradação, mas, quando traduzidos para humanos ainda não nos sentimos seguros para utilizá-los, devido alguns resultados negativos. O uso de produtos à base de cannabis é recomendado como extratos, por exemplo, Sativex®. Embora alguns canabinoides sintéticos também possam ser indicados para o tratamento da dor, como Dronabinol e Nabilone, o uso do medicamento *Cannabis* sp. recentemente aumentou substancialmente, melhorando o controle da dor e induzindo menos efeitos colaterais (Mücke *et al.*, 2018). Apesar dessa evidência, o IASP afirma que carece de estudos clínicos confiáveis sobre o uso de fitocanabinoides e *Cannabis* sp. para tratar a dor crônica (IASP Presidential Task Force on Cannabis and Cannabinoid Analgesia, 2021). Além disso, há poucas pesquisas pré-clínicas que investiguem o efeito da *Cannabis* sp. extratos, esse último mais comumente usado pelos pacientes.

Pesquisas clínicas adicionais com número adequado de pacientes, o uso de tratamentos ativos como controle e maior duração da administração são necessários para ter um perfil adequado de eficácia e segurança dos canabinoides na dor neuropática.[4]

Referências bibliográficas

1. https://www.sydney.edu.au/lambert/medicinal-cannabis/history-of-cannabis.html
2. National Academies of Sciences, Engineering, and Medicine. 2017. The health effects of cannabis and cannabinoids: The current state of evidence and recommendations for research. 88-90. Washington, DC: The National Academies Press.
3. Colloca L, Ludman T, Bouhassira D, et al. Neuropathic pain. Nat Rev Dis Primers. 2017;3:17002. Published 2017 Feb 16. doi:10.1038/nrdp.2017.2.
4. Maldonado R, Baños JE, Cabañero D. The endocannabinoid system and neuropathic pain. Pain. 2016 Feb;157 Suppl 1:S23-S32. doi: 10.1097/j.pain.0000000000000428. PMID: 26785153.
5. Campos R te Al. Cannabinoid Therapeutics in Chronic Neuropathic Pain: From Animal Research to Human Treatment. https://www.frontiersin.org/journals/physiology#articles.
6. Cannabis and Cannabinoids: Pharmacology, Toxicology, and Therapeutic Potential. Mechanisms of Cannabinoid Analgesia. Chapter 8. 1st Edition. April 24, 2002. Routledge.
7. Pantoja-Ruiz, P. Restrepo-Jimenez, C. Castaneda-Cardona ˜ et al. Cannabis and pain: a scoping review Brazilian Journal of Anesthesiology 2022;72(1):142-15.
8. Abrams DI, Jay CA, Shade SB, et al. Cannabis in painful HIV associated sensory neuropathy: a randomized placebocontrolled trial. Neurology. 2007;68:515-21.
9. Wilsey B, Marcotte T, Tsodikov A, et al. A randomized, placebo-controlled, crossover trial of cannabis cigarettes in neuropathic pain. J Pain. 2008;9:506-21.
10. Di Marzo V, Piscitelli F. The Endocannabinoid System and its Modulation by Phytocannabinoids. Neurotherapeutics. 2015 Oct;12(4):692-8. doi: 10.1007/s13311-015-0374-6. PMID: 26271952; PMCID: PMC4604172. et al., 2020).
11. Abraham AD, Leung EJY, Wong BA, Rivera ZMG, Kruse LC, Clark JJ, Land BB. Orally consumed cannabinoids provide long-lasting relief of allodynia in a mouse model of chronic neuropathic pain.

Neuropsychopharmacology. 2020 Jun;45(7):1105-1114. doi: 10.1038/s41386-019-0585-3. Epub 2019 Dec 7. PMID: 31812152; PMCID: PMC7235274.

12. Russo EB. Cannabinoids in the management of difficult to treat pain. Ther Clin Risk Manag. 2008 Feb;4(1):245-59. doi: 10.2147/tcrm.s1928. PMID: 18728714; PMCID: PMC2503660.
13. Storozhuk MV, Zholos AV. TRP Channels as Novel Targets for Endogenous Ligands: Focus on Endocannabinoids and Nociceptive Signalling. Curr Neuropharmacol. 2018;16(2):137-150. doi:10.2174/1570159X15666170424120802.
14. Ruhaak LR, Felth J, Karlsson PC, Rafter JJ, Verpoorte R, Bohlin L. Evaluation of the cyclooxygenase inhibiting effects of six major cannabinoids isolated from Cannabis sativa. Biol Pharm Bull. 2011;34(5):774-8. doi: 10.1248/bpb.34.774. PMID: 21532172.
15. Abraham AD, Leung EJY, Wong BA, Rivera ZMG, Kruse LC, Clark JJ, Land BB. Orally consumed cannabinoids provide long-lasting relief of allodynia in a mouse model of chronic neuropathic pain. Neuropsychopharmacology. 2020 Jun;45(7):1105-1114. doi: 10.1038/s41386-019-0585-3. Epub 2019 Dec 7. PMID: 31812152; PMCID: PMC7235274.
16. Campos R. et al. Cannabinoid Therapeutics in Chronic Neuropathic Pain: From Animal Research to Human Treatment Review article. Front. Physiol., 30 November 2021.
17. J.M. McPartland, E.B. Russo. Cannabis and Cannabis Extracts: Greater Than the Sum of Their Parts? J Cannabis Ther 2001(3/4):103-132.
18. Segat GC, Manjavachi MN, Matias DO, Passos GF, Freitas CS, Costa R, Calixto JB. Antiallodynic effect of β-caryophyllene on paclitaxel-induced peripheral neuropathy in mice. Neuropharmacology. 2017 Oct;125:207-219. doi: 10.1016/j.neuropharm.2017.07.015. Epub 2017 Jul 18. PMID: 28729222.
19. Nadipelly J, Sayeli V, Kadhirvelu P, Shanmugasundaram J, Cheriyan BV, Subramanian V. Effect of certain trimethoxy flavones on paclitaxel - induced peripheral neuropathy in mice. Integr Med Res. 2018;7(2):159-167. doi:10.1016/j.imr.2018.03.006.
20. Linher-Melville K, Zhu YF, Sidhu J, Parzei N, Shahid A, Seesankar G, et al. (2020) Evaluation of the preclinical analgesic efficacy of naturally derived, orally administered oil forms of Δ9- tetrahydrocannabinol (THC), cannabidiol (CBD), and their 1:1 combination. PLoS ONE 15(6): e0234176. https://doi.org/10.1371/journal.
21. Schimrigk S, Marziniak M, Neubauer C, Kugler EM, Werner G, Abramov-Sommariva D. Dronabinol Is a Safe Long-Term Treatment Option for Neuropathic Pain Patients. Eur Neurol. 2017;78(5-6):320-329. doi: 10.1159/000481089. Epub 2017 Oct 26. PMID: 29073592; PMCID: PMC5804828.
22. Ueberall MA, Essner U, Mueller-Schwefe GH. Effectiveness and tolerability of THC:CBD oromucosal spray as add-on measure in patients with severe chronic pain: analysis of 12-week open-label real-world data provided by the German Pain e-Registry. J Pain Res. 2019 May 20;12:1577-1604. doi: 10.2147/JPR.S192174. PMID: 31190969; PMCID: PMC6535492.
23. Takakuwa KM, Sulak D. A Survey on the Effect That Medical Cannabis Has on Prescription Opioid Medication Usage for the Treatment of Chronic Pain at Three Medical Cannabis Practice Sites. Cureus. 2020 Dec 2;12(12):e11848. doi: 10.7759/cureus.11848. PMID: 33409086; PMCID: PMC7781576.
24. Palladini MC,Grossi BJ, Bailak LP, Opioides in: Palladini MC et all. Tratado de Dor Neuropática 2021, Seção 11,cap 64, pag 561-567.

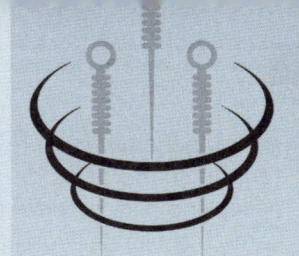

Tratamento Tópico da Dor Neuropática

35

André Wan Wen Tsai
Ricardo Kobayashi

Introdução

O tratamento tópico, muitas vezes, é menosprezado pelos pacientes e profissionais de saúde e em grande parte dos casos ocorre a autoprescrição. Contudo, essa modalidade de tratamento é uma opção mais segura e com forte evidência na literatura.[1,2]

Os analgésicos tópicos oferecem múltiplos benefícios, incluindo interações medicamentosas reduzidas, efeitos colaterais reduzidos, metabolismo de primeira passagem reduzido ou ausente, melhor adesão do paciente e permite a aplicação diretamente sobre o local doloroso. Estudos mostraram redução no uso de opioides em usuários crônicos, além da melhora da dor após tratamento com analgésico tópico. Os analgésicos tópicos são, geralmente, bem tolerados com irritação da pele, eritema ou erupção cutânea como efeitos colaterais comumente relatados. Existem vários estudos sobre a eficácia de anti-inflamatórios não esteroidais (AINEs) tópicos, capsaicina e lidocaína com resultados variáveis. Os dados sobre gabapentina, clonidina, cetamina, ciclobenzaprina, baclofeno e amitriptilina são limitados.[2]

Tratamento tópico

Definição

Os medicamentos tópicos são aplicados externamente e absorvidos pela pele. Eles exercem seus efeitos próximo ao local de aplicação e há mínima absorção ou distribuição sistêmica.[3]

Apesar da semelhança com as medicações transdérmicas pela absorção por meio da pele, o mecanismo de ação transdérmico é o oposto, visto que esse depende da distribuição sistêmica para seu efeito.[3]

Mecanismo de ação

Para que uma formulação tópica seja eficaz, ela deve primeiro penetrar na pele. Somente quando a droga penetrou nas camadas inferiores da pele, ela pode ser absorvida pelo sangue ou penetrar mais profundamente nas áreas onde ocorre a inflamação. Drogas individuais têm diferentes graus de penetração. Um equilíbrio entre a solubilidade lipídica e aquosa é necessário para otimizar a penetração, e o uso de ésteres de pró-drogas têm sido sugerido como maneira de aumentar a permeabilidade. A formulação também é crucial para uma boa penetração na pele, e a eficácia deve ser julgada na formulação, incluindo a concentração do fármaco, bem como no fármaco. Experimentos com membranas artificiais ou epiderme humana sugerem que cremes geralmente são menos eficazes que gel ou *sprays*, mas formulações mais recentes, como microemulsões, podem ter maior potencial.[4]

Evidências

Derry *et al.* (2016) publicaram uma revisão sobre a eficácia de AINEs tópicos em pacientes ambulatoriais com dor musculoesquelética aguda, principalmente entorses, distensões e contusões não complicadas. Foram avaliados 8.644 pacientes de 14 países e o objetivo primário foi melhora ≥ 50% na intensidade da dor. Os AINEs tópicos demonstraram um maior alívio da dor, mas sem aumentar os eventos adversos em comparação com placebo (Tabela 35.1).[5]

TABELA 35.1. Sucesso clínico (melhora ≥ 50% na intensidade da dor) para o uso dos AINEs tópicos em comparação com o placebo (utilização entre 3 e 7 dias)

			Nº alcançado sucesso clínico/nº total de participantes			
Tipo de NSAID	**Nº de RCTs**	**Nº de participantes**	**NSAID**	**Placebo**	**RR (95% CI)**	**NNT (95% CI)**
Diclofenaco	10	2050	800/1074	461/976	1,6 (1,5-1,7)	3,7 (3,2-4,3)
Emplastro	7	1504	537/760	344/744	1,5 (1,4-1,7)	4,1 (3,4-5,1)
Creme	3	546	263/314	117/232	1,8 (1,6-2,1)	3,0 (2,4-3,9)
Ibuprofeno	5	436	120/218	73/218	1,6 (1,3-2,0)	4,6 (3,3-8,0)
Gel	2	241	50/120	19/121	2,7 (1,7-4,2)	3,9 (2,7-6,7)
Creme	3	195	70/98	54/97	1,30 (1,03-1,60)	6,4 (3,4-41,0)
Cetoprofeno	7	683	251/346	157/337	1,6 (1,4-1,8)	3,9 (3,0-5,3)
Emplastro	2	335	122/168	101/167	1,20 (1,04-1,40)	8,2 (4,5-47,0)
Gel	5	348	129/178	56/170	2,2 (1,7-2,8)	2,5 (2,0-3,4)
Piroxican	3	504	179/255	118/249	1,5 (1,3-1,7)	4,4 (3,2-6,9)
Indometacina	3	341	97/168	79/173	1,30 (1,03-1,60)	8,3 (4,4-65,0)
Benzidamina	3	193	74/96	65/97	1,20 (0,96-1,40)	NA

Abreviações: NNT = número necessário para tratar; NSAID = anti-inflamatório não esteroidal; RCT = ensaio clínico randomizado; RR (95% CI) = Risco relativo com intervalo de confiança no nível de 95%.
Fonte: Derry S, Wiffen P, Moore A. Topical Nonsteroidal Anti-inflammatory Drugs for Acute Musculoskeletal Pain. JAMA. 2016 Feb 23;315(8)-813-4.[5]

Derry *et al.* (2017) publicaram uma revisão de 13 revisões Cochrane sobre o uso de analgésicos tópicos para dor aguda e crônica em adultos. Os autores avaliaram 206 estudos, com o total de 30.700 pacientes. Na dor aguda, os resultados demonstraram que há evidências positivas para AINEs tópicos para entorses, contraturas e distensões. Na dor crônica, os resultados positivos foram identificados para o uso de AINEs tópicos em osteoartrite (OA) de mão e joelho. Além disso, a capsaicina tópica com alta concentração teve resultado positivo para neuralgia pós-herpética.[1]

Maloney *et al.* (2021) realizaram uma revisão sobre a utilização de medicações tópicas para o tratamento das dores crônicas. As evidências mostraram resultados positivos para o uso de AINEs tópicos para o tratamento da OA (mãos e joelhos), capsaicina 8% para o tratamento da dor neuropática e o emplastro de lidocaína 5% para o tratamento da dor neuropática localizada.[2]

As recomendações do *Neuropathic Pain Special Interest Group* (NeuPSIG), de 2015, consideram os emplastros de lidocaína e de capsaicina de alta concentração como segunda linha para o tratamento da dor neuropática. Em circunstâncias selecionadas, por exemplo, quando há preocupações devido a efeitos colaterais ou segurança de tratamentos de primeira linha, particularmente, em pacientes frágeis e idosos, os emplastros de lidocaína podem ser considerados como de primeira linha.[6]

Emplastro de lidocaína 5%

O emplastro de lidocaína 5% foi aprovado pelo Food and Drug Administration (FDA) para o tratamento da neuralgia pós-herpética em 1990. Considerando a farmacocinética do emplastro de lidocaína a 5%, cada emplastro contém 700 mg de lidocaína e apenas 3% ffl 2% dessa dose máxima recomendada é absorvida sistemicamente e mais de 95% (665 mg) permanecem no emplastro medicamentoso aplicado.[7]

Mecanismo de ação

O mecanismo analgésico do emplastro de lidocaína 5% é, provavelmente, mediado pela ação de dois componentes: um é derivado da lidocaína absorvida diretamente direcionada aos canais de sódio de aferentes sensibilizados na pele afetada e o segundo é o efeito de barreira mecânica do emplastro, protegendo a pele de estímulos mecânicos que podem gerar alodinia.[8]

Posologia

O emplastro pode ser cortado para se ajustar ao tamanho das áreas dolorosas e até três emplastros podem ser usados, por até 12 horas, para cobrir um período de 24 horas de tratamento analgésico.[8]

Evidências

A lidocaína tópica é amplamente utilizada na prática atual para uma variedade de condições de dor. Voute *et al.* (2021) realizaram revisão da literatura e mostraram que sua absorção limitada e relativa ausência de eventos adversos sistêmicos tornam o emplastro de lidocaína como uma opção analgésica atraente para vários pacientes vulneráveis. A lidocaína tópica foi aprovada pelas autoridades de saúde para o tratamento da neuralgia pós-herpética em vários países, e estudos apresentam algum grau de evidência de sua eficácia e segurança na dor pós-cirúrgica, neuropatia periférica diabética, síndrome do túnel do carpo, dor lombar crônica e osteoartrite. A lidocaína tópica pode ser uma ótima alternativa isoladamente ou em conjunto com medicamentos sistêmicos e abordagens não farmacológicas para um manejo otimizado da dor e na analgesia multimodal.[7]

Segurança

Wilhelm *et al.* (2010) mostraram que o emplastro de lidocaína a 5% proporciona alívio sustentado da dor durante o tratamento em longo prazo em pacientes com dor neuropática de várias causas, além de ser bem tolerado. Após três anos, 50% dos respondedores iniciais ainda estavam usando os emplastros sem declínio na eficácia analgésica. Após cinco anos, 40% dos respondedores originais mantiveram o tratamento e continuaram a sentir alívio eficaz da dor.[9]

Cuidados

Os agentes tópicos têm algumas desvantagens, incluindo baixa adesão do produto e aplicação em área com boa integridade da pele para evitar risco de toxicidade. Somado a isso, alguns cuidados devem ser tomados:

- O emplastro deve ser aplicado apenas na pele intacta, não deve ser usado em feridas abertas, queimaduras ou pele com lesões ou inflamada.
- Evitar o contato com os olhos.
- Qualquer sensação de queimação ou irritação local requer a remoção do adesivo até que a irritação desapareça.
- Deve ser usado com cautela em doenças hepáticas ou cardíacas graves.[7]

Capsaicina tópica com alta concentração (8%)

Mecanismo de ação

A capsaicina ativa, inicialmente, os canais ativados por ligantes do potencial do receptor transitório vaniloide 1 (TRPV1) nas fibras nociceptivas, levando à dessensibilização do TRPV1 e à desfuncionalização das fibras nervosas epidérmicas. A eficácia sustentada (até três meses) de uma única aplicação de adesivo de capsaicina de alta concentração (8%) foi relatada em neuropatias dolorosas diabéticas e não diabéticas e esse tratamento pode ser custo-efetivo em comparação com pregabalina.[10]

Posologia

Os adesivos de capsaicina devem ser aplicados por um profissional de saúde. Até quatro adesivos podem ser usados ao mesmo tempo e permanecem aplicados por 30 a 60 minutos. Há absorção sistêmica mínima e os efeitos colaterais durante a aplicação são principalmente reações cutâneas transitórias com vermelhidão, dor e coceira. O tratamento pode proporcionar até três meses de redução da dor, após os quais o tratamento pode ser repetido.[10]

Segurança

A segurança a longo prazo de aplicações repetidas parece favorável com base em estudos prospectivos abertos, mas não há dados de longo prazo sobre os efeitos nas fibras nervosas epidérmicas em pacientes.[10]

Evidências

Derry *et al.* (2017) publicaram uma revisão Cochrane concluindo que a capsaicina tópica de alta concentração usada para tratar neuralgia pós-herpética, neuropatia por HIV e neuropatia diabética dolorosa gerou mais participantes com alívio moderado a substancial da dor do que o tratamento com controle usando uma concentração muito menor de capsaicina. A proporção adicional que se beneficiou do controle não foi grande, mas para aqueles que obtiveram altos níveis de alívio da dor, geralmente houve melhorias adicionais no sono, fadiga, depressão e qualidade de vida. A capsaicina tópica de alta concentração é semelhante em seus efeitos a outras terapias para dor crônica.[3]

Cuidados

Os adesivos de capsaicina com alta concentração (8%) ainda não estão disponíveis no Brasil, e conforme a revisão de Derry *et al.* (2017) as outras formulações de capsaicina com concentração menores apresentam resultados inferiores.[3]

AINEs tópicos

Os AINEs tópicos estão entre as opções mais utilizadas pelos prescritores e pelos pacientes, todavia não há evidências que eles podem ser úteis no tratamento da dor neuropática. Apesar disso, podem ser indicados para casos de agudização, quando há processo inflamatório, e é importante frisar que grande parte das dores tem um padrão misto, com associação da dor neuropática com dor nociceptiva. A síndrome dolorosa miofascial está presente na maioria dos casos de dor crônica. Assim, os AINEs tópicos poderiam ser utilizados dentro do contexto de tratamento multimodal para tratar o padrão nociceptivo/inflamatório comumente associado a dor neuropática.[4,11]

Mecanismo de ação

Uma vez que o fármaco tenha penetrado pela pele e tenha atingido o local de ação, ele deve estar presente em uma concentração suficientemente alta para inibir as enzimas ciclooxigenase e produzir alívio da dor. É provável que os AINEs tópicos exerçam sua ação tanto pela redução local dos sintomas oriundos das estruturas periarticulares, quanto pela entrega sistêmica às estruturas intracapsulares. Os níveis teciduais de AINEs aplicados topicamente certamente atingem níveis altos o suficiente para inibir a ciclooxigenase-2. As concentrações plasmáticas encontradas após a administração tópica, no entanto, são apenas uma fração (geralmente muito menos de 5%) dos níveis encontrados no plasma após a administração oral.[4]

Segurança

A aplicação tópica pode limitar potencialmente os eventos adversos sistêmicos, aumentando os efeitos locais e minimizando as concentrações sistêmicas do medicamento. Sabemos que o sangramento gastrintestinal superior é baixo com o uso crônico de AINEs tópicos, mas não temos certeza de efeitos menores na insuficiência cardíaca ou insuficiência renal, ambos associados ao uso de AINEs orais.[4]

Evidências

O diclofenaco tópico e o cetoprofeno tópico podem fornecer bons níveis de alívio da dor, além do portador na osteoartrite para uma minoria de pessoas, mas não há evidências de outras condições dolorosas crônicas.[4]

Acupuntura

Como mencionado em capítulos anteriores, a acupuntura tem sido uma opção terapêutica não medicamentosa com o objetivo de aliviar os sintomas da dor do tipo neuropática, especialmente em populações portadores de inúmeras comorbidades e que já usam outras medicações de base, como é o caso dos idosos.[12,13]

Uma das técnicas da acupuntura para condições como a neuropatia pós-herpética e diabética é o punho-tornozelo e o agulhamento subcutâneo. Inserimos as agulhas em áreas com integridade somatossensorial, margeando a área comprometida (Figuras 35.1 e 35.2).[14]

A observação clínica mostra resultados interessantes quando associamos os analgésicos tópicos à acupuntura, devido à provável ação sinérgica das duas intervenções. Infelizmente, não há até o presente momento nenhum trabalho publicado nas bases Lilacs, Medline ou Embase comparando o uso combinado dessas duas opções terapêuticas.

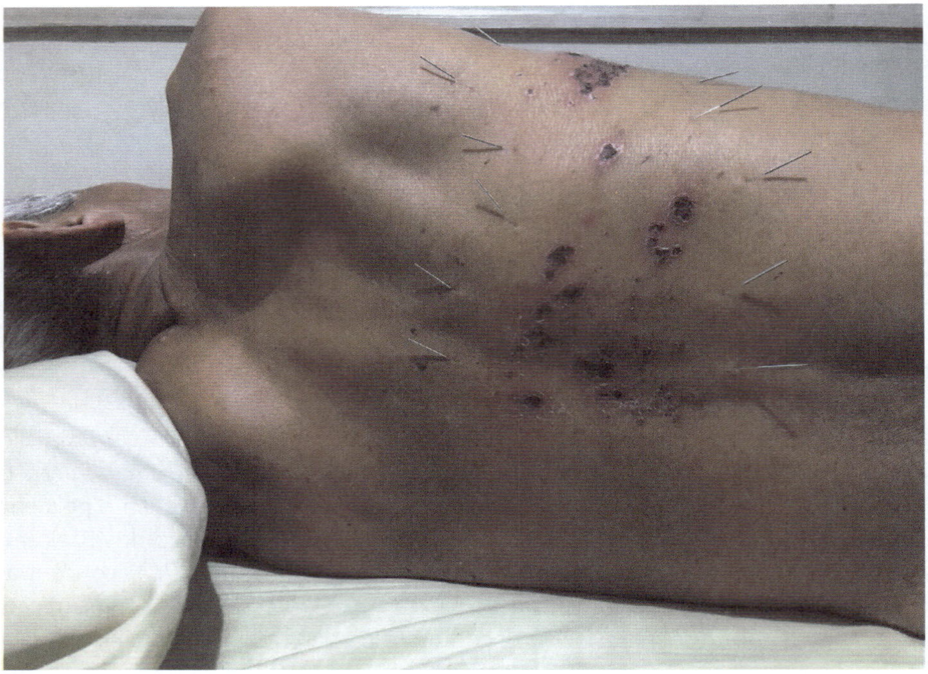

FIGURA 35.1. Paciente de 78 anos do sexo masculino apresentou quadro de herpes-zóster com cinco dias de evolução. A figura mostra agulhamento superficial circundando a lesão (Fonte: Imagem dos autores).

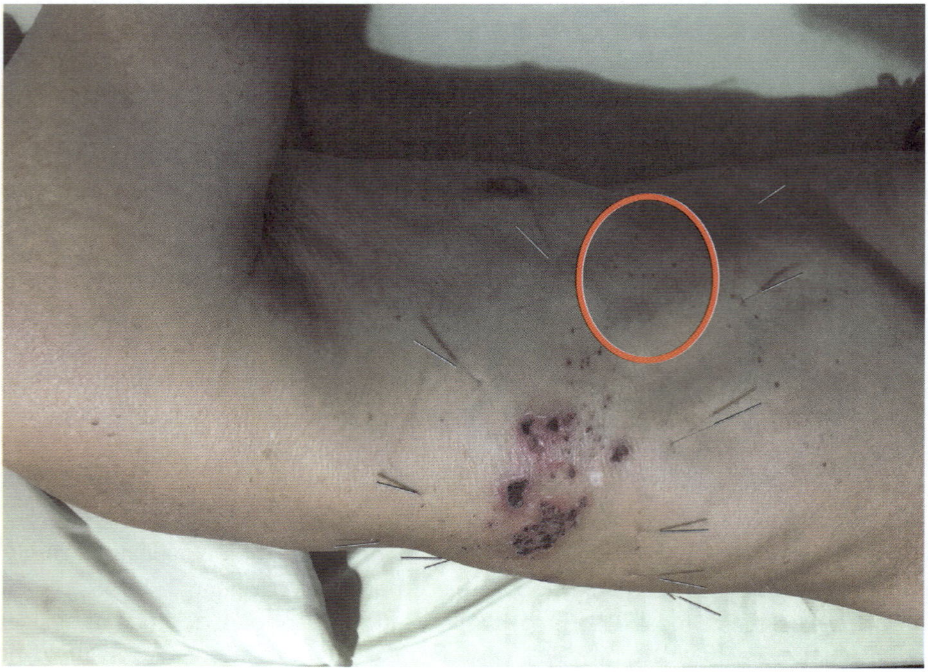

FIGURA 35.2. Vista lateral do mesmo paciente mostrando área anterior do tórax sem lesões cruentas (área em vermelho) o que permite a aplicação de lidocaína 5% tópica como tratamento combinado (Fonte: Imagem dos autores).

Conclusão

As medicações tópicas apresentam evidência na literatura para o tratamento de dores neuropáticas e dores musculoesqueléticas, apesar disso, muitos prescritores deixam de indicar essa opção por falta de conhecimento dos estudos que respaldam o seu uso. Trata-se de uma modalidade de tratamento com melhor perfil de efeitos colaterais que as medicações orais e que pode ser usada como opção para dores neuropáticas como monoterapia ou dentro do conceito de tratamento multimodal.[1-9]

Ainda dentro desse conceito multimodal de abordagem, resultados observados na prática clínica são otimistas quando se associa acupuntura com o tratamento tópico, no entanto, é necessário estudos clínicos randomizados e controlados para confirmar tais achados.

Referências bibliográficas

1. Derry S, Wiffen PJ, Kalso EA, et al. Topical analgesics for acute and chronic pain in adults - an overview of Cochrane Reviews. Cochrane Database of Systematic Reviews 2017, Issue 5. Art. No.: CD008609.
2. Maloney J, Pew S, Wie C, Gupta R, Freeman J, Strand N. Comprehensive Review of Topical Analgesics for Chronic Pain. Curr Pain Headache Rep. 2021 Feb 3;25(2):7.
3. Derry S, Rice AS, Cole P, Tan T, Moore RA. Topical capsaicin (high concentration) for chronic neuropathic pain in adults. Cochrane Database Syst Rev. 2017 Jan 13;1(1):CD007393.
4. Derry S, Conaghan P, Da Silva JAP, Wiffen PJ, Moore RA. Topical NSAIDs for chronic musculoskeletal pain in adults. Cochrane Database of Systematic Reviews 2016, Issue 4. Art. No.- CD007400.
5. Derry S, Wiffen P, Moore A. Topical Nonsteroidal Anti-inflammatory Drugs for Acute Musculoskeletal Pain. JAMA. 2016 Feb 23;315(8)-813-4.
6. Finnerup NB, Attal N, Haroutounian S, et al. Pharmacotherapy for neuropathic pain in adults/ a systematic review and meta-analysis. The Lancet Neurology. 2015 Feb 1;14(2)/162-73.
7. Voute M, Morel V, Pickering G. Topical Lidocaine for Chronic Pain Treatment. Drug Des Devel Ther. 2021;15-4091-4103.
8. Binder A, Bruxelle J, Rogers P, Hans G, Bösl I, Baron R. Topical 5% lidocaine (lignocaine) medicated plaster treatment for post-herpetic neuralgia: results of a double-blind, placebo-controlled, multinational efficacy and safety trial. Clin Drug Investig. 2009;29(6):393-408.
9. Wilhelm IR, Tzabazis A, Likar R, Sittl R, Griessinger N. Long-term treatment of neuropathic pain with a 5% lidocaine medicated plaster. Eur J Anaesthesiol. 2010 Feb;27(2)-169-73.
10. Attal N. Pharmacological treatments of neuropathic pain: The latest recommendations. Rev Neurol (Paris). 2019 Jan-Feb;175(1-2):46-50.
11. Kobayashi R. Estudo prospectivo, comparativo, randomizado, duplamente coberto, controlado com placebo sobre a eficácia das ondas de choque no tratamento da síndrome dolorosa miofascial das regiões lombar e glútea. Tese de doutorado. Universidade de São Paulo. 2018.
12. Cui Y, Wang F, Li H, Zhang X, Zhao X, Wang D. Efficacy of Acupuncture for Herpes Zoster: A Systematic Review and Meta-Analysis. Complement Med Res. 2021;28(5):463-472. English. doi: 10.1159/000515138. Epub 2021 Apr 6. PMID: 33823512.
13. Maeda Y, Kim H, Kettner N, Kim J, Cina S, Malatesta C, Gerber J, McManus C, Ong-Sutherland R, Mezzacappa P, Libby A. Rewiring the primary somatosensory cortex in carpal tunnel syndrome with acupuncture. Brain. 2017 Apr 1;140(4):914-27.
14. Wen, Tom Sintan. Acupuntura clássica chinesa. Editora Cultrix, 1985.

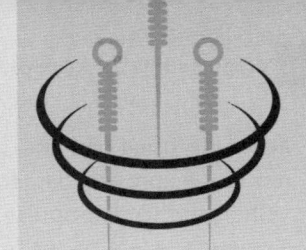

Possibilidades de Tratamento Intervencionista na Dor Neuropática

36

Lia Rachel Chaves do Amaral Pelloso
Renato Luiz Bevilacqua de Castro

A IASP (Associação Internacional para o Estudo da Dor), define dor neuropática como dor causada por uma lesão ou doença no sistema somatossensitivo. Essa definição substitui a antiga definição "dor iniciada ou causada por uma lesão primária, disfunção ou perturbação transitória no sistema nervoso periférico ou central". As duas importantes mudanças que ocorreram na definição foi "disfunção", que não é mais aceita como critério de definição e "lesão neurológica", que necessita ocorrer no sistema somatossensorial.[1]

A prevalência de dor neuropática está entre 6,9% e 10%. Afeta de 3% a 17% da população geral e é caracterizada por aspectos positivos (dor, parestesia, dormência e formigamento) e aspectos negativos (perda da função, como a sensitiva, a motora e o déficit cognitivo). A neuropatia é parte das síndromes mistas e pode ser componente da dor crônica.[2]

Dor neuropática é consequência de algumas disfunções endócrinas (como p. ex., a neuropatia diabética periférica dolorosa), infecções virais (neuralgia pós-herpética), trauma (trauma raquimedular) e pós-tratamento (induzido por quimioterapia, neuropatia periférica), pode estar associado ao câncer e doenças neurológicas (mieloma múltiplo, acidente vascular cerebral, síndromes dolorosas centrais), síndromes de dor complexa regional, neuropatias trigeminais, neuralgia do trigêmeo, síndromes compressivas de nervos periféricos e osteoartrose (AO).[3-6]

Em contraste com a dor inflamatória ou nociceptiva, que é causada por dano tecidual real ou estímulos potencialmente danosos ao tecido, a dor neuropática é produzida por danos ao sistema nervoso periférico ou central. De modo que pode ser dor neuropática periférica ou dor neuropática central (dependendo do local da lesão/disfunção).

A dor neuropática representa um grande custo para os sistemas de saúde, além da perda de produtividade do paciente. Existem inúmeras diretrizes para a dor neuropática, como as diretrizes da IASP, da Federação Europeia de Sociedades, do Instituto Nacional para a Saúde e Excelência dos Cuidados (NICE) e da Sociedade Canadense de Dor, entre outros. Além de ser frequente na osteoartrite (OA), que é o distúrbio musculoesquelético mais comum, no que se refere a quadro clínico de dor articular, acompanhada por vários graus de limitações funcionais e redução da qualidade de vida.[7] A OA afeta pelo menos 50% dos idosos, mas também, ocorre em indivíduos mais jovens, geralmente, após lesão ou atividade física rigorosa, representando a principal causa de dor e deficiência em todo o mundo, e aproximadamente, 29% desses indivíduos desenvolvem dor neuropática.[8] O envelhecimento da população e o aumento da prevalência de fatores predisponentes como a obesidade, em países ocidentais e em desenvolvimento devem aumentar esses números nas próximas décadas, com consequências socioeconômicas adversas, particularmente, em aumentar o ônus econômico da OA nos sistemas nacionais de saúde.[9,10]

As neuropatias compressivas, também, são relativamente comuns e sua descrição já é bem estabelecida na medicina: Paget descreveu a compressão do nervo ulnar no cotovelo em 1864, Learmonth descreveu a síndrome do túnel do carpo em 1933, a síndrome do túnel do tarso foi descrita em 1962, e a compressão do nervo radial no cotovelo em 1972.[11-14] Atualmente, essas condições ainda são frequentemente mal compreendidas e existem muitos outros aprisionamentos nervosos periféricos pouco reconhecidos ou mal reconhecidos com síndromes clínicas de dor neuropática. Essas condições podem ser difíceis de diagnosticar. O conhecimento das síndromes e reconhecimento dos padrões e sintomas ajudarão a fazer o diagnóstico correto.

Kopell e Thompson afirmaram que as compressões dos nervos periféricos ocorrem em locais anatômicos, onde os nervos mudam de direção para entrar em um túnel fibroso ou ósseo, ou onde passam por uma banda fibrosa ou muscular.[15] Tal compressão ocorre porque é provável que haja irritação mecânica nesses locais. Traumatismos, constrições e edema de extremidades, como na gravidez, podem induzir ou perpetuar esses aprisionamentos, causando lesão direta ao nervo ou comprometendo seu fluxo sanguíneo.

A dor neuropática tem sido associada a incapacidade, ansiedade, depressão, distúrbios do sono e redução da qualidade de vida, sendo influenciada por fatores emocionais, comportamentais e psicossociais.[4]

A anatomia relevante consiste no sistema nervoso autonômico que é formado pelo sistema nervoso simpático e parassimpático, o corpo celular do sistema nervoso simpático está localizado anterolateral aos níveis de T2 a L2 na medula espinhal. As fibras pré-ganglionares na medula espinhal alcançam o tronco simpático por meio dos ramos comunicantes brancos. Aqueles que fazem sinapse nos gânglios para vertebrais continuam como as fibras pós-ganglionares e unem-se ao ramo ventral por meio dos ramos comunicantes cinzentos. O sistema nervoso simpático está implicado em situações que envolvem uma ação emergente do corpo e, adicionalmente, desempenha um papel na mediação de estados de dor e patologias no corpo. As condições dolorosas que têm um componente simpaticamente mediado podem responder ao bloqueio das fibras simpáticas correspondentes. O efeito antálgico do bloqueio simpático está relacionado ao restabelecimento do fluxo sanguíneo nos quadros dolorosos associados com hiperatividade simpática, com conseguinte vasoconstrição, hipóxia tecidual, aumento da permeabilidade vascular e edema, melhorando o aporte nutritivo e diminuindo o edema. Às principais vantagens são, o alívio da dor visceral, melhora da irrigação sanguínea, com melhora nas perspectivas na terapêutica.[4]

O tratamento da dor neuropática é diferente de outras dores crônicas nas quais o sistema somatossensitivo não está envolvido (dor nociceptiva e nociplástica).[2]

A escada analgésica foi primeiramente apresentada pela Organização Mundial de Saúde (OMS), em 1986, para o tratamento de dor oncológica, porém, mais recentemente, tem sido utilizada no tratamento de dor não oncológica, sendo incluído um quarto degrau. As terapias integrativas podem ser incluídas em qualquer degrau. Quando os analgésicos não opioides e os opioides fracos falham, as terapias intervencionistas podem ser consideradas como o passo três, antes da utilização de opiáceos fortes.[16]

As recomendações baseadas em evidências para o tratamento farmacológico da dor neuropática têm sido amplamente publicadas, mas, o tratamento de dor neuropática crônica pode ser complexo, e muitos pacientes não respondem ao tratamento, apresentando alívio parcial ou muitos efeitos colaterais. Por isso, o tratamento intervencionista que é definido como "procedimentos invasivos, envolvendo a liberação de fármacos nos alvos, ou ablação/modulação dos alvos nervosos", para o tratamento da dor considerada refratária, tendo sido importante nesses casos. Importante enfatizar que esse tratamento faz parte de um tratamento integral que inclui tratamento farmacológico e não farmacológico e tratamentos não intervencionistas. Vários tratamentos farmacológicos na dor neuropática são considerados eficazes, sendo menor a eficácia para o tratamento não farmacológico, necessitando de mais estudos randomizados e controlados.[5]

O tratamento farmacológico pode ser realizado com vários fármacos, sendo os de primeira linha os gabapentinoides, antidepressivos tricíclicos e os inibidores de recaptação de serotonina-norepinefrina, já os de segunda linha são, os opiáceos, lidocaína tópica ou capsaicina, e a toxina botulínica, os analgésicos que tratam dor nociceptiva são inefetivos na dor neuropática.[6]

Os procedimentos de intervenção são utilizados após falha do tratamento farmacológico e de medidas conservadoras.[17]

O tratamento intervencionista da dor neuropática está centrado na melhoria da qualidade de vida, com redução da intensidade e período da dor. Os procedimentos invasivos podem ser divididos em ablativos (quando não preservam o sistema nervoso central e/ou periférico) e não ablativos (quando preservam). Em 1895, os raios X foram descobertos, revolucionando a prática médica. Atualmente, com equipamentos avançados, vem se tornando a base no tratamento intervencionista da dor, sendo essencial para a maioria dos procedimentos invasivos, pode ser utilizado de modo contínuo, em tempo real, guiando os procedimentos ao alvo que causam a dor, com alta precisão e segurança, sendo primordial que os médicos intervencionistas tenham total entendimento do fluoroscópio, a fim de usá-lo com segurança e efetividade na prática diária, para que tenham precisão no alvo causador da dor, que associado ao conhecimento da anatomia e fisiopatologia, ajudam os pacientes com dores crônicas de maneira mais efetiva.[18]

A ultrassonografia foi inicialmente descoberta por Lazzaro Spallanzani, que utilizou na navegação de ultrassom de morcegos em 1790, mas foi a invenção de Pierre Curie, do cristal piezoelétrico nos Estados Unidos, que marcou o maior desenvolvimento dessa tecnologia. A utilização do ultrassom tem apresentado um grande progresso nas últimas cinco décadas. Seu uso mais recente tem sido no diagnóstico e intervenção terapêutica na anestesia regional, bem como na medicina intervencionista da dor, por meio de diagnóstico de várias patologias em nervos, músculos, articulações, sendo possível a utilização de medicamentos por meio das agulhas nos alvos, podendo também ser utilizado o doppler que visualiza os vasos sanguíneos, para maior segurança no procedimento. Necessário, assim como na radioscopia, treinamento, além de revisar a anatomia relevante do procedimento, iniciar com procedimentos mais simples e superficiais, amplo escaneamento da área a ser tratada, checar com o doppler colorido e visualizar a agulha e a dispersão injetada. Como vantagem essa técnica em tempo real facilita a visualização da agulha, sendo uma ferramenta útil no tratamento da dor, sem exposição de qualquer radiação.[19]

Técnicas intervencionistas, como a radiofrequência pulsada (RFP), podem ser usadas para interromper os sinais dolorosos transmitidos por meio do sistema nervoso simpático, tanto a pulsada como a térmica, mostram aumento do controle por meio do tamanho da lesão e maior capacidade de confirmar um posicionamento preciso em comparação com outros métodos intervencionistas.[17] RFP é uma modalidade de tratamento utilizado para o manejo da dor na prática clínica, e tem sido associado a várias vantagens, incluindo; segurança, fácil aplicação e menos efeitos colaterais do que o radiofrequência ablativa.[20] O mecanismo da RFP ainda não foi elucidado. Os resultados de experimentos envolvendo animais sugerem que o RFP pode alterar a expressão de c-Fos nas lâminas I e II do corno dorsal da medula espinhal.[21] A RFP induz um campo elétrico nas regiões do gânglio da raiz dorsal e influencia a função neuronal local.[22] Os resultados de experimentos anteriores sugerem que o PRF provoca neuromodulação de resposta a estímulos dolorosos sem alterar a morfologia das fibras motoras e sensitivas; provavelmente funciona com uma via independentemente de temperatura mediada por campos elétricos variáveis.[23]

Como o PRF não produz calor suficiente ao redor da sonda ou do tecido para danificar os nervos, não há risco de desaferentação. Um grande número de estudos tem demonstrado bons efeitos analgésicos no tratamento da dor neuropática por RFP, Ren relatou uma remissão > 50% da dor, em 80% dos pacientes, após tratamento com PRF, sugerindo que o RFP tem um bom efeito no tratamento para dor neuropática.[24] Shabat *et al.*, relataram que 86% dos pacientes conseguiram melhora da dor neuropática radicular após um mês, enquanto dois pacientes permaneceram sem dor, sete pacientes tiveram bons resultados e onze pacientes tiveram resultados moderados após seis meses.[25]

Os principais alvos da cadeia simpática e suas indicações incluem, gânglio esfenopalatino (dor facial atípica, cefaleias em salva), gânglio estrelato (dor mantida pelo simpático na região da cabeça e pescoço, nas insuficiência vascular/desordens vasculares incluindo doença de Reynaud de extremidades torácicas, cabeça e pescoço, na neuralgia pós-herpética de cabeça e pescoço), gânglios e cadeia simpática torácica (na síndrome de dor complexa regional tipo I e II, doenças vasculares e neuralgia pós-herpética) e lombar (na síndrome de dor complexa regional tipo I e II, insuficiência vascular em membros inferiores, dor urogenital, dor fantasma, dor no coto após amputação do membro inferior), plexo celíaco e nervos esplâncnicos (dor mantida pelo simpático em flancos, retroperitônio e parede abdominal alta, tumores de retroperitônio e parede abdominal alta, dor por insuficiência vascular abdominal, dor abdominal não maligna incluindo pancreatite), plexo hipogástrico superior (dor pélvica oncológica, cólon descendente, reto, útero e colo, vagina, ovários, bexiga, próstata, testículos, dor pós-radioterapia, tenesmo pós-anastomose colorretal, dor não oncológica, endometriose, dispareunia, prostatodinia, cistite intersticial crônica e dores pélvicas crônicas em geral, e gânglio ímpar (dor mantida pelo simpático na região perineal, dor oncológica e não oncológica, enterite pós-radioterapia), podem ser utilizados substâncias como os anestésicos locais, além de fenol ou álcool, podendo também ser realizado as radiofrequências ablativas e não ablativas (sendo os pacientes cuidadosamente selecionados). Para a neuralgia do trigêmeo, podem ser realizados bloqueios ou métodos ablativos e não ablativos do gânglio de Gasser.[17]

A estimulação medular também demonstrou ser uma estratégia alternativa.[17]

Importante salientar que qualquer procedimento indicado pode apresentar complicações, sendo necessário saber qual a complicação de cada procedimento que pode ocorrer para que seja de maneira mais rápida solucionada.

O tratamento intervencionista da dor tem sido uma ferramenta muito importante no tratamento da dor neuropática.

Os procedimentos intervencionistas da dor e de medicina regenerativa nas compressões de nervos periféricos, raízes nervosas e inervações articulares, consistem em realizar uma hidrodissecção no local da compressão e usar como líquido descompressor alguma substância regenerativa que melhora a homeostase do tecido infamado, e em processo degenerativo. A hidrodissecção do nervo pode ser definida como a introdução de uma solução sob pressão entre os tecidos para separar e remover aderências com o objetivo de liberar adesões ou obstruções de tecidos moles em nervos periféricos comprimidos. A hidrodissecção com dissecção romba, mostrou-se uma técnica segura e com efeitos satisfatórios, quando as técnicas corretas de injeção guiada por US são utilizadas.[23,24]

As injeções neurais guiadas por pontos anatômicos, conhecidos também como "técnica às cegas",ou por radioscopia podem levar a severas complicações como as lesões em *piercing*, injeções intravasculares e destruição do segmento neural, e mesmo com o auxílio do US, essas complicações podem acontecer devido a erros no treinamento do cirurgião. Estudo com 257 pacientes, que realizaram bloqueios nervosos, antes da artroscopia do ombro, relataram uma incidência de 17% de injeções intraneurais.[25] Outro estudo avaliou 72 casos de injeções intraneurais, em procedimentos guiados por ultrassom, nenhum dos casos resultou em qualquer lesão permanente do nervo, mas com complicações transitórias.[26] Esses achados sugerem que a temida complicação da injeção intraneural não representa um verdadeiro risco significativo de resultados adversos, quando utilizado a técnica de injeção guiada por ultrasom.[27]

As substâncias usualmente utilizadas na hidrodissecção com potencial regenerativo são o ácido hialurônico e o PRP.

Geralmente, a regeneração nervosa periférica tem uma fase celular e outra humoral, que começam logo após o ferimento do nervo. A fase celular consiste em proliferação e migração de células de Schwann e alongamento de brotos axonais. A fase humoral é responsável pela interação célula-célula.[28] Vários agentes têm sido utilizados para alterar as fases celular e humoral. Esses fatores neurotróficos são macromoléculas responsáveis por crescimento e viabilidade das células neuronais e são usadas para melhorar os resultados funcionais da regeneração nervosa.[29]

A interação entre regeneração nervosa e neovascularização é essencial para a regeneração.[30] Sabe-se que os nervos em regeneração interagem com vasos sanguíneos, e o aumento da demanda metabólica de um nervo em regeneração pode ser alcançado por meio do aumento da neovascularização. Por outro lado, a isquemia na ferida cirúrgica leva ao aumento dos níveis de expressão de fator de crescimento endotelial (VEGF), presente no PRP, que é o agente vascularizante mais potente em seu receptor VEGFR2 no campo da neovascularização. O VEGF é frequentemente usado para investigar os efeitos da neovascularização na regeneração nervosa. Estudos demonstraram que o VEGF não apenas estimula a angiogênese, mas também tem efeitos neurotróficos.[31]

O ácido hialurônico (AH) é um glicosaminoglicano derivado de fibroblastos, com vários efeitos biológicos. O AH demonstrou limitar o tecido cicatricial e pode ajudar a obter melhores resultados funcionais. Em 2003, um estudo demonstrou ser eficaz na regeneração nervosa, e a associação de VEGF com AH mostrou que essa combinação pode promover sinergicamente a regeneração nervosa periférica.[30,32]

Conclusão

A dor neuropática é uma entidade nosológica altamente prevalente, causando transtornos individuais e sociais, sendo uma grande preocupação para a saúde pública também pelo seu impacto econômico e financeiro.

Os fatores que levam a dor neuropática são diversos, desde lesões do SNC, síndromes endócrinas e metabólicas, até lesões e degenerações ao nível do SNP, como na artrose, por exemplo.

As possibilidades de tratamento intervencionista na dor neuropática, fazem parte de protocolos integrativos multimodais, geralmente associados ao tratamento farmacológico, e as injeções guiadas por ultrassom ou radioscopia nos gânglios simpáticos, raízes nervosas e inervação periférica, são atualmente excelentes ferramentas para controle da dor. Recentemente, a associação dessas técnicas, com a medicina regenerativa, têm melhorado os resultados esperados, a partir do conhecimento dos processos degenerativos associados à dor neuropática.

Referências bibliográficas

1. Finnerup NB, Kuner R, Jensen TS. Neuropathic Pain: From Mechanisms to Treatment. Physiol Rev. 2021 Jan 1;101(1):259-301. doi: 10.1152/physrev.00045.2019. Epub 2020 Jun 25.
2. Schlereth T. Guideline "diagnosis and non interventional therapy of neuropathic pain" of the German Society of Neurology (deutsche Gesellschaft für Neurologie). Neurol Res Pract. 2020 Jun 10;2:16. doi: 10.1186/s42466-020-00063-3. eCollection 2020.
3. Sofat N, Ejindu V, Kiely P. What makes osteoarthritis painful? The evidence for local and central pain processing. Rheumatology 2011;50(12):2157-65.
4. Dimitroulas T, Duarte RV, Behura A, Kitas GD, Raphael JH. Neuropathic Pain in Osteoarthritis: A Review of Pathophysiological Mechanisms and Implications for Treatment, Seminars in Arthritis and Rheumatism, http://dx.doi.org/10.1016/j. semarthrit.2014.05.011.
5. Dworkin RH, O'Connor AB, Kent J, Mackey SC, Raja SN, Stacey BR, et al. Comprehensive review Interventional management of neuropathic pain: NeuPSIG recommendations. Pain. 2013 Nov; 154(11):2249-2261.
6. Baig S, Moon JY, Shankar H. Review of Sympathetic Blocks Anatomy, Sonoanatomy, Evidence, and Techniques. Reg Anesth Pain Med. May/Jun 2017;42(3):377-391. doi: 10.1097/AAP.0000000000000591.
7. Mitsikostas DD, Moka E, Orrillo E, Aurilio C, Vadalouca A, Paladini A, Varrassi G. Neuropathic Pain in Neurologic Disorders: A Narrative Review. Cureus. 2022 Feb 20;14(2):e22419. doi: 10.7759/cureus.22419. eCollection 2022 Feb.
8. Sharma L, Kapoor D, Issa S. Epidemiology of osteoarthritis: an update. Curr Opin Rheumatol 2006;18(2):147-56.
9. Zhang J, Song L, Liu G, Zhang A, Dong H, Liu Z, et al. Risk factors for and prevalence of knee osteoarthritis in the rural areas of Shanxi Province, North China: a COPCORD study. Rheumatol Int 2013;33(11):2783-8.
10. Nho SJ, Kymes SM, Callaghan JJ, Felson DT. The burden of hip osteoarthritis in the United States: epidemiologic and economic considerations. J Am Acad Orthop Surg 2013;21(Suppl 1):S1-6.
11. Paget J. Clinical lecture on some cases of local paralysis. Med Times Gazette, London. 1864;1:331.
12. Learmonth JR. The principle of decompression in the treatment of certain diseases of peripheral nerves. Surg Clin North Am. 1933;13:905-13.
13. Keck C. The tarsal-tunnel syndrome. J Bone Joint Surg Am. 1962;44A:180-2. Lam SJS. A tarsal-tunnel syndrome. Lancet. 1962;2:1354-5.
14. Roles NC, Maudsley RH. Radial tunnel syndrome. J Bone Joint Surg Am. 1972;4B:784-90.

15. Kopell HP, Thompson WA. Peripheral entrapment neuropathies. Baltimore: Williams and Wilkins; 1976.
16. Yang J, Bauer BA, Wahner-Roedler DL, Chon TY, Xiao L. The Modified WHO Analgesic Ladder: Is It Appropriate for Chronic Non-Cancer Pain? J Pain Res. 2020;13:411-417. Published on-line 2020 Feb 17. doi: 10.2147/JPR.S244173.
17. Zacharias NA, Karri J, Garcia C, Lachman LK, Abd-Elsayed A. Interventional Radiofrequency Treatment for the Sympathetic Nervous System: A Review Article. Pain Ther. 2021 Jun;10(1):115-141. doi: 10.1007/s40122-020-00227-8.
18. Schultz DM. Fluoroscopy in Interventional Pain Medicine. In: Diwan S, Staats PS. eds. Atlas of Pain Medicine Procedures. McGraw Hill; 2015.
19. Shankar H, Rajput K. Ultrasound Guidance for Interventional Pain Management. In: Diwan S, Staats PS. eds. Atlas of Pain Medicine Procedures. McGraw Hill; 2015. Accessed July 13, 2022.
20. Ozsoylar O, Akcali D, Cizmeci P, Baba can A, Cahana A, Bolay H. Percutaneous pulsed radiofrequency reduces mechanical allodynia in a neuropathic pain model. Anesthesia and Analgesia 2008; 107:1406-1411.
21. Van Zundert J, de Louw AJ, Joosten EA, Kessels AG, Honig W, Dederen PJ, Veening JG, Vles JS, van Kleef M. Pulsed and continuous radiofrequency current adjacent to the cervical dorsal root ganglion of the rat induces late cellular activity in the dorsal horn. Anesthesiology 2005; 102:125-131.
22. Simopoulos TT, Kraemer J, Nagda JV, Aner M, Bajwa ZH. Response to pulsed and continuous radiofrequency lesioning of the dorsal root ganglion and segmental nerves in patients with chronic lumbar radicular pain. Pain Physician 2008; 11:137-144.
23. Bokey EL, Keating JP, Zelas P. Hydrodissection: an easy way to dissect anatomical planes and complex adhesions. Aust. N. Z. J. Surg. 1997; 67:643-4.
24. Cass SP. Ultrasound-guided nerve hydrodissection: What is it? A review of the literature. Curr. Sports Med. Rep. 2016; 15:20-2.
25. Liu SS, YaDeau JT, Shaw PM, et al. Incidence of unintentional intraneural injection and postoperative neurological complications with ultrasoundguided interscalene and supraclavicular nerve block. Anaesthesia. 2011; 66: 168-74.
26. Bigeleisen PE. Nerve puncture and apparent intraneural injection during ultrasound-guided axillary block does not invariably result in neurologic injury. Anesthesiology. 2006; 105:779-83.
27. Jonathan M. Stoddard, MD;1 Cole R. Taylor, MD;2 and Francis G. O'Connor, MD, MPH3. Ulnar Nerve Entrapment at the Cubital Tunnel Successfully Treated with Ultrasound-Guided Peripheral Nerve Hydrodissection: A Case Report and Further Evidence for a Developing Treatment Option. Current Sports Medicine Reports. Volume 18, Number 11, November 2019.
28. Mohammad JA, Warnke PH, Pan YC, Shenaq S. Increased axonal regeneration through a biodegradable amnionic tube nerve conduit: Effect of local delivery and incorporation of nerve growth factor=hyaluronic acid media. Ann Plast Surg 2000;44:59-64.
29. Gao C, Ma S, Ji Y, Wang JE, Li J. Sciatic nerve regeneration in rats stimulated by fibrin glue containing nerve growth factor: An experimental study. Injury 2008;39:1414-1420.
30. Zor F, Deveci M, Kilic A, Ozdag MF, Kurt B, Sengezer M, SÖnmez TT. (2013). Effect of vegf gene therapy and hyaluronic acid film sheath on peripheral nerve regeneration. Microsurgery, 34(3), 209-216. doi:10.1002/micr.22196.
31. Hobson MI, Green CJ, Terenghi G. VEGF enhances intraneural angiogenesis and improves nerve regeneration after axotomy. J Anat 2000;197 (Part 4):591-605.
32. Adanali G, Verdi M, Tuncel A, Erdogan B, Kargi E. Effects of hyaluronic acid-carboxymethyl cellulose membrane on extraneural adhesion formation and peripheral nerve regeneration. J Reconstr Microsurg 2003;19:29-36.

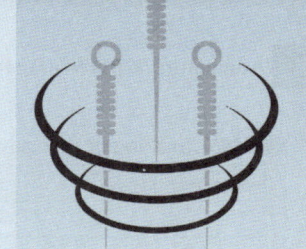

Alterações Nutricionais Relacionadas à Dor Neuropática

37

Adriano Höhl
Ana Lúcia Munaro Tacca Höhl
Luísa Teixeira Höhl

Introdução

A nutrição humana é uma área da ciência que baseia seus estudos nas interações bioquímicas dos alimentos com o corpo humano e têm contribuído para o prolongamento da expectativa de vida,[1] tanto por meio da nutrição tradicional como por suas promissoras inovações, como a genômica nutricional, que lida com a interação entre sequências genéticas e nutrientes e a metabolômica que estuda os metabólitos ou "metabolomas".[2]

A dor neuropática é definida pela IASP (Associação Internacional para o Estudo da Dor) como uma dor em decorrência de lesão ou de doença do sistema somatossensitivo.[3] Seu tratamento é um desafio na prática médica por estar relacionada com uma variedade de patologias, o que requer abordagem abrangente, não apenas focalizada no eixo biológico, mas incluindo os aspectos físicos, psicológicos e sociais da dor. A dor neuropática contribui para uma baixa qualidade de vida além de restringir o desempenho das atividades de vida diária, prejudicar a vida social e familiar, assim como gerar deficiências físicas, funcionais e mentais.[4]

A avaliação nutricional é muito importante para reparar os desequilíbrios nutricionais advindos do modo de vida, da doença e do tratamento, possibilitando tratamento médico apoiado por intervenções dietéticas adequadas.

Fatores de risco nutricionais

As alterações nutricionais estão ligadas aos casos de neuropatia por doenças, que envolvem o sistema neurosomatossensitivo. Essas alterações podem ser decorrentes do excesso ou falta de macro e micronutrientes, por uma dieta irregular ou por absorção prejudicada no trato gastrintestinal.

Cada patologia está sujeita à combinação da quantidade e qualidade dos alimentos, juntamente com a suscetibilidade genética, o que induz a ativação exagerada da sinalização imune inata, que inicialmente contribui para a inflamação crônica de baixo grau.[5]

QUADRO 37.1. Fatores de risco para neuropatias de origem nutricional

Dependência química de álcool	Doenças autoimunes
Dietas especiais	Doenças inflamatórias
Doenças metabólicas	Idade avançada
Gravidez e lactação	Interações medicamentosas
Pós-cirurgias gastrintestinais	Vícios alimentares

Fonte: Autoria própria.

Alterações metabólicas

Estudos mostram que a síndrome metabólica está, independentemente associada à probabilidade de doença neuropática dolorosa tanto para o diabetes *mellitus* tipo 1 quanto para o tipo 2, contribuindo para as complicações microvasculares patogênicas do diabetes.[6,7]

Dislipidemia

A dislipidemia atua interferindo na função mitocondrial em sua morfologia, motilidade, fissão e fusão, contribuindo para a lesão neuronal e das células de Schwann.[8] Altas concentrações de gorduras de cadeia longa podem reduzir o número e a velocidade das mitocôndrias móveis, além de hiperpolarizar suas membranas externas, o que leva a um comprometimento transporte de elétrons.[8]

A literatura relaciona a hipertrigliceridemia ao desenvolvimento da doença neuropática dolorosa, mostrando incidência mais elevada em pacientes dislipidêmicos, destacando-se aqueles com triglicérides elevado e HDL reduzido.[9] Também é fator importante no aumento das taxas de amputação não traumática de membros inferiores em pacientes diabéticos.[10]

Obesidade

A obesidade impulsiona a síndrome metabólica induzindo a um aumento do *pool* de ácidos graxos de cadeia longa, que penetram na barreira hemato-nervosa, resultando em neuroinflamação. O estresse oxidativo neuronal desencadeia uma cascata de citocinas pró-inflamatórias e quimiocinas que geram colesterol oxidado[11] e que, juntamente com as citocinas pró-inflamatórias e hiperglicemia, modulam vários genes pró-inflamatórios como ciclooxigenase-2 e o fator de necrose tumoral-α.[12,13]

A neuropatia é frequente em indivíduos com obesidade (23%) mesmo em pacientes obesos normoglicêmicos, indicando que a obesidade por si só pode ser suficiente para causar neuropatia.[14] Vários estudos mostram que o diabetes e a obesidade são as condições metabólicas mais consistentes associadas à neuropatia.[15-17]

A obesidade central é um fator importante de risco e potencial causa de neuropatia. Estudos nos Estados Unidos, Dinamarca, Holanda e Alemanha mostram uma relação independente entre circunferência da cintura e neuropatia,[16-20] sugerindo que o tipo e distribuição de gordura é mais importante do que a obesidade geral na mediação da lesão do nervo.[15]

Os pacientes obesos (índice de massa corporal IMC ≥ 30) também são mais propensos a sentir dor do que seus pares com peso normal e baixo peso.

Diabetes

A neuropatia periférica diabética (DPN) afeta metade de todos os pacientes diabéticos e uma parcela significativa dos casos de neuropatia periférica (18%-49%) pode ser atribuído ao diabetes,[21] sendo a principal causa de incapacidade por dor, úlceras nos pés e amputações, aumentando a morbidade da doença e os custos de tratamento.[22]

Mesmo nos casos de pré-diabetes há o risco de desenvolvimento da doença neuropática. Dados longitudinais por meio do estudo PROMISE confirmaram a robustez do pré-diabetes como causa de neuropatia. Pacientes que evoluíram para diabetes e pré-diabetes em seguimento de três anos tiveram uma prevalência de neuropatia de 50% e 49%.[23,24]

Cirurgias gastrintestinais

As cirurgias gastrintestinais podem levar a alterações anatômicas e fisiológicas no trânsito intestinal, tendo como consequência alterações na absorção e eliminação de micronutrientes. A cirurgia bariátrica pode vir acompanhada de complicações neurológicas. Estudos têm mostrado que a neuropatia pós-gastrectomia vertical laparoscópica pode vir acompanhada de níveis mais baixos de vitamina B1, B2 e cobre associados a neuropatia.[25]

As neuropatias ópticas nutricionais, antes uma causa rara de perda visual, têm aumentado sua incidência devido à disseminação da cirurgia bariátrica e das dietas vegetarianas ou veganas estritas de cobalamina, ácido fólico, tiamina e cobre.[26-28]

Abuso de álcool

O abuso de álcool é conhecido por causar uma série de distúrbios neurológicos, incluindo ataxia cerebelar, confusão, comprometimento cognitivo e neuropatia periférica.

A neuropatia associada ao abuso crônico de álcool pode envolver fibras grandes e/ou pequenas (incluindo autonômicas) e é bastante heterogênea em suas características clínico-patológicas.[29-31]

Dentre as possibilidades patológicas temos a toxicidade direta do álcool, deficiências nutricionais (particularmente tiamina e vitamina B12), cirrose hepática, impurezas de bebidas alcoólicas (p. ex., chumbo) e glicemia desordenada. O papel da desnutrição não é único e exclusivo. Existem estudos mostrando neuropatia em alcoólicos, na ausência de deficiência nutricional e que nem a prevalência nem a gravidade da neuropatia periférica relacionada ao álcool estão correlacionadas com o estado nutricional.[29]

Deficiência de micronutrientes

Cobalamina - vitamina B12

A vitamina B12 tem um papel importante no metabolismo celular, especialmente, na síntese de DNA, metilação e metabolismo mitocondrial, sendo a maior e mais complexa vitamina do corpo humano.[32,33] Estudos sugerem que a vitamina B12 ajuda a regenerar os nervos induzindo o crescimento axonal e a diferenciação das células de Schwann, o que melhora a recuperação funcional em lesões por esmagamento de nervos difíceis de tratar. Além disso, a vitamina B12 regula positivamente o fator neurotrófico derivado do cérebro (BDNF) e aumenta a velocidade de condução nervosa, o que pode refletir parte do processo de regeneração.[34,35]

A deficiência é causada por ingestão inadequada, baixa biodisponibilidade ou má absorção e afeta diretamente os sistemas imunológico e nervoso. Isso justifica seu uso frequente como tratamento para pacientes com condições de dor crônica, incluindo neuropatia diabética, neuralgia pós-herpética, dor lombar e úlceras aftosas, todos com resultados significativos.[36]

QUADRO 37.2. Fatores de deficiência e alimentos com maiores concentrações de cobalamina

Cobalamina (vitamina B12) – hidrossolúvel		
Fatores de deficiência	**Alimentos**	
Cirurgia bariátrica	Caranguejo cozido	Atum cozido
Cirurgias gástricas	Coração cozido	Camarão cozido
Doença inflamatória intestinal	Fígado cozido	Carne bovina cozida
Idade > 75 anos	Mariscos no vapor	Carneiro cozido
Medicações para gastrite	Ostras cozidas	Ovo cozido
Metformina > 4 meses	Salmão cozido	Queijo *cottage*
Ressecções intestino delgado	Truta cozida	
Vegetarianos e veganos		

Fonte: Autoria própria.

Tiamina - vitamina B1

A tiamina é uma vitamina hidrossolúvel que desempenha papel importante no metabolismo energético, essencial na manutenção da bainha de mielina, na produção de energia no ciclo de Krebs, na síntese de neurotransmissores, metabolismo de carboidratos e aminoácidos, além de ser fundamental nas vias de uso de energia do sistema nervoso central.[37-39]

A absorção da tiamina ocorre no duodeno e é aumentada pela presença de folato e magnésio, mas inibida pela presença de álcool. A sua deficiência causa principalmente distúrbios neurológicos e cardiovasculares.[40,41]

Baixas taxas estão relacionadas com dieta irregular ou má absorção, sendo que o alcoolismo, cirurgia bariátrica, uso de diuréticos de alça, estenose duodenal, duodenite, diarreia, hiperêmese gravídica, quimioterapias e hemodiálise estão entre as causas relacionadas à sua deficiência.[36,42-44]

QUADRO 37.3. Fatores de deficiência e alimentos com maior concentração de tiamina

Tiamina (vitamina B1) – hidrossolúvel		
Fatores de deficiência	**Alimentos**	
Alcoolismo	Iogurte natural	Arroz integral cozido
Cirurgia bariátrica	Leite	Carne bovina cozida
Diarreia	Suco de laranja lima	Abacaxi
Estados de hipermetabolismo	Manga	Peixe corvina assada
Estenose duodenal	Carne de porco grelhada	Salmão filé grelhados pele
Hemodiálise	Batata inglesa cozida	Cupuaçu
Hiperêmese	Batata doce cozida	Atemoia
Lactação	Cará cozido	Carambola
Tireotoxicose	Fígado bovino cozido	Feijão fradinho cozido
Uso prolongado de diuréticos de alça		

Fonte: Autoria própria.

Piridoxina - vitamina B6

Piridoxina é o nome coletivo de seis compostos – piridoxina, piridoxal, piridoxamina e seus 5-prime ésteres fosforilados.[36] Tem importância por induzir a síntese de glutationa, conferindo neuroproteção e por reduzir a perda de neurônios dopaminérgicos, sendo importante no tratamento da doença de Parkinson.[45]

Baixas taxas estão relacionadas a má absorção ou à perda excessiva, como quando há função renal prejudicada, doenças autoimunes, aumento da ingestão de álcool ou terapia com isoniazida, cicloserina, ácido valpróico, fenitoína, carbamazepina, primidona, hidralazina e teofilina.[46-51]

Os compostos piridoxina, piridoxal e piridoxamina são tóxicos para as células cultivadas dos gânglios da raiz dorsal. Assim, o excesso de piridoxina, também pode estar relacionado com a neuropatia.[36,46-54]

QUADRO 37.4. Fatores de deficiência e alimentos com maiores concentrações de piridoxina

Piridoxina (vitamina B6) – hidrossolúvel		
Fatores de deficiência	**Alimentos**	
Alcoolismo	Banana	Aveia cozida
Doenças autoimunes	Frango cozido	Batata com casca cozida
Má função renal	Iogurte sem gordura	Carne bovina cozida
Uso de ácido valpróico	Leite	Fígado de frango cozido
Uso de carbamazepina	Manga	Massa de trigo integral
Uso de fenitoína	Melancia	Morango fresco
Uso de hidralazina	Salmão cozido	Suco de uva
Uso de isoniazida	Suco de laranja	Suco e ameixa
Uso de primidona	Suco de tomate	Uva
Uso de teofilina		
Uso de cicloserina		

Fonte: Autoria própria.

Folato - vitamina B9

O termo folato (vitamina B9) refere-se a um grupo de compostos que participam de inúmeras reações que incluem a metilação de biomoléculas importantes (lipídios, aminoácidos, DNA) e cuja deficiência leva a resultados patológicos, incluindo anemia e deficiências na saúde reprodutiva, sistema nervoso e no desenvolvimento fetal.[55]

Suas deficiências estão relacionadas a dietas pobres em frutas e vegetais e a condições que induzem a má absorção intestinal, como doenças inflamatórias intestinais, doença celíaca, cirurgias gástricas, cirurgias bariátricas e doença renal crônica.[56,58]

QUADRO 37.5. Fatores de deficiência e alimentos com maiores concentrações de folato

Folato (vitamina B9) – hidrossolúvel		
Fatores de deficiência	**Alimentos**	
Cirurgias bariátricas	Brócolis	Amendoim
Cirurgias gástricas	Ervilhas	Aspargos
Dietas pobres em frutas	Espinafre	Folha de couve cozida
Dietas pobres em vegetais	Feijão	Macarrão branco cozido
Doença celíaca	Fígado	Quiabo cozido
Doença renal crônica	Grãos	Rim de boi cozido
Doenças inflamatórias	Laranja	Semente de girassol
Intestinais	Lentilhas	Soja verde cozida
	Gema de ovo	Suco de laranja fresco

Fonte: Autoria própria.

Cobre

O cobre pertence a um grupo de 11 oligoelementos essenciais. São metais ou metaloides que constituem < 0,01% da massa corporal. O cobre é cofator essencial para reações de oxirredução. Participa da regulação de várias vias fisiológicas, como produção de energia, metabolismo do ferro, tecido conjuntivo, maturação e neurotransmissão. Sua ausência causa alterações bioquímicas, estruturais e funcionais, estando relacionada com neuropatias.[36,56]

Dentre as causas de deficiência de cobre estão a desnutrição, anorexia nervosa, dietas vegetarianas e veganas, nutrição parenteral, diarreia crônica, doença celíaca, doença de Crohn, cirurgia do intestino anterior e síndrome do intestino curto, cirurgia bariátrica, excesso de zinco, ferro e ácido ascórbico.[59]

QUADRO 37.6. Fatores de deficiência e alimentos com maiores concentrações de cobre

Cobre		
Fatores de deficiência	**Alimentos**	
Anorexia nervosa	Amêndoa	Amendoim
Cirurgia bariátrica	Avelã	Chocolate sem açúcar
Desnutrição	Caju	Coração de boi cozido
Diarreia crônica	Castanha do Brasil	Fígado de peru cozido
Dietas vegetarianas e veganas	Fígado de boi cozido	Levedo de cerveja
Doença de Crohn	Fígado de vitela cozido	Melado
Excesso de ferro	Nozes	Pistache
Excesso de zinco	Ostra cozida	Semente de abóbora
Excesso de ácido ascórbico	Outra crua	Semente de girassol
Nutrição parenteral		
Síndrome do intestino curto		

Fonte: Autoria própria.

Vitamina E

A vitamina E é o nome utilizado para fazer referência a oito compostos e o único metabolizado pelo fígado é o alfa-tocoferol. É importante por seu efeito antioxidante, reduzindo o índice das doenças coronarianas, por seu efeito imunomodulatório pela redução dos níveis de prostaglandina E_2 e por inibir a agregação plaquetária, na prevenção das doenças vasculares.[60]

A vitamina E é lipossolúvel e sua deficiência pode ocorrer pela má absorção de gordura ou quando os sais biliares não solubilizam a gordura para serem absorvidos. Sua deficiência é relatada nos processos de cirurgia gástrica, bariátrica, na síndrome do intestino curto, doenças inflamatórias intestinais, insuficiências pancreáticas exógenas, nas hepatopatias com colestase.[36]

Estudos indicam um papel citoprotetor da vitamina E pela redução das concentrações de radicais livres derivados de oxigênio nos tecidos neurais e por modular a neurotoxicidade do glutamato,[61] além de poder atuar na diminuição da duração e gravidade da neuropatia periférica induzida por quimioterapia (NPIQ).[62]

QUADRO 37.7. Fatores de deficiência e alimentos com maiores concentrações de vitamina E

Vitamina E (lipossolúvel)		
Fatores de deficiência	**Alimentos**	
Cirurgia bariátrica	Banana	Abóbora
Cirurgias gástricas	Carne de porco cozida	Atum no óleo (enlatado)
Colestase crônica	Fígado de boi cozido	Farinha de aveia cozida
Doença de Crohn	Melão-cantalupo	Fígado de peru cozido
Doença hepática	Morangos frescos	Maçã com casca
Fibrose cística	Pera	Mamão papaia
Insuficiência pancreática	Presunto cozido	Manga
Má absorção de gordura	Salmão cozido	Molho de tomate
Síndrome do intestino curto	Suco de tomate	Óleo de fígado de bacalhau

Fonte: Autoria própria.

Conclusão

A doença neuropática dolorosa pode estar associada a distúrbios nutricionais, ligados ao modo de vida do paciente, às doenças, sequelas cirúrgicas, uso de medicações que resultam em deficiência de micronutrientes, aumento do processo inflamatório e oxidativo do tecido neural. O conhecimento dessas possíveis alterações nutricionais e o trabalho multimodal e multidisciplinar podem reduzir sintomas, entre eles a dor, permitindo ao paciente melhor prognóstico e qualidade de vida.

Referências bibliográficas

1. Kang J.X. Nutritional problems and solutions for the modern health epidemic. J. Nutrigenet. Nutr. 2014;7:188-190. doi: 10.1159/000375471. [PubMed] [CrossRef] [Google Scholar].
2. Di Renzo L, Gualtieri P, Romano L, Marrone G, Noce A, Pujia A, Perrone MA, Aiello V, Colica C, De Lorenzo A. Role of Personalized Nutrition in Chronic-Degenerative Diseases. Nutrients. 2019 Jul 24;11(8):1707. doi: 10.3390/nu11081707. PMID: 31344895; PMCID: PMC6723746.
3. Castro A, Fonseca, Palladini M, Pelloso L: 2021 in Tratado de Dor Neuropática; Editora Atheneu 2021.
4. Van Hecke O, Torrance N, Smith BH. Epidemiology of chronic pain - where do lifestyle factors fit? br J. Pain. 7(4), 209-217 (2013).
5. Barrea L, Di Somma C, Muscogiuri G, Tarantino G, Tenore GC, Orio F, Colao A, Savastano S. Nutrition, inflammation and liver-spleen axis. Crit Rev Food Sci Nutr. 2018;58(18):3141-3158. doi: 10.1080/10408398.2017.1353479. Epub 2017 Nov 30. PMID: 28799803.
6. Metascreen Writing Committee. The metabolic syndrome is a risk indicator of microvascular and macrovascular complications in diabetes: results from Metascreen, a multicenter diabetes clinic--based survey. Diabetes Care. 2006;29:2701-2707.
7. Metascreen Writing Committee. The metabolic syndrome is a risk indicator of microvascular and macrovascular complications in diabetes: results from Metascreen, a multicenter diabetes clinic--based survey. Diabetes Care. 2006;29:2701-2707.
8. Hughes RA, Umapathi T, Gray IA, et al. A controlled investigation of the cause of chronic idiopathic axonal polyneuropathy. Brain. 2004; 127:1723-1.
9. Rumora AE, LoGrasso G, Haidar JA, Dolkowski JJ, Lentz SI, Feldman EL. Chain length of saturated fatty acids regulates mitochondrial trafficking and function in sensory neurons. J Lipid Res. 2019;60: 58-70.

10. Callaghan BC, Feldman E, Liu J, et al. Triglycerides and amputation risk in patients with diabetes: ten-year follow-up in the distance study. Diabetes Care. 2011;34:635-640.
11. Stavniichuk R, Shevalye H, Lupachyk S, et al. Peroxynitrite and protein nitration in the pathogenesis of diabetic peripheral neuropathy.Diabetes Metab Res Rev. 2014;30:669-678.
12. Shoelson SE, Lee J, Goldfine AB. Inflammation and insulin resistance. J Clin Invest. 2006;116:1793-1801.
13. Kellogg AP, Wiggin TD, Larkin DD, Hayes JM, Stevens MJ, PopBusui R. Protective effects of cyclooxygenase-2 gene inactivation against peripheral nerve dysfunction and intraepidermal nerve fiber loss in experimental diabetes. Diabetes. 2007;56:2997-3005.
14. Callaghan BC, Reynolds E, Banerjee M, Chant E, Villegas-Umana E, Feldman EL. Central Obesity is Associated With Neuropathy in the Severely Obese. Mayo Clin Proc. 2020 Jul;95(7):1342-1353. doi: 10.1016/j.mayocp.2020.03.025. PMID: 32622444; PMCID: PMC7340115.
15. Callaghan BC, Xia R, Reynolds E, et al. (2016) Association Between Metabolic Syndrome Components and Polyneuropathy in an Obese Population. JAMA neurology 73: 1468-1476 [PMC free article] [PubMed] [Google Scholar].
16. Callaghan BC, Gao L, Li Y, et al. (2018) Diabetes and obesity are the main metabolic drivers of peripheral neuropathy. Ann Clin Transl Neurol 5: 397-405 [PMC free article] [PubMed] [Google Scholar].
17. Callaghan BC, Xia R, Banerjee M, et al. (2016) Metabolic Syndrome Components Are Associated With Symptomatic Polyneuropathy Independent of Glycemic Status. Diabetes Care 39: 801-807 [PMC free article] [PubMed] [Google Scholar].
18. Hanewinckel R, Drenthen J, Ligthart S, et al. (2016) Metabolic syndrome is related to polyneuropathy and impaired peripheral nerve function: a prospective population-based cohort study. Journal of neurology, neurosurgery, and psychiatry 87: 1336-1342 [PubMed] [Google Scholar].
19. Schlesinger S, Herder C, Kannenberg JM, et al. (2018) General and Abdominal Obesity and Incident Distal Sensorimotor Polyneuropathy: Insights Into Inflammatory Biomarkers as Potential Mediators in the KORA F4/FF4 Cohort. Diabetes Care [PubMed] [Google Scholar].
20. Hitt HC, McMillen RC, Thornton-Neaves T, Koch K, Cosby AG. Comorbidity of obesity and pain in a general population: results from the Southern Pain Prevalence Study. J Pain. 2007 May;8(5):430-6. doi: 10.1016/j.jpain.2006.12.003. Epub 2007 Mar 6. PMID: 17337251.
21. Hanewinckel R, van Oijen M, Ikram MA, van Doorn PA. The epidemiology and risk factors of chronic polyneuropathy. Eur J Epidemiol. 2016;31:5-20.
22. Pop-Busui R, Boulton AJ, Feldman EL, et al. Diabetic neuropathy: a position statement by the American Diabetes Association. Diabetes Care. 2017;40:136-154.
23. Lee CC, Perkins BA, Kayaniyil S, et al. Peripheral neuropathy and nerve dysfunction in individuals at high risk for type 2 diabetes: the PROMISE cohort. Diabetes Care. 2015;38:793-800. spectrum of neuropathy in diabetes and impaired glucose tolerance.
24. Sumner CJ, Sheth S, Griffin JW, Cornblath DR, Polydefkis M. The spectrum of neuropathy in diabetes and impaired glucose tolerance.
25. Alsabah A, Al Sabah S, Al-Sabah S, Al-Serri A, Al Haddad E, Renno WM. Investigating Factors Involved in Post Laparoscopic Sleeve Gastrectomy (LSG) Neuropathy. Obes Surg. 2017 May;27(5):1271-1276. doi: 10.1007/s11695-016-2466-8. PMID: 27889885.
26. Roda M, di Geronimo N, Pellegrini M, Schiavi C. Nutritional Optic Neuropathies: State of the Art and Emerging Evidences. Nutrients. 2020 Aug 31;12(9):2653. doi: 10.3390/nu12092653. PMID: 32878163; PMCID: PMC7551088.
27. Rizzo G., Laganà A.S., Rapisarda A.M.C., La Ferrera G.M.G., Buscema M., Rossetti P., Nigro A., Muscia V., Valenti G., Sapia F., et al. Vitamin B12 among Vegetarians: Status, Assessment and Supplementation. Nutrients. 2016;8:767 [PMC free article] [PubMed] [Google Scholar].
28. Milea D., Cassoux N., LeHoang P. Blindness in a strict vegan. N. Engl. J. Med. 2000;342:897-898. doi: 10.1056/NEJM200003233421217. [PubMed] [CrossRef] [Google Scholar].

29. Julian T, Glascow N, Syeed R, Zis P. Alcohol-related peripheral neuropathy: a systematic review and meta-analysis. J Neurol. 2019 Dec;266(12):2907-2919. doi: 10.1007/s00415-018-9123-1. Epub 2018 Nov 22. PMID: 30467601; PMCID: PMC6851213.
30. Ravaglia Sabrina, Marchioni Enrico, Costa Alfredo, Maurelli Maurizia, Moglia Arrigo. Erectile dysfunction as a sentinel symptom of cardiovascular autonomic neuropathy in heavy drinkers. Journal of the Peripheral Nervous System. 2004;9(4):209-214. [PubMed] [Google Scholar].
31. Koike Haruki, Iijima Masahiro, Sugiura Makoto, Mori Keiko, Hattori Naoki, Ito Hiroki, Hirayama Masaaki, Sobue Gen. Alcoholic neuropathy is clinicopathologically distinct from thiamine-deficiency neuropathy. Annals of Neurology. 2003;54(1):19-29. [PubMed] [Google Scholar].
32. Bue ing S, Costa M, Schilling JM, Moeller-Bertram T. Vitamin B12 as a Treatment for Pain. Pain Physician. 2019 Jan;22(1):E45-E52. PMID: 30700078.
33. Green R, Allen LH, Bjørke-Monsen AL, Brito A, Guéant JL, Miller JW, Molloy AM, Nexo E, Stabler S, Toh BH, Ueland PM, Yajnik C. Vitamin B12 deficiency. Nat Rev Dis Primers. 2017 Jun 29;3:17040. doi: 10.1038/nrdp.2017.40. Erratum in: Nat Rev Dis Primers. 2017 Jul 20;3:17054. PMID: 28660890.
34. Sun H, Yang T, Li Q, Zhu Z, Wang L, Bai G, Li D, Li Q, Wang W. Dexamethasone and vitamin B(12) synergistically promote peripheral nerve regeneration in rats by upregulating the expression of brain-derived neurotrophic factor. Arch Med Sci 2012; 8:924-930.
35. Hong L, Zhang J, Shen J. Clinical efficacy of different doses of lipo-prostaglandin E1 in the treatment of painful diabetic peripheral neuropathy. J Diabetes Complications 2015; 29:1283-1286.
36. Gwathmey Kg, Grogan J. Nutritional neuropathies. Muscle Nerve. 2020 Jul;62(1):13-29. doi: 10.1002/mus.26783. Epub 2019 Dec 26. PMID: 31837157.
37. Cozzolino S.M; Bioidisponibilidade de nutrientes-5ª Edição revisada, Editora Manole,2016, Barueir-SP.
38. Huertas-González N, Hernando-Requejo V, Luciano-García Z, Cervera-Rodilla JL. Wernicke's encephalopathy, wet beriberi, and polyneuropathy in a patient with folate and thiamine deficiency related to gastric phytobezoar. Case Rep Neurol Med. 2015;2015:1- 5. https://doi.org/10.1155/2015/624807.
39. Smith TJ, Johnson CR, Koshy R, Hess SY, Qureshi UA, Mynak ML, Fischer PR. Thiamine deficiency disorders: a clinical perspective. Ann N Y Acad Sci. 2021 Aug;1498(1):9-28. doi: 10.1111/nyas.14536. Epub 2020 Dec 10. PMID: 33305487; PMCID: PMC8451766.
40. Huertas-González N, Hernando-Requejo V, Luciano-García Z, Cervera-Rodilla JL. Wernicke's Encephalopathy, Wet Beriberi, and Polyneuropathy in a Patient with Folate and Thiamine Deficiency Related to Gastric Phytobezoar. Case Rep Neurol Med. 2015;2015:624807. doi: 10.1155/2015/624807. Epub 2015 Nov 30. PMID: 26697247; PMCID: PMC4677180.
41. Saka Y, Naruse T, Kato A, et al. Thiamine status in end-stage chronic kidney disease patients: a single-center study. Int Urol Nephrol. 2018;50(10):1913-1918. https://doi.org/10.1007/s11255-018- 1974-y.
42. Kantor S, Prakash S, Chandwani J, Gokhale A, Sarma K, Albahrani MJ. Wernicke's encephalopathy following hyperemesis gravidarum. Indian J Crit Care Med. 2014;18(3):164-166. https://doi.org/10.4103/0972-5229.128706.
43. Luigetti M, Sabatelli M, Cianfoni A. Wernicke's encephalopathy following chronic diarrhoea. Acta Neurol Belg. 2011;111(3):257. http:// www.ncbi.nlm.nih.gov/pubmed/22141298. Accessed April 1, 2019.
44. Lima LF, Leite HP, Taddei JA. Low blood thiamine concentrations in children upon admission to the intensive care unit: risk factors and prognostic significance. Am J Clin Nutr. 2011;93(1):57-61. https://doi.org/10.3945/ajcn.2009.29078.
45. Wei Y, Lu M, Mei M, Wang H, Han Z, Chen M, Yao H, Song N, Ding X, Ding J, Xiao M, Hu G. Pyridoxine induces glutathione synthesis via PKM2-mediated Nrf2 transactivation and confers neuroprotection. Nat Commun. 2020 Feb 18;11(1):941. doi: 10.1038/s41467-020-14788-x. PMID: 32071304; PMCID: PMC7029000.
46. Windebank AJ, Low PA, Blexrud MD, Schmelzer JD, Schaumburg HH. Pyridoxine neuropathy in rats: specific degeneration of sensory axons. Neurology. 1985;35(11):1617-1622. http:// www.ncbi.nlm.nih.gov/pubmed/2997659 Accessed April 5, 2019.

47. Albin RL, Albers JW, Greenberg HS, et al. Acute sensory neuropathy-neuronopathy from pyridoxine overdose. Neurology. 1987;37(11):1729-1732. http://www.ncbi.nlm.nih.gov/pubmed/ 2823181 Accessed April 5, 2019.
48. Foca FJ. Motor and sensory neuropathy secondary to excessive pyridoxine ingestion. Arch Phys Med Rehabil. 1985;66(9):634-636. http://www.ncbi.nlm.nih.gov/pubmed/2994596 Accessed April 5, 2019.
49. Morra M, Philipszoon HD, D'Andrea G, Cananzi AR, L'Erario R, Milone FF. Sensory and motor neuropathy caused by excessive ingestion of vitamin B6: a case report. Funct Neurol. 8(6):429-432. http://www.ncbi.nlm.nih.gov/pubmed/8150322. Accessed April 5, 2019.
50. Abosamak NR, Gupta V. Vitamin B6 (Pyridoxine). 2021 Nov 20. In: StatPearls [Internet]. Treasure Island (FL): StatPearls Publishing; 2022 Jan-. PMID: 32491368.
51. Badrinath M, John S. Isoniazid Toxicity. Treasure Island, FL: StatPearls Publishing; 2019. http://www.ncbi.nlm.nih.gov/pubmed/30285383
52. Raskin NH, Fishman RA. Pyridoxine-deficiency neuropathy due to hydralazine. N Engl J Med. 1965;273(22):1182-1185. https://doi. org/10.1056/NEJM196511252732203.
53. Heller CA, Friedman PA. Pyridoxine deficiency and peripheral neuropathy associated with long--term phenelzine therapy. Am J Med. 1983;75(5):887-888. http://www54 A, Eleopra R, Onofrj M. Polyneuropathy associated with duodenal infusion of levodopa in Parkinson's disease: features, pathogenesis and management. J Neurol Neurosurg Psychiatry. 2015.
54. Berger AR, Schaumburg HH, Schroeder C, Apfel S, Reynolds R. Dose response, coasting, and differential fiber vulnerability in human toxic neuropathy: a prospective study of pyridoxine neurotoxicity. Neurology. 1992;42(7):1367-1370. https://www-ncbi-nlm-nih-gov.proxy. library.vcu.edu/pubmed/1620347 Accessed April 5, 2019.
55. Naderi N, House JD. Recent Developments in Folate Nutrition. Adv Food Nutr Res. 2018;83:195-213. doi: 10.1016/bs.afnr.2017.12.006. Epub 2018 Feb 2. PMID: 29477222.
56. Sobczynska-Malefora A, Harrington DJ. Laboratory assessment of folate (vitamin B9) status. J Clin Pathol. 2018;71(11):949-956. https://doi.org/10.1136/jclinpath-2018-205048.
57. Okada A, Koike H, Nakamura T, Watanabe H, Sobue G. Slowly progressive folate-deficiency myelopathy: report of a case. J Neurol Sci. 2014;336(1-2):273-275. https://doi.org/10.1016/j.jns.2013.10.032.
58. de Batlle J, Matejcic M, Chajes V, et al. Determinants of folate and vitamin B12 plasma levels in the French E3N-EPIC cohort. Eur J Nutr. 2018;57(2):751-760. https://doi.org/10.1007/s00394-016- 1365-z.
59. Altarelli M, Ben-Hamouda N, Schneider A, Berger MM. Copper Deficiency: Causes, Manifestations, and Treatment. Nutr Clin Pract. 2019 Aug;34(4):504-513. doi: 10.1002/ncp.10328. Epub 2019 Jun 17. PMID: 31209935.
60. Emnic TR, Coleman M. Vitamin E Deficiency. 2021 Jul 18. In: StatPearls [Internet]. Treasure Island (FL): StatPearls Publishing; 2022 Jan-. PMID: 30085593.
61. Muller DPR. Vitamin E and neurological function. Mol Nutr Food Res. 2010;54(5):710-718. https://doi.org/10.1002/mnfr.200900460.
62. Heiba MA, Ismail SS, Sabry M, Bayoumy WAE, Kamal KA. The use of vitamin E in preventing taxane-induced peripheral neuropathy. Cancer Chemother Pharmacol. 2021 Dec;88(6):931-939. doi: 10.1007/s00280-021-04347-6. Epub 2021 Sep 1. PMID: 34468794.

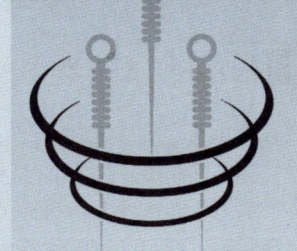

Toxina Botulínica nos Espasmos e no Tratamento da Dor Neuropática

38

Felipe Chiodini Machado
Sylvia Regina Rodrigues Wedemann

Introdução

O *Clostridium botulinum* (*C. botulinum*) é um bacilo anaeróbio Gram-positivo esporulado comumente encontrado no solo e em ambientes marinhos em todo o mundo.[1] A toxina botulínica (BTx), produzida pelo *C. botulinum*, é uma das substâncias mais letais conhecida pela humanidade (100 bilhões de vezes mais tóxica que o cianeto).[2] Se ingerida em grandes quantidades é capaz de gerar o botulismo: uma intoxicação a qual, por meio da inibição da liberação de neurotransmissores nas terminações nervosas, leva à paralisia flácida generalizada e disautonomia.[1,3] Tal quadro clínico, caso não receba a assistência adequada, pode ter como desfecho o óbito, por insuficiência respiratória. Entretanto, quando injetada em doses controladas e de forma localizada, a BTx pode ser utilizada tanto para fins estéticos, quanto para fins analgésicos.[4] Este capítulo tem por objetivo apresentar a toxina botulínica como uma opção promissora no manejo da dor crônica, demonstrando seus mecanismos de ação, aplicabilidades e limitações na prática clínica para espasmos e dor neuropática.

Toxina botulínica e mecanismos de ação

Até o momento foram descobertas sete neurotoxinas com sorotipos imunologicamente distintos da BTx (A, B, C1, D, E, F e G).[1] Apesar de cada sorotipo apresentar suas respectivas particularidades (como sítios específicos de ação e potências diferentes), todos apresentam a capacidade de inibir a liberação de neurotransmissores nas terminações nervosas e, consequentemente, de interferir na excitabilidade do sistema nervoso.[5] Dentre os sete sorotipos, apenas o tipo A e o tipo B estão disponíveis comercialmente. O tipo A (BTxA) é, atualmente, o mais consolidado na literatura para uso na prática clínica, tendo a sua primeira formulação lançada em 1989, pela empresa americana Allergan com o consagrado nome Botox®.[1]

A toxina botulínica é uma molécula de 150 kDa, composta por uma cadeia pesada de 100 kDa e uma cadeia leve de 50 kDa. A cadeia pesada apresenta propriedades de ligação com alta afinidade por receptores presentes na membrana neuronal, motivo pelo qual a toxina age com especificidade em células nervosas,[6] permitindo também a translocação da toxina para o interior a célula.[7] Uma vez dentro do citosol, a cadeia leve é responsável pelos efeitos intracelulares: a hidrólise de SNAREs (*N-ethylmaleimide-sensitive factor attachment protein receptor*), um complexo de proteínas envolvidas na ancoragem de vesículas intracelulares de neurotransmissores com a membrana celular do neurônio aferente primário, resultando no bloqueio da exocitose de neurotransmissores na fenda sináptica. O complexo SNARE compreende basicamente três proteínas: SNAP-25 (*synaptosomal-associated protein of* 25 kDa), sintaxinas e sinaptobrevinas/VAMP (*vesicle-associated membrane protein*). Os tipos A e E de BTx clivam a SNAP-25 em dois locais diferentes, enquanto os tipos B, D, Fe G clivam as VAMP/ sinaptoprevinas e o tipo C cliva tanto as sintaxinas quanto a SNAP-25 (Figura 38.1).[8]

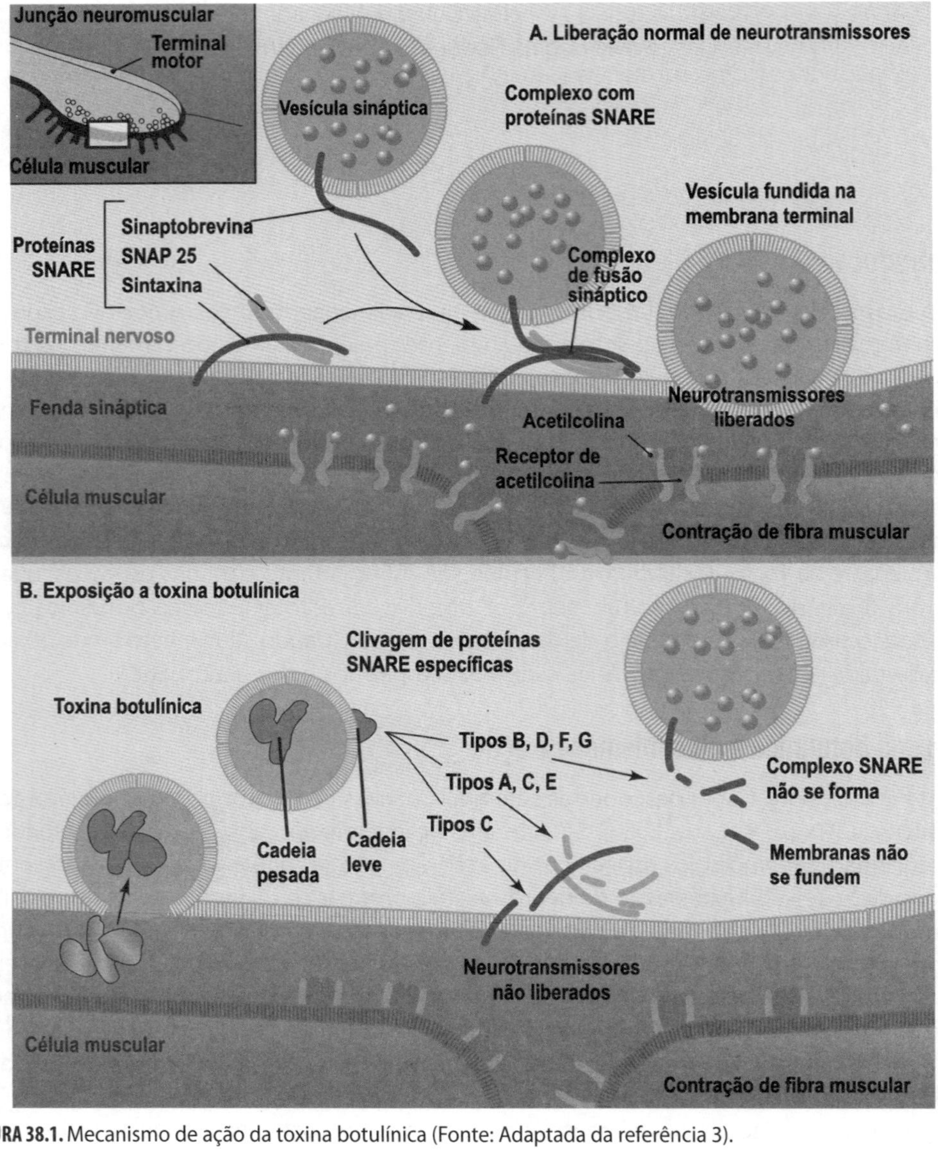

FIGURA 38.1. Mecanismo de ação da toxina botulínica (Fonte: Adaptada da referência 3).

O bloqueio da liberação de vesículas contendo acetilcolina (ACh) explica, em grande parte, o mecanismo de ação da toxina em neurônios motores e secretores glandulares, e sua consequente aplicabilidade em dores miofasciais, distúrbios distônicos e em desregulações autonômicas (como hiperidrose).[1,9]

Entretanto, além da ação em neurônios colinérgicos, a BTx (especialmente a tipo A) age, também, em outros sítios neurais envolvidos nas vias nociceptivas: perifericamente é capaz de inibir a liberação de mediadores inflamatórios (como substância P, *calcitonin gene-related peptide* ou CGRP, e glutamato), reduzir a expressão de receptores TRPV1 (*transient receptor potential vanilloid* 1)[8,10] e levar à inibição de canais de sódio.[11,12] Tais mecanismos de ação periféricos são responsáveis por reduzir a sensibilização periférica. Além disso, apesar de ainda com fraca evidência científica, existem fortes indícios na literatura sugerindo que a BTx injetada perifericamente sofra transporte axonal retrógrado até o sistema nervoso central (por mecanismos não justificados apenas por disseminação hematogênica),[8] levando também à redução da liberação de neuropeptídeos (como substância P, CGRP, glutamato, bradicinina e fator neurotrófico derivado do cérebro – BDNF) no sistema nervoso central, o que explicaria a ação "à distância" da toxina injetada perifericamente na sensibilização central e em dores neuropáticas (Figura 38.2).[5,13]

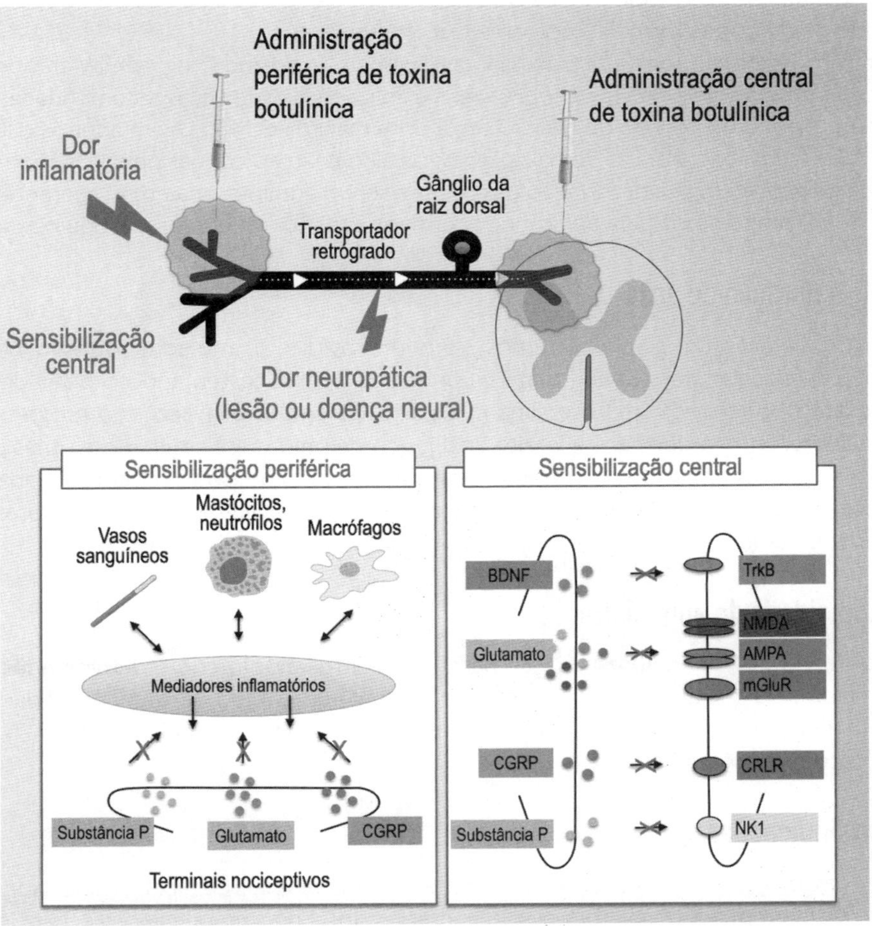

FIGURA 38.2. Ação da toxina botulínica em dores crônicas e neuropáticas (Fonte: Adaptada da referência 8).

Vias de administração

A depender do efeito desejado, a BTxA para fins terapêuticos é aprovada para ser injetada por via intradérmica (p. ex., em desordens autonômicas como hiperidrose), via intramuscular para desordens neuromusculares (como espasticidade, distonias, hiperatividade do detrusor) ou para migrânea,[9] além de dados mais recentes apresentando também evidências para as administrações subcutâneas e perineurais, principalmente para dores neuropáticas.[14-16]

Dosagens

É definida como unidade internacional (UI) a quantidade de BTx injetada em cada cobaia de uma população de ratos (DL 50) e que seja capaz de levar à morte em 50% dos casos.[17]

Atualmente, existem inúmeras formulações diferentes da BTxA comercializadas internacionalmente (como Botox®, Dysport®, Xeomin®, Prosigne®, Botulift®, Botulinum®, Nabota®) e poucas da Btx-B (Myobloc®, Neurobloc®), mas elas, não necessariamente, possuem taxa de conversão de equivalência de unidades bem estabelecidas entre si.[18-21] Neste capítulo e na maioria da literatura científica, as UI utilizadas referem-se à BTxA Botox®, utilizada historicamente na maioria dos estudos sobre o tema, embora também, sejam encontrados estudos utilizando-se de outras formulações comerciais.[18-21]

Para cada patologia aprovada para uso da BTxA pelo Food and Drug Administration (FDA), existem no guia do medicamento as dosagens e aplicações específicas recomendadas, todas respeitando, em um intervalo de três meses, a dose máxima de 400 UI em adultos e 10 UI/kg ou 340 UI em crianças.[9] Para as demais patologias ainda não aprovadas pelo FDA, não há evidências que suportem a padronização das doses a serem administradas; mas, aparentemente, a dose de BTxA necessária para fins antinociceptivos é menor do que a dose neuroparalítica.[22]

Início e duração de ação

O início de ação em geral ocorre nos 3-5 primeiros dias após a administração, com instalação do efeito progressivamente até os primeiros 15 dias, sustentando o platô de efeito máximo até por volta da sexta semana e, a partir de então, com redução progressiva do efeito clínico, tendo a duração de efeito analgésico de pelo menos três meses, mas podendo perdurar por até mais de seis meses.[9] Essa duração de ação pode ser considerada como vantajosa em relação às outras terapias medicamentosas antálgicas que, em geral, apresentam durabilidade menor.

Periodicidade de administração

Não é recomendada a administração da BTxA em intervalos inferiores a três meses ou em doses maiores do que as preconizadas, devido ao risco aumentado de imunogenicidade, com desenvolvimento de anticorpos neutralizantes e consequente diminuição do efeito clínico em aplicações subsequentes.[9]

Contraindicações

A injeção de BTxA é contraindicada em: pacientes com reações de hipersensibilidade a qualquer um dos componentes da formulação e infecção local no sítio de injeção e, para injeções no músculo detrusor, em pacientes com vigência de infecção ou retenção urinária. Entretanto, devido a interações medicamentosas, deve-se também atentar com cuidado especial a efeitos potencializados da toxina em pacientes recebendo antibióticos aminoglicosídeos, anticolinérgicos e outras drogas que interferem com a transmissão neuromuscular/relaxantes musculares.[9]

Eventos adversos e segurança

Os eventos adversos gerais são leves a moderados e incluem reação local (eritema, edema), dor no local de injeção, fraqueza muscular, fadiga e sintomas gripais (náuseas e vômitos, febre, mialgia) que em sua maioria apresenta resolução espontânea dentro dos primeiros dias a poucas semanas após a administração.[9,10]

Os eventos adversos específicos incluem reações locais que podem levar a efeitos indesejados a depender do sítio de injeção, como por exemplo, ptose palpebral e visão borrada (injeções periorbitárias), disfagia/disfonia (injeções craniocervicais), incontinência urinária e aumento da incidência de infecções urinárias (uso em hiperatividade do detrusor).[9]

Os eventos graves incluem dispneia e paralisia extensa e são, em sua maioria, relatados em casos de usos de doses e condições não aprovadas pelo FDA, à exceção das reações de hipersensibilidade como anafilaxia (que são raras) e ao uso em pacientes com doenças neuromusculares já preexistentes.[9]

Mesmo com os possíveis efeitos adversos relatados acima, as terapias com BTx são descritas na literatura como demonstrando grande vantagem por possuírem um bom perfil de segurança em sua aplicabilidade clínica.[11,23] Porém, ainda faltam dados suficientemente consistentes no que se refere à terapia a longo prazo (incluindo a proporção de desenvolvimento de anticorpos anti-BTx e suas repercussões), à avaliação de riscos sistêmicos mediante injeções locais e à segurança em situações especiais, como idosos, gestantes e pacientes frágeis.[9,10]

Aplicações e evidências clínicas

Atualmente, o uso da BTxA é aprovado pelo FDA, apenas para desordens neuromusculares e autonômicas (sendo elas: estrabismo, espasticidade de membros superiores, blefarospasmo, espasmo hemifacial, distonia cervical, hiperidrose axilar e hiperatividade neurogênica do detrusor) e, mais recentemente, para migrânea crônica.[9,22] Entretanto, tem-se discutido cada vez mais a sua aplicabilidade também à dores neuropáticas e outras dores crônicas.[4,6,24]

Nesse contexto, é importante considerar que, além da heterogeneidade clínica e fisiopatológica de diferentes síndromes dolorosas, também há grande variabilidade em relação a dosagem, diluição, via de administração e tipo/marca de BTx, entre os estudos, o que implica em grande dificuldade de avaliação de nível de evidência e grau de recomendação com base na literatura.[10,11]

A BTx em desordens neuromusculares

O bloqueio da liberação de acetilcolina com consequente redução da atividade muscular permite que a BTx seja utilizada em distúrbios neuromusculares com níveis de evidência favoráveis no uso em distonias,[25-27] espasticidade[28-30] e espasmos musculares (blefarospasmo e espasmos hemifaciais)[31-33] e permitem, em conjunto com uma abordagem multimodal incluindo exercícios fisioterápicos e alongamentos passivos e ativos, interromper o ciclo "espasmo-dor" e, com isso, auxiliar na recuperação da mecânica articular e dos reflexos tendinosos.[34] Entretanto, especificamente para síndrome dolorosa miofascial, os dados de literatura não evidenciaram benefícios da associação da BTxA como adjuvante às demais terapias classicamente estabelecidas,[35,36] conforme evidenciado em uma revisão de 2014,[37] e em uma nova metanálise de 2021.[38]

De modo similar, atualmente também são encontradas evidências contraditórias da terapia com BTxA para disfunção temporomandibular, ainda não estando bem estabelecido o favorecimento do uso em termos de risco-benefício e de custo-efetividade.[39-42]

A BTx em dores neuropáticas e em outras dores crônicas

Uma revisão sistemática com metanálise de 2015, da IASP (Associação Internacional para o Estudo da Dor) com estudos clínicos duplos-cegos e randomizados sobre farmacoterapia para dor neuropática avaliou a BTxA como nível fraco de evidência para tratamento de dores neuropáticas localizadas, sendo recomendada como método de terceira linha para tais patologias.[23]

Mesmo em análises mais recentes, como uma outra revisão sistemática com metanálise de 2022, ainda não foi possível estabelecer a BTxA como tratamento de primeira linha para dores neuropáticas, mas é já é possível encontrar dados favoráveis, não apenas para dores neuropáticas periféricas, mas, também, para outras neuropatias.[11]

Quando analisados diferentes subtipos de dor neuropática separadamente, é possível constatar também diferentes níveis de evidência em relação à responsividade à terapia com BTx, com resultados positivos em vários estudos, principalmente para neuralgia do trigêmeo (NT), neuralgia pós-herpética (NPH), neuropatia diabética (ND), neuralgia occipital, síndrome dolorosa pós-toracotomia (PTPS), dor crônica pós-operatória e lesões medulares.[10,11]

As evidências para outras dores crônicas ainda possuem dados conflitantes na literatura, muitos não demonstrando benefício da terapia com BTx em relação ao placebo ou a terapias convencionais, ou de custo-efetividade.[43]

De fato, de acordo com os critérios de recomendação de eficácia do "Assessment and Therapeutic Subcommittee of the American Academy of Neurology",[4] tem-se que o nível de evidência da BTx é nível A (efetiva) para NT, NPH e neuralgia pós-traumática; nível B (provavelmente efetiva) para ND, fascite plantar, síndrome do piriforme, dor lombar crônica e dor pélvica em homens, dor neuropática secundária a lesão medular traumática e dor associada a artroplastia total de joelho; nível C (possivelmente efetiva) para dor pélvica em mulheres, osteoartrose de joelhos e dor pós-operatória em crianças com paralisia cerebral após cirurgia de liberação de adutor.[22]

A maioria das descrições de uso de BTxA para tratamento de dor neuropática envolve neuropatias periféricas com áreas delimitadas, como NT[44-47], NPH[48,49] e ND[50]. Nesses casos, as injeções são realizadas no subcutâneo ao longo da região de alodinia e sensibilização da pele, a maioria contendo 2,5 UI a 5 UI cada injeção, com espaçamento médio de 1 cm entre elas.[10,51]

Embora com menor evidência, há também relatos de injeções perineurais[15] como ao redor de nervos occipitais (para neuralgia occipital),[52,53] em topografia de bloqueio de plexo simpático lombar para síndrome complexa de dor regional (SDCR),[54] ou até mesmo dentro do compartimento do túnel do carpo (para síndrome do túnel do carpo).[55]

Considerações finais

Em suma, pode-se concluir que, apesar da terapia com BTx ainda não ser recomendada como terapia de primeira linha, para desordens neuromusculares e dores neuropáticas, ela vem apresentando dados progressivamente favoráveis ao seu uso. Ainda são apresentados alguns dados conflitantes e graus de recomendação impactados, provavelmente, devido à heterogeneidade das patologias e à falta de padronização nas formas terapêuticas avaliadas na literatura. Mais estudos são necessários para melhor elucidar os diversos mecanismos de ação com mais clareza, para padronização de doses, aplicabilidade da toxina em cada patologia específica e para avaliar o perfil de segurança sistêmica e local e a longo prazo. Apesar disso, deve-se levar em consideração que o bom perfil de segurança em relação a eventos adversos, a durabilidade e os resultados favoráveis em diversos estudos são fatores relevantes, principalmente ao considerar pacientes refratários e/ou com baixa tolerância às terapias já tradicionalmente estabelecidas, podendo ser a BTx um fármaco utilizado como adjuvante aos demais tratamentos vigentes.

Referências bibliográficas

1. Wenzel RG. Pharmacology of botulinum neurotoxin serotype A. Am J Health Syst Pharm. 2004 Nov 15;61(22 Suppl 6):S5-10.
2. Kumar R. Therapeutic use of botulinum toxin in pain treatment. Neuronal Signal. 2018 Aug 31;2(3):NS20180058.
3. Arnon, S.S.; Schechter, R.; Inglesby, T.V.; Henderson, D.A.; Bartlett, J.G.; Ascher, M.S.; Eitzen, E.; Fine, A.D.; Hauer, J.; Layton, M.; et al. Botulinum toxin as a biological weapon: Medical and public health management. JAMA 2001;285:1059-1070.
4. Safarpour, Y.; Jabbari, B. Botulinum Toxin Treatment of Movement Disorders. Curr. Treat. Options Neurol 2018;20:4-12.
5. Park J, Chung ME. Botulinum Toxin for Central Neuropathic Pain. Toxins (Basel). 2018 Jun 1;10(6):224-29.
6. Matak I, Bölcskei K, Bach-Rojecky L, Helyes Z. Mechanisms of Botulinum Toxin Type A Action on Pain. Toxins (Basel). 2019 Aug 5;11(8):459-66.
7. Pirazzini, M.; Rossetto, O.; Eleopra, R.; Montecucco, C. Botulinum Neurotoxins: Biology, Pharmacology, and Toxicology. Pharmacol. Rev. 2017;69:200-235.
8. Hyun-Mi O.; Myung C. Botulinum Toxin for Neuropathic Pain: A Review of the Literature. Toxins. 2015;7(8):3127-54.
9. FDA approved drug products. Medication Guide Biologic license application: 10300, Company: Allergan. Available from: https://www.accessdata.fda.gov/scripts/cder/daf/index.cfm?event=overview
10. Egeo G, Fofi L, Barbanti P. Botulinum Neurotoxin for the Treatment of Neuropathic Pain. Front Neurol. 2020 Aug 11;11:716.
11. Datta Gupta A, Edwards S, Smith J, Snow J, Visvanathan R, Tucker G, Wilson D. A Systematic Review and Meta-Analysis of Efficacy of Botulinum Toxin A for Neuropathic Pain. Toxins (Basel). 2022 Jan 3;14(1):36.
12. Shin MC, Wakita M, Xie DJ, et al. Inhibition of membrane Na+ channels by A type botulinum toxin at femtomolar concentrations in central and peripheral neurons. J Pharmacol Sci. 2012;118:33-42.
13. Jankovic J. Botulinum toxin in clinical practice. J Neurol Neurosurg Psychiatry. 2004;75(7):951-957.
14. Meyer-Frießem CH, Eitner LB, Kaisler M, Maier C, Vollert J, Westermann A, Zahn PK, Avila González CA. Perineural injection of botulinum toxin-A in painful peripheral nerve injury - a case series: pain relief, safety, sensory profile and sample size recommendation. Curr Med Res Opin. 2019 Oct;35(10):1793-1803.
15. Fabregat G, De Andrés J, Villanueva-Pérez VL, Asensio-Samper JM. Subcutaneous and perineural botulinum toxin type a for neuropathic pain: a descriptive review. Clin J Pain. 2013 Nov;29(11):1006-12.
16. Mittal SO, Safarpour D, Jabbari B. Botulinum toxin treatment of neuropathic pain. Semin Neurol. 2016;36: 73-83.
17. Wohlfarth K, Kampe K, Bigalke H. Pharmacokinetic properties of different formulations of botulinum neurotoxin type A. Mov Disord. 2004 Mar;19 Suppl 8:S65-7.

18. Zakin E, Simpson D. Evidence on botulinum toxin in selected disorders. Toxicon. 2018 Jun 1;147:134-140.
19. Ozer IS, Kuzu Kumcu M, Tezcan Aydemir S, Akbostanci MC. Dose conversion ratio, comparative efficacy, and adverse events after switching from onabotulinum toxin A to abobotulinum toxin A for neurological conditions. Clin Neurol Neurosurg. 2021 Oct;209:106889.
20. Dashtipour K, Chen JJ, Espay AJ, Mari Z, Ondo W. OnabotulinumtoxinA and AbobotulinumtoxinA Dose Conversion: a Systematic Literature Review. Mov Disord Clin Pract. 2016 Mar-Apr;3(2):109-115.
21. Orlova OR, Timerbaeva SL, Khatkova SE, Kostenko EV, Krasavina DA, Zakharov DV. [Conversion ratio between different botulinum neuroprotein product in neurological practice]. Zh Nevrol Psikhiatr Im S S Korsakova. 2017;117(9):132-141.
22. Lackovic Z. Botulinum Toxin and Pain. Handb Exp Pharmacol. 2021;263:251-264.
23. Finnerup NB, Attal N, Haroutounian S, McNicol E, Baron R, Dworkin RH, Gilron I, Haanpää M, Hansson P, Jensen TS, Kamerman PR, Lund K, Moore A, Raja SN, Rice AS, Rowbotham M, Sena E, Siddall P, Smith BH, Wallace M. Pharmacotherapy for neuro-pathic pain in adults: a systematic review and meta-analysis. Lancet Neurol. 2015;14:162- 173.
24. Siongco PRL, Rosales RL, Moore AP, Freynhagen R, Arimura K, Kanovsky P, Kaji R, Fernandez HH, Dressler D. Botulinum neurotoxin injections for muscle-based (dystonia and spasticity) and non--muscle-based (neuropathic pain) pain disorders: a meta-analytic study. J Neural Transm (Vienna). 2020 Jun;127(6):935-951.
25. Dressler D, Adib Saberi F, Rosales RL. Botulinum toxin therapy of dystonia. J Neural Transm (Vienna). 2021 Apr;128(4):531-537.
26. Castelão M, Marques RE, Duarte GS, Rodrigues FB, Ferreira J, Sampaio C, Moore AP, Costa J. Botulinum toxin type A therapy for cervical dystonia. Cochrane Database Syst Rev. 2017 Dec 12;12(12):CD003633.
27. Rodrigues FB, Duarte GS, Marques RE, Castelão M, Ferreira J, Sampaio C, Moore AP, Costa J. Botulinum toxin type A therapy for cervical dystonia. Cochrane Database Syst Rev. 2020 Nov 12;11(11):CD003633.
28. Jia S, Liu Y, Shen L, Liang X, Xu X, Wei Y. Botulinum Toxin Type A for Upper Limb Spasticity in Poststroke Patients: A Meta-analysis of Randomized Controlled Trials. J Stroke Cerebrovasc Dis. 2020 Jun;29(6):104682.
29. Sun LC, Chen R, Fu C, Chen Y, Wu Q, Chen R, Lin X, Luo S. Efficacy and Safety of Botulinum Toxin Type A for Limb Spasticity after Stroke: A Meta-Analysis of Randomized Controlled Trials. Biomed Res Int. 2019 Apr 7;2019:8329306.
30. Varvarousis DN, Martzivanou C, Dimopoulos D, Dimakopoulos G, Vasileiadis GI, Ploumis A. The effectiveness of botulinum toxin on spasticity and gait of hemiplegic patients after stroke: A systematic review and meta-analysis. Toxicon. 2021 Nov;203:74-84.
31. Tambasco N, Filidei M, Nigro P, Parnetti L, Simoni S. Botulinum Toxin for the Treatment of Hemifacial Spasm: An Update on Clinical Studies. Toxins (Basel). 2021 Dec 9;13(12):881.
32. Duarte GS, Rodrigues FB, Castelão M, Marques RE, Ferreira J, Sampaio C, Moore AP, Costa J. Botulinum toxin type A therapy for hemifacial spasm. Cochrane Database Syst Rev. 2020 Nov 19;11(11):CD004899.
33. Kenney C, Jankovic J. Botulinum toxin in the treatment of blepharospasm and hemifacial spasm. J Neural Transm (Vienna). 2008;115(4):585-91.
34. Porta M. A comparative trial of botulinum toxin type A and methylprednisolone for the treatment of myofascial pain syndrome and pain from chronic muscle spasm. Pain. 2000 Mar;85(1-2):101-5.
35. Gerwin, R. Botulinum toxin treatment of myofascial pain: A critical review of the literature. Curr. Pain Headache Rep. 2012;16:413-422
36. Climent JM, Kuan TS, Fenollosa P, Martin-Del-Rosario F. Botulinum toxin for the treatment of myofascial pain syndromes involving the neck and back: a review from a clinical perspective. Evid Based Complement Alternat Med. 2013;2013:381459.

37. Soares A, Andriolo RB, Atallah AN, da Silva EM. Botulinum toxin for myofascial pain syndromes in adults. Cochrane Database Syst Rev. 2014 Jul 25;2014(7):CD007533.
38. Battista S, Buzzatti L, Gandolfi M, Finocchi C, Falsiroli Maistrello L, Viceconti A, Giardulli B, Testa M. The Use of Botulinum Toxin A as an Adjunctive Therapy in the Management of Chronic Musculoskeletal Pain: A Systematic Review with Meta-Analysis. Toxins (Basel). 2021 Sep 10;13(9):640.
39. la Fleur P, Adams A. Botulinum Toxin for Temporomandibular Disorders: A Review of Clinical Effectiveness, Cost-Effectiveness, and Guidelines [Internet]. Ottawa (ON): Canadian Agency for Drugs and Technologies in Health; 2020 Feb 25.
40. Patel J, Cardoso JA, Mehta S. A systematic review of botulinum toxin in the management of patients with temporomandibular disorders and bruxism. Br Dent J. 2019 May;226(9):667-672.
41. Machado D, Martimbianco ALC, Bussadori SK, Pacheco RL, Riera R, Santos EM. Botulinum Toxin Type A for Painful Temporomandibular Disorders: Systematic Review and Meta-Analysis. J Pain. 2020 Mar-Apr;21(3-4):281-293.
42. Sipahi Calis A, Colakoglu Z, Gunbay S. The use of botulinum toxin-a in the treatment of muscular temporomandibular joint disorders. J Stomatol Oral Maxillofac Surg. 2019 Sep;120(4):322-325.
43. Wells C, Farrah K. Injectable Botulinum Toxin for Pelvic Pain: A Review of Clinical Effectiveness, Cost-Effectiveness, and Guidelines [Internet]. Ottawa (ON): Canadian Agency for Drugs and Technologies in Health; 2019 Aug 22.
44. Piovesan EJ, Teive HG, Kowacs PA, et al. An open study of botulinum-A toxin treatment of trigeminal neuralgia. Neurology. 2005;65:1306-1308.
45. Zuniga C, Diaz S, Piedimonte F, et al. Beneficial effects of botulinum toxin type A in trigeminal neuralgia. Arq Neuropsiquiatr. 2008;66(3-A):500-503.
46. Turk U, Ilhan S, Alp R, et al. Botulinum toxin and intractable trigeminal neuralgia. Clin Neuropharmacol. 2005;28:161-162.
47. Bohluli B, Botamedi MH, Bagheri SC, et al. Use of botulinum toxin A for drug-refractory trigeminal neuralgia: preliminary report. Oral Surg Oral Med Oral Pathol Oral Radiol Endod. 2011;111:47-50.
48. Xiao L, Mackey S, Hui H, et al. Subcutaneous injection of botulinum toxin A is beneficial in postherpetic neuralgia. Pain Med. 2010;11:1827-1833.
49. Hu Y, Zou L, Qi X, Lu Y, Zhou X, Mao Z, Chen X, Liu K, Yang Y, Wu Z, Hu Y, Ma S. Subcutaneous botulinum toxin-A injection for treating postherpetic neuralgia. Dermatol Ther. 2020 Jan;33(1):e13181.
50. Yuan RY, Sheu JJ, Yu JM, et al. Botulinum toxin for diabetic neuropathic pain: a randomized double--blind crossover trial. Neurology. 2009;72:1473-1478.
51. Fabregat G, Asensio-Samper JM, Palmisani S, Villanueva-Pérez VL, De Andrés J. Subcutaneous botulinum toxin for chronic post-thoracotomy pain. Pain Pract. (2013) 13:231-4.
52. Kapural L, Stillman M, Kapural M, et al. Botulinum toxin occipital nerve block for the treatment of severe occipital neuralgia: a case series. Pain Pract. 2007;7:337-340.
53. Taylor M, Silva S, Cottrell C. Botulinum toxin type A in the treatment of occipital neuralgia: a pilot study. Headache. 2008;48:1476-1481.
54. Carroll I, Clark JD, Mackey S. Sympathetic block with botulinum toxin to treat complex regional pain syndrome. Ann Neurol. 2009;65:348-351.
55. Tsai CP, Liu CY, Lin KP, et al. Efficacy of botulinum toxin type a in the relief of carpal tunnel syndrome: a preliminary experience. Clin Drug Investig. 2006;26:511-515.

Importância do Tratamento Multimodal e Abordagem Multidisciplinar na Dor Neuropática

39

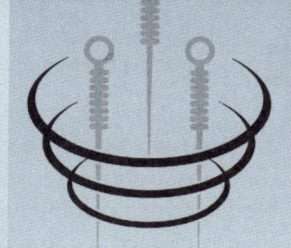

Adriano Höhl
André Wan Wen Tsai
Luciano Ricardo Curuci de Souza
Mariana Camargo Palladini

Introdução

A dor ainda é a principal queixa presente nos consultórios médicos, acometendo pessoas de diferentes faixas etárias e econômicas. Em estado grave, ela pode gerar problemas de incapacidade, dificultando a realização de atividades diárias, chegando a interferir no estado de humor, nas relações sociais e profissionais.[1]

A importância da analgesia multimodal é combinar duas ou mais classes farmacológicas de medicamentos ou técnicas com diferentes mecanismos de ação, visando aumentar o efeito analgésico com a redução das doses de fármacos de ação sistêmica e seus efeitos colaterais.[2]

A abordagem multimodal e multidisciplinar pode resultar em menos custos, maior segurança, poupar o paciente do uso de grandes doses de medicamentos, sendo um divisor de águas no tratamento daqueles que convivem diariamente com a dor.

Conceito e técnicas

Em 1926, foi descrito o conceito de anestesia balanceada (aplicação equilibrada de diferentes agentes e técnicas anestésicas com efeitos como amnésia, analgesia, paralisia muscular e abolição dos reflexos autônomos). Essa técnica melhora a segurança, reduz os efeitos colaterais da anestesia e aumenta a satisfação do paciente. A dor pós-operatória e náuseas e vômitos são as complicações mais comuns nos pós-cirúrgico, 11% e 37% dos pacientes relatam dor intensa a moderada.[3]

Como consequência dessa dor pontuamos atraso na alta, atraso na recuperação da função do órgão e aumento do risco de dor pós-cirúrgica persistente (cronificação da dor).[4]

Projetando esse conceito para o **tratamento da dor**, em 1993, foi descrito o **conceito de analgesia multimodal** que iniciou na dor pós-operatória com regimes analgésicos combinados (analgesia balanceada) ou abordagem multimodal. Consiste na combinação de drogas analgésicas de diferentes classes farmacológicas, juntamente com técnicas analgésicas direcionadas a diferentes mecanismos de dor. A técnica de bloqueio do nervo é um dos elementos chave dessa analgesia.[5]

O desenvolvimento das técnicas de bloqueios de nervos periféricos guiadas por ultrassom e os avanços dos equipamentos abriram um novo horizonte na anestesia regional. Um bloqueio regional adequado ajuda a manter e restaurar as funções dos órgãos, incluindo a função pulmonar. Cirurgias de ombro realizadas em associação de bloqueios de nervos periféricos permitiram que os pacientes tivessem uma melhora da sua capacidade vital forçada pulmonar, melhorando o pós-operatório.[6]

Além dos fármacos, esses procedimentos intervencionistas da dor, com técnicas acuradas, auxiliam na analgesia ganhando cada vez mais espaço, diminuindo a necessidade de doses altas de medicamentos. As medidas conservadoras, intervencionistas e cirúrgicas realizadas no mesmo paciente visam o alívio da dor e o retorno funcional do mesmo as suas atividades cotidianas mais precocemente.[7]

Dor é multidimensional. Tanto a dor aguda como a crônica, leve ou intensa, nociceptiva, neuropática ou nociplástica, necessitam de conduta multimodal para seu alívio.

Hoje já conhecemos o conceito de dor total, que envolve tanto a nocicepção, quanto a parte emocional, alimentando a sensação dolorosa. Cada modalidade deve ser escolhida cuidadosamente, pela eficácia, segurança e tolerabilidade, observando-se os efeitos adversos. A combinação de técnicas e agentes devem diferir em relação aos seus mecanismos de ação para otimizarmos a analgesia de maneira abrangente e com menor incidência de efeitos colaterais, como já dito anteriormente.

Bloquear a via de condução ascendente da dor por técnicas minimamente intervencionistas, a qual a acupuntura faz parte, e associar medicamentos como por exemplo: gabapentina com antidepressivos tricíclicos ou inibidores seletivos da recaptação de serotonina/noradrenalina que agem no corno posterior da medula, se mostra mais eficaz por atuar em vários alvos do mecanismo da dor.

As terapias combinadas de medicamentos devem levar em consideração sua farmacologia. A combinação de gabapentina e pregabalina, por exemplo, não se mostra benéfica já que possuem o mesmo mecanismo de ação e apenas aumentaria os efeitos adversos dos gabapentinoides. Existem poucos estudos controlados, e a combinação dos fármacos tem base principalmente em conceitos teóricos.[8]

Vantagens e desvantagens

Vantagens

A combinação de medicamentos e de técnicas analgésicas permite a modulação da dor em vários pontos da via de transmissão, o que resulta em soma ou em sinergismo analgésico. A monoterapia exige doses altas para o tratamento da dor, inferindo em efeitos adversos intoleráveis. Na prática, a analgesia multimodal utiliza medicamentos ou técnicas para obter efeito aditivo ou redução nos efeitos adversos, com a combinação de dois ou mais fármacos para alívio adequado da dor.

Desvantagens

Se ocorrer reação alérgica após uso de dois ou mais medicamentos, pode haver dificuldade na identificação do agente causador. Um efeito adverso ainda pode ser causado pela interação medicamentosa.

Durante a combinação de medicamentos, pode haver interações prejudiciais, o efeito de uma droga pode estar reduzido ou seus efeitos adversos aumentados pelo uso concomitante de outra. É importante identificar as combinações de medicamentos e medidas terapêuticas que sejam benéficas.[9]

O método farmacológico de manejo da dor é essencial na analgesia multimodal. Geralmente são utilizadas combinações de diferentes classes de medicamentos que visam diferentes mecanismos de ação, possivelmente resultando em efeito analgésico sinérgico. Anestésicos locais, opioides, anti-inflamatórios não esteroides, acetaminofeno e agonistas alfa-2 são os grupos de medicamentos mais comumente combinados. Analgésicos tópicos são boas opções para o controle da dor, apresentando muitos benefícios potenciais, como facilidade de uso, baixo risco de efeitos adversos sistêmicos e menores interações medicamentosas em comparação com medicamentos orais/intravenosos.[10]

A terapia com opioides é considerada necessária no tratamento da dor aguda, dor pós-operatória, sendo frequentemente utilizada em cuidados paliativos e paradigmas de dor oncológica. Os medicamentos atualmente disponíveis, como anti-inflamatórios não esteroides, inibidores da recaptação de aminas, drogas antiepilépticas e opioides, têm níveis variados, mas tipicamente baixos de eficácia analgésica e geralmente estão associados a efeitos colaterais graves. Em particular, os opioides, os analgésicos mais eficazes frequentemente utilizados na clínica, podem causar tolerância, dependência, constipação e depressão respiratória, principalmente quando em sobredosagem.[11]

O papel da acupuntura nesse contexto

Devido à multidimensionalidade complexa da dor neuropática e à limitação do tratamento farmacológico, a acupuntura torna-se uma opção não farmacológica na abordagem multimodal. Cada vez mais comprovada sua eficácia no tratamento da dor, com melhora da funcionalidade e qualidade de vida, a acupuntura é cada vez mais utilizada como terapia complementar para o tratamento da dor. É bem tolerado, com baixo risco de efeitos adversos.[12-15]

O papel da acupuntura cresceu com a crise do opiáceo nos Estados Unidos. Embora o uso de curto prazo dessa classe de medicamentos é relativamente seguro, seu uso crônico está relacionado ao aumento de diversas complicações, quando não acompanhado por um médico, dentre elas a dependência química.[16,17]

Na dor neuropática aguda, podemos associar a acupuntura com o uso de opioides. Em uma revisão da associação de acupuntura com uso de opioides em dor pós-operatória foi ressaltada a importância clínica da acupuntura na redução dos eventos adversos relacionados aos opioides. Efeitos colaterais como náusea, tontura, sedação, prurido e retenção urinária. Mostraram-se menos presentes quando a acupuntura foi associada ao tratamento com opioides no pós-operatório.[18]

Nas condições crônicas da dor neuropática, a acupuntura, bem como outras medidas não farmacológicas, como meditação, Tai Chi Chuan e ioga ocupam um espaço maior, inclusive na tentativa da redução gradual de alguns fármacos.[19,20]

Um outro aspecto no qual a acupuntura tem sido estudada é em relação à melhoria da qualidade de vida dos pacientes portadores de dor, sendo cada vez mais reconhecida como um dos importantes parâmetros a serem medidos na avaliação de terapias médicas. A dor, quando não tratada e aliviada de maneira eficaz, tem um efeito prejudicial em todos os aspectos da qualidade de vida.[21]

A dor neuropática não foge à regra e tem sido associada a má qualidade de vida nos aspectos físico, psicológico e social, sendo os escores de qualidade de vida de seus pacientes inferiores, quando comparados ao de várias doenças crônicas. Encontramos em pacientes com dor neuropática pós-herpética e diabética a associação de fadiga, insônia, depressão, ansiedade, interferência nos papéis sociais e na atividade de lazer e prejuízo nas atividades básicas e instrumentais da vida diária.[22]

A acupuntura tem sido estudada em relação à melhoria da qualidade de vida dos pacientes portadores de dor, sendo cada vez mais reconhecida como um dos importantes parâmetros a serem medidos na avaliação de terapias médicas.

Conclusão

O objetivo da analgesia equilibrada é buscar o manejo da analgesia multimodal que possa fornecer ao paciente uma analgesia otimizada e eficaz, diminuindo os efeitos colaterais dos medicamentos ou procedimentos usando vários medicamentos e a técnica de bloqueio mais adequada. Diretrizes clínicas sobre estratégias e programas de educação médica e da equipe de cuidado do paciente adequados para técnicas de bloqueio foram desenvolvidos para diferentes tipos de cirurgias para não apenas prevenir o controle inadequado da dor, mas também limitar os efeitos adversos relacionados aos medicamentos.[23]

A abordagem multimodal tem se tornado obrigatória para alcançar o máximo benefício clínico no tratamento da dor, sendo indicado a formação de equipes multidisciplinares. A seleção adequada dos pacientes e dos métodos de tratamento otimiza os resultados clínicos.

A acupuntura como tratamento não farmacológico possibilita o uso de menores doses de medicações, a diminuição de efeitos adversos, diminuição da dependência química e psíquica além da melhora da capacidade funcional do paciente com dor crônica.[24]

Alguns trabalhos têm demonstrado os benefícios da combinação da acupuntura com medidas farmacológicas na dor neuropática, que já é observada de maneira empírica.[25] No entanto, ainda é necessário mais estudo que possam avaliar tanto a eficácia analgésica como também a melhora da qualidade de vida dos pacientes portadores de dor neuropática combinando acupuntura e fármacos.

Referências bibliográficas

1. Bastos DF, Silva GCC, Bastos ID, Teixeira LA, Lustosa MA, Borda MCS et al. Dor. Rev. SBPH [Internet]. 2007 Jun [citado 2022 Maio 13];10(1):85-96. Disponível em: http://pepsic.bvsalud.org/scielo.php?script=sci_arttext&pid=S1516-08582007000100007&lng=pt.)
2. Gabriel RA, Swisher MW, Sztain JF, Furnish TJ, Ilfeld BM, Said ET. State of the art opioid-sparing strategies for post-operative pain in adult surgical patients. Expert Opin Pharmacother. 2019 Jun;20(8):949-961. doi: 10.1080/14656566.2019.1583743. Epub 2019 Feb 27. PMID: 30810425.)
3. Walker EM, Bell M, Cook TM, Grocott MP, Moonesinghe SR, Central SNAP-1 Organisation Patient reported outcome of adult perioperative anaesthesia in the United Kingdom: a cross-sectional observational study [published correction appears in Br J Anaesth. 2017 Sep 1;119(3):552] Br J Anaesth. 2016;117:758-66.
4. Chitnis SS, Tang R, Mariano ER. The role of regional analgesia in personalized postoperative pain management. Korean J Anesthesiol. 2020;73:363-71. [PMC free article] [PubMed] [Google Scholar]
5. Kehlet H, Dahl JB. The value of "multimodal" or "balanced analgesia" in postoperative pain treatment. Anesth Analg. 1993; 77:1048-56.
6. Lim YC, Koo ZK, Ho VW, Chang SS, Manohara S, Tong QJ. Randomized, controlled trial comparing respiratory and analgesic effects of interscalene block, anterior suprascapular, and posterior suprascapular nerve block for arthroscopic shoulder surgeries. Korean J Anesthesiol. 2020;73:408-16.
7. Shim JH. Multimodal analgesia or balanced analgesia: the better choice? Korean J Anesthesiol. 2020 Oct;73(5):361-362. doi: 10.4097/kja.20505. Epub 2020 Sep 21.PMID: 32951409 Published on-line 2020 Sep10. doi: 10.4097/kja.20505

8. Avelar ECQ, Sakata RK, Giraldes ALA A Importância da Analgesia Multimodal no Tratamento da Dor Neuropática in: Palladini MC et all. Tratado de Dor Neuropática 2021, Seção 10,cap 60, pag 535-39.
9. Avelar ECQ, Sakata RK, Giraldes ALA A Importância da Analgesia Multimodal no Tratamento da Dor Neuropática in: Palladini MC et all. Tratado de Dor Neuropática 2021, Seção 10,cap 60, pag 535-39.
10. Choi E, Nahm FS, Han WK, Lee PB, Jo J. Topical agents: a thoughtful choice for multimodal analgesia. Korean J Anesthesiol. 2020;73:384-93.
11. https://www.hindawi.com/journals/ecam/si/390461/
12. Kelly RB, Willis J. Acupuncture for Pain. Am Fam Physician. 2019 Jul 15;100(2):89-96. PMID: 31305037,
13. Baker DW. History of The Joint Commission's Pain Standards: Lessons for Today's Prescription Opioid Epidemic. JAMA2017;317:1117-8,
14. Qaseem A, Wilt TJ, McLean RM, Forciea MA, Clinical Guidelines Committee of the American College of P. Noninvasive Treatments for Acute, Subacute, and Chronic Low Back Pain: A Clinical Practice Guideline From the American College of Physicians. Ann Intern Med 2017;166:514-30,
15. Chou R, Deyo R, Friedly J, et al. Nonpharmacologic Therapies for Low Back Pain: A Systematic Review for an American College of Physicians Clinical Practice Guideline. Ann Intern Med 2017;166:493-505. Deng G. Integrative Medicine Therapies for Pain Management in Cancer Patients. Cancer J. 2019 Sep/Oct;25(5):343-348. doi: 10.1097/PPO.0000000000000399. PMID: 31567462; PMCID: PMC6777858.
16. Florence CS, Zhou C, Luo F, Xu L. The economic burden of prescription opioid overdose, abuse, and dependence in the United States, 2013. Med Care. 2016;54(10):901-906. doi:10.1097/MLR.0000000000000625,
17. Kleppin S. Update on the Opioid Crisis. J Infus Nurs. 2020 Nov/Dec;43(6):315-318. doi: 10.1097/NAN.0000000000000401. PMID: 33141793.
18. Sun Y, Gan TJ, Dubose JW, Habib AS. Acupuncture and related techniques for postoperative pain: a systematic review of randomized controlled trials. Br J Anaesth. 2008 Aug;101(2):151-60. doi: 10.1093/bja/aen146. Epub 2008 Jun 2. PMID: 18522936.
19. Paice JA, Portenoy R, Lacchetti C, et al.Management of Chronic Pain in Survivors of Adult Cancers: American Society of Clinical Oncology Clinical Practice Guideline. J Clin Oncol 2016;34:3325-45.
20. He Y, Guo X, May BH, Zhang AL, Liu Y, Lu C, Mao JJ, Xue CC, Zhang H. Clinical Evidence for Association of Acupuncture and Acupressure With Improved Cancer Pain: A Systematic Review and Meta-Analysis. JAMA Oncol. 2020 Feb 1;6(2):271-278. doi: 10.1001/jamaoncol.2019.5233. PMID: 31855257; PMCID: PMC6990758.
21. Katz N. The impact of pain management on quality of life. J Pain Symptom Manage. 2002 Jul;24(1 Suppl):S38-47. doi: 10.1016/s0885-3924(02)00411-6. PMID: 12204486.
22. Schmader KE. Epidemiology and impact on quality of life of postherpetic neuralgia and painful diabetic neuropathy. Clin J Pain. 2002 Nov-Dec;18(6):350-4. doi: 10.1097/00002508-200211000-00002. PMID: 12441828.) Nas dores Neuropaticas
23. Chou R, et al. Management of Postoperative Pain: A Clinical Practice Guideline From the American Pain Society, the American Society of Regional Anesthesia and Pain Medicine, and the American Society of Anesthesiologists' Committee on Regional Anesthesia, Executive Committee, and Administrative Council [published correction appears in J Pain. 2016 Apr;17(4):508-10. Dosage error in article text] J Pain. 2016;17:131-57.
24. Salamone FJ, Federman DG. Battlefield Acupuncture as a Treatment for Pain. South Med J. 2021 Apr;114(4):239-245. doi: 10.14423/SMJ.0000000000001232. PMID: 33787939
25. Kopsky DJ, Hesselink JM. Multimodal stepped care approach with acupuncture and PPAR-α agonist palmitoylethanolamide in the treatment of a patient with multiple sclerosis and central neuropathic pain. Acupunct Med. 2012 Mar;30(1):53-5. doi: 10.1136/acupmed-2011-010119. Epub 2012 Feb 1. PMID: 22301508.

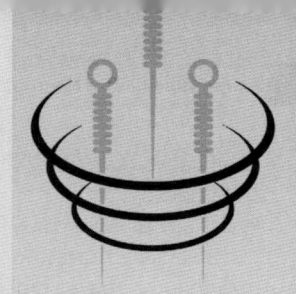

Índice Remissivo

A

B

C

D

E

F

G

H

I

L

M

N

O

P

Q

R

S

T

U

V

Este livro foi impresso nas oficinas gráficas da Editora Vozes Ltda.,
Rua Frei Luís, 100 – Petrópolis, RJ.